基层儿科
常见症状与疾病

主　编　刘瀚旻

副主编　熊　英　乔莉娜　董丽群

编者名单（按姓氏笔画排序）

王　华	王一斌	王丽媛	甘　靖	艾　媛	卢　游
丘　力	冯　玲	吕娟娟	朱　渝	乔莉娜	刘　颖
刘忠强	孙小妹	李　平	李怡沅	李晋蓉	李德渊
杨　凡	杨　雪	肖国光	吴　瑾	邹婷婷	汪志凌
张　鸽	张　辉	张伶俐	陈　敏	陈小璐	陈莉娜
林　超	林芸竹	罗　蓉	罗双红	罗黎力	赵　敏
钟　琳	费皓天	高　珊	高　举	郭　琴	郭　慧
郭远超	郭妍南	陶于洪	黄　亮	黄　倬	董丽群
韩　璐	舒　敏	温　杨	谢咏梅	蔡浅云	廖　琼
翟松会	黎　书				

编写秘书　高晓琳

人民卫生出版社
·北 京·

图书在版编目（CIP）数据

基层儿科常见症状与疾病 / 刘瀚旻主编 . —北京：
人民卫生出版社，2022.12
ISBN 978-7-117-33419-8

Ⅰ. ①基… Ⅱ. ①刘… Ⅲ. ①小儿疾病 – 诊疗 Ⅳ.
①R72

中国版本图书馆 CIP 数据核字（2022）第 137125 号

人卫智网	www.ipmph.com	医学教育、学术、考试、健康， 购书智慧智能综合服务平台
人卫官网	www.pmph.com	人卫官方资讯发布平台

基层儿科常见症状与疾病
Jiceng Erke Changjian Zhengzhuang yu Jibing

主　　编：刘瀚旻
出版发行：人民卫生出版社（中继线 010-59780011）
地　　址：北京市朝阳区潘家园南里 19 号
邮　　编：100021
E - mail：pmph @ pmph.com
购书热线：010-59787592　010-59787584　010-65264830
印　　刷：三河市国英印务有限公司
经　　销：新华书店
开　　本：787×1092　1/16　　印张：31　　插页：2
字　　数：754 千字
版　　次：2022 年 12 月第 1 版
印　　次：2023 年 1 月第 1 次印刷
标准书号：ISBN 978-7-117-33419-8
定　　价：89.00 元

打击盗版举报电话：**010-59787491**　E-mail：**WQ @ pmph.com**
质量问题联系电话：010-59787234　E-mail：**zhiliang @ pmph.com**
数字融合服务电话：4001118166　E-mail：**zengzhi @ pmph.com**

前　言

　　儿科医师的培养是当今儿科领域面临的重要挑战之一。深入剖析儿科病患就诊的特点，我们不难发现，医疗资源的分布和病患就医趋向间的矛盾是重要原因之一。有针对性地开展基层医师的儿科诊疗技能培训将是缓解大医院儿科资源有限的重要途径。

　　儿科疾病起病急、病情变化快，对儿科医师的临床分析能力和医患沟通能力都是极大的考验。本书的撰写初衷，是希望在分级诊疗的前提下，让基层儿科医师重点提升对儿科常见疾病的甄别和危急重症的辨识能力。培养他们有充分的自信去诊治常见病、多发病，有敏锐的视角去发现并转诊疑难重症患儿。基于此，本书精心选择了儿科常见的十余种症状和五十种疾病。针对常见症状，以概念的内涵梳理、是否存在症状、症状严重程度分级、症状病因分类为主线，向基层医师呈现完整的循证脉络；针对常见疾病，重点阐述临床表现和诊断，通过典型特征和重症特征的分层描述展示疾病特点，通过诊断思路的分步思维引导临床判断，通过转诊时机和随访项目的表述助力临床决策；常用辅助检查结果的判读和儿科常用药物清单便于临床工作中的快速检索。本书从基层医师开展临床工作的实际出发，阐述儿科常见病、多发病的临床应对技巧，提升基层医师对儿科常见症状和疾病的认识。

　　本书适用于基层全科医师和基层儿科医师的临床儿科技能培训，也可用于临床医学生和青年医师的拓展阅读。我们衷心希望这本侧重实用和辨析视角的培训用书能够为提高基层医师的儿科技能作出贡献。限于知识和水平，本书一定还存在不少缺陷，欢迎广大读者提出宝贵的意见和建议。

　　成书之际，衷心感谢华西儿科前辈们的无私教诲。感谢李钦伯、李炜如、王泽容、郭文俊四位督导老师的大力支持！感谢儿科教研室老师们的倾心付出，也感谢本书所有编者的辛勤劳动和无私付出！

刘瀚旻

2022 年 11 月

目 录

第一篇 概 述

第二篇　基层儿科常见症状

第三篇　基层儿科常见疾病

第四篇　基层儿科常用辅助检查

第五篇　基层儿科常用药物注意事项

第一篇

概　述

第一章

儿童生长发育

第一节　儿童生长发育规律及其影响因素

一、概述

生长发育是指从受精卵到成年的成熟过程,是儿童阶段独有的重要特征。生长(growth)是指身体各个器官系统及整体形态的长大,是可以通过测量值量化的过程;发育(development)是指体内从细胞、组织到器官和系统的分化及功能的成熟及完善,是质变的过程。生长和发育是相辅相成、紧密联系的复杂变化进程,该进程受遗传及环境等诸多因素的多项调控。

二、生长发育一般规律

(一) 生长过程的连续性和阶段性

在儿童时期,生长发育是一个贯穿始终,连续的过程,但在不同阶段生长发育的速度不同。例如:体重和身长/高的生长速度两次加速,形成双峰,第1次峰值在出生后第1年,第2次在青春期(图1-1-1)。

(二) 各系统、器官生长发育的不平衡性

人体各器官系统发育顺序遵循一定的基本规律,又各具特点。了解各器官系统的发育时间,对儿童保健及疾病管理有重要的指导意义(图1-1-2)。

1. 神经系统　发育早,大脑在出生后2年内发育速度最快,6~7岁儿童脑重量已经接近成人水平。

2. 淋巴系统　在儿童期迅速发育,于11~12岁达到高峰。

3. 生殖系统　进入青春期发育最快。

4. 其他系统　心血管系统、消化系统、泌尿系统及骨骼肌肉系统的发育与体格生长平行。

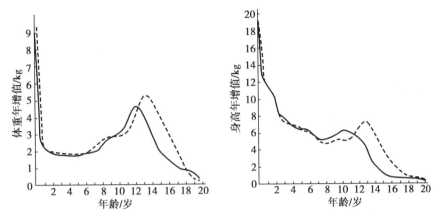

图 1-1-1 两个生长高峰(虚线为男,实线为女)

(三) 生长发育的一般程序

生长发育遵循头尾发展规律(图 1-1-3),即由上到下、由近到远、由粗到细、由低级到高级、由简单到复杂的规律。先抬头、后抬胸,再之后会站立、行走(体现了从上到下);从手臂到手指,从腿到足的运动(体现了由近到远);从全掌抓握到对指捏取(由粗到细);先画直线后画形状等(由简单到复杂)。认知和感觉发育的规律是先会看、听、感觉事物,后认知事物,再发展到有记忆、思维思考、逻辑分析、判读(由低级到高级)。

生长发育过程中遗传和环境的交互作用,导致生长发育在遵循一般规律的同时又具有较大的个

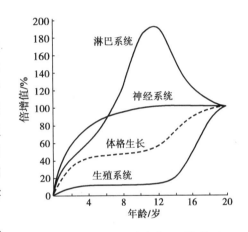

图 1-1-2 各器官系统发育不平衡情况

体差异性,个体儿童在遵循一般规律的同时按照自己的规律及特点生长发育。因此正常的生长发育各项测值是一个范围而不是一个绝对数值。

三、生长发育的影响因素

(一) 遗传因素

遗传是影响儿童生长发育的重要因素,基因是遗传物质的基础,双方父母的基因决定了子代儿童生长发育的特点、潜力及印记,如身材高矮、性成熟趋势、面部特征、智力、基础代谢,以及对疾病的易感性等。部分遗传代谢性疾病、内分泌障碍、基因突变及染色体变异严重影响生长发育,甚至可导致儿童死亡。

(二) 营养因素

儿童正常生长发育的物质基础是均衡的营养供给。营养失衡(营养缺乏及营养过剩)会对儿童造成不良影响,因此只有均衡的营养及平衡的膳食才能使生长潜能最大化。消瘦、生长不良、超重及肥胖不仅导致体格生长异常,严重的可以影响重要脏器的发育和功能;宫内营养状况对胎儿的发育有长远的影响。多哈理论证实,宫内发育迟缓会导致儿童在成年期出现代谢性疾病的风险明显增加。

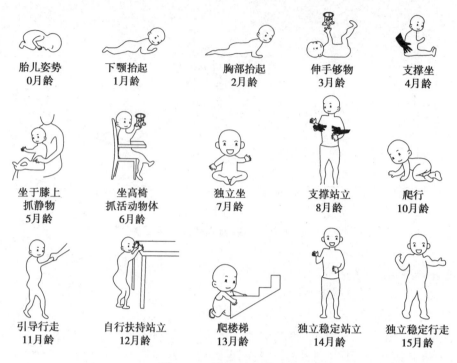

胎儿姿势 0月龄	下颚抬起 1月龄	胸部抬起 2月龄	伸手够物 3月龄	支撑坐 4月龄
坐于膝上 抓静物 5月龄	坐高椅 抓活动物体 6月龄	独立坐 7月龄	支撑站立 8月龄	爬行 10月龄
引导行走 11月龄	自行扶持站立 12月龄	爬楼梯 13月龄	独立稳定站立 14月龄	独立稳定行走 15月龄

图 1-1-3　神经、心理的发育

（三）妊娠期情况

母亲妊娠期的营养、情绪、生活及工作环境、患病及代谢情况均可能直接影响胎儿宫内发育及出生后的生长发育结局。妊娠早期毒物和 X 线接触史、吸烟等亦可能影响胎儿的宫内发育情况，严重时可以导致胎儿发育停滞及死亡；妊娠期的病毒感染，尤其是 TORCH 病毒、结核分枝杆菌等感染可能直接导致胎儿先天畸形、听力丧失、颅内感染等；妊娠期营养不良及营养过剩均可能影响胎儿宫内生长发育及出生后的生长发育结局，导致流产、早产、胎儿神经系统发育异常及低出生体重等。

（四）疾病因素

急性感染可以导致儿童体重减轻，慢性感染不仅影响儿童体重，同时影响儿童身高；慢性疾病的药物使用，如肾病综合征的激素应用会导致儿童出现水牛背及中心性肥胖等异常体格发育；部分遗传代谢性疾病及内分泌疾病，不仅影响儿童体格生长，还会导致神经系统发育迟缓，如部分左向右分流的先天性心脏患儿童会出现生长发育落后，甲状腺功能低下儿童常出现体格及神经系统发育迟缓。一些罕见的代谢性疾病，不仅可导致儿童发育倒退，同时也能导致儿童体格生长落后。

（五）生活环境

良好的居住环境、清新的空气、充足的食物、清洁的水源、良好的作息习惯、科学的学习及充分的体育运动、完备的医疗条件，都是保障儿童身心正常发育的至关重要的影响因素；重金属污染、核辐射泄漏、水源污染及无法保障的食物安全都将影响儿童的生长发育。其他因素包括睡眠、心理卫生、性别、家庭及社会环境都将一定程度地影响儿童生长发育。部分儿童情绪及行为问题，不仅会影响神经系统发育，同时可以通过神经内分泌系统影响儿童体格生长;长时间的睡眠不足不仅会影响体格生长,同时可能导致儿童脑发育落后;家庭氛围、家庭经济情况、父母职业及受教育程度、是否有药物滥用、酒和烟的使用等诸多社会因素将会直接或间接影响儿童生长发育。

儿童生长发育是一个遵循一般规律又有个体化特点的动态变化过程,既有连续性,又有阶段性;儿童生长发育水平受遗传、营养、环境等诸多因素的多项调控,是这些因素共同作用的结果。

四、常见认识误区及转诊

基层医师应该正确认识和掌握儿童生长发育的正常范围及一般规律,了解儿童生长发育的影响因素,不应过分解读单次体重、身高等相关生长指标,而需要重视生长的速度和趋势。应认识到每个正常儿童均有属于自己的个体化生长轨迹,该轨迹既符合生长发育的一般规律,又受多种因素影响,正确判读儿童生长发育的偏离,积极寻找引起偏离的短期及长期影响因素,有助于帮助家长为儿童提供良好的环境及适宜的营养,充分发掘儿童的遗传潜能。

在基层医疗中,有以下四种情况需要警惕及转诊。

(1) 一段时间内生长指标百分位数相对稳定,如果相关指标进行性下降或上升跨两条主百分位数线,或伴有持续的生长速率异常,或伴有遗传代谢性疾病、全身性疾病者,需转诊。

(2) 生长指标 $\leqslant \overline{X}-2SD$ 或第3百分位数(P_3)的儿童,或合并遗传代谢等病理性相关因素者,需转诊。

(3) 大运动及精细运动,语言发育"里程碑"明显落后或有发育倒退现象者,需转诊。

(4) 各器官系统发育时间与实际年龄不匹配,各系统发育顺序与正常发育顺序不一致者,需转诊。

(李晋蓉　杨凡)

第二节　儿童体格生长发育与评价

儿童生长发育是儿科学的基础,许多临床问题均涉及生长发育,掌握正常生长发育规律及评价方法,可帮助儿科医师进行正确临床决策,对异常情况早识别、早诊断、早治疗,以促进儿童健康成长。

体格指标是反映儿童生长发育、营养及健康状况的重要指标。定期生长监测、体格生长评价是儿童保健和儿科临床工作中的重要内容。体格生长评价是指以生长指标为依据,判断个体儿童或群体儿童生长状况的过程,也是国际公认的用于监测、干预个体和群体儿童健康和营养状况最简便、经济、无创伤的方法。

一、体格生长常用指标

体格指标是反映儿童生长发育、营养及健康状况的重要内容。评价体格生长的常用指标通常选择具有代表性、便于测量、无创性的、可用数值标识、易于进行统计分析的计量指标。在体格生长指标的测量过程中,必须采用规范、准确、恒定的工具及正确的测量方法。测量时需由受过训练的专业人员进行,以确保测量数据的可靠。

体格测量的常用指标有体重、身材(身长/高、顶-臀长/坐高等)、头围、胸围、上臂围等。

(一) 体重

体重(weight)是指人体的总重量,包括骨骼、肌肉、皮下脂肪、内脏及体液的综合总量。体脂及体液重量易受营养膳食、辅食添加、疾病等影响,因此其波动明显,是儿童生长发育最敏感且重要的指标,直接反映儿童近期的营养状况。

部分新生儿出生后会因为摄入不足、胎粪的排出出现体重暂时性下降,又称为生理性体重下降。但生理性体重下降一般下降原有体重的 3%~9%,多在出生后 3~4 日降至最低,之后逐渐回升,多在第 7~10 日恢复为出生时体重;但如果新生儿的体重下降超过 10% 或至出生后第 2 周仍然未恢复至出生时体重,需要详细询问喂养情况(喂养方式及摄入量),并排除其他疾病因素。

儿童期的体重增长不是匀速的过程,随着年龄增加,体重的增速逐渐减慢。体重在出生后 1 年内生长速度较快,尤其是出生后前 3 个月,每个月增长 1 000~1 200g;出生后 3 月龄时的体重约为出生体重的 2 倍;1 岁时体重约为出生时体重的 3 倍,出生后 1 年内的体重快速增长为第一个生长高峰;出生后第 2 年的体重增长量为 2.5~3.0kg;2 岁后至青春前期体重匀速增长,每年增量为 2.0~3.0kg。

不同年龄段体重的初步计算公式:1~6 个月体重(kg)= 出生体重(kg)+ 月龄数 ×0.7(kg);7~12 个月体重(kg)= 出生体重(kg)+6×0.7(kg)+(月龄数 −6)×0.3(kg);2 岁 ~ 青春前期体重(kg)= 年龄(岁)×2(kg)+8(kg)。以上只是粗略的估计体重,不能作为生长评估的依据。

为获取准确的体重,适宜的测量工具、熟练的测量人员,以及儿童测量前准备工作都非常重要。对于儿童,需要排空大小便,处于空腹状态,并尽量在适宜的温度下穿单衣或单裤称量,必要时需要去除衣服及尿不湿。对不同年龄段的儿童测量,采取的体位和使用的工具均不同:婴儿期取卧位测量,1~3 岁可取坐位测量,大年龄儿童则可采用站位测量;针对婴幼儿期一般采用杠杆式磅秤或木杆式钩秤,而 7 岁以上大部分为磅秤。

只有获得准确的体重测量数据,才能进行正确评估,正常体重参考值往往是一个范围,不是某一个恒定的值,尤其不宜将人群的均值(或 P_{50})作为标准进行"达标"或"不达标"的评估,对于儿童体重的评估需要进行连续的规律测量更为科学。

(二) 身材

身材(stature)包括身长/高、顶-臀长/坐高、指距等指标。

1. **身长/高(length/height)**　是指头顶至足底的垂直距离,是头部、脊柱和下肢的总长度,其直接反映非脂肪组织的增长,即线性增长,与长期营养状况相关。身长不仅受营养的影响,同时受遗传背景、内分泌、种族及环境的影响。

身长/高与体重的增长规律相似,在婴儿期及青春期出现双峰的快速生长时期。出生身长平均为 50cm,出生后第 1 年的增长速度最快,出生前半年平均每月增长 2.5cm,6 月龄至 1 岁平均每月增长 1.5cm,1 岁时身长为出生时的 1.5 倍。不同年龄年生长速度不同,出生后第 2 年开始增长速度逐渐减慢,平均年增长量为 10~12cm。2 岁至青春期前生长速度进一步减慢为每年 5~7cm。2~12 岁儿童身长/高初步计算公式:身长/高 = 年龄(岁)×7(cm)+75(cm)。

3 岁以内的儿童测量身长,主要采用量床或量板,在测量过程中儿童脱帽、鞋、袜,头部顶触头板,双耳处于同一水平,固定儿童膝关节,使下肢伸直,足底板抵足跟部(图 1-1-4)。大于 3 岁的儿童测量身高,对于立正姿势身高的测量标准,要求儿童"几点(头部、足跟、臀部、双肩胛间)一线",几点均紧靠立柱(图 1-1-5)。

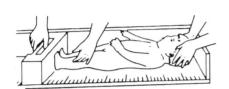

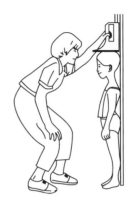

图 1-1-4　身长的测量方法　　　　　　图 1-1-5　身高的测量方法

身长 / 高的增长相对稳定,一般不受近期营养、疾病等影响,但长期严重的营养状态异常可影响身长 / 高;同时身长 / 高受遗传背景、内分泌、性别及种族等因素的影响,相较于体重,身长 / 高更能稳定反映儿童体格发育。

2. 顶 - 臀长(crown-rump length)/ 坐高(sitting height)　指头顶到坐骨结节的垂直距离,反映脊柱和头部的增长。测量顶 - 臀长时,儿童取卧位,测量者左手提起儿童双下肢,使膝关节屈曲 90°,骶骨抵住底板读数;测量坐高时,儿童取坐位,大腿平行于地面,垂直于小腿,脊柱和骶部在一垂线上,两处紧靠立柱,但不能后腰贴在立柱上。随着年龄的增长,下肢发育速度增快,导致身体的上部(顶 - 臀长 / 坐高)占身体的比例逐渐降低(图 1-1-6),由出生时的 0.67 降低至 14 岁的 0.53。正常儿童坐高 / 身长比值≤人群参考值为身材发育匀称(表 1-1-1),但若超过参考值则需警惕影响下肢发育异常的疾病。

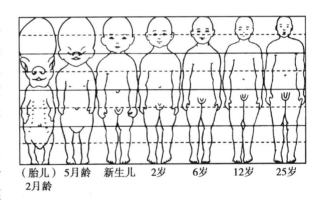

(胎儿)5 月龄　新生儿　2 岁　6 岁　12 岁　25 岁
2 月龄

图 1-1-6　头与身长的比例

表 1-1-1　2005 年中国九城市城区 0~6 岁男女儿童坐高与身高情况

指标	出生		3 月龄		6 月龄		12 月龄		2 岁		4 岁		6 岁	
	女	男	女	男	女	男	女	男	女	男	女	男	女	男
坐高 /cm	33.2	33.5	40.7	41.7	43.9	44.8	47.8	48.8	54.0	54.7	59.9	60.7	65.8	66.6
身高 /cm	49.7	50.4	62.0	63.3	68.1	69.8	76.8	78.3	88.9	91.2	104.9	106.0	118.9	120.0
坐高 / 身高 /%	66.8	66.5	65.6	65.9	64.5	64.2	62.2	62.3	60.7	60.0	57.1	57.3	55.3	55.5

3. 指距 两上肢左右平伸时两中指指尖的距离,代表上肢长骨的生长。正常儿童的指距小于身长 / 高 1~2cm。

（三）头围

头围（head circumference）指从左侧眉弓上缘处至枕外隆凸绕头一周的长度,是反映颅骨生长和脑发育的重要指标。头围测量在 2 岁以内最有价值,连续追踪测量头围比单次测量更为重要。头围与体重及身长 / 高的增长规律相似,3 月龄时的头围增长可达到 6~7cm,约是之后 9 个月增长值之和。儿童头围的大小在一定程度上可反映头颅的大小和脑的发育程度,可以用作筛查婴幼儿潜在脑发育或神经系统异常的指标,但同时受头型、遗传及疾病等多方面的影响,头围过大或增长过快者需警惕脑积水,头围过小常提示脑发育异常。

头围的初步计算公式:头围（cm）$= \left[\dfrac{身长（cm）}{2} + 9.5 \right] \pm 2.5$。

（四）胸围

胸围（chest circumference）是指自乳头下缘经肩胛骨下绕胸 1 周的长度,可反映肺部、胸廓、胸背部肌肉、皮下脂肪的发育情况。胸围在出生后 1 年内的生长速度最快,出生时胸围比头围小 1~2cm,1 岁时胸围与头围大致相等,二者生长曲线形成交叉;胸围在 1 岁后超过头围,胸廓的形状因为重力、身体站立及肋骨下降等因素,由婴儿期的桶状胸（冠状位:矢状位1.07:1）发展为成人的形状（冠状位:矢状位 1.4:1）。胸围的发育与营养、爬行训练和胸廓锻炼等有关。

（五）上臂围

上臂围（upper arm circumference,UAC）是指儿童肩峰和尺骨鹰嘴连线的中点绕上臂一周的长度,可反映上臂肌肉、骨骼、皮下脂肪及皮肤的发育情况。婴儿期上臂围增长速度迅速,第 1 年增长量可达到峰值,1~5 岁的增长速度减缓,为每年 1~2cm。世界卫生组织（World Health Organization,WHO）建议在无条件测量身高、体重的地区,针对 5 岁以下儿童可通过筛查上臂围来了解儿童的营养状况。筛查标准:上臂围 >13.5cm,为营养良好;上臂围 12.5~13.5cm,为营养中等;上臂围 <12.5cm,为营养不良。

二、与体格生长相关的其他系统的发育

（一）骨骼的发育

骨骼是儿童身体的支架,骨骼系统的发育相对稳定,可以作为生长发育的侧面反映。骨骼分为长骨、短骨、扁骨和不规则骨。不同骨骼的发生及发育方式不一致。

1. 头颅骨的发育 除头围外,可以根据骨缝的闭合及前囟、后囟的闭合时间来评估颅骨发育情况。因产道的挤压,导致出生时骨缝稍有重叠,出生后 2~3 个月颅骨重叠逐渐消失,囟门较出生时增大较明显,6 月龄后颅骨逐渐骨化而变小,大部分儿童的囟门在 1~1.5 岁闭合,但有部分可以延迟到 2 岁闭合。前囟小或闭合早,需要警惕脑发育不良和颅面骨发育异常;前囟大或关闭延迟,需要警惕甲状腺功能减退和脑积水等;前囟张力高,需警惕颅内压增高;前囟凹陷在脱水判断中有重要意义。需要注意不能将囟门的大小作为判断疾病的单一标志,需要结合头围、神经系统发育评估等因素进行判断,避免误诊及过度解读。

2. 脊柱的发育 脊柱由肌肉和韧带连接锥体骨组成。脊柱的增长可以反映脊椎骨的发育情况。出生后第 1 年,脊柱的生长速度明显快于四肢长骨,之后慢于长骨。脊柱的 4 个

生理弯曲,在宫内已经形成雏形,出生时新生儿已经具备扁平弓的胸曲和腰曲,以及骶骨凹和腰骶部之间的弯曲。随着出生后儿童大运动的发育,脊柱的生理弯曲逐渐完善。3月龄抬头的发育出现颈椎的前凸,6~7月龄开始独坐后出现胸椎后凸,12月龄开始扶走后出现腰椎前凸,上述这些自然弯曲,6~7岁才会被韧带所固定。三个生理弯曲形成的时间性及顺序性就是脊柱发育的规律。

3. **长骨的发育**　长骨的发育主要包括长骨干骺端的软骨骨化,骨膜下成骨,使长骨增长、增粗;当骨骺与骨干融合,标志着长骨停止生长。从出生到发育成熟,不同骨化中心的出现和融合都具有一定的规律和顺序,正确的发育模式和排列时间是评价骨骼发育水平的基础。临床上基于骨化部位的不断增长、形态从小到大及钙盐局部沉积,可通过X线测定不同年龄儿童的骨干骺端骨化中心出现时间、数目和形态变化,并将其标准化,即可得到骨龄(图1-1-7)。新生儿期股骨远端及胫骨近端已出现骨化中心,因此对于婴儿的骨发育评估,应该对膝部进行X线摄片检查;而对于年长儿,应该对腕部进行X线摄片检查。骨龄的解读在临床中有重要意义,但受多因素的影响,如甲状腺功能、生长激素、性激素、先天性肾上腺皮质增生,均可不同程度地影响骨龄。但正常骨化中心出现的年龄差异较大,因此临床对骨龄延迟或提前的判读应当结合临床表现具体分析。

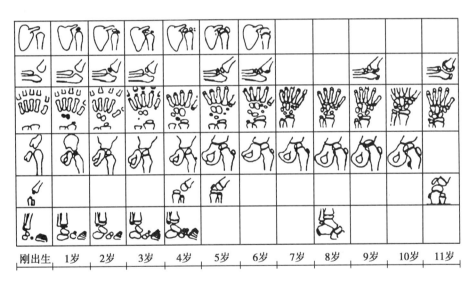

图 1-1-7　次级骨化中心出现顺序

(二) 牙齿的发育

人的一生有两副牙齿,分别为乳牙和恒牙(图1-1-8)。牙齿的发育经历矿化、萌出、脱落三个周期。

(1) 乳牙:儿童出生时没有牙齿,但是乳牙已经矿化。乳牙的萌出时间大多在 6~8 月龄,但其萌出时间受遗传、内分泌及辅食的性状影响,具有极大的个体差异性;若 13 月龄乳牙仍未萌出,为萌芽延迟。乳牙共有 20 颗,全部萌出时间多在 2~2.5 岁。

(2) 恒牙:儿童出生后,恒牙开始矿化。18~24 月龄时,第三磨牙矿化完成,6 岁左右开始萌出第一恒牙,6~12 月龄恒牙逐步替换乳牙,12 岁萌出第二恒磨牙,18 岁萌出第三恒磨牙,

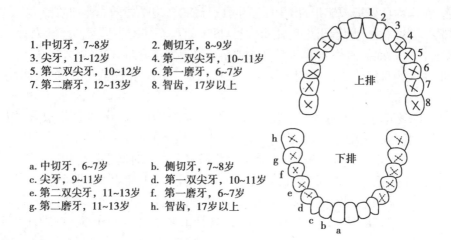

1. 中切牙，7~8岁　　　2. 侧切牙，8~9岁
3. 尖牙，11~12岁　　　4. 第一双尖牙，10~11岁
5. 第二双尖牙，10~12岁　6. 第一磨牙，6~7岁
7. 第二磨牙，12~13岁　　8. 智齿，17岁以上

a. 中切牙，6~7岁　　　b. 侧切牙，7~8岁
c. 尖牙，9~11岁　　　d. 第一双尖牙，10~11岁
e. 第二双尖牙，11~13岁　f. 第一磨牙，6~7岁
g. 第二磨牙，11~13岁　　h. 智齿，17岁以上

图 1-1-8　恒牙萌出顺序

但部分儿童终生不萌出第三恒磨牙。恒牙的牙齿共 28~32 颗。

出牙过程中，儿童可能出现低热、流涎、睡眠差、烦躁等表现。乳牙的保护非常重要，及时停止夜奶、避免吃完奶含着乳头睡觉、清洁口腔，以及牙齿定期涂氟保健都是保护乳牙的方法。牙齿的健康生长同时应当注意微量元素（如钙、磷及多种维生素）的补充，食物性状的按时过渡有利于出牙。

（三）生殖系统的发育

生殖系统的发育经历两个阶段：胚胎期性分化及青春期的生殖发育。在生命早期，生殖系统处于低水平的发育阶段，到青春期时受下丘脑 - 垂体 - 性腺轴的调节和性激素的作用才出现性腺和第二性征发育加速。按照 Tanner 性成熟的五期分期法（图 1-1-9、图 1-1-10），将青春期（7~10 年）分为青春前期、青春中期、青春后期。一般青春期开始，持续时间及第二性征出现的顺序具有较大的个体差异，但若女童在 8 岁前，男童在 9 岁前出现第二性征，为青春期提前；若女童在 14 岁后，男童在 16 岁后仍无第二性征出现，为性发育延迟。在关注发育时间的同时，第二性征及生殖器官的发育顺序也尤为重要：男性正常的发育顺序为睾丸、阴茎、阴毛、腋毛、胡须、喉结、变声和遗精；而女性的正常发育顺序为乳房、阴毛、腋毛，以及月经初潮。无论是发育时间的异常，还是发育顺序的错乱，都可能与遗传及疾病的影响有关。

三、体格生长发育的评价

儿童处于快速的生长发育阶段，身体形态和各部分的比例变化较大，儿童生长发育的阶段都有自身的规律和特征，正确地评价儿童体格生长情况、及早发现问题、早期进行干预及

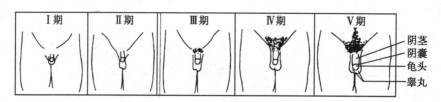

图 1-1-9　Tanner 分期：男性生殖系统发育

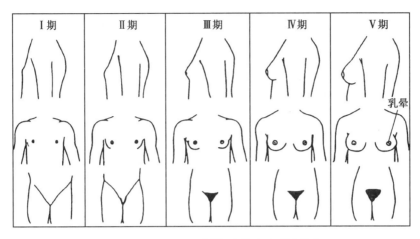

| Ⅰ期 | Ⅱ期 | Ⅲ期 | Ⅳ期 | Ⅴ期 |

乳晕

图 1-1-10 Tanner 分期:女性生殖系统发育

指导,对保障儿童健康有积极的作用。

（一）正确选择评价标准

正确评价儿童生长发育的前提是选择正确的评价标准,目前国内外的评价标准主要分为两类:现况标准和理想标准。

1. 现况标准 一般针对某一地区的大多数儿童,未经过严格筛选而纳入的儿童经过体格调查形成的标准值是该地区儿童真实状况的反映,并非儿童最理想的生长结果。随着经济的发展和医疗保健水平的提高,我国的儿童生长发育情况有明显变化,因此现况标准值每十年修订一次。

2. 理想标准 一般是指在优越环境和营养均衡情况下的体格生长指标,其指标水平高于现况标准,如 WHO 的儿童生长发育标准。

采用不同的生长标准及参考值评价,可能得出不同的结论。对个体儿童生长评估时,推荐采用本国的儿童生长标准,而群体儿童的评价采用国际生长标准为宜。

（二）选择适宜的评价方法

1. 均值离差法(标准差法) 是用标准差(SD)来表示变量与平均值($\overline{X}$)距离的远近来体现变量的分布范围,适用于正态分布状况,一般以 $\overline{X}\pm2SD$ 为正常范围,也可分为三或五个等级。$\overline{X}\pm1SD$ 包括总体样本的 68.3%,$\overline{X}\pm2SD$ 包含总体样本的 95.4%,$\overline{X}\pm3SD$ 包含总体样本的 99.7%。可据此制定出五等级评估(表 1-1-2)或六等级评估。

表 1-1-2 五等级划分法

等级	离差法	百分位数法 /%
异常（上）	$>\overline{X}+2SD$	$>P_{97}$
中上	$\overline{X}+(1SD\sim2SD)$	$P_{75\sim97}$
中	$\overline{X}\pm1SD$	$P_{25\sim75}$
中下	$\overline{X}-(1SD\sim2SD)$	$P_{3\sim25}$
异常（下）	$<\overline{X}-2SD$	$<P_3$

2. 标准差记分法(Z 积分)　基于均值离差法,可计算出标准差(S)离差(SDS)或 Z 积分。其中通过 $\dfrac{X-\overline{X}}{SD}$ 计算各种变量的标准差,记为 Z 值,其中 X 代表样本个体的实际测量值,$\overline{X}$ 和 SD 分别代表参照人群相应指标的平均值和标准差。Z 值可以是正值、负值或零,一般在±2 以内为正常范围,Z 值越大表示越偏离参考人群平均水平(图 1-1-11)。Z 值将个体儿童的测量值标准化,可以用于比较不同年龄、性别、种群的儿童生长发育评估,但 Z 值是相对数,需要进行计算获取,故多用于科研工作。

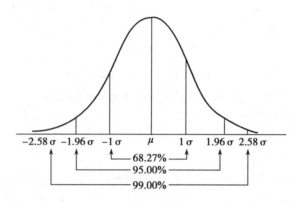

图 1-1-11　标准差分布

3. 百分位数法　是将一组体格测量值按照从小到大的顺序依次排列,以中位数为基准值,以其余各百分位数为离散距的等分评价方法。当变量值呈非正态分布时,百分位数能更准确地反映出所测数值的分布情况。一般用第 3、10、25、50、75、90、97 百分位数作为主百分位线,进行等级划分。第 3~97 百分位数包括了全样本的 95%,属于正常范围。

4. 生长曲线图法　生长曲线是采用百分位数法或标准差记分法将不同年龄、性别儿童的体格指标参考值绘制成图,并进行评估的方法。在生长曲线的绘制中,描记体重(图 1-1-12)、身高(图 1-1-13)、头围、体重指数(body mass index,BMI)时,均需要保留小数点后 1 位,尽可能精确地绘制在水平线上或水平线之间,将年龄所在的垂直线及身高/长、头围测量值的延长线相交得到描记点。如果儿童有多次体检记录,应将这些点用直线连接起来,以反映其生长趋势。绘制点的时候需要判断是否合理,必要时重新测量。曲线图上是 Z 评分曲线,每条曲线上为 -3~+3 之间的数字,越是远离中位数的数值,越可能代表一些生长问题,但是需结合其他因素,如增长趋势、儿童的健康状况、遗传背景及营养状况来判断。儿童生长曲线的多个描记点构成了其生长趋势。大多数儿童的曲线与中位数所在的曲线平行,并持续维持自己的生长轨迹。生长曲线图能直观、简单地反映儿童的生长水平,并能连续追踪儿童的生长轨迹,有助于尽早发现及干预生长偏离。

5. 指数法　根据人体各部分相对固定的比例,用数学公式将相关指标关联,常用的有 BMI、身高胸围指数及身高坐高指数。

四、评价内容

(一) 生长水平
将某一年龄时点所获得的某个单项体格生长监测值与参照人群值比较,得到该儿童在

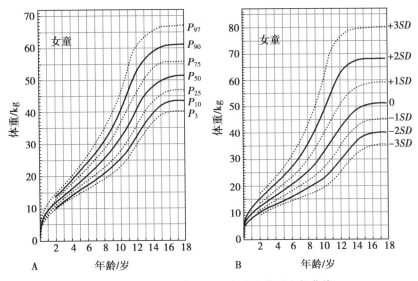

图 1-1-12　2009 年 0~18 岁女童体重生长曲线

A. 百分位数法；B. 标准差记分法。

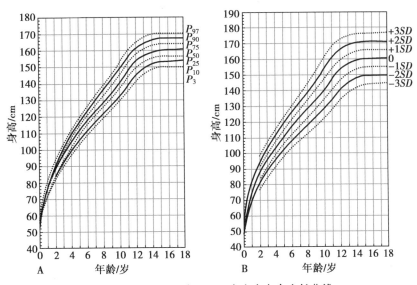

图 1-1-13　2009 年 0~18 岁女童身高生长曲线

A. 百分位数法；B. 标准差记分法。

同年龄、同性别人群中所处的位置，即为该儿童此项体格生长指标在此年龄的现实水平，通常以等级标示其结果，可以用于个人或群体儿童的评价。生长水平通常包括单项体格生长指标，其优点为简单易行、直观形象，能较准确地反映儿童目前的体格生长情况，但只能反映一个点，不能反映儿童连续的生长过程或趋势。

（二）生长速度

对某单项体格生长指标进行定期多次测量，获得该项指标在某一阶段的增长值，即为该指标的生长速度;两次连续测量值的差值,再与参考人群的数值差进行比较,以正常、加速、下降、缓慢或不增表示该儿童在该阶段的生长速度。定期纵向体格测量是生长速度评价的关键。通过纵向观察个体生长速度,可了解其生长轨迹。生长轨迹受遗传和环境等多种因素影响。生长曲线是生长轨迹最直观的表现形式,通过生长曲线的绘制可以早期发现生长偏离等情况。正确的测量方法和定期、及时体检是确保生长曲线描记正确和完整的基础。

(三) 身体匀称性

身体匀称性是一种对体格生长指标进行综合评价的指标,包括体型匀称度和身材匀称度。在生长发育过程中,身体的比例与匀称性生长有一定规律。

1. 体型匀称度　反映体型生长比例的关系,常以 2 个体格指标间关系表示。常用的为身高别体重(weight for height,WFH)和 BMI。在临床工作中,小于 2 岁的儿童常采用 WFH 来表示一定身长的相应体重范围,而 2 岁以后的儿童则常采用 BMI 间接反映身体的密度与充实度[$BMI= 体重(kg)/ 身高 ^2(m^2)$]。由于脂肪细胞含量因年龄、性别而不同,因此 BMI 也有年龄和性别的差异。

2. 身材匀称度　通常以坐高 / 身高的比值来反映下肢发育情况。

五、常见认识误区及转诊时机

(一) 常见认识误区

在基层医疗中,儿童生长发育评价是一个综合评估的过程,对测量结果的解读尤为重要。对于生长指标处于中下水平,或有一过性的生长波动者,一定要结合喂养史及疾病史等多因素生长情况,进行客观评价。

1. 认识生长发育规律性　基层医师首先要结合生长发育的一般规律,认识到儿童生长发育既有连续性,又是阶段性的,不同阶段儿童生长速度具有一定的差异性。认识生长指标的正常范围和规律,理解多因素对生长发育的影响,正确解读评价结果是做好生长管理的核心。

2. 获取准确的测量资料　此为正确进行生长评价的前提。对于生长发育指标的测量,需要选择适宜的测量工具、测量方法;同时要保证记录方法正确,且测量人员经过规范培训,多次操作稳定性正常;定期、规律的体格数据的获取比单一评价更为重要。

3. 选择正确的评价工具　是正确生长评价的保障。目前所使用的是"中国九市城区或WHO 儿童生长指标"作为判断标准。

4. 理解生长范围和规律　此为正确进行生长评价的关键。儿童生长轨迹具有一定的稳定性,包括同一时间体重、头围、身长等在同一区间,不同时间的同一指标均在相同区间,并且沿着儿童自己的生长轨道进行;允许一定范围的波动,但应该同时积极寻找影响波动的因素。应正确理解正常指标是一个范围,而不是一个恒定不变的值,杜绝以均值或中位数作为生长的目标和正常标准。正确认识正常儿童不可能完全按照出生的体重和身长作为自身轨迹,而可能经历追赶生长或生长下降等变化,形成新的生长轨迹,并沿着改变的轨迹生长。

在生长发育评价中,所有儿童评价内容基本一致,但针对特殊儿童,又具有自身特点。以早产儿的生长发育评价为例,其生长水平的评价在不同校正胎龄阶段使用的评价工具不同。校正胎龄 40 周前使用 2013 年修订后的"Fenton 早产儿生长曲线图"进行评价(可使用至校正胎龄 50 周）。校正胎龄 40 周后,按照校正胎龄参照同龄正常儿童的生长标准进行评价,与群体的横向比较可采用"2006 年世界卫生组织儿童生长标准",与个体的横向比较也可采用 2005 年我国儿童生长标准;在生长速度评价中,也是以校正胎龄 40 周为界限,在校正胎龄 40 周之前,可以按照胎儿宫内生长速度作为参考进行评价,但是在校正胎龄 40 周之后,目前暂时无针对早产儿的生长数据,而是与足月儿的生长速率进行比较。因早产儿有追赶生长,因此其生长速率应该超过足月儿,以达到适宜的年龄内的生长。临床工作中,目前对适宜的追赶生长没有统一标准,一般认为适于胎龄早产儿的体重、身长、头围达到校正胎龄的第 25~50 百分位数、小于胎龄早产儿大于第 10 百分位数即为追赶生长速度满意。

（二）转诊时机

基层医师进行生长管理时,以下情况需要警惕和转诊。

1. 在生长轨迹的监测中,如果生长曲线偏离 2 条主百分位线,提示生长偏离;而跨越一条 Z 评分线的生长线表明可能存在风险,即使其范围仍然在 -2~$+2$,也需要转诊。

2. 对于特殊人群,如小于胎龄儿及高危早产儿,因为需要增加监测的次数、评估适宜追赶生长的情况时,需要转诊。

3. 在生长监测中,诊断蛋白质 - 能量营养不良合并贫血、微量营养素缺乏、感染及自发性低血糖,且于基层医院治疗后无好转者,需要转诊。

4. 在生长轨迹的监测中,通过体型匀称度诊断为肥胖,但非单纯性肥胖,或合并遗传代谢性疾病风险者,需要转诊。

（李晋蓉　杨凡）

第三节　儿童膳食营养素概述及儿童营养状态评价

一、膳食营养素概述

膳食中经过消化、吸收、代谢后能够被机体所利用并维持生命活动的物质称为营养素。营养素共分为八大类,分别为能量、蛋白质、脂类、碳水化合物、矿物质、维生素、水及膳食纤维。其中蛋白质、脂类、碳水化合物因为需要量多、在膳食中所占的比重大,又被称为宏量营养素;同时它们通过氧化分解为机体提供一部分能量,也是三大产能营养素。微量营养素包括维生素和矿物质,在体内含量小于总体重 0.01% 的矿物质又被称为微量元素。某种营养素长期摄入不足或过量均可能危害健康,故均衡合理的膳食规划对机体的健康十分重要。

二、重要膳食营养素参考摄入量

不同个体对营养素的需求存在个体差异,其与年龄、性别、劳动强度,以及机体对营养物质的消化、吸收、利用和代谢等生理功能的不同有关。虽然无法对每一个个体的营养需求作出特定的规划和评价,但正常人群对营养的需求存在共性。因此,对具有一定代表性的人群所需营养素平均需要量的研究资料可以作为营养素需求量的参照标准,即膳食营养素参考摄入量（dietary reference intake,DRI）。详见《中国居民膳食营养参考摄入量（2013 版）》。

儿童期是特殊的生命阶段,营养需要亦具有特殊性,故儿童的 DRI 与成人有所不同。

(一) 能量

儿童处在连续生长发育的过程中,其能量代谢特点较成人有所不同;不同年龄及生理状态的儿童能量需要量亦有差别。儿童所需能量总和包括基础代谢、食物的热力作用、组织生长合成的能量消耗、运动的能量消耗、排泄能量消耗。上述五部分能量需求中,通常基础代谢占 50%,排泄占 10%,组织生长合成和运动占 32%~35%,食物的热力作用占 7%~8%。婴儿能量需要取决于年龄、生长速度及活动水平。提供能量的物质主要来源于碳水化合物、脂类及蛋白质,每克产能营养素在体内氧化所产生的能量值分别为碳水化合物 4kcal(16.74kJ)、脂类 9kcal(37.67kJ)、蛋白质 4kcal(16.74kJ)。故在计算儿童每日能量需求时,需要统计这三部分总和。不同年龄段儿童能量平均需要:1 岁以内婴儿 110kcal/(kg·d),约 460.44kJ/(kg·d);1 岁以上儿童每 3 岁下降 10kcal/(kg·d),约 41.86kJ/(kg·d),15 岁时 60kcal/(kg·d),约 251.15kJ/(kg·d)。

(二) 蛋白质

儿童生长发育迅速,蛋白质与优质蛋白质需要量均较成人多。新生儿期最高,之后随年龄增长逐步下降。蛋白质长期摄入不足或过多均可影响碳水化合物、脂肪代谢,导致生长发育迟滞、组织功能异常,甚至威胁生命。

乳类和蛋类生物利用价值最高,属优质蛋白。奶、蛋、瘦肉及植物蛋白等不同食物的合理搭配可相互补充必需氨基酸的不足,提高蛋白质的生物利用率。

(1) 小于 6 月龄婴儿:在乳量充足的情况下,不必额外增加蛋白质的摄入。

(2) 7~12 月龄婴儿:蛋白质需求 = 人乳蛋白质摄入量 + 其他食物蛋白质摄入量,约为 20g/d。

(三) 脂类及脂肪酸

脂类包括脂肪和类脂。脂肪是人体能量的主要来源和储存形式,由甘油和脂肪酸组成甘油三酯。类脂包括磷脂、糖脂、脂蛋白、类固醇(胆固醇、麦角固醇、胆汁酸、胆汁醇等)。膳食中的脂类及脂肪酸有促进脂溶性维生素吸收、维持体温、保护脏器和提供必需脂肪酸的作用。

长链不饱和脂肪酸(long-chain polyunsaturated fatty acid,LCPUFA)是人体的必需脂肪酸,包括亚油酸(linoleic acid,LA)、亚麻酸(linolenic acid,LNA)、花生四烯酸(arachidonic acid,AA)和二十二碳六烯酸(docosahexaenoic acid,DHA)。食物中的 LA 主要来源于玉米油、芝麻油、葵花籽油等。LA 在体内可转变为 LNA 和 AA。LNA 主要源于亚麻籽油、低芥酸菜籽油、豆油。LNA 分为 α-LNA 和 γ-LNA。α-LNA 为 n-3 脂肪酸,可衍生多种 n-3 不饱和脂肪酸,包括二十碳五烯酸(eicosapentaenoic acid,EPA)和 DHA。海洋哺乳动物、深海鱼和鱼油富含 EPA 和 DHA。动物性食物如蛋黄、肉、肝、其他动物内脏也含 DHA 和 AA。DHA、AA 是构成脑和视网膜脂质的主要成分,与视力、认知发育有关。早产儿因贮存少、去饱和酶活性低而合成不足,同时生长发育快、需求量大,易发生 LCPUFA 缺乏,应注意适量补充。我国婴儿食物 LA:LNA 为(8~9):1;婴儿配方中一般 AA:DHA 为(1~2):1。

以 DHA 为例,适宜的 DHA 摄入量为:0~36 月龄婴幼儿 100mg/d 早产儿 DHA 推荐 55~60mg/(kg·d)。

（四）碳水化合物

碳水化合物亦称为糖类,是人类膳食能量的主要来源。碳水化合物供应不足时,可导致低血糖,机体将分解脂肪或蛋白质以满足能量需要。

（1）0~6 月龄婴儿:6 月龄内婴儿的碳水化合物主要来源是母乳中的乳糖,其能够满足<6 月龄婴儿的全部能量和营养需要。

（2）7~12 月龄婴儿:碳水化合物需要量的制订需以母乳为基础,累加其他固体食物碳水化合物的量。

（3）2~18 岁儿童和青少年:我国推荐 2~18 岁儿童和青少年膳食中碳水化合物提供的能量应占总能量的 50%~65%。

（五）重要维生素及矿物质

维生素及矿物质主要来源于食物,具有各自的生理功能,参与机体正常代谢。在儿童生长发育过程中,下列几种维生素及矿物质尤为重要。

1. 维生素 D 是构建机体骨骼及肌肉正常生理功能的重要物质,其主要来源途径包括食物摄入、日光中紫外线通过皮肤合成,以及母体胎盘转运。若维生素 D 摄入不足或吸收及代谢过程障碍可能出现佝偻病。天然食物中维生素 D 含量少,为有效预防佝偻病,除增加户外活动外,现通常摄入商品化的维生素 D 制剂。建议儿童每日摄入的维生素 D 预防剂量如下。

（1）1 岁以下儿童:400IU/d。

（2）1 岁以上儿童:600IU/d。

（3）早产 / 低出生体重儿:800~1 000IU/d,3 月龄后改为 400IU/d。

2. 钙 乳类含钙丰富且吸收率高,是良好的钙来源,适当摄入可维持人体骨骼及肌肉健康。钙缺乏可致佝偻病、生长发育迟缓等;钙过多可能致矿盐沉淀、高钙血症、心肌梗死。不同年龄段的钙元素推荐摄入量如下。

（1）0~6 月龄幼儿:200mg/d。

（2）1~3 岁儿童:600mg/d。

（3）4~6 岁儿童:800mg/d。

（4）7~10 岁青少年:1 000mg/d。

（5）11~13 岁青少年:1 200mg/d。

（6）14~17 岁青少年:1 000mg/d。

3. 铁 在动物肝脏、血、瘦肉等含量较为丰富。其参与正常造血,维持具有免疫功能的细胞因子的正常生理环境。铁缺乏可导致缺铁性贫血、免疫功能下降、影响神经发育、认知功能损害。不同年龄段的铁元素推荐摄入量如下。

（1）0~6 月龄婴儿:健康母亲给予的储存铁可满足其正常生长发育需求。

（2）7~12 月龄婴儿:10mg/d。

（3）早产 / 低出生体重儿:出生后 2 周起补充 2~4mg/（kg·d）,至校正年龄 1 岁。

（4）青春期男女童及月经期女童:铁需要量增加,需要考虑基本铁丢失、非储存性组织铁增加、储存铁增加、月经铁丢失来计算需求量。

4. 锌 鱼、蛋、肉类、全谷物中含量较高。锌参与机体酶合成,可影响食欲、体格生长、智力发育。锌缺乏可致矮小、食欲减退、肠病性肢端皮炎、智力障碍、免疫力低下等。不同年龄段的锌元素推荐摄入量如下。

(1) 0~6 月龄婴儿:2.0mg/d。

(2) 7~12 月龄婴儿:3.5mg/d。

(3) 1~3 岁儿童:4.0mg/d。

(4) 4~6 岁儿童:5.5mg/d。

(5) 7~10 岁青少年:7.0mg/d。

(6) 11~13 岁青少年:9.0~10.0mg/d。

(7) 14~17 岁青少年:8.5~11.5mg/d。

三、儿童营养状况评价

获取充足且均衡的营养素可使儿童的生长发育保持正常。一旦出现营养素摄入不恰当,则可能出现生长发育轨迹偏离。因此对儿童营养状况的评价在儿童生长发育过程中非常重要,有助于临床医师对营养素摄取及机体需求之间的匹配程度进行判断,从而早期识别并阻断营养失衡的诱因,避免儿童出现营养不良;或根据不同营养状况制订适宜的营养干预方案。

儿童营养状况评价主要包括临床表现评价、体格发育评价、膳食调查及实验室检查四个维度的综合评定。

(一) 临床表现评价

1. 出生情况　孕周、出生体重及身长、出生缺陷等。

2. 喂养史　乳制品喂养方式及乳量、辅食添加时间、饮食量及食物搭配、进食行为等。

3. 疾病史　先天性心脏病、内分泌疾病、遗传代谢性疾病、感染等。

4. 一般情况　精神状态、活动水平、言语水平、认知水平等。

5. 基本体征　体温、身长 / 高、体重、头围、胸围、坐高、皮下脂肪厚度。

6. 营养素缺乏的体征　毛发、面色、舌面、角膜、皮肤、骨关节形态、指甲等。

7. 各器官系统异常体征　心、肺、腹、神经系统。

8. 并发症　感染、贫血、电解质紊乱、血糖异常、酸碱平衡紊乱等。

(二) 体格发育评价

体格发育评价是诊断营养失衡并进行分度的关键环节。临床医师须根据准确的体格测量数据,借助正确的评价工具进行体格发育评价。主要内容包括体格生长水平、生长速度及匀称度三个方面。进一步根据体重、身长 / 高在同种族、同性别、同年龄人群所处的位置,即标准差单位或 Z 值进行营养状态的评价,判断该儿童是否存在营养不良或营养过剩,并分度。

(三) 膳食调查

儿童膳食调查主要是通过了解被调查儿童一定时间内通过膳食所摄取的各类营养素及能量的数量和质量,与推荐摄入量进行比对,分析儿童正常的营养需求能否得到满足,是评价儿童营养状况的重要环节。内容主要包括膳食摄入资料调查、膳食摄入资料评价,以及进食行为评价。

1. 膳食摄入资料调查

(1) 称重法

1) 流程:①称量调查对象一日每餐所摄取的各类食物的生重、熟重及未吃完的剩余食物量;②查阅各类食物的生熟比例;③计算各类食物实际摄入量。

2) 优点:属于前瞻性记录法,结果较准确、可靠。

3) 缺点:时间及人力需求大。

4) 用途:群体儿童定期膳食调查相关科研工作。

(2) 24 小时膳食回顾法

1) 流程:①选取 24 小时为一个调查周期,可连续 1~3 个周期;②询问被调查者该期限内每日膳食的种类和数量(包括正餐、点心、饮料等);③将调查期内各同类食物量相加,除以调查日数,计算每日各类食物实际摄入量。

2) 优点:属于回顾性记录法,省时省力、简单易行。

3) 缺点:被调查者通常对食物重量把握不确切,故结果精准度欠佳。

4) 用途:散居儿童的膳食营养筛查。

(3) 记账 / 查账法

1) 流程:统计每日准确的食物品种、重量、废弃量等账目,并统计进餐人数,计算每人每日各类食物的实际摄入量。

2) 优点:简单易行,可进行相对较长时间调查,有较强代表性。

3) 缺点:进食量存在个体差异,仅能反应人均摄入量,故精确度较差。

4) 用途:集体儿童的膳食调查。

(4) 即时性图像法

1) 流程:①将被调查者需要进食的食物放入餐盘;②餐盘放置于特制的网格背景纸上;③数码相机或智能手机拍摄食物图片;④上传至后方数据平台;⑤平台根据食物影像资料与数据库中的数据进行参比并估量。

2) 优点:属于新型膳食调查法,介于回顾性与前瞻性之间。能有效省去食物称重的烦琐过程,避免因描述不当或记忆错误所致的偏倚。此外,其后方技术平台数据统一,有利于质量控制。

3) 缺点:对家庭成员中负责拍照者需进行拍摄食物影像技巧培训。

4) 用途:个体或集体儿童的膳食调查。

2. 膳食摄入资料评价

(1) 食物结构评价:将调查获得的食物日平均摄入量与权威组织推荐的各类食物每日适宜摄入量进行比较。膳食结构评价内容包括食物种类评价和食物量折算。例如:食物种类依据《中国居民膳食指南》(2022 版)的食物分类原则,将食物分为五类,包括谷类及薯类(如米、面、杂粮、马铃薯、甘薯、木薯等)、动物性食物(如肉、禽、鱼、蛋、奶等)、豆类及豆制品(如大豆、黄豆、豆腐、豆腐干)、蔬菜及水果(如根茎菜、叶菜、茄类、瓜类及各种水果)及纯热能食物(如植物油、淀粉、食糖、酒类等)。食物量折算中,可食部分计算可参考《中国食物成分表》中各类食物可食用部分的比例,将食物的市品重量乘以可食部比例,获得可食用部分的重量。例如:实际一个苹果中的平均可食部重量 = 苹果平均市品重量(200g)× 可食部比例(85%)=170g。

获得上述食物摄入种类及量的数据后,与权威机构发布的推荐摄入量进行比对,可对调查对象摄入的食物品种及摄入量是否满足该性别及年龄段的正常人群平均水平。目前常用《中国 0~6 岁儿童膳食指南》的推荐数据进行儿童膳食调查资料评价。

(2) 营养素摄入水平评价

1) 营养素摄入量：将调查获得的各种食物消费资料参考《中国食物成分表》进行计算，获得日膳食总能量及营养素摄入量，再与《中国居民膳食营养素参考摄入量》进行比较。除能量以外的营养素摄入量评估外，需将儿童的日平均膳食营养素摄入量与 DRI 比较，以进行定性评估。

2) 膳食能量分布与结构：一日中，三餐供能应适当。早餐供能占一日总能量的25%~30%，午餐占 35%~45%，晚餐应占 25%~30%，间餐应占 10%。同时，应注意碳水化合物、蛋白质及脂肪三种供能营养素在不同年龄儿童能量供应中的百分比：①婴儿膳食供能中，脂肪应大于 50%，蛋白质应占 8%~15%；②学龄儿童及青少年膳食供能中，碳水化合物应占50%~60%，脂肪应占 20%~30%，蛋白质应占 12%~15%。

3. 进食行为调查　进食行为在某些情况下往往会成为影响膳食摄入的唯一诱因，尤其是在隔代抚养成为趋势的当下，由于代养人对儿童进食行为限制不足，导致进餐环境、进餐时长、进餐次数等出现问题，进一步加重儿童挑食、偏食、喜吃零食等不良行为。临床医师在日常工作中应该帮助家长了解饮食行为规范的重要性，帮孩子从小建立良好的进餐规律及进餐习惯，尽量避免出现各种营养问题。

(四) 实验室检查

实验室检查可辅助测定儿童机体中脂肪、肌肉、矿物质等成分含量，体液营养物质状态、排泄物中各种营养物质及代谢产物或其他有关化学成分的浓度水平，以了解营养物质的作用及功能。

1. 实验室检查常用的样本　血液(血清、血浆、红细胞、白细胞)、尿液、粪便等。

2. 实验室检查目标标志物

(1) 血液中营养素或相关代谢物或其他相关标志物水平。

(2) 尿液中营养素或代谢产物的排泄量。

(3) 与营养素有关的血液成分或酶活性。

(4) 血液、尿液中异常代谢产物。

(5) 负荷试验或同位素示踪实验。

3. 人体成分分析　人体成分分析仪可呈现各年龄段儿童的身体各组分含量、比例及分布，作为一种无创检查手段辅助评估儿童营养状态。

4. Ⅰ型营养素检测　Ⅰ型营养素包括铁、碘、铜、钙、维生素类。多数Ⅰ型营养素营养不良状态可通过直接测定营养素在组织中的浓度或其代谢产物来明确判断。以下为几种重要Ⅰ型营养素的常用生物学指标。

(1) 铁：常用指标包括血红蛋白、血清铁蛋白、血清铁、血清转铁蛋白受体、锌原卟啉、铁调素等。

(2) 碘：尿碘、甲状腺功能试验。

(3) 铜：血清铜、尿铜、铜蓝蛋白。

(4) 钙：血离子钙、维生素 D、碱性磷酸酶、骨矿化水平(双能 X 线吸收法)。

(5) 维生素 D：血浆 25- 羟维生素 D、甲状旁腺功能。

5. Ⅱ型营养素检测　Ⅱ型营养素包括能量(脂肪与碳水化合物)、必需氨基酸、锌、氮、钾、磷、硫、镁等。这些营养素互相关联，临床上常同时伴有几种营养素缺乏，且实验室检查较难获得这些营养素在机体中的确切含量。以下为可选择的部分实验室检查手段。

(1) 血清蛋白质:白蛋白、前白蛋白(prealbumin,PA)、视黄醇结合蛋白、甲状腺结合前白蛋白、转铁蛋白等具有一定的营养不良的诊断价值,但受影响因素多,特异性较差。

(2) 血清氨基酸比值:部分必需氨基酸及非必需氨基酸比例紊乱。

(3) 尿肌酐:辅助判断肌肉组织营养状况。

(4) 尿羟脯氨酸指数:辅助判断胶原组织代谢情况,如骨吸收与骨形成。

(5) 血清葡萄糖、血浆胰岛素、糖耐量试验、尿糖:辅助判断营养不良的严重程度及判断合并症。

(6) 血总脂、胆固醇、甘油三酯、游离脂肪酸、低密度脂蛋白胆固醇等:辅助判断营养不良状态、评价饮食控制及药物治疗效果。

(7) 血浆锌、红细胞锌:辅助评价锌含量。

注意在实验室评价过程中,标本来源要合适,不宜采用毛发、唾液等标本评价儿童营养状况;同时要注意部分检测指标可能与感染、疾病、药物等有关。故临床上进行营养状态评价时,主要依靠详细的病史、临床表现、体格检查、生长发育评价来进行判断,实验室检测仅作为参考指标。

四、社区随访及转诊

(一) 社区随访

1. 排除筛查　社区可定期联合当地幼儿园、中小学或居民小区进行适宜类型的膳食调查并进行数据整理分析,筛查排除营养不良或营养过剩高风险人群,并进一步作针对性调查。

2. 营养不良或超重/肥胖患儿膳食调查　对于已确诊营养不良或超重/肥胖的患儿,每周发放膳食调查表,嘱家长认真、如实填写。社区针对回收的调查表进行数据统计分析,指导患儿膳食调整,促进疾病恢复。

3. 营养不良或超重/肥胖患儿监测　对于已确诊为营养不良或超重/肥胖的患儿,应定期监测其身高、体重、头围、BMI等指标变化情况,绘制生长曲线图。

4. 伴有合并症患儿的随访　对于合并营养素及相关血生化指标检测水平明显异常的患儿,需定期复测随访,如贫血患儿血红蛋白及铁代谢状况;低蛋白血症患儿白蛋白水平;肥胖患儿人体成分分析血压、血脂、血糖、血清胰岛素、尿酸水平等。

5. 随访策略　社区需掌握该片区营养状态异常患儿的基本资料,定期电话随访或上门检查,以便督促患儿定期复查,了解患儿居家治疗的执行情况。还可定期开展营养专题的线上或线下讲座,纠正家长不良喂养观念及喂养行为,提高营养知识科普力度。

(二) 转诊时机

1. 膳食调查　若发现患儿存在营养失衡高风险、生长曲线图出现体格生长指标连续偏离趋势,且社区医院不具备进一步检查、诊断及治疗的条件时,建议转上级医院就诊。

2. 合并基础疾病的营养不良或超重/肥胖的患儿　若合并基础疾病(如先天性心脏病、先天性消化道畸形、遗传代谢性疾病,以及唇、腭裂等)严重器官系统功能异常(如贫血、低蛋白血症、高/低血糖、酮症酸中毒、休克、酸碱失衡、电解质紊乱等)等情况,且社区医院不具备诊断、检验及治疗条件时,应在维持基本生命体征稳定、确保转运安全前提下,护送转诊至上级医院。

3. 经治疗后的营养不良或超重 / 肥胖患儿　经社区医院正规阶段性治疗后,营养状态改善不理想者,建议转诊上级医院进一步处理。

(卢游　杨凡)

第二章

儿科疾病诊治原则

第一节　儿科病史采集和体格检查

准确的病史采集和体格检查是正确诊断疾病的基础。同时,病史记录也是最重要的医疗证据,医疗文书可记录病情发生、发展,以及诊疗过程和转归,是医师诊治疾病的重要依据,同时也是医、教、研及卫生保健等工作的重要信息资料。儿科的病史采集、记录和体格检查在内容、程序、方法及分析判断等方面具有自身的特点,故在要求上与成人有一定差别。熟练掌握与此有关的方法和技巧,是开展儿科临床诊疗工作的基础。

随着医学的进步及诊疗水平的整体提高,对医师系统运用医学知识、临床基本技能及正确的临床思维提出了更高的要求;熟练而规范地采集病史和进行体格检查并正规书写病历,对培养临床综合能力和明确疾病的诊断十分重要。尽管由于临床实验室的发展和医疗诊断设备的更新,为疾病诊断提供了更多、更精确的手段,但准确的病史资料采集和体格检查永远是正确诊断疾病的重要基础。

一、病史采集和记录

病史采集要准确。问诊前应有过渡性交谈,让家长感觉到医护人员对孩子的关爱,以取得家长和孩子的信任。问诊的过程中做到认真听、重点问,关键是从家长或监护人提供的信息中发现对病情诊断有用的线索。在病史询问过程中,要做到有人文关怀,态度要和蔼亲切,语言要通俗易懂,要注重与家长的沟通,同时要尊重家长和孩子的隐私,并为其保密。切不可先入为主,尤其不能用暗示性的言语或语气来诱导家长作出符合医师主观期望的回答,这样会给诊断造成困难。问诊一般由主诉开始,逐步深入进行有目的、有层次、有顺序地询问;询问过程中应避免重复提问,提问时要注意符合系统性、目的性和必要性。医师要根据不同患者、不同情况来决定是采取封闭式提问还是开放式提问。病史采集内容如下。

(一)一般内容

正确记录患儿的姓名、性别、年龄(采用实际年龄:新生儿记录日数,婴儿记录月数,1岁以上记录几岁几个月)、民族;父母或抚养人的姓名、职业、年龄、文化程度、家庭住址和/或其他联系方式(如电话号码);同时需确认病史叙述者与患儿的关系及病史的可靠程度。

(二) 主诉

主要症状/体征+持续时间,应用病史提供者的语言概括。不宜用诊断或检查结果代替,如"发热、咳嗽5日",而不是"肺炎5日"。当有多项主诉时,应按发生顺序分别列出。

(三) 现病史

为病历的主要部分。详细描述此次患病的情况,包括主要症状、病情发展和诊治经过。要特别注意以下几点。

1. 起病情况　起病时间、缓急、有无诱因。

2. 主要症状　发生、发展情况,依照时间先后,详细记录伴随症状及与鉴别诊断有关的阴性症状。

3. 诊疗经过　何时何地就诊,接受了何种检查,作出了何种诊断及进行了何种治疗,如药物名称、剂量、给药方法、时间、治疗的效果及有无不良反应等。

4. 一般状况　精神、饮食、大小便情况及体重变化。

主要症状的询问要仔细,注意症状的特征。例如,咳嗽的询问应包括持续性还是间断性、剧烈还是轻咳、单声或连续性、阵发性咳嗽、有无鸡鸣样回声、有无痰及其性状;咳嗽在一日中何时较重、有无任何伴随症状及诱因、对治疗的反应等。

(四) 个人史

个人史包括出生史、喂养史、生长发育史,根据不同的年龄和不同的疾病在询问时各有侧重。

1. 出生史　包括母亲妊娠期的情况、患儿的胎次和产次、出生体重、分娩时孕周、分娩方式、出生时有无窒息或产伤、阿普加评分(Apgar score)情况等。若新生儿和小婴儿疑有精神运动发育迟滞、支气管肺发育不良等情况,更应详细了解围生期有关的情况。

2. 喂养史　需询问婴幼儿时是母乳喂养还是人工喂养或混合喂养、以何种乳品为主,以及其配制方法、喂哺次数及量;断奶时间和添加辅食的时间、品种及数量;进食情况等。年长儿还应注意了解有无挑食、偏食及吃零食的习惯。对患有营养性或消化系统疾病的儿童,了解其喂养情况尤为重要。

3. 生长发育史　常用的生长发育指标包括:①体重、身长/高及其增长情况;②前囟关闭及乳牙萌出的时间;③发育过程中,何时开始抬头、会笑、独坐、站立和走路;④何时会有意识地叫爸爸、妈妈。学龄儿童还应询问在校学习成绩和行为表现等。

(五) 既往史及预防接种史

1. 既往史　又称过去史,需详细询问既往患过的疾病、患病时间和治疗结果;认真了解有无药物或食物过敏史,并详细记录,以供治疗时参考。对于年长儿或病程较长的疑难病例,应对各系统进行系统回顾。

2. 预防接种史　对常规接种的疫苗均应逐一询问,确认何时接种过何种疫苗、具体次数、有无不良反应,以及非常规疫苗的接种记录。

(六) 家族史

家族中有无遗传性、过敏性或急、慢性传染病患者。如有感染性疾病,则应详细了解与患儿接触的情况;若患儿反复喘息,则应重点询问父母有无过敏性鼻炎、支气管哮喘等相关疾病。需确认父母是否近亲结婚、母亲分娩情况、同胞的健康情况(死亡者应了解原因和死亡年龄)。必要时要询问家庭成员及亲戚的健康状况、家庭经济情况、居住环境、父母对患儿的关爱程度和对患儿所患疾病的认识等。

(七) 传染病接触史及疫区生活史

疑为传染性疾病者,应详细了解可疑的接触史,包括患儿与疑诊或确诊传染病者的关系、该患者的治疗经过和归转、患儿与该患者的接触方式和时间等;患儿疑诊寄生虫感染时,应询问有无生食虾、蟹、肉类等。

二、体格检查

为了获得准确无误的体格检查资料,在采集病史时要创造一种自然轻松的气氛,以尽可能取得患儿的合作,而医师的表现是决定家长和孩子合作程度的主要因素。

(一) 体格检查的注意事项

询问病史时就应该和患儿建立良好的关系。微笑、呼患儿的名字或小名、用表扬性的语言鼓励患儿或用手轻轻抚摸他,可以使患儿消除紧张心理,并增加患儿的安全感;也可用听诊器或其他玩具适当与患儿玩耍,以消除或减少恐惧,取得患儿的信任和合作。同时,观察患儿的精神状态、对外界的反应及智力情况。

为增加患儿的安全感,检查时应尽量让孩子与亲人在一起,婴幼儿可坐或躺在家长的怀里检查,检查者顺应患儿的体位,并注意保护年长儿童的隐私。接触儿童前,应注意手卫生,防止交叉感染。若考虑传染性疾病时,应选择合适的隔离措施。检查的顺序可根据患儿当时的情况灵活掌握。

儿科体格检查的特点:安静配合时,计数呼吸频率和心率,完成心肺听诊、腹部触诊;哭吵时检查咽喉部,有疼痛的部位应放在最后检查。不同疾病的检查重点不同,检查者应熟悉专科疾病特点。检查时应态度和蔼、动作轻柔,不要过多暴露患儿身体部位,以免着凉。对急症或危重抢救病例,应先重点检查生命体征或与疾病有关的部位;全面的体格检查最好在病情稍稳定后进行,也可边抢救边检查。

(二) 体格检查内容

1. 一般测量　体温、呼吸、脉搏、血压(病情需要或 5 岁以上者测量)、体重、身长 / 高,结合患儿病情需要可测量头围、胸围、上部量和下部量。各年龄段儿童的脉搏、呼吸见表 1-2-1。

表 1-2-1　各年龄段儿童的脉搏、呼吸

年龄 / 岁	呼吸 /(次·min^{-1})	脉搏 /(次·min^{-1})	呼吸∶脉搏
新生儿	40~45	120~140	1∶3
<1 岁	30~40	110~130	1∶3~1∶4
1~3 岁	25~30	100~120	1∶3~1∶4
4~7 岁	20~25	80~100	1∶4
8~14 岁	18~20	70~90	1∶4

2. 一般情况　①发育:好、中、差;②营养:好、中、差;③体位:自动、被动、强迫;④病容:急、慢、轻、危重;⑤神志:清楚、模糊、嗜睡、昏睡、谵妄、昏迷;⑥步态、表情和面容:安静、淡漠、痛苦、恐慌;⑦检查是否合作。

3. 皮肤及皮下组织　①色泽:红润、潮红、发绀、苍白、黄疸、色素沉着;②水肿:部位、性质、程度;③皮下脂肪厚度:检查方法为在锁骨中线与脐孔水平交叉点,检查者从右手拇指与示指相距 3cm 与腹壁垂直,在腹壁上滑行,捏起皮脂层,再测量拇指与示指间同一平面的腹壁皮下脂肪厚度;④其他:皮疹、出血点、紫斑、蜘蛛痣、皮肤弹性、毛发分布、皮下结节、溃疡、瘢痕等。

4. 浅表淋巴结　浅表淋巴结肿大应描述其部位、数目、大小、质地、压痛、活动度,以及有无粘连、瘘管、瘢痕。

5. 头部及头部器官　①头颅大小、形状、有无颅骨软化(乒乓球感);②颅骨缝、前囟门、后囟门是否闭合;③前囟大小:以菱形边中点假设连线并记录;④紧张度:平坦、突出、凹陷;⑤头发分布及颜色光泽。面部器官检查如下。

(1) 面部:有无特殊面容。

(2) 眼:①眼球有无突出、震颤;②眼眶有无下陷;③眼裂是否对称;④眼睑有无水肿、外翻、下垂,结膜有无充血、滤泡、颗粒;⑤巩膜有无黄染;⑥角膜有无混浊、溃疡、云翳、白斑;⑦眼球活动是否受限;⑧视力如何;⑨瞳孔形状、大小,双侧是否等大,对光反应是否存在。

(3) 耳:听力、外耳道有无流脓、耳屏及乳突有无压痛。

(4) 鼻:外观有无畸形,鼻腔有无堵塞、排液,有无鼻翼扇动,鼻唇沟是否对称。年长儿童可配合回答时检查鼻窦区有无压痛。

(5) 口腔:气味,口腔黏膜颜色,有无斑疹溃疡、色素沉着。

(6) 唇:有无发绀、疱疹、溃疡、皲裂、唇裂。

(7) 齿:牙齿数目,有无缺齿、龋齿,齿龈有无红、肿、齿槽溢脓、色素沉着和出血。

(8) 舌:舌苔与乳突颜色,伸出方向、震颤,舌系带是否过短,有无杨梅舌等。

(9) 咽:①有无充血及分泌物,腭扁桃体的大小及有无充血、渗出物、伪膜;②有无声音嘶哑;③咽后壁有无分泌物、滤泡增生等。

6. 颈部　①是否对称、有无强直;②对年长儿可观察颈静脉是否怒张、有无颈动脉异常搏动,气管位置有无移位;③甲状腺大小、硬度,是否有压痛、搏动、杂音、震颤、结节感。

7. 胸部　①胸廓的形状、对称性、有无压痛;②有无异常搏动和畸形:鸡胸、漏斗胸、桶状胸、心前区隆起、肋骨串珠、肋缘外翻、肋膈沟;③呼吸运动是否对称、是否受限。

(1) 肺部

1) 视诊:呼吸运动是否对称,呼吸频率、节律和深度,有无三凹征。

2) 触诊:触诊胸壁是否对称、有无压痛、有无胸膜摩擦感和皮下捻发感。年长儿童可进行语音震颤检查(增强、减弱)。

3) 叩诊:明确叩诊音的性质(清音、浊音、实音、鼓音、过清音),左右两侧是否对称。

4) 听诊:①呼吸音的强弱、左右两侧是否对称;②啰音的性质(干性、湿性)及时相;③部位:单侧、双侧、肺尖、肺底、全肺;④程度:大量、中量、少量、偶闻及;⑤有无胸膜摩擦音、支气管呼吸音。

(2) 心脏及血管

1) 视诊:心尖搏动位置、范围及强度,心前区有无隆起。

2) 触诊:心尖搏动位置、范围,有无震颤(收缩期、舒张期或连续性)。

3) 叩诊:3 岁以内婴儿一般叩左心界。叩左心界时,应在心尖冲动部位左侧起自向右进行,如发觉有浊音改变则为左界,同时以左乳线作为标准,记录其在内或在外多少厘米处;

叩右心界时,应在肝浊音界上一肋间水平处自右向左进行,有浊音改变即为右界。以右胸骨线(即胸骨右缘)外多少厘米处来记录。各年龄儿童心界见表 1-2-2。

表 1-2-2 各年龄儿童心界表

年龄/岁	左界	右界
<1	左乳线外 1~2cm	沿右胸骨旁线
1~4	左乳线外 1cm	右胸骨旁线与右胸骨线之间
5~12	左乳线上或乳线内 0.5~1cm	接近右胸骨线
>12	左乳线内 0.5~1cm	右胸骨线

4) 听诊:心音强弱、心率、节律(有心律失常时详细描述其特点)、有无杂音(有杂音则要求检查杂音部位、强弱、性质、时期、传导与否)、心包摩擦音等。各瓣膜区均要仔细听诊。

(3) 血管:桡动脉搏动强度、节律,有无水冲脉、奇脉、交替脉、脉搏短绌、枪击音、毛细血管搏动等。

8. 腹部

(1) 视诊:外形(平坦、饱满、膨隆如球形或蛙式腹、凹陷如舟状腹)、腹部呼吸运动、胃肠型、蠕动波、血管曲张及血液流向,以及新生儿脐部有无出血、分泌物。

(2) 触诊:①腹软或腹肌痉挛;②压痛、反跳痛;③确认有无包块,如有则应记录包块的部位、大小、边缘清楚与否、硬度、表面光滑或结节感、压痛、搏动、移动度;④肝脏、脾脏是否肿大,其大小记录同成人;⑤液波震颤。

(3) 叩诊:有无移动性浊音。

(4) 听诊:肠鸣音有无增强、减弱或消失。有无腹部血管杂音。

9. 脊柱、四肢 ①脊柱畸形:脊柱侧弯、前凸、后凸、僵直、压痛;②四肢畸形:手镯、脚镯征,膝内翻畸形(O 形腿)、膝外翻畸形(X 形腿),杵状指/趾、多指/趾。确认有无肌肉萎缩、关节畸形;有无红、肿、热、痛、活动障碍。

10. 肛门和外生殖器 肛周皮肤有无充血、皮疹、瘘管,有无脱肛、肛裂、畸形。外生殖器检查:①男孩两侧睾丸是否下降,有无包茎或包皮过长、阴囊水肿、腹股沟斜疝或阴囊鞘膜积液;②女孩需注意外生殖器是否存在畸形、外阴是否清洁、阴道有无分泌物。

11. 神经系统 四肢肌张力有无异常;有无瘫痪、不自主运动;浅反射(腹壁反射、提睾反射)、深反射(膝腱反射)能否引出;布鲁津斯基征、克尼格征、踝阵挛、巴宾斯基征等是否阳性。

(三) 体格检查记录方法

体格检查项目虽然在检查时无一定顺序,但结果记录应按上述顺序书写;不仅阳性体征应记录,重要的阴性体征结果也要记录。

(丘力 陈莉娜)

第二节 儿科疾病诊疗原则

儿童不是缩小版的成人。在儿童疾病的诊疗过程中,应充分考虑到患儿年龄,注重病情的变化并倾注更多的爱心。不同年龄阶段的儿童在生理、心理和病理特点上的表现有差异,在发病原因、疾病过程和转归等方面与成人也有不同之处,因此在疾病的诊断和治疗上,须充分考虑年龄因素。儿童疾病起病急、变化快、容易并发一个甚至多个器官或系统病变,并且不同年龄小儿的表达能力不同,也增加了儿科医护人员在诊疗过程中观察和判断的难度。因此在疾病的治疗过程中,需要时刻注意病情的变化,并尽量表现得温柔、专业,以获得儿童及家长的信任。

一、疾病诊断原则

诊断是临床医师将所取得的临床资料进行分析综合、推理判断并得出的符合逻辑的疾病结论的一个复杂的思维过程。掌握正确的思维原则,遵循辩证思维的诊断步骤,避开误诊、漏诊的思维误区是提高临床诊断水平的关键。在疾病的诊断过程中,必须牢记以下几项临床思维的基本原则。

1. 实事求是　患儿的病情是千变万化的,医师因受到医学发展和自身知识水平的限制,在诊断过程中难免有不足和疏漏。这就要求医师要勇于修正错误,善于集思广益,不能仅仅依据自己所拥有的经验任意取舍、牵强附会,而应尊重实事求是的原则,避免主观性和片面性。

2. "一元论"　在面对纷繁复杂的临床表现时,一方面应该尽量用一个疾病去概括和解释;另一方面,当经证实确有几种疾病同时存在时,也应分清主次和轻重缓急,不强求以"一元论"解释。

3. 先"常见"后"少见"　依据概率分布的基本原理,当几种诊断可能同时存在的情况下,应先考虑常见病、多发病的诊断,其次再考虑少见病、罕见病的诊断。

4. 先"器质"后"功能"　医师在作出功能性疾病诊断时需慎重,避免漏诊器质性病变。当器质性疾病与功能性疾病并存时,亦应重点考虑器质性疾病的诊断。

5. 最优化　医师在选择诊断措施时,应遵循卫生经济学原则:先廉价,后昂贵;先无创,后有创。应选择效果好、痛苦小、花钱少的最优化诊疗方案。

6. 生物、心理、社会因素　在疾病的诊断中,尤其是对年长儿童诊断时,应综合考虑生物、心理、社会因素,作出全面、正确的诊断。

二、护理原则

在疾病诊断和治疗过程中,许多操作均通过护理工作来实施,因此护理工作是治疗的基础和极为重要的环节。良好护理工作的实施在促进患儿康复中起着很大的作用。护理工作不仅是护士的工作,同时也要求儿科医师,甚至患儿家长的参与,互相密切协作,以提高治疗效果。

1. 临床观察　护理工作需要有细致的临床观察,患儿不典型的或细微的表现,往往对疾病的诊断起到提示性的作用。如婴儿哭闹可以是饥饿的表现,也可以是疾病的表现,细致的观察和体格检查是鉴别两者的关键。

2. 预防交叉感染　医护人员在实施诊疗的过程中,应该预防交叉感染、医源性疾病,以及意外等的发生。

3. 病室安排　对住院患儿,需合理安排病室。病室应整洁、安静、舒适、空气新鲜且流通、温度适宜;为提高治疗和护理的质量,可按年龄、病种、病情轻重和护理要求合理安排病房及病区,传染病则按病种隔离。对年幼儿童而言,性别差异带来的隐私问题并不明显;但对于年长儿童,应充分考虑到患儿的隐私;同时还应该照顾到乳母的隐私。

4. 病房生活 住院患儿要保证充足的睡眠和休息,观察病情应尽量不影响患儿的睡眠,尽可能集中时间进行治疗和诊断操作,并保证定时进餐。

三、饮食治疗原则

根据病情选择适当的饮食有助于治疗和康复;不当的饮食可使病情加重,甚至危及生命。

1. 乳品

(1) 母乳喂养患儿:继续喂以母乳。

(2) 人工喂养或混合喂养患儿:指导家长选择合适的代乳品。①急性感染性腹泻:配方奶喂养者可选择低乳糖或无乳糖配方;②苯丙酮尿症:选择低苯丙氨酸奶粉;③牛奶蛋白过敏:可根据病情选用氨基酸配方粉或深度水解蛋白配方粉等。

2. 辅食添加 根据不同年龄段及食物性状有不同选择。

(1) 婴儿:应注意到新添加的食物有造成腹泻的风险,可建议家长暂停尝试未接触过的食物。

(2) 年龄较大的儿童:如无特殊的疾病,一般来说饮食不加以限制,包括谷类、肉类、酸奶、水果、蔬菜,尽可能地保证能量供应。

(3) 食物性状:包括普通饮食、软食、半流质饮食和流质饮食等。

1) 普通饮食:应满足易消化、营养丰富、热能充足的需求。

2) 软食:一般针对消化功能未完全恢复或咀嚼能力弱的患儿。

3) 半流质饮食:一般用于消化功能弱,不能咀嚼吞咽固体食物的患儿。

4) 流质饮食:用于高热、消化系统疾病、急性感染、胃肠道手术后患儿,也可短期应用于鼻饲。

3. 特殊饮食 对于特殊疾病,需选择特殊饮食。

(1) 无盐及少盐饮食:肾病综合征的患儿在显著水肿和严重高血压时应短期限制食盐及水的摄入,病情缓解后不必继续限制盐的摄入。活动期的患儿摄入盐 1~2g/d;急性肾小球肾炎伴有水肿、高血压者,应限制食盐及水的摄入,食盐以 $60mg/(kg \cdot d)$ 为宜。

(2) 纤维素含量少的少渣饮食:对胃肠刺激性小、易消化,适用于胃肠感染、肠炎的患儿。

(3) 含铁食物:贫血患儿可每日增加含铁食物,如动物血、动物肝、各种肉类等。

(4) 高蛋白膳食:在一日三餐中添加富含高蛋白质食物,如鸡蛋、瘦肉、动物肝或豆制品等,适用于营养不良、消耗性疾病的患儿。

(5) 低脂饮食:肝病患儿宜选择低脂饮食,尽量不食用油脂、肥肉等。

(6) 低能量饮食:适用于单纯性肥胖症的患儿。

(7) 代谢性疾病专用饮食:如糖尿病饮食、半乳糖血症患儿的不含乳糖食物,苯丙酮尿症患儿的低苯丙氨酸奶粉等。

4. 检查前饮食 在进行某些检查前,对饮食也有特殊的要求,如术前禁饮、禁食,肠镜等检查前还需导泻进行肠道准备;对消化道出血进行检查前,需选择潜血膳食,即连续 3 日食用不含肉类及动物肝、血和绿叶蔬菜等的饮食。

四、治疗手段原则

(一) 儿童疾病治疗措施

包括一般治疗、原发病的治疗、对症支持治疗、并发症治疗、康复治疗、中医中药治疗及介入治疗等。药物仍是治疗内科疾病的重要手段。

（二）小儿药物治疗特点

处于生长发育过程中的儿童因器官功能尚不成熟,对药物的毒副作用较成人更为敏感。儿童疾病多变,且其从新生儿期到青春期年龄跨度大,体重各异,更要求选药合理,剂量恰当。因此,必须充分了解小儿药物治疗的特点,掌握药物性能、作用机制、毒副作用、适应证和禁忌证及精确的剂量计算和适当的用药方法。药物疗效的产生受药代动力学和药效学的影响。因此,药物选择的主要依据是小儿年龄、病种和病情,同时要考虑小儿对药物的特殊反应和药物的远期影响。

1. 药物在组织内的分布及反应因年龄而异　如巴比妥类、吗啡、四环素在幼儿脑内浓度明显高于年长儿,而吗啡对新生儿呼吸中枢的抑制作用明显高于年长儿。

2. 肝肾功能不全　可导致儿童对某些药物的代谢延长,以及药物的半衰期延长,增加药物的血浓度和毒性作用。

3. 遗传因素　儿童期易于发现,家族中有遗传病史的患儿对某些药物的先天性异常反应应该加以考虑,如红细胞葡萄糖 -6- 磷酸脱氢酶（glucose-6-phosphate dehydrogenase,G6PD）缺乏症的患儿忌用有氧化作用的药物。

（三）小儿药物治疗途径

应根据年龄、病种及病情来选择给药途径、药物剂型和用药次数,以保证药效和尽量减少对患儿的不良影响。在选择给药途径时,应尽量选用患儿和患儿家长可以接受的方式给药。

1. 口服法　婴幼儿用糖浆、水剂、冲剂等较合适,如确需使用片剂,须将药片捣碎后加入糖水吞服,以防气管、支气管异物吸入;年长儿可用片剂或药丸。小婴儿喂药时最好将小儿抱起或头略抬高,以免呛咳时将药吐出或发生误吸。病情需要时可采用鼻饲给药。

2. 肌内注射法　比口服法起效快,但对小儿刺激大,肌内注射次数过多还可造成臀肌挛缩、影响下肢功能,故非病情必须不宜采用。

3. 静脉法　静脉推注多在抢救时应用;静脉滴注是住院患儿常用的给药方式之一,应根据年龄大小、病情严重程度控制滴速和液体总量。

4. 吸入疗法　是治疗呼吸系统疾病的常用方法,包括气雾吸入、经储雾罐气雾吸入、干粉吸入,以及雾化吸入等。

5. 外用药　以软膏为多,也可用水剂、混悬剂、粉剂等,如鞣酸软膏、莫匹罗星软膏等。要注意小儿用手抓摸药物,误入眼、口而引起意外,部分药物应注意不能涂擦于皮肤破溃处。

6. 其他　还有灌肠、含服、漱口、滴眼、滴鼻、滴耳等给药方法,可根据病情适时选用。肺泡表面活性物质主要用于新生儿呼吸窘迫综合征,通过气道给药。

（四）儿科用药剂量

儿童用药的计算较成人更需准确,计算方法主要有按体重计算、按年龄计算、按体表面积计算等。

五、心理治疗

健康是指一个人在身体、精神和社会等方面都处于良好的状态。因此在治疗躯体疾病的同时,应注意到儿童的心理问题。儿童心理和情绪障碍常发生在一些亚急性、慢性非感染性疾病的病程中,尤其是神经、内分泌、消化、循环和泌尿系统等疾病。其既是疾病的后果,又可能是使病情加重或使治疗效果不佳的原因之一。而心身疾病产生的一些突出症状,如慢性头痛、腹痛、腹泻等常与器质性病变相交织,使已经存在的疾病变得更加复杂。

儿童心理治疗是指根据传统的和现代的心理分析与治疗理论建立的系统治疗儿童精神问题的方法,可分为个体心理治疗、群体治疗和家庭治疗等。

医护人员可通过细致的观察使心理护理个体化,从而获得患儿的信任和配合,以减轻其心理和精神障碍的程度,促进原发病的康复。

(丘力)

第三节　儿童水、电解质平衡特点和液体疗法

一、小儿体液平衡的特点

体液(body fluid)即人体内所含的液体,是由水及溶解在其中的钠、钾、钙、镁、氯、HCO_3^- 等无机盐和葡萄糖、蛋白质、尿素等有机物等一起构成。体液不断与外界进行物质交换,称为新陈代谢。体液容量、酸碱度、渗透压、溶质浓度等的动态平衡依赖于神经、内分泌、呼吸,特别是肾脏等系统的正常调节功能,而保持其生理平衡是维持生命的重要条件。小儿新陈代谢旺盛,机体调节能力差,尤其是婴儿在生后数月内肾功能不如成人健全,常不能抵御及纠正水或酸碱平衡紊乱,其调节功能极易受疾病和外界环境的影响而失调。由于这些生理特点,水、电解质和酸碱平衡紊乱在儿科临床中极为常见。

(一) 体液的总量与分布

体液的总量占体重百分比随年龄而变化。年龄越小,体液总量相对越多,主要是间质液的比例较高,而血浆和细胞内液量的比例与成人相近。不同年龄的体液分布见表1-2-3。因为脂肪水含量远低于肌肉组织,因此体脂含量越多的个体,其体液占总体重的比例越小。

表1-2-3　不同年龄的体液分布(占体重的比例)　　单位:%

年龄	细胞外液			细胞内液
	总量	血浆	组织间液	
足月新生儿	78	6	37	35
1 岁	70	5	25	40
2~14 岁	65	5	20	40
成人	55~60	2	10~15	40~45

体液以细胞膜为界,分为细胞内液和细胞外液。血浆、组织间液(包括淋巴液)合称为细胞外液。另外,细胞外液的还有些特殊部分,例如:存在于骨、软骨及致密结缔组织液体,约占体重8%。但由于其与总体液间的相互交换十分缓慢,在维持体液平衡中的影响甚微,临床上常可忽略不计。例如:存在于脑脊液、胸膜、腹膜、关节腔、眼球及消化道、泌尿道的分泌液中的体液,其在生理状态下量少(约占体重2%)且稳定,临床上亦可忽略不计。但在病理状态下,如胸腔、腹腔、肠腔大量积液、腹泻、剧烈呕吐时,均可明显影响体液平衡。

（二）体液的成分和渗透压

体液是一种溶液，其溶剂是水，溶质主要为电解质及少量非电解质。细胞内液和细胞外液的溶质组成有显著的差别。细胞内液主要成分为有机磷酸盐、蛋白质、K^+、Mg^{2+}等，其中K^+含量占该区阳离子总量的78%。细胞外液的主要成分是Na^+及Cl^-、HCO_3^-，其中Na^+含量占该区阳离子总量的90%。

简单地说，溶液渗透压（osmotic pressure）是指溶液中溶质颗粒对水的吸引力。其与该溶液单位体积中所含溶质的颗粒数多少相关，而与溶质种类无关。1毫摩尔（mmol）电解质离子或非电解质分子所产生的渗透压称为1毫渗透分子（mOsm）。生理状态下，人的体液渗透压保持在285~295mOsm/L。由于各部分体液的渗透压最终达平衡，因此测定血浆渗透压，即可反映全身体液的渗透压。Na^+是细胞外液的主要电解质，与其相应阴离子为Cl^-和HCO_3^-，一起所形成的渗透浓度可占血浆渗透压的90%以上，故根据血浆Na^+浓度用以下公式可以大致推算出体液的渗透压：体液渗透压（mOsm/L）=Na^+（mmol/L）×2+10。

（三）儿童水代谢的特点

健康儿童水的摄入量大致等于排泄量，使得体内水和电解质的含量保持相当的稳定。

1. 水的生理需要量　水的需要量与新陈代谢、摄入能量、食物性质、经肾排出溶质量、不显性失水、活动量及环境温度有关。小儿生长发育快、摄入能量高、活动量大、机体新陈代谢旺盛、体表面积相对大、呼吸频率快，使不显性失水较成人多，且细胞组织增长时需积蓄水分也可增加水的摄入，使得小儿需水量远远高于成人。按体重计算，年龄越小，每日需水量越多。不同年龄小儿每日需水量见表1-2-4。

表 1-2-4　小儿每日水的需要量

年龄/岁	需水量/(ml·kg⁻¹)	年龄/岁	需水量/(ml·kg⁻¹)
<1（不含新生儿）	120~160	4~9	70~110
1~3	100~140	10~14	50~90

2. 水的排出　机体主要通过肾（尿）途径排出水分，需从肾排泄的水随饮水量、饮食不同而不同，但每日排尿量应不少于400ml/m²（约相当于新生儿25ml/kg，婴儿20ml/kg，儿童15ml/kg）。其次为经皮肤和呼吸蒸发所失的不显性失水，对体液失衡不能起调节作用，却是机体必不可少的丢失途径。正常情况下消化道（粪）排水量很少，不能对体液起到调节作用，但在腹泻时可以丢失大量水和电解质而引起脱水。

小儿排泄水的速度较成人快，年龄越小，出入量相对越多。婴儿每日水的交换量为细胞外液量的1/2，而成人仅为1/7，故婴儿体内水的交换率比成人快3~4倍。因婴儿对缺水的耐受力差，且肾脏的浓缩功能有限，故比成人更易脱水。

3. 水平衡的调节　肾脏是唯一能调控细胞外液容量与成分的重要器官，小儿年龄越小，肾脏的浓缩和稀释功能越不成熟，肾脏排钠、排酸、产氨能力也越差，因而也容易发生高钠血症和酸中毒。肾脏排水功能与抗利尿激素（antidiuretic hormone，ADH）分泌及肾小管上皮细胞对ADH的反应性有密切关系。正常引起ADH分泌的血浆渗透压阈值为280mOsm/L，血浆渗透压变化1%~2%即可影响ADH的分泌。当液体丢失达总量的8%或以上时，ADH分泌即显著增加，严重脱水会使ADH增加成指数变化。

二、水与电解质平衡失调

(一) 脱水

脱水是指水分摄入不足或丢失过多所引起的体液总量，尤其是细胞外液量的减少，脱水时除丧失水分外，尚有钠、钾和其他电解质的丢失。

1. **脱水的程度** 可以用丢失液体量占体重的百分比来精确评估，但往往难以获得患儿病前准确的体重资料，故临床可行性差。临床上常根据患儿前囟、眼窝的凹陷与否，皮肤弹性，循环情况和尿量等临床表现综合分析判断。常将脱水程度分为三度(表1-2-5)。

表1-2-5 脱水的分度及临床表现

脱水表现	轻度	中度	重度
丢失体液占体重/%	<3~5	5~10	≥10
精神状态	稍差	烦躁、易激惹	萎靡、昏迷
皮肤弹性	尚可	差	极差、捏起皮肤恢复≥2s
口唇	稍干、口渴	干燥	明显干燥
前囟、眼窝	稍凹陷	凹陷	明显凹陷
肢端温度	正常	稍凉	四肢厥冷
尿量	稍少	明显减少	无尿
脉搏	正常	增快	明显增快
血压	正常	正常或稍降低	降低或休克

上述临床治疗对脱水程度的估计虽不精确，但已能基本满足临床需要。即便如此，对于非儿科专科医师，或经验不足的医师来讲，快速评估患儿脱水程度，仍显复杂，故2014年欧洲儿科胃肠病学、肝病学和营养学学会(European Society for Paediatric Gastroenterology Hepatology and Nutrition, ESPGHAN)颁布的《2014年欧洲儿童急性胃肠炎诊治指南》中提供一个更为简化的脱水量表(表1-2-6)，以帮助临床医师更快速地对脱水严重程度进行评估。

表1-2-6 临床脱水量表

特征	0分	1分	2分
一般状况	正常	口渴、烦躁或嗜睡但易激惹	嗜睡、萎靡、发冷或出汗、昏迷
眼窝	正常	稍凹陷	明显凹陷
黏膜(舌)	湿润	黏稠	干燥
泪	有泪	泪减少	无泪

注：无脱水为0分；轻度脱水为1~4分；中度、重度脱水为5~8分。

各种脱水量表中的条目都需根据疗效观察，患儿胖瘦、脱水性质等因素加以调整。如消瘦的患儿脱水程度容易被高估，肥胖患儿的脱水程度容易被低估。

2. **脱水的性质** 通常反映水和电解质的相对丢失量。由于Na^+与其相应阴离子浓度所产生的渗透压，相当于血浆渗透压的90%以上，故根据血Na^+的测定有助于推算出体液渗透压的高低。脱水的不同性质与病理生理、治疗及预后均有密切的关系。临床上以等渗性脱水最为常见,其次为低渗性脱水,高渗性脱水少见。

(1) 低渗性脱水(hypotonic dehydration):血清钠 <130mmol/L。多发生在所失体液含电解质较高(如霍乱、痢疾及烧伤)、病程迁延(如腹泻日久)、能饮水而不伴呕吐的患儿,特别是营养不良或 3 月龄以下的婴儿。摄入水量正常而摄入钠盐极少时,常表现为低渗性脱水。当使用利尿剂、有肾脏失盐因素存在而摄入又不足时,可出现低钠血症。重症患儿常与非电解质溶液输入过量有关。

(2) 等渗性脱水(isotonic dehydration):血清钠在 130~150mmol/L。但因机体可通过肾脏、渴感及抗利尿激素等的调节,使体液尽量保持在等渗状态。临床 80% 以上的脱水属于该类。

(3) 高渗性脱水(hypertonic dehydration):血清钠 >150mmol/L。下述情况较易引起高渗性脱水:①急性腹泻 1~2 日即引起较重脱水,特别是伴呕吐不能饮水者;②当高热数日、环境温度过高或肺通气过度等不显性失水过多,而摄入水很少时;③丢失较多含电解质较少的体液,如渗透性腹泻、病毒性肠炎、原发性或继发性肾源性尿崩症、利尿剂或肾浓缩功能差所引起的大量利尿,而水的摄入受限时;④因疾病、照看疏忽或环境等因素导致淡水摄入过少时;⑤治疗时给含钠液过多时、配方奶不正确地配成高渗或使用高渗性液体冲调配方奶时;⑥在糖尿病患儿存在酮症酸中毒时,因其血糖过高,或在患儿应用甘露醇后,会使血浆渗透压异常增高,此时的高渗性脱水也可出现血清钠 <150mmol/L。

3. 临床表现　眼窝凹陷常被家长发现,其恢复往往是补液后最早改善的体征之一。

(1) 不同脱水程度的临床表现

1) 轻度脱水:患儿精神稍差,略有烦躁不安。体格检查时见皮肤稍干燥,弹性尚可,眼窝和前囟稍凹陷;哭时有泪,口唇黏膜略干,尿量稍减少。

2) 中度脱水:患儿精神萎靡或烦躁不安。皮肤苍白、干燥、弹性较差;眼窝和前囟明显凹陷,哭时泪少,口唇黏膜干燥;四肢稍凉,尿量明显减少。

3) 重度脱水:患儿呈重病容,精神极度萎靡,表情淡漠,昏睡,甚至昏迷。皮肤发灰或有花纹、弹性极差;眼窝和前囟深凹陷,眼闭不合,两眼凝视,哭时无泪;口唇黏膜极干燥。因血容量明显减少,可出现休克症状,如心音低钝、脉搏细速、血压下降、四肢厥冷、尿极少,甚至无尿。

(2) 不同脱水性质临床表现

1) 低渗性脱水:细胞外液的渗透压比细胞内液的低,使细胞外液的水渗入细胞内液,引起细胞外液进一步减少,细胞内水肿。由于低渗性脱水时,细胞外液的减少程度相对较其他两种脱水明显,故临床表现大多较严重。①因细胞外液脱水相对严重,所以除一般脱水现象,如皮肤弹性降低、眼窝和前囟凹陷外,多有四肢厥冷、皮肤花斑、血压下降、尿量减少等休克症状。②细胞内水肿以脑细胞水肿最为突出,表现为神萎、嗜睡等神经系统症状,甚至发生惊厥和昏迷。③伴随症状:当伴酸中毒时,常有深大呼吸;伴低血钾时,可出现无力、腹胀、肠梗阻或心律失常;当伴低血钙、低血镁时,可出现肌肉抽搐、惊厥和心电图异常等。

2) 高渗性脱水:细胞外液渗透压高于细胞内液,细胞内液水外渗至细胞外液,引起细胞内脱水,细胞外液脱水被外渗的细胞内液有所纠正,使患儿循环不良及组织间液脱水的体征相对较轻,容易引起对脱水程度估计不足。细胞内脱水表现为高热、烦躁、烦渴、口腔黏膜明显干燥、无泪、尿少、肌张力增高、腱反射亢进,严重时出现意识障碍、惊厥及角弓反张。

3) 等渗性脱水:细胞内外无渗透压梯度,细胞内容量保持原状,临床表现(表 1-2-5)在很大程度上取决于细胞外液(组织间液和血循环)的丢失量。

（二）钾代谢异常

人体内 98% 以上的钾存在于细胞内，细胞内钾约为 150mmol/L 细胞液。正常血清钾维持在 3.5~5.0mmol/L，其在调节细胞的各种功能中起重要作用。

小儿每日钾需要量为 1~2mmol/L，食物中的植物和动物细胞内均富含钾，上消化道能较充分吸收钾。因此，正常进食情况下，钾的摄入量往往超过人体的需要量，而较长时间的饥饿或禁食，可发生钾的负平衡。肾脏是调节体液钾平衡的主要器官，80%~90% 的钾是从肾脏排出，并可根据机体的需要减少或增加排出。

1. 低钾血症　当血清钾 <3.5mmol/L 时称为低钾血症。

（1）病因：低钾血症在临床较为多见，其发生的主要原因如下。

1）钾的摄入量不足。

2）由消化道丢失过多，如呕吐、腹泻、各种引流或频繁灌肠而又未及时补充钾。

3）肾脏排出过多。

4）钾在体内分布异常，如在家族性低血钾性周期性麻痹，由于钾从细胞外液迅速地移入细胞内而产生低钾血症。

5）各种原因引起的碱中毒。

（2）临床表现：低钾血症的临床表现不仅取决于血钾的浓度，而且更重要的是缺钾发生的速度。当血清钾下降 1mmol/L 时，体内总钾下降已达 10%~30%，此时大多数患儿能耐受；起病缓慢者，体内缺钾虽达到严重的程度，但临床症状不一定很重。一般当血清钾 <3mmol/L 时即可出现以下症状。

1）神经系统、运动系统：神经肌肉兴奋性降低，表现为骨骼肌、平滑肌及心肌功能的改变，如肌肉软弱无力；重者出现呼吸肌麻痹或麻痹性肠梗阻、胃扩张；或膝反射、腹壁反射减弱或消失。

2）心血管系统：心律失常、心肌收缩力降低、血压降低，甚至发生心力衰竭；心电图表现为 T 波低宽、出现 U 波、QT 间期延长、T 波倒置及 ST 段下降等。

3）泌尿系统：低血钾使肾脏浓缩功能下降，出现多尿，重者有碱中毒症状；长期低血钾可致肾单位硬化、间质纤维化，在病理上与慢性肾盂肾炎很难区分。

4）内分泌系统：慢性低血钾可使生长激素分泌减少。

（3）治疗：低血钾的治疗主要为补钾。一般每日可补钾 3mmol/kg，严重低血钾者可给予 4~6mmol/kg。补钾常以静脉输入，但如患儿情况允许，口服缓慢补钾更安全。应积极治疗原发病，控制钾的进一步丢失。一般补钾的输注速度应 <0.3mmol/(kg·h)，浓度 <40mmol/L（0.3%）。当低血钾伴碱中毒时，常伴低血氯，故采用氯化钾液补充可能是最佳策略。

2. 高钾血症　血清钾浓度 ≥5.5mmol/L。

（1）病因

1）肾衰竭、肾小管性酸中毒、肾上腺皮质功能低下等使排钾减少。

2）休克、重度溶血及严重挤压伤等使钾分布异常。

3）由于输入含钾溶液速度过快或浓度过高等。

4）非有机酸性代谢性酸中毒。

（2）临床表现

1）心血管系统：心率减慢而不规则，可出现室性期前收缩和心室颤动，甚至心搏骤停。

心电图可出现高耸的 T 波、P 波消失或 QRS 波群增宽，心室颤动及心搏骤停等。心电图的异常与否对决定是否需治疗有很大帮助。

2）神经系统、运动系统：患儿精神萎靡、嗜睡、手足感觉异常、腱反射减弱或消失，严重者出现弛缓性瘫痪、尿潴留，甚至呼吸麻痹。

（3）治疗

1）危急高血钾的处理：当血清钾显著升高，如血清钾 ≥ 7mmol/L，临床上出现肌无力和心电图改变时，必须做紧急处理，以防心律失常的发生或进一步恶化，可选用以下措施。这些措施疗效短暂，只能维持数小时，但起效快，为进一步治疗争取了时间。

① 10% 葡萄糖酸钙：Ca^{2+} 可增高心肌细胞的阈电位，迅速改善心肌除极、收缩。10% 葡萄糖酸钙 0.2~0.5ml/kg 缓慢静脉滴注（2~10 分钟以上），同时必须监测心电图，一旦出现心动过缓，立即停止滴注。若高血钾心电图无改善，5 分钟后可重复 1 次。应注意正在使用洋地黄制剂的患儿不宜注射钙剂。

② 葡萄糖加胰岛素：促使钾进入细胞，使血清钾降低。葡萄糖 0.5~1.0g/kg，每 3g 葡萄糖加胰岛素 1U，静脉滴注 2 小时以上，并检测血糖，防止低血糖的发生。

③ 碳酸氢钠：碱化细胞外液可以促进 K^+ 向细胞内转移。快速静脉应用碳酸氢钠 1~3mmol/kg（1mmol $NaHCO_3$ ≈ 1.7ml 5% $NaHCO_3$）。

④ β 受体激动剂：沙丁胺醇 5μg/kg，经 15 分钟静脉滴注，或以 2.5~5.0mg 雾化吸入，常能有效降低血钾，并能持续 2~4 小时。

上述方法均为应急措施，体内总钾含量并未显著减少，若想有效降低血钾，可采用离子交换树脂、血液或腹膜透析。

2）一般高血钾的处理

① 限制钾摄入：立即停用含钾的食用盐代用品或药物，如抗菌药物、肠外营养等。需输血的患儿可用洗涤红细胞。所有的含钾液体及口服补钾必须终止。

② 减少钾的吸收：阳离子交换树脂如聚苯乙烯磺酸钠，每克可结合钾 1mmol，口服或灌肠后可阻止钾自肠道吸收。常用剂量为每次 0.25~0.5g/kg，每 6~12 小时口服一次或保留灌肠。与 25% 山梨醇或 20% 甘露醇（0.25~0.5g/kg）一起口服可促进肠内容物迅速达到分泌钾较多的结肠，有助于防止便秘的副作用及提高疗效。保留灌肠时，灌肠液浓度为每 100ml 含树脂 50g。保留灌肠比口服作用快数小时。

③ 促进钾自尿液的排出：如有脱水，应先纠正脱水，扩充循环血量，恢复肾灌注，增加尿量。作用于髓袢的利尿剂，如呋塞米（1~2mg/kg）可使尿排钾增加，适用于伴有水肿或心力衰竭的患儿，但对于因醛固酮减少引起的高钾血症无效，此时可采用生理剂量的 9α- 氟氢化可的松 0.05mg/d 口服。对于假性醛固酮增多症引起的高钾血症，应用氢氯噻嗪常有效。

④ 减少细胞内钾的外流：纠正缺氧，避免饥饿，控制感染，停用抗代谢、抗肿瘤药物及能引起溶血的药物。

⑤ 透析疗法：腹膜或血液透析适用于血清钾很高，心电图改变明显或虽经治疗细胞内钾仍继续大量外渗的患儿。

（三）酸碱平衡紊乱

儿童血 pH 的正常范围是 7.35~7.45，超出正常范围，则出现酸碱平衡紊乱。当肺呼吸功能障碍使 CO_2 排出过少或过多，使血浆中 H_2CO_3 的量增加或减少而引起的酸碱平衡紊乱，称为呼吸性酸中毒或碱中毒。若因代谢紊乱使血浆中 H_2CO_3 的量增加或减少而引起的酸碱平衡紊乱,则称为代谢性酸中毒或碱中毒。常见的酸碱失衡为单纯型(呼吸性酸中毒、呼吸性碱中毒、代谢性酸中毒、代谢性碱中毒);有时亦出现混合型。

诊断需要根据病史、原发病及相应的症状、体征。确诊需要根据实验室检查(表 1-2-7)。

表 1-2-7　根据血气分析诊断酸碱失衡

诊断	HCO_3^-	CO_2 分压	pH
代谢性酸中毒	↓	↓	↓
代谢性碱中毒	↑	↑	↑
呼吸性碱中毒	↓	↓	↑
呼吸性酸中毒	↑	↑	↓
代谢性酸中毒 + 呼吸性碱中毒	↓	↓	—
代谢性碱中毒 + 呼吸性酸中毒	↑	↑	—
代谢性酸中毒 + 呼吸性酸中毒	↓	↑	↓↓↓
代谢性碱中毒 + 呼吸性碱中毒	↑	↓	↑↑↑
急性呼吸性酸中毒未代偿:呼吸性酸中毒 + 代谢性酸中毒	—	↑	↓↓
急性呼吸性碱中毒未代偿:呼吸性碱中毒 + 代谢性酸中毒	—	↓	↑↑
代谢性碱中毒未代偿	↑	—	↑↑
代谢性酸中毒 + 呼吸性酸中毒	↓	—	↓↓

1. 代谢性酸中毒　除引起酸中毒的原发病症状外,轻症可无特异的临床症状;重症可出现呼吸加深加快、频繁呕吐、神萎、嗜睡,甚至昏迷、惊厥等神经症状,也可出现低血压、心力衰竭、肺水肿、心室纤颤等表现。慢性代谢性酸中毒可引起厌食、生长停滞、肌肉张力低下及骨质疏松等。

治疗的重点应是纠正引起代谢性酸中毒的原发病及尽早恢复肾循环,而不是单纯依靠补充碱性液。

1) 原发病治疗:积极治疗缺氧、组织低灌注、腹泻等原发疾病。

2) 碱性药物使用:采用碳酸氢钠或乳酸钠等碱性药物增加碱储备、中和 H^+。一般主张当血气分析中 pH<7.30 时用碱性药物。所需补充的碱性药物量(mmol)= (−BE)× 0.3 × 体重(kg)(BE 为碱剩余);因 5% 碳酸氢钠 1ml 相当于 0.6mmol 碳酸氢钠,故所需 5% 碳酸氢钠(ml)=(−BE)× 0.5 × 体重(kg)。一般将 5% 碳酸氢钠稀释成 1.4% 的溶液输入;先给予计算量的 1/2,复查血气后调整剂量。通常情况下,1.4% 碳酸氢钠 6~12ml/kg 可提高 HCO_3^- 3~6mmol/L。纠正酸中毒后钾离子进入细胞内使血清钾降低,游离钙也减少,故应注意补钾、补钙。

2. 代谢性碱中毒　无特征性临床表现,轻度代谢性碱中毒可无明显症状;重症者表现为呼吸抑制、精神萎靡。当因碱中毒致游离钙降低时,可引起抽搐;有低血钾时,可出现相应的临床症状。血气分析见血浆 pH 增高,$PaCO_2$ 和 HCO_3^- 增高,常见低血氯和低血钾。典型病例的尿液呈碱性,但在严重低血钾时,尿液 pH 也可很低。代谢性碱中毒治疗如下。

(1) 去除病因。

(2) 停用碱性药物,纠正水、电解质平衡紊乱。

(3) 静脉滴注生理盐水。

(4) 重症者给予氯化铵静脉滴注。

（5）碱中毒时如同时存在的低钠、低钾和低氯血症，常会阻碍其纠正，故必须在纠正碱中毒的同时纠正这些离子的紊乱。

3. 呼吸性酸中毒 除原发病的症状和体征外，患儿多半有鼻翼煽动、三凹征等缺氧表现。呼吸性酸中毒本身常缺乏特异性症状，有的患儿可出现皮肤潮红、头痛、偶有颅内压增高等血管扩张的一系列表现。呼吸性酸中毒持续且严重者，可引起乏力、神志恍惚、烦躁、震颤、肌阵挛、嗜睡、昏迷及视神经乳头、球结膜水肿，也可诱发心室纤颤等。治疗主要应针对原发病，必要时应用人工辅助通气。

4. 呼吸性碱中毒 临床主要出现原发病所致的相应症状及体征。急性低碳酸血症可使神经肌肉兴奋性增加和因低血钙所致的肢体感觉异常。血气分析见 pH 增加、$PaCO_2$ 降低、血 HCO_3^- 浓度降低、尿液常呈酸性。呼吸性碱中毒的治疗主要针对原发病。

5. 混合性酸碱平衡紊乱 当有两种或以上的酸碱平衡紊乱分别同时作用于呼吸或代谢系统称为混合性酸碱平衡紊乱。混合性酸碱平衡紊乱的治疗如下。

（1）积极治疗原发病，保持呼吸道通畅，必要时给予人工辅助通气，使 pH 正常。

（2）对高阴离子间隙（anion gap，AG）性代谢性酸中毒，以纠正缺氧、控制感染和改善循环为主；经机械通气改善肺氧合功能后，代谢性酸中毒亦可减轻或纠正，仅少数患儿需补碱性药物；碱性药物应在保证通气的前提下使用。

（3）pH 明显低下时应立即用碱性药物。

三、液体疗法时常用补液溶液

常用液体包括非电解质和电解质溶液。其中非电解质溶液常用 5% 或 10% 葡萄糖溶液，因葡萄糖溶液输入体内将被氧化成水，故属无张力溶液。电解质溶液包括氯化钠、氯化钾、乳酸钠、碳酸氢钠和氯化铵等，以及它们的不同配制液，详见表 1-2-8。

表 1-2-8 液体疗法常用溶液成分

溶液	每100ml含溶质或液量	Na$^+$	K$^+$	Cl$^-$	HCO$_3^-$	Na$^+$/Cl$^-$	渗透压或相对于血浆的张力
血浆	—	142mmol/L	5mmol/L	103mmol/L	24mmol/L	3:2	300mOsm/L
①0.9% 氯化钠	0.9g	154mmol/L	—	154mmol/L		1:1	等张
②5% 或 10% 葡萄糖	5g 或 10g	—	—	—			—
③5% 碳酸氢钠	5g	595mmol/L	—		595mmol/L		3.5 张
④1.4% 碳酸氢钠	1.4g	167mmol/L	—		167mmol/L		等张
⑤10% 氯化钾	10g	—	1 342mmol/L	1 342mmol/L			8.9 张
⑥0.9% 氯化铵	0.9g	NH$_4^+$167mmol/L	—	167mmol/L			等张
1:1 含钠液	①50ml，②50ml	77mmol/L	—	77mmol/L			1/2 张
1:2 含钠液	①35ml，②65ml	54mmol/L	—	54mmol/L	—		1/3 张

续表

溶液	每100ml含溶质或液量	Na⁺	K⁺	Cl⁻	HCO₃⁻	Na⁺/Cl⁻	渗透压或相对于血浆的张力
1:4含钠液	①20ml,②80ml	30mmol/L	—	30mmol/L	—	—	1/5张
2:1含钠液	①65ml,②35ml	158mmol/L	—	100mmol/L	58mmol/L	3:2	等张
2:3:1含钠液	①33ml,②50ml,③17ml	79mmol/L	—	51mmol/L	28mmol/L	3:2	1/2张
4:3:2含钠液	①45ml,②33ml,③22ml	106mmol/L	—	69mmol/L	37mmol/L	3:2	2/3张

口服补液盐（oral rehydration salts,ORS）是 WHO 推荐用于治疗急性腹泻合并脱水的一种溶液,经临床应用取得了良好效果。2002 年 WHO 推荐的低渗透压 ORS 配方（即 ORS Ⅲ）与传统的配方相比同样有效,但更为安全（表 1-2-9）;其适用于预防脱水、治疗轻度或中度脱水无严重呕吐者,在用于补充继续损失量和生理需要量时,需适当稀释。

表 1-2-9　口服补液盐（ORS）成分

成分	ORS Ⅰ	ORS Ⅱ	ORS Ⅲ（低渗）
钠 /(mmol·L⁻¹)	90	90	75
无水葡萄糖 /(mmol·L⁻¹)	111	111	75
钾 /(mmol·L⁻¹)	20	20	20
氯 /(mmol·L⁻¹)	80	80	65
碳酸氢盐 /(mmol·L⁻¹)	10	—	—
柠檬酸盐 /(mmol·L⁻¹)	—	10	10
渗透压 /(mOsm·L⁻¹)	311	311	245
张力	2/3 张	2/3 张	1/2 张

四、液体疗法

液体疗法是儿科学的重要组成部分,其目的是维持或恢复正常的体液容量和成分,以保持正常的生理功能。

液体疗法的要点:①若患儿存在血液灌注不足,甚至休克的表现,需首先纠正休克,及早恢复血容量及组织灌注,尤其是肾循环;②补充累积损失量,即补充体液所丢失量及电解质,纠正酸碱失衡;③补充生理需要量及继续丢失量。

上述每一部分都可独立地进行计算和补充。例如:对于空腹且即将接受外科手术的患儿,可能只需补充生理需要量和相应的电解质;而对于腹泻患儿,则需补充生理需要液、累积损失量和继续丢失量（详见第三篇第五章第四节）。由于体液失衡的原因和性质非常复杂,在制订补液方案时必须全面掌握病史、体格检查、实验室检查资料及患儿的个体差异,分析三部分液体的不同需求,制订合理、正确的输液量、速度、成分及顺序。一般情况下,肾脏、肺、心血管及内分泌系统对体内液体平衡有较强的调节作用,故补液成分及量如基本合适,机体就能充分调节,以恢复体液的正常平衡;但如上述脏器存在功能不全,则应较严格地选择液体的成分,根据其病理生理特点选择补液量及速度,并根据病情变化而调整。

患儿饮食不足需采用液体疗法时,所需热量可按基础代谢计算,即每日 $1\,000kJ/m^2$ (1kcal=4.186kJ)。

1. 生理需要量　是指正常人体不断的汗液蒸发、排尿及粪便丢失的水分和电解质。生理需要量与代谢热量相关。一般认为每代谢 418.6kJ(100kcal)能量需 150ml 水。由于食物代谢或组织消耗可产生内生水,约 20ml/418.6kJ(100kcal),故实际需要外源性水可按 120~150ml/418.6kJ(100kcal)估计;年龄越小需水相对越多,故也可按简易计算表计算(表 1-2-10)。如患儿能部分进食,进食液量应计入生理需要量中。

表 1-2-10　生理需要量简易计算

体重(kg)	每日需要量(ml)
0~10	体重(kg)×100ml/kg
11~20	1 000ml+ 超过 10kg 体重(kg)×50ml/kg
>20	1 500ml+ 超过 20kg 体重(kg)×20ml/kg

生理需要量取决于尿量、粪便丢失及不显性失水。粪便丢失常可忽略不计。不显性失水占液体丢失量约 1/3。在发热时不显性失水增加(体温每增加 1℃,不显性失水增加 12%)。在过度通气时肺不显性失水增加 10~60ml/418.6kJ(100kcal),如哮喘、酮症酸中毒时增加,在有湿化功能的人工呼吸机应用时降低。多汗不显性失水增加 10~25ml/418.6kJ(100kcal)。在极低体重儿,不显性失水可多达每日 100ml/kg 以上。

电解质的需求计算包括每日出汗、正常大小便、生理消耗的电解质等,变化很大。平均钾、钠、氯的消耗量 2~3mmol/418.6kJ(100kcal)。生理需要量应尽可能口服补充,不能口服或口服量不足者可以静脉滴注 1/5~1/4 张含钠液,同时给予生理需要量的钾。发热、呼吸加快的患儿应适当增加补液量;营养不良者应注意能量和蛋白质补充;必要时用部分或全静脉营养。

2. 补充累积损失量　根据脱水程度及性质补充:轻度脱水 30~50ml/kg;中度为 50~100ml/kg;重度为 100~120ml/kg。通常对低渗性脱水补 2/3 张含钠液;等渗性脱水补 1/2 张含钠液;高渗性脱水补 1/5~1/3 张含钠液。如临床上判断脱水性质有困难,可先按等渗性脱水处理。补液的速度取决于脱水程度,原则上应先快后慢。对伴有循环不良或休克的重度脱水患儿,开始时应快速输入等渗含钠液(生理盐水或 2:1 等张含钠液),按 20ml/kg 于 0.5~1 小时内输入;其余累积损失量补充常在 8~12 小时内完成;在循环改善出现排尿后,应及时补钾。对于高渗性脱水,需缓慢纠正高钠血症(每 24 小时血钠下降 <10mmol/L),也可在数日内纠正;有时需用张力较高,甚至等张的液体,以防血钠迅速下降出现脑水肿。

3. 补充继续丢失量　在开始补充累积损失量后,腹泻、呕吐、胃肠引流等损失大多继续存在,以致体液继续丢失,若不予以补充将又成为新的累积损失。此种丢失量因原发病而异,且每日可有变化,对此必须进行评估,根据实际损失量用类似的溶液补充。

(高珊)

第二篇

基层儿科常见症状

第一章

发　热

发热（fever）是指机体在致热原作用下或各种原因引起体温调节中枢调定点上升，表现出体温升高超出正常范围的现象。临床定义为体温升高超出 1 日中正常体温波动的上限。健康人的体温相对恒定，但并非一成不变，在生理情况下，人的体温受昼夜变化、环境温度、性别、年龄、情绪和进食等因素的影响有所波动，不同个体的基础体温也有差异，因此使用固定体温定义发热过于绝对。正常人的体温波动范围一般 <1℃，为了方便临床实际的应用，大多数医学研究将直肠温度≥38℃定义为发热，而临床工作中通常采用直肠温度≥38℃或腋下温度≥37.5℃定义为发热。

一、致病因素

发热是一种症状，引起发热的病因很多，临床上可分为感染性与非感染性两大类，前者多见，尤其是儿童急性发热。

（一）感染性发热

各种病原体如病毒、细菌、真菌、寄生虫等引起的感染，不论是急性、亚急性或慢性，还是局部性或全身性，均可出现发热。

（二）非感染性发热

1. 血液病　白血病、淋巴瘤、恶性组织细胞病等。

2. 结缔组织疾病　系统性红斑狼疮、皮肌炎、硬皮病、类风湿关节炎和结节性多动脉炎等。

3. 变态反应性疾病　风湿热、药物热、血清病、溶血反应等。

4. 内分泌代谢疾病　甲状腺功能亢进症、甲状腺炎、重度脱水等。

5. 血栓及栓塞疾病　心肌梗死、肺梗死、脾梗死和肢体坏死等，通常称为吸收热。

6. 癫痫持续状态　产热过多可引起发热。

7. 皮肤病变　皮肤广泛病变致皮肤散热减少而发热，见于广泛性皮炎、鱼鳞病等。慢性心力衰竭使皮肤散热减少也可引起发热。某些药物（如托吡酯）可以引起无汗症和发热。

8. 恶性肿瘤 各种恶性肿瘤均有可能出现发热。

9. 物理及化学性损害 大手术后、骨折、大面积烧伤及中毒等。

10. 自主神经功能紊乱 由于自主神经功能紊乱,影响正常的体温调节过程,可观察到发热或低体温,常伴有自主神经功能紊乱的其他表现。

二、诊断思路

(一) 明确发热及热程

患儿就诊主诉发热时,应详细询问家长其发热的时长、热峰、频次、持续时间、能否退热,以便判断热型。虽然发热是体温升高的最常见原因,但还需注意将生理性体温升高、过热/过高热与发热鉴别。

1. 发热的判断

(1) 生理性体温升高:精神紧张、剧烈哭闹、运动后均可出现低热;女性月经前及妊娠初期也可有低热现象。

(2) 病理性体温升高:包括发热和过热/过高热。

(3) 过热/过高热:常见于外部因素(如中暑)或中枢神经系统功能障碍导致机体核心温度升高,下丘脑体温调定点并未发生上移改变或下丘脑体温调定失灵,因此对解热镇痛药治疗无反应,必须使用物理降温方法退热。

2. 发热热程

(1) 不明原因的急性发热:是指发热期限≤7日,经完整的病史询问和详尽的体格检查后,发热病因仍不明的情况。病因不明的急性发热常又被称作无确定感染源的发热。

(2) 不明原因的长期发热:过去人们将持续3周及以上,现多将7~9日几乎每日都有发热,经过临床医师反复病史查询、体格检查和多项实验室检查后仍不能明确病因者定义为病因不明的长期发热,常又被称作发热待查。

(二) 寻找发热病因

发热是一种症状,当患儿确定为发热时,诊断目的是明确引起发热的病因。引起发热病因很多,为提高诊断效率,诊断思路如下。

1. 发热病因能否及时明确 发热患儿初次就诊时,部分患儿除发热以外还存在疾病的典型症状或体征,如发热伴抽搐、昏迷常提示患儿有中枢神经系统病变,临床可以依据其发热及伴随症状、体征,进行快速明确地诊断。另有部分患儿即使通过完整的病史询问和详尽的体格检查,也不能对其发热原因作出初步判断。

2. 依据发热时间对不明原因发热作出初步判断 由于诊疗技术的进步,过去以持续3周及以上定义为不明原因的长期发热,而现多以7~9日为界,将暂时不明原因发热分为不明原因的急性发热和不明原因的长期发热,其临床意义在于二者的疾病谱有明显的不同。

(1) 不明原因的急性发热:大多数儿童为良性、自限性的普通病毒感染,反复发热3~5日后病情自行恢复;但部分是隐匿性的严重细菌感染,如隐匿性脑膜炎、菌血症及泌尿道感染等,其早期诊断困难、并发症严重、病死率高。因此面对病因不明的急性发热儿童,诊断的重点和难点是尽早判断发热原因是自限性的普通病毒感染还是危及生命的严重细菌感染或严重疾病早期,及早发现隐匿的严重细菌感染,给予积极抗感染治疗。同时,对于普通病毒感染患儿,可减少抗菌药物使用,避免滥用。

(2) 不明原因的长期发热：约 50% 为慢性感染性疾病（如结核感染、寄生虫感染），其他为风湿免疫性疾病及肿瘤性疾病，尚有 10%~20% 的患儿病因不明。随着发热时间的延长，感染性疾病所占比例逐渐减少，而风湿免疫性疾病所占比例增加。因病因不明的长期发热不属于常见病，且其诊断更为复杂和困难，应在儿童医疗中心诊断和随访。

3. 判断不明原因的急性发热儿童严重细菌感染的风险

(1) 不能仅凭体温高低、发热持续时间和儿童对解热镇痛药的治疗反应来预测严重细菌感染的风险。

(2) 一般情况良好的患儿，可观察发热至少 12 小时，必要时进行实验室检查，如血常规、C 反应蛋白（C reactive protein，CRP）、降钙素原（procalcitonin，PCT）等，以提高实验室检查的诊断准确性，避免低效检查。有感染中毒症状的儿童，其严重细菌感染风险高，应尽早完善检查。

(3) 虽然儿童白细胞计数临界值 $>15 \times 10^9$/L，或中性粒细胞绝对计数 $>10 \times 10^9$/L 时，严重细菌感染风险高，但不建议单凭血常规结果来判断严重细菌感染的风险。

(4) CRP 是肝脏针对炎症因子产生和分泌的急性期蛋白，在炎症出现后很快升高，随着炎症消除后 CRP 也会随之下降。因此，CRP 检查对早期诊断炎症反应有帮助，CRP 越高，患严重细菌感染的风险越高。当 CRP>20mg/L 时，需考虑严重细菌感染的可能性；CRP>40mg/L 时，患严重细菌感染可能性增大；CRP>80mg/L 时，严重细菌感染的可能性很大。

(5) PCT 是诊断和监测细菌感染的一个重要参数，发热 8 小时内行 PCT 检查较 CRP 和血常规诊断严重细菌感染价值更大，即在严重感染早期（8 小时内），可作为预测严重感染的指标之一。因考虑 PCT 的费用和检测条件，我国儿童发热循证指南不推荐该项作为早期严重细菌感染的常规筛查。PCT>1ng/ml 时，需考虑严重细菌感染可能性；当 PCT>2ng/ml 时，严重细菌感染可能性大。

4. 判断不明原因的急性发热儿童严重细菌感染的部位

(1) 泌尿系统：年龄 <5 岁的儿童应常规行尿常规 / 尿试纸筛查隐匿性泌尿道感染。隐匿性泌尿道感染是 <5 岁发热儿童中最常见的严重细菌感染，且其中 75% 为急性肾盂肾炎引起；无先天泌尿系统发育异常的儿童也会发生。

(2) 血液：儿童特别是 3 岁以下的婴幼儿，发生隐匿性菌血症的风险较高，未接种过流行性感冒嗜血杆菌结合疫苗、肺炎链球菌疫苗、伴感染中毒症状的患儿均应常规行血培养检查。

(3) 脑脊液：新生儿、伴感染中毒症状或实验室指标（尿常规、血常规、CRP 或 PCT）阳性的小婴儿、临床怀疑颅内感染的儿童，均应常规行脑脊液检查。

(4) 其他：不明原因的急性发热患儿无下呼吸道疾病症状和体征时，不推荐常规行胸部 X 线检查。

5. 完善不明原因的急性发热患儿病原学诊断　经上述评估，患儿严重细菌感染风险较小，但仍应结合发病季节、地理区域、年龄、预防接种等相关的流行病学史，尽可能完善病原学诊断。如流行性感冒季节，需常规完成流行性感冒病毒的咽拭子核酸或血清学抗体检测等。

（罗双红　朱渝）

第二章

咳　嗽

咳嗽(cough)是人体的一种防御机制,主要有两种功能,即防止异物进入下呼吸道、清除呼吸道异物及过多的分泌物。通过咳嗽,可以清除咽部及整个呼吸道的分泌物、吸入的有害物,能清除呼吸道刺激因子、抵御感染。咳嗽减弱或消失对身体有害,甚至是致命的。然而,频繁、剧烈的咳嗽可能导致呼吸道出血、自发性气胸、呕吐、心脏负担加重,可能影响患儿的呼吸、循环和生活质量。

根据病程的长短,可将儿童咳嗽分为 3 类:①急性咳嗽(病程 <2 周);②迁延性咳嗽(病程 2~4 周);③慢性咳嗽(病程 >4 周)。其中慢性咳嗽又可分为特异性咳嗽和非特异性咳嗽:①特异性咳嗽,指咳嗽伴有能够提示特异性病因的其他症状或体征,即咳嗽是这些诊断明确的疾病的症状之一;②非特异性咳嗽,指咳嗽为主要或唯一的表现,胸部 X 线片未见明显异常。根据咳嗽性质又可将慢性咳嗽分为干性咳嗽和湿性咳嗽:①干性咳嗽,即无痰或痰量少的咳嗽;②湿性咳嗽,即痰量多的咳嗽,但年幼儿童常无法咳痰,而仅表现为喉间痰鸣。

一、致病因素

(一) 呼吸道感染

各种原因导致的上、下呼吸道感染均可引起咳嗽,如普通感冒、流行性感冒、扁桃体炎、咽炎、喉炎、支气管炎、肺炎、肺结核、肺脓肿等。胸膜疾病也可引起咳嗽,如胸膜炎、脓胸等。寄生虫、传染病感染也可引起咳嗽,如麻疹、百日咳、流行性感冒、白喉、肺吸虫病、钩端螺旋体病、肺包虫病、肺阿米巴病、耶氏肺孢子菌病等。

(二) 理化因素

任何阻塞、压迫或牵扯呼吸道而使管壁受刺激或使管腔扭曲狭窄的病变均可引起咳嗽。

1. 呼吸道阻塞　呼吸道分泌物、呕吐物、气道异物、支气管狭窄、支气管新生物等均可造成气道阻塞而引起咳嗽。

2. 呼吸道受压迫　纵隔肿瘤或肿大淋巴结、食管病变、肺门或支气管淋巴结结核、肺肿瘤、心脏肥大、气胸、胸腔积液等,均可导致呼吸道受压变狭窄而产生咳嗽。

3. 气雾刺激　吸烟、吸入冷空气、吸入刺激性工业气体等均可引起咳嗽。

（三）过敏因素

过敏性鼻炎、支气管哮喘、过敏性肺炎等均可引起咳嗽。

（四）其他

膈疝、膈下脓肿、肝脓肿等刺激膈肌或胸膜而引起咳嗽，白血病、尿毒症、结缔组织病等系统性疾病所致肺浸润、胃食管反流等均可导致咳嗽。

二、诊断思路

应根据病史及体格检查确定咳嗽的性质及可能的病因，并根据病史选择相关检查以明确病因诊断。检查应由简单到复杂。部分咳嗽可通过观察治疗效果确定病因。

（一）病史采集

详细而准确的病史可以为诊断提供极为重要的线索，询问咳嗽的持续时间、时相、性质、音色，以及诱发或加重因素、体位影响、伴随症状等；了解痰液量、颜色及性状等和有无环境刺激暴露史、服用药物史等对诊断具有重要价值。通过病史询问可大致明确咳嗽的分类和性质，便于病因探查。咳嗽特点和伴随症状等可为慢性咳嗽病因诊断提供线索。

1. 咳嗽性质　干性咳嗽或刺激性咳嗽多见于呼吸道感染早期（如咽炎、喉炎）、急性气管炎、吸入刺激性气体、支气管异物、肺结核、胸膜病变、支气管肿瘤等。湿性咳嗽多见于支气管炎、支气管肺炎、支气管扩张、肺脓肿等。

2. 咳嗽的节律　单声咳嗽多见于上呼吸道感染，如咽炎等；轻微短促咳嗽多见于伴有胸痛的患儿；阵发性痉挛性咳嗽多见于气道异物吸入、支气管哮喘、百日咳、气管支气管结核、气管受压等；连续性咳嗽一般见于支气管炎、肺炎。

3. 咳嗽的音色　犬吠样咳嗽多见于喉部疾病、气管异物及气管受压；嘶哑性咳嗽多见于声带疾病（炎症、息肉、乳头状瘤等）、纵隔肿块压迫喉返神经引起的声带麻痹等。

4. 咳嗽的时间　晨间咳嗽多见于上呼吸道慢性炎症、支气管扩张；夜间咳嗽多见于肺结核、支气管哮喘、心力衰竭和胃食管反流；昼轻夜重可见于百日咳、支气管哮喘等。

5. 咳嗽时的体位　有支气管扩张、肺脓肿、大量胸腔积液者，体位改变时可引起咳嗽。胃食管反流、心功能不全引起的咳嗽在卧位时加重。

6. 咳嗽的伴随症状　伴高热者应考虑肺炎、肺脓肿、脓胸等感染性疾病；伴低热、乏力、盗汗、消瘦者需考虑肺结核；伴胸痛者应考虑胸膜疾病、大叶性肺炎、自发性气胸等；伴咯血者应考虑支气管扩张、肺结核、弥漫性肺泡内出血、肺栓塞、肺血管炎、肺肿瘤等；伴喘息者多见于支气管哮喘、毛细支气管炎、气道异物、肺水肿等；伴胸闷、喘憋或活动后气短者应考虑支气管哮喘或肺间质纤维化；伴咽痒、鼻塞、流涕者多为过敏性的；伴腹胀、反酸者常见于胃食管反流。

7. 咳嗽时痰液的性状　痰液量大常见于支气管扩张、肺脓肿等；浆液性或泡沫性痰多见于肺水肿等；黄白色黏稠痰液或脓性痰见于支气管炎、支气管肺炎、支气管扩张、肺脓肿及脓胸等；血性痰见于支气管扩张、肺结核、肺吸虫病等；铁锈色痰见于大叶性肺炎；棕褐色痰见于肺含铁血黄素沉着症；果酱色痰见于肺阿米巴病或肺吸虫病。

8. 个人史和过敏史　有过敏史者应考虑支气管哮喘或过敏性肺泡炎。有服用血管紧张素转化酶抑制剂者应考虑药物性咳嗽的可能。

（二）体格检查

包括体型、鼻、咽、气管、肺部等的检查。咽部应注意观察有无鼻后分泌物。注意气管的位置,肺不张时气管移向患侧,气胸、大量胸腔积液时气管推向健侧。胸部体格检查应注意有无实变体征或叩诊为过清音、浊音,注意呼吸音的强弱变化及啰音性质。双肺闻及哮鸣音提示支气管哮喘、毛细支气管炎可能;固定的中细湿啰音提示肺炎。湿啰音最容易出现的位置在双腋下、肩胛间及肩胛下。慢性咳嗽伴杵状指应考虑支气管扩张、慢性肺脓肿等可能。还需要注意是否存在心界扩大、期前收缩、瓣膜区器质性杂音等心脏体征。肥胖体型者应注意睡眠呼吸暂停或胃食管反流合并慢性咳嗽的可能。

（三）辅助检查

1. 影像学检查

（1）胸部 X 线检查:能确定肺部病变的部位、范围与形态,有时也可确定其性质(如肺炎、肺结核、肺脓肿等)。推荐胸部 X 线作为慢性咳嗽患儿的常规检查。凡咳嗽 1~2 周未愈者,一般应行 X 线检查,若伴有发热、胸痛、呼吸困难、咯血等,更应及早检查。

（2）胸部计算机断层成像(computed tomography,CT):有助于发现纵隔前后肺部病变、肺内小结节、气管壁增厚、气管管壁钙化、气管狭窄、纵隔淋巴结肿大等,对于一些胸部 X 线检查不易发现的病变,以及一些少见的慢性咳嗽病因(如支气管结石、复发性多软骨炎、支气管异物等),具有重要诊断价值。高分辨率 CT 检查有助于肺间质疾病和支气管扩张的诊断。

（3）头颈部影像学检查:考虑增殖体肥大/肿大的患儿,可以摄头颈部侧位片。鼻窦部CT 检查可提示有无鼻窦炎,但考虑到放射线可能对儿童造成损害,鼻窦部 CT 不宜列为常规检查。

2. 肺功能检查　为慢性咳嗽病因诊断的常规检测项目。肺通气功能检查和支气管舒张试验主要用于诊断典型哮喘、部分咳嗽变异性哮喘和慢性阻塞性肺疾病等。支气管激发试验主要包括醋甲胆碱和组胺支气管激发试验,其可用于检测气道是否存在高反应性,为诊断咳嗽变异性哮喘的首选辅助检查。

3. 鼻咽喉镜检查　对怀疑有鼻炎、鼻窦炎、鼻息肉、增殖体肥大/肿大的患儿,可以进行鼻咽喉镜检查明确诊断。

4. 支气管镜检查　对怀疑为气道发育畸形、气道异物(包括气道内生异物、痰栓)等引起的慢性咳嗽,可以行支气管镜检查及灌洗,但不作为慢性咳嗽的常规检查。

5. 诱导痰细胞学检查　是一种无创气道炎症检查方法,安全性和耐受性较好。诱导痰嗜酸性粒细胞比例增高(>3%)主要用于诊断嗜酸性粒细胞性支气管炎,亦用于咳嗽变异性哮喘的辅助诊断和吸入性糖皮质激素的应用指导。

6. 过敏原皮试和血清免疫球蛋白 E(immunoglobulin E,IgE)检查　检测患儿是否存在过敏体质和确定过敏原类型,有助于变应性疾病的诊断。

7. 24 小时食管下端 pH 监测　是确诊胃食管反流性咳嗽的"金标准"。

8. 呼出气一氧化氮(FeNO)检测　是一种无创气道炎症检查手段,可作为诱导痰细胞学检查的补充。FeNO 增高提示嗜酸性粒细胞性气道炎症和激素敏感性咳嗽可能性大。

9. 外周血常规　白细胞计数和中性粒细胞计数分类增高提示细菌感染,嗜酸性粒细胞增高提示变应性疾病。

（四）急性咳嗽的诊断

急性咳嗽的常见病因主要有普通感冒和急性气管支气管炎。哮喘、慢性支气管炎和支气管扩张等原有疾病的加重也可导致急性咳嗽或咳嗽加重。此外，环境因素或职业因素暴露正越来越多地成为急性咳嗽的原因。急性咳嗽的诊断主要应注意区分是否伴有重症疾病，如肺炎、气胸、肺栓塞、左心功能不全，以及异物吸入。根据病史、体格检查和选择相关检查进行鉴别。

1. 普通感冒　临床表现除咳嗽外，还伴有其他上呼吸道症状，如流涕、喷嚏、鼻塞和流行性感冒、咽喉刺激感或不适，可伴发热，全身症状少见。流行性感冒除了咳嗽症状外，发热、肌痛等全身症状亦是常见表现。

2. 急性气管支气管炎　起病初期常有上呼吸道感染症状。随后咳嗽逐渐加剧，伴或不伴咳痰，伴细菌感染者常咳黄脓痰。常呈自限性，全身症状可在数日内消失，但咳嗽、咳痰一般持续 2~3 周。胸部 X 线检查无明显异常或仅有肺纹理增加。体格检查双肺呼吸音粗，有时可闻及粗的湿啰音或干啰音。

（五）慢性咳嗽的诊断

慢性咳嗽只是一个症状，要尽可能明确引起慢性咳嗽的病因。诊断程序应从简单到复杂，从常见病到少见病，从特异性咳嗽到非特异性咳嗽。重视年龄对儿童慢性咳嗽可能病因的提示，应注意各病因引起咳嗽在 24 小时内的好发时相。诊断性治疗有助于对儿童慢性咳嗽的诊断，其原则是在无明确病因提示时，按咳嗽变异性哮喘、上气道咳嗽综合征和感染后咳嗽的顺序进行诊断性治疗。

1. 特异性咳嗽的病因

（1）先天性呼吸道疾病：主要见于婴幼儿，尤其是 1 岁以内。包括有先天性食管气管瘘、先天性血管畸形压迫气道、喉 - 气管 - 支气管软化和 / 或狭窄、支气管 - 肺囊肿、原发性纤毛运动障碍、胚胎源性纵隔肿瘤等。可表现为反复呛奶、反复肺炎，如有气道狭窄可能伴有喘息。

（2）异物吸入：是儿童尤其是 1~3 岁儿童慢性咳嗽的重要原因。咳嗽是气道异物吸入最常见的症状，可伴有呼吸音降低、喘鸣等，可有窒息史。咳嗽通常表现为阵发性剧烈呛咳，也可仅表现为慢性咳嗽伴阻塞性肺气肿或肺不张。

（3）特定病原体引起的呼吸道感染：多种病原微生物，如百日咳杆菌、结核分枝杆菌、病毒、肺炎支原体和衣原体等引起的呼吸道感染可导致小儿慢性咳嗽。

（4）迁延性细菌性支气管炎（protracted/persistent bacterial bronchitis，PBB）临床特征和诊断线索：①湿性（有痰）咳嗽持续 >4 周；②胸部高分辨率 CT 片可见支气管壁增厚和疑似支气管扩张，但很少有肺过度充气，这有别于哮喘和细支气管炎；③抗菌药物治疗 2 周以上咳嗽出现明显好转；④支气管肺泡灌洗液检查中性粒细胞升高和 / 或细菌培养阳性；⑤除外其他原因引起的慢性咳嗽。

2. 非特异性咳嗽的病因

（1）咳嗽变异性哮喘（cough variant asthma，CVA）临床特征和诊断线索：①持续咳嗽 >4 周，通常为干性咳嗽，常在夜间和 / 或清晨发作，运动、遇冷空气后咳嗽加重，临床上无感染征象或经过较长时间抗菌药物治疗无效；②使用支气管舒张剂诊断性治疗后，咳嗽症状明显缓解；③肺通气功能正常，支气管激发试验阳性；④有过敏性疾病病史，以及过敏性疾病阳性家族史,过敏原检测阳性可辅助诊断;⑤除外其他疾病引起的慢性咳嗽。CVA是引起我国儿童,尤其是学龄前和学龄期儿童慢性咳嗽的最常见病因。

(2) 上气道咳嗽综合征(upper airway cough syndrome,UACS)临床特征和诊断线索:①持续咳嗽>4周,伴有白色泡沫痰(过敏性鼻炎)或黄绿色脓痰(鼻窦炎),咳嗽以晨起或体位变化时严重,伴有鼻塞、流涕、咽干并有异物感和反复清咽等症状;②咽后壁滤泡明显增生,有时可见"鹅卵石"样改变,或见黏液样或脓性分泌物附着;③抗组胺药、白三烯受体拮抗剂和鼻用糖皮质激素对过敏性鼻炎引起的慢性咳嗽有效,化脓性鼻窦炎引起的慢性咳嗽需要抗菌药物治疗2~4周;④鼻咽喉镜检查或头颈部侧位X线检查、鼻窦X线检查或CT检查有助于诊断。UACS是引起儿童,尤其是学龄前与学龄期儿童慢性咳嗽第2位主要病因。鼻炎、鼻窦炎、慢性咽炎、腭扁桃体和/或增殖体肥大、鼻息肉等上气道疾病均可能引起慢性咳嗽。

(3) 感染后咳嗽(post infection cough,PIC)临床特征和诊断线索:①近期有明确的呼吸道感染病史;②持续咳嗽>4周,呈刺激性干性咳嗽或伴有少许白色黏痰;③胸部X线检查无异常或仅显示双肺纹理增多;④肺通气功能正常,或呈现一过性气道高反应性;⑤咳嗽通常有自限性,如果咳嗽时间超过8周,应考虑其他诊断;⑥除外其他原因引起的慢性咳嗽。PIC是引起幼儿和学龄前儿童慢性咳嗽的常见原因,也是儿童慢性咳嗽病因中诊断修正率最高的疾病。

(4) 胃食管反流性咳嗽(gastroesophageal reflux cough,GERC)临床特征与诊断线索:①阵发性咳嗽最好发的时相在夜间;②咳嗽也可在进食后加剧;③24小时食管下端pH监测呈阳性;④除外其他原因引起的慢性咳嗽。24小时食管下端pH监测是诊断GERC的"金标准"。

(5) 心因性咳嗽(psychogenic cough)临床特征与诊断线索:①常见于学龄期和青春期儿童,年长儿多见;②日间咳嗽为主,专注于某件事情或夜间休息时咳嗽消失,可呈"雁鸣"样高调的咳嗽;③常伴有焦虑症状,但不伴有器质性疾病;④除外其他原因引起的慢性咳嗽。儿童心因性咳嗽要在除外多发性抽动症,并且经过行为干预或心理治疗后咳嗽能得到改善时才能诊断。

(6) 非哮喘性嗜酸性粒细胞性支气管炎(non asthma eosinophilic bronchitis,NAEB)临床特征与诊断线索:①刺激性咳嗽持续>4周;②胸部X线检查结果正常;③肺通气功能正常,且无气道高反应性;④痰液中嗜酸性粒细胞百分比>3%;⑤支气管舒张剂治疗无效,口服或吸入糖皮质激素治疗有效;⑥除外其他原因引起的慢性咳嗽。

(7) 过敏性(变应性)咳嗽(atopic cough,AC)临床特征与诊断线索:①持续咳嗽>4周,呈刺激性干性咳嗽;②肺通气功能正常,支气管激发试验阴性;③咳嗽感受器敏感性增高;④有其他过敏性疾病病史,过敏原皮试阳性,血清总IgE和/或特异性IgE升高;⑤除外其他原因引起的慢性咳嗽。

(8) 药物诱发性咳嗽的临床特征与诊断线索:血管紧张素转化酶抑制剂、β肾上腺素受体拮抗剂如普萘洛尔等药物可诱发慢性咳嗽,通常表现为持续性干性咳嗽,夜间或卧位时加重,停药3~7日咳嗽明显减轻甚至消失。

(9) 耳源性咳嗽的临床特征与诊断线索:人群中2%~4%具有迷走神经耳支,当中耳发生病变时,迷走神经受到刺激会引起慢性咳嗽。耳源性咳嗽在儿童慢性咳嗽中较少见。

(钟琳)

第三章

消化道出血

消化道出血是指消化道或消化道以外的疾病致食管至肛门之间的消化道发生出血。消化道出血在儿童中较为常见,可发生于任何年龄,其病因多样,临床表现以呕血、黑便或血便为主,也有以头晕、乏力、晕厥等不典型症状就诊的病例。消化道出血患儿中,轻者可无症状,重者可因失血性休克危及生命,因此快速、正确、规范的诊断和治疗十分重要。

一、致病因素

引起消化道出血的原因众多,包括原发于消化道的疾病及全身疾病累及消化道。

（一）全身性疾病

1. 凝血功能障碍

（1）血液病

1）凝血因子异常（先天性或获得性凝血因子缺乏）:血友病。

2）血小板异常:①原发性减少,如特发性血小板减少性紫癜;②继发性减少,如白血病、再生障碍性贫血、噬血细胞综合征。

3）血小板功能障碍。

（2）药物因素:抗凝药物、非甾体抗炎药等。

（3）其他:①严重肝功能障碍;②严重肾功能障碍,如尿毒症、溶血性尿毒综合征;③严重感染及弥散性血管内凝血（disseminated intravascular coagulation,DIC）;④新生儿出血症。

2. 血管性疾病　过敏性紫癜。

3. 结缔组织疾病　各种血管炎。

4. 急性胃黏膜病变　严重创伤、大型手术、危重疾病、严重心理障碍等应激状态下或酒精、药物等理化因素直接刺激下,导致的以胃肠道损害为主要病理生理学特征的临床综合征,可分为出血性胃炎和应激性溃疡。

（二）消化道疾病

1. 炎症性疾病　消化道各段均可涉及。其中特殊类型如下。

（1）免疫相关：炎症性肠病（如克罗恩病、溃疡性结肠炎、未定型结肠炎）、肠白塞综合征。

（2）过敏相关：食物蛋白诱导的直肠结肠炎（food protein-induced proctocolitis，FPIP）、食物蛋白诱导的小肠结肠炎综合征（food protein-induced enterocolitis syndrome，FPIES）、嗜酸细胞性食管炎（eosinophilic esophagitis，EoE）、嗜酸细胞性胃肠炎（eosinophilic gastroenteritis，EG）等。

（3）其他：坏死性肠炎、重度急性胰腺炎。

2. 消化性溃疡　消化道各段均可累及。

3. 血管性疾病

（1）血管畸形：可累及静脉、动脉或毛细血管，如血管发育不良、毛细血管扩张、血管瘤、动静脉畸形、恒径动脉破裂出血（Dieulafoy 病）、蓝色橡皮疱样痣等。

（2）获得性：食管 - 胃底静脉曲张、缺血性肠病。

4. 感染性疾病

（1）细菌：肠伤寒、细菌性痢疾、肠结核、艰难梭菌结肠炎，以及其他细菌性胃肠炎。

（2）寄生虫：钩虫病、血吸虫病、阿米巴痢疾。

（3）其他：真菌性肠炎等。

5. 先天性疾病　梅克尔憩室、肠重复畸形、裂孔疝。

6. 增生性疾病　胃肠息肉病、原发或转移瘤。

7. 损伤性疾病

（1）理化因素损伤：食管 - 贲门黏膜撕裂综合征（Mallory-Weiss 综合征）、摄入异物、误服腐蚀物（强酸、强碱、强氧化剂）、留置胃管等。

（2）外伤性因素导致。

8. 其他　肠套叠、肠扭转、肛裂、痔等。

二、诊治思路

以消化道出血为主诉就诊的患儿为例，合理的诊疗步骤如下。

（一）快速评估病情严重程度（1~2 分钟内完成）

对消化道出血，首先需要快速评估疾病的严重程度，而非寻找出血病因。

评估的重点内容是生命体征，包括心率、脉搏、血压、呼吸、疼痛、血氧、瞳孔和意识改变等。当消化道出血时，以下情况可能危及生命，需要重点关注：①有无失代偿性循环血容量减少，甚至休克；②有无血凝块致呼吸道梗阻（此时会表现出与失血程度及可能的肺部炎症不相平行的呼吸增快及呼吸困难）；③有无与失血程度不相平行的意识改变（如合并肝昏迷）。

对于消化道出血者，危及生命最常见的因素为失血性休克。年龄越小，对失血的耐受性越差，越容易发生失血性休克，儿童急性失血 20%~25% 即可能出现休克。

失血性休克的判断指征是血容量减少导致周围循环的改变及重要脏器灌注下降所表现出来的临床征象，包括意识改变、呼吸急促、脉搏微弱、肢体冰冷 / 苍白或皮肤花斑、尿量减少等，见表 2-3-1。

表 2-3-1　儿童失血性休克评估表

评估因素	I级	II级	III级	IV级
血容量损失	<15%	15%~30%	30%~40%	>40%
心率	正常	略有增快	中度增快	显著增快
呼吸频率	正常	略有增快	中度增快	显著增快、减慢或无呼吸
血压	正常或略有升高	正常或略有下降	下降	下降
脉压	正常	正常或降低	降低	降低
皮肤	温暖、红润	肢端凉	四肢凉、花斑或苍白	四肢冷、苍白或发绀
毛细血管再充盈时间	正常	延长	显著延长	显著延长
精神状态	略焦虑	轻度焦虑、萎靡、激惹	非常焦虑、萎靡或昏睡	非常萎靡、昏睡或昏迷
尿量	正常	略有减少	中度减少	显著减少或无尿

注:由于血液可能潴留在胃肠道内尚未排出,因此根据呕血或便血量来判断出血量,进而评估病情严重程度可能并不准确。因为机体的代偿机制,低血压并不是休克的敏感指标,因此血压下降不能作为休克早期的判断指标,更不能视为判断休克的唯一依据。

(二) 快速处理危急症(10 分钟内完成)

如果存在危及生命的状况,立即抢救,措施如下。

1. 一般措施　平卧、吸氧、禁食、监护(心率、呼吸、血压、尿量、意识等)、开放静脉通路(最好多条)。

2. 积极液体复苏　使用等张含钠液(生理盐水或乳酸林格液)。等张含钠液在出血早期的救治作用仅为短暂增加血容量,这类液体大量使用后,会增加并发症发生的风险,包括凝血功能障碍、低温、酸中毒等,并形成恶性循环。因此,在救治的第一个 6 小时内,等张含钠液的输注量应限制在 60ml/kg 以下。

3. 积极合血、备血、输血(重要措施)

(1) 输血指征(新生儿除外):①血红蛋白(hemoglobin,Hb)<60g/L 或血细胞比容(hematocrit,HCT)<20%,伴有明显贫血症状;②急性失血且估计出血将持续加剧时,输注指征应适当放宽;③DIC 患儿 Hb<80g/L 或 HCT<24%,并伴有心慌、发绀等临床缺氧症状或存在活动性出血;④婴幼儿围手术期 Hb 水平应维持在 80~90g/L 以上。

(2) 输血成分:红细胞悬液。

(3) 输血量及速度:输血量 ={[期望 Hb(g/L)−实际 Hb(g/L)]×体重(kg)×因子}/10,其中因子值采用 3~5,建议为 4,但可个体化选择。输血速度常规为 5ml/(kg·h)。

(4) 儿童血液复苏:应尽早使用血浆、血小板和冷沉淀,以降低出现凝血病和血小板减少症的风险。在大量出血的早期复苏阶段,推荐血浆和红细胞的输注比例≥1:2(创伤性大出血可按 1:1 输注血浆和红细胞)。

(5) 输血治疗目标:Hb 不得高于输血阈值上限 20g/L,HCT 保持在 25%~30%,纤维蛋白原 >1.5g/L,凝血酶原时间(prothrombin time,PT)<1.5 倍正常范围中间值,血小板计数 >75×10^9/L。

4. 其他 酌情镇静;保持呼吸道通畅。

(三) 简要问诊、体格检查,初步评估疾病状况(5分钟内完成)

在抢救间歇,可简要进行问诊、体格检查,以初步评估疾病状况并对病因作出初步判断。

1. 出血情况 有无呕血、便血或两者同时存在,评估出血量,观察呕吐物或排泄物颜色,判断病程进展。

2. 其他 有无腹痛,有无非甾体抗炎药等用药史。

3. 既往史 有无类似症状、有无贫血及其他系统疾病。

4. 体格检查 确认皮肤有无出血点、黄疸、苍白,腹部(重点,尤其注意有无外科情况)是否膨隆,腹壁静脉有无显露/怒张,有无腹膜刺激征、包块,肝脾大小,有无肠鸣音,进行直肠指检(必要时)。

5. 需要注意的问题 短期内大出血患儿可能先出现休克但无呕血、黑便,此时应积极寻找休克病因,对疑似失血性休克的患儿应及时直肠指检。直肠指检发现黑便或血便有助于明确休克病因。

(四) 再次详细问诊、体格检查(病情平稳时)

经过前期的抢救,待病情平稳或经过评估患儿无危急重症存在时,需要详细地问诊、体格检查,以对疾病作出更准确更全面的评估。

1. 判断是否为真性消化道出血 可能为类似消化道出血,通过询问病史及体格检查可予排除的情况如下。

(1) 吞入母血。

(2) 口腔、上呼吸道(鼻咽)或下呼吸道(支气管、肺)出血。

(3) 药物或食物影响,如摄入可导致粪便隐血阳性的铁剂、铋剂、活性炭、动物血、草莓、甘草等。

(4) 肛门附近出血沾染粪便。

2. 判断贫血程度与本次病程中消化道出血表现的一致性 如不一致,除再次核实病史是否准确外,通过考虑以下几种情况,对疑诊者行相关检查,多可明确。

(1) 有无慢性贫血:确认是否为慢性失血性贫血急性发作或其他慢性贫血(如缺铁性贫血)合并急性失血性贫血,前一种情况更为常见。红细胞大小及形态有助于鉴别急性失血与慢性失血性贫血急性发作,前者为正细胞正色素性贫血,后者往往表现为小细胞低色素性贫血。

(2) 确认有无同时存在消化道外其他部位的出血(尤其是存在凝血功能障碍者),如颅内、胸腹脏器、口鼻等。

(3) 确认是否同时存在溶血性贫血。

3. 判断出血部位,定位诊断 传统的定位以十二指肠悬韧带(Treitz 韧带)为界,分为上、下消化道。随着消化道内镜检查技术的进步,使消化道出血按内镜检查可到达部位进行分段:①食管、胃、十二指肠镜检查可到达的部位为上消化道,即食管至十二指肠乳头;②胶囊内镜及小肠镜观察范围为中消化道,即十二指肠乳头至回盲瓣;③结肠镜可到达部位为下消化道,即回盲瓣远端。这种分段有助于临床作出定位诊断后选择更适宜的检查,帮助判断病因。以下信息有助于定位诊断。

(1) 有无呕血:呕血是上消化道出血的特征性症状,但上消化道出血可无呕血。

(2) 便血量、颜色、是否与粪便混合,以及与病程、Hb下降程度的关系:①反复黑便而无呕血(血、便均匀混合)多为十二指肠或空肠出血;②暗红色血便(血、便均匀混合)多为空肠、回肠出血;③鲜红色血便(血、便不混合)多为直肠、结肠出血;④鲜红色血便,急性出血、Hb下降快可能为上消化道出血;⑤暗红色血便,急性出血、Hb下降不明显也可能为结肠出血。需要注意的是,不能仅凭粪便颜色判断出血部位。

(3) 有无血浆尿素氮水平增高(肠源性氮质血症):下消化道出血的血浆尿素氮水平一般不会增高,血浆尿素氮升高可作为上、中消化道两段与下消化道出血的鉴别指标之一。

(4) 伴随症状、体征(与病因相关):如消化道出血伴上腹痛,尤其是饥饿痛及夜间痛,常提示出血来自上消化道;若伴黏液脓血便及里急后重,常提示出血来自下消化道。

4. 确定出血病因,定性诊断

(1) 判断出血是否为全身性疾病,如血液系统疾病、严重肝肾疾病、严重感染及 DIC、应激性溃疡等累及消化道,一般可通过病史询问及相关检查明确。

(2) 如非全身性疾病,则需考虑消化道本身疾病所致出血,可根据出血定位、年龄、临床表现判断病因。

1) 儿童上消化道出血的病因按照发病率高低依次为:①消化性溃疡;②食管、胃黏膜病变,如 Mallory-Weiss 综合征、急性胃黏膜病变;③食管 - 胃底静脉曲张,如门静脉海绵样变、肝硬化等;④血管异常,如 Dieulafoy 病、动静脉畸形、血管发育不良等;⑤胆道出血、胆道结石(极少见)。

2) 儿童中、下消化道出血的常见病因:①各种肠道炎症;②肠息肉;③食物过敏(婴幼儿出血常见病因);④肠道憩室;⑤炎症性肠病;⑥血管病变;⑦损伤、肛裂、痔、肿瘤等。

3) 按年龄分类,儿童上消化道出血的常见病因见表 2-3-2。

表 2-3-2　各年龄段儿童上消化道出血的病因(按发病率高低排列)

新生儿	婴儿	儿童或青少年
吞下母血	急性胃黏膜病变	Mallory-Weiss 综合征
维生素 K 缺乏性出血症	酸相关性疾病(如溃疡)	酸相关性疾病(如溃疡)
急性胃黏膜病变	Mallory-Weiss 综合征	急性胃黏膜病变
食管炎	食管炎	食管、胃底静脉曲张
创伤(如鼻胃管)	血管异常	食管炎
血管异常	消化道重复畸形	异物或腐蚀物摄入
消化道重复畸形	食管、胃底静脉曲张	血管炎(如过敏性紫癜)
凝血功能障碍(如感染相关)	十二指肠蹼或胃蹼	克罗恩病
牛奶蛋白过敏	肠梗阻	肠梗阻
先天性凝血因子缺乏症		Dieulafoy 病
		胆道出血

4) 根据病史判断上消化道出血的病因见表 2-3-3。

表 2-3-3 上消化道出血的病史线索

病史	考虑诊断
呕血特征	
突然发病、大量呕血	静脉曲张或动脉出血
呕血前呕吐(通常出血量不多)	Mallory-Weiss 综合征、食管炎或胃炎
粪便特征	
黑粪(黑色或暗红色便)	中量或速度较快的上消化道出血
血便(鲜红色便)	速度很快的上消化道出血(婴儿常见)或下消化道出血
伴随症状	
上腹痛或烧心	胃炎、消化性溃疡病或食管炎(反流性、嗜酸性粒细胞性或药物性)
呕吐和喂养不耐受	多种因素,包括儿童期消化道疾病及婴儿期食物蛋白过敏
吞咽疼痛	药物性食管炎、食管异物、感染性食管炎(如念珠菌、HSV、CMV 感染)
黄疸	潜在的肝脏疾病
鼻出血(近期或反复)	鼻咽出血或出血性疾病
易瘀伤或出血	出血性疾病
潜在疾病	
慢性肝病	可引起血管出血(出血快,如静脉曲张)或黏膜出血(缓慢出血或渗血,如门静脉高压性胃病)
出血性疾病	原因众多,可先天性(如血管性血友病)或获得性(如特发性血小板减少性紫癜、肝脏疾病或维生素 K 缺乏症)
危重症	可致消化道出血(急性胃黏膜病变的危险因素)及非消化道出血(如鼻胃管或气管插管损伤)
药物	
非甾体抗炎药等	药物性食管炎、胃炎或溃疡
其他病史	
母乳喂养儿	咽下母血
呕血前数日或数周曾噎住、哽住	食管或胃肠道异物
酒精摄入(尤其是酗酒)	胃炎、食管炎
严重咳嗽、慢性肺病或充血性心脏病	肺出血咽下

注:HSV,单纯疱疹病毒;CMV,巨细胞病毒。

5）根据体格检查判断上消化道出血的病因见表 2-3-4。

表 2-3-4　上消化道出血的体格检查要点

体格检查	考虑诊断
快速评估	
心动过速、低血压或直立性低血压、毛细血管再充盈时间延长、四肢冰冷、意识改变	休克（如大量胃肠道出血）
皮肤	
瘀斑、瘀点	出血性疾病（如特发性血小板减少性紫癜）、身体虐待、创伤
血管畸形（如毛细血管扩张、血管瘤）	广泛性血管发育异常（如遗传性出血性毛细血管扩张症）
黑变	波伊茨 - 耶格综合征（Peutz-Jeghers 综合征）（伴肠息肉）
鼻咽	
鼻出血或损伤	鼻出血咽下
咽部出血或损伤	咽部出血咽下
腹部	
肝脏增大、边缘硬和 / 或脾脏增大	门静脉高压症（如肝硬化、门静脉血栓或布 - 加综合征所致）

6）根据临床信息判断中、下消化道出血的病因见表 2-3-5。

表 2-3-5　中、下消化道出血的主要临床信息与病因

好发年龄段	主要临床特征	可能诊断
新生儿、婴幼儿	母乳喂养，母亲乳头破溃或出血	咽下母血
新生儿、婴幼儿（更常见）	一般情况好，少量至中量便血，有或无腹泻	过敏性肠炎
新生儿	急性起病（呕吐、腹胀、腹泻和 / 或停止排便）	新生儿坏死性小肠结肠炎（尤其是早产儿）、中肠旋转不良、巨结肠症
新生儿至青少年	其他出血症状（如皮肤黏膜出血、瘀斑）	凝血功能障碍
新生儿、婴幼儿	疑诊 / 确诊先天性巨结肠症患儿出现腹胀、发热、呕吐、腹泻	巨结肠相关性小肠结肠炎
新生儿、婴幼儿	通常发生在患有其他血管病变（如遗传性出血性毛细血管扩张症或婴儿血管瘤病）的儿童，可能存在鼻出血或铁缺乏症	胃肠道血管畸形或血管瘤
新生儿至学龄前	临床表现多样，包括消化道出血、感染或肠套叠，多在婴儿期发病	胃肠重复畸形
各年龄段（婴幼儿至学龄期更常见）	黏液血便、腹痛、发热	感染性肠炎

续表

好发年龄段	主要临床特征	可能诊断
各年龄段	一般情况好,少至中量出血,常与便秘有关	肛裂
婴幼儿、学龄前	阵发性(剧烈)腹痛 / 哭闹、便血(果酱样粪便)、腹部(腊肠样)包块,可伴呕吐、嗜睡	肠套叠
婴幼儿至青少年	无痛性血便,特别是反复发生并排除肛裂的情况下,出血多严重	梅克尔憩室
学龄前至青少年	腹泻后 5~10 日出现溶血性贫血、血小板减少、肌酐升高	溶血性尿毒综合征
学龄前至青少年	皮肤紫癜(可触性)、腹痛、关节痛	过敏性紫癜
学龄前至青少年	黏液血便、里急后重	孤立性直肠溃疡综合征
幼儿至学龄期	无痛性血便,可含黏液,常间歇发病	幼年性息肉
学龄前、青少年	腹泻(有 / 无便血)、腹痛,常伴生长迟缓或青春期延迟,可有体重减轻或发热	炎症性肠病

5. 判断是否还存在活动性出血 有助于制订下一步治疗方案,以下情况提示仍存在活动性出血。

(1) 呕血或黑便次数增多,呕吐物呈鲜红色或排出暗红色血便,或伴有肠鸣音活跃。

(2) 经快速输血输液,周围循环衰竭的表现未见明显改善,或暂时好转后再次恶化,中心静脉压仍有波动,稍稳定后再次下降。

(3) 红细胞计数、Hb 浓度和 HCT 继续下降,网织红细胞计数持续升高。

(4) 补液和尿量足够的情况下,血尿素氮水平持续或再次增高。

(5) 内镜、核素扫描、血管造影等检查提示有活动性出血。

(五) 辅助检查

1. 入院时需急诊完成检查 血常规、粪便常规 + 隐血、凝血功能、肝肾功能、血型、输血免疫全套。

2. 初步评估后针对性检查 粪便培养(黏液脓血便者)、凝血因子(疑诊血友病时,需在输血前进行)、床旁 X 线或超声检查(疑诊外科疾病时)、床旁超声检查(疑诊门静脉、肝胆疾病时)。

3. 针对定位、定性诊断的进一步检查(注意把握各项检查的检查时机) 消化内镜检查(无禁忌时首选)、X 线造影检查(作用有限)、血管造影(消化道大出血,尤其是内镜未能发现病变或不能处理的大出血时)、99m- 锝标记红细胞腹部核素扫描(疑诊梅克尔憩室或肠重复畸形伴出血时)。

4. 其他检查 酌情选择。

(六) 儿童消化道出血的处置流程

儿童消化道出血的处置流程见图 2-3-1。

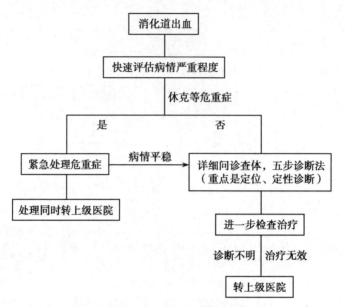

图 2-3-1　儿童消化道出血的处置流程

（汪志凌）

第四章

血　尿

血尿(hematuria),即尿中有血,是儿科泌尿系统常见的症状及就诊原因之一。血尿包括镜下血尿和肉眼血尿,前者是指尿色正常,须经显微镜检查方能确定,通常离心沉淀后尿液镜检每高倍视野有红细胞 3 个以上;后者指尿液呈"洗肉水"色或血色,肉眼即能觉察。一般在 1L 尿液内混有 0.4ml 血液,肉眼即能觉察。

血尿的颜色因尿液中含血量的多少及酸碱度的不同而异,当尿液呈酸性时,尿色为深色或暗红色,而尿液为碱性时,尿色为红色。

一、致病因素

引起血尿的原因很多,各种致病因素引起的肾小球基底膜完整性受损或通透性增加、尿道黏膜的损伤、肾小球毛细血管内压增高、全身凝血功能障碍等均可导致血尿。98% 的血尿由泌尿系统疾病所致,2% 的血尿由全身性疾病或泌尿系统邻近器官病变所致。

(一) 肾脏疾病

1. 各种原发性肾小球疾病　急慢性肾小球肾炎、遗传性肾炎、薄基底膜病、IgA 肾病、肺出血 - 肾炎综合征等。

2. 感染　肾结核、肾盂肾炎。

3. 畸形　肾血管畸形、先天性多囊肾、游走肾、肾下垂、肾盂积水等。

4. 肿瘤　肾胚胎瘤、肾盏血管肿瘤。

5. 肾血管病变　肾静脉血栓形成、左肾静脉压迫综合征(胡桃夹现象)。

6. 损伤　肾挫裂伤及其他损伤。

7. 药物　肾毒性药物如氨基糖苷类药物、水杨酸制剂、磺胺类、苯妥英钠、环磷酰胺等均可引起肾脏损害,从而产生血尿。

(二) 泌尿道疾病

1. 感染　膀胱炎、尿道炎、结核。

2. 结石　输尿管结石、膀胱结石。

3. 其他   肿瘤息肉、憩室、异物等。

（三）全身性疾病

1. 出血性疾病   DIC、血小板减少性紫癜、血友病、新生儿自然出血症、再生障碍性贫血、白血病等。

2. 心血管疾病   充血性心力衰竭、感染性心内膜炎。

3. 感染性疾病   猩红热、传染性单核细胞增多症、暴发型流行性脑脊髓膜炎、流行性出血热、猩红热、伤寒，以及支原体、结核分枝杆菌、肝炎病毒、钩端螺旋体等所致的感染后肾炎。

4. 营养性疾病   维生素 C 缺乏症、维生素 K 缺乏症。

5. 过敏性疾病   饮食过敏，如牛奶或菠萝过敏。

6. 其他疾病   如遗传性毛细血管扩张症、剧烈运动引起的一过性血尿、特发性高钙尿症等。

二、诊断思路

（一）确定是否为真性血尿

1. 摄入物质导致的红色尿   摄入含有大量人造色素（如苯胺）、某些食物（如蜂蜜）或药物（如大黄、利福平、苯妥英钠）等引起的红色尿，尿检无红细胞，可与真性血尿鉴别。

2. 排出其他物质导致的红色尿   血红蛋白尿、肌红蛋白尿、卟啉尿，以及初生新生儿尿内的尿酸盐可使尿布呈红色，但以上尿检均无红细胞，可以此鉴别。

3. 肾小球性和非肾小球性血尿   临床上根据尿红细胞形态的改变，将血尿分为肾小球性血尿及非肾小球性血尿两大类，这有利于血尿来源的定位和临床诊断。变形红细胞 >30% 支持肾小球性血尿的判断，变形红细胞 <30% 支持非肾小球性血尿的判断。肾小球性血尿常由肾实质疾病引起，如急慢性肾小球肾炎、肾病综合征、狼疮性肾炎等原发性、继发性肾小球疾病；而非肾小球性血尿常来源于输尿管、膀胱、尿道或肾外因素，如泌尿道急性或慢性感染、输尿管或膀胱结石、肿瘤、药物等。

（二）肾小球性血尿诊断步骤

1. 临床资料分析   肾小球性血尿的鉴别诊断应注意详细询问血尿的伴随症状及体征。

（1）伴水肿、高血压、尿液中发现管型，以及蛋白尿应考虑原发性或继发性肾小球疾病。

（2）新近有皮肤感染，咽喉炎后出现血尿，首先要考虑急性链球菌感染后肾小球肾炎，其次为 IgA 肾病。

（3）伴有夜尿增多、贫血显著时，应考虑慢性肾小球肾炎。

（4）伴有听力异常，应考虑 Alport（奥尔波特）综合征。

（5）有血尿家族史，应考虑薄基底膜病。

（6）伴有感觉异常，应考虑 Fabry（法布里）病。

（7）伴有肺出血，应考虑肺出血 - 肾炎综合征。

（8）伴有皮肤紫癜，应考虑紫癜性肾炎。

（9）伴有高度水肿和大量蛋白尿，应考虑肾病综合征。

2. 血和尿生化分析

（1）血液中抗链球菌溶血素 O（anti streptolysin O, ASO）升高，并伴有补体（complement, C）3 降低者，应考虑急性链球菌感染后肾炎。

（2）伴血乙型肝炎表面抗原（+）和 / 或乙型肝炎 e 抗原（+），肾组织中有乙型肝炎抗原沉积，可诊断为乙型肝炎病毒相关性肾炎。

（3）血清补体持续性下降，可考虑原发性膜增生性肾炎、狼疮性肾炎、乙型肝炎病毒相关性肾炎、慢性肾小球肾炎。

（4）抗核抗体（antinuclear antibodies，ANA）、抗双链 DNA 抗体、抗中性粒细胞胞质抗体等阳性，应考虑狼疮性肾炎。

（5）血清 IgA 增高，提示 IgA 肾病可能，IgG、IgM、IgA 均增高，可见于狼疮性肾炎、慢性肾炎。

（6）尿蛋白成分分析中以大分子蛋白尿为主，多见于急性和慢性肾小球肾炎及肾病综合征；小分子蛋白尿为主，提示间质性肾炎。

3. 肾活检分析 肾活检病理检查对于血尿的病因诊断极为重要，如 IgA 肾病、薄基底膜病、局灶节段性肾小球硬化、狼疮性肾炎、肝炎病毒相关性肾炎、Alport 综合征等。

（三）非肾小球性血尿诊断步骤

1. 分段尿异常 将全程尿分段观察异常，如尿三杯试验，用三个清洁玻璃杯分别留起始段、中段和终末段尿观察。起始段血尿提示病变可能在前尿道；终末段血尿提示病变可能在后尿道或膀胱；全程血尿提示出血部位在膀胱以上，即肾脏或输尿管。

2. 临床资料分析

（1）伴有尿频、尿急、尿痛，应考虑泌尿道感染，其次为肾结核。

（2）伴有低热、盗汗、消瘦，应考虑肾结核。

（3）伴有皮肤、黏膜出血，应考虑出血性疾病。

（4）伴有出血、溶血、循环障碍及血栓症状，应考虑 DIC 或溶血性尿毒综合征。

（5）伴有肾绞痛或活动后腰痛，应考虑肾结石。

（6）伴有外伤史，应考虑泌尿系外伤。

（7）伴有肾区肿块，应考虑肾肿瘤或肾静脉血栓。

（8）近期使用肾毒性药物，应考虑急性间质性肾炎。

（9）无明显伴随症状时，应考虑左肾静脉压迫综合征、特发性高钙尿症、肾结石、肾盏乳头炎、肾小血管病及肾盂、尿路息肉、憩室。

3. 辅助检查

（1）两次尿液培养阳性，尿菌落计数 >10^5/ml，可诊断泌尿道感染。

（2）尿液培养检出结核分枝杆菌，对诊断肾结核有重要价值，并可通过 3 次以上的尿沉渣找结核分枝杆菌。

（3）全尿路 X 线检查在非肾小球性血尿诊断中非常重要，可及时发现泌尿系结石。

（4）对怀疑上泌尿道病变者可行静脉肾盂造影，该检查阴性而持续血尿者，应行超声或 CT 检查，以排除小的肾肿瘤、小结石、肾囊肿及肾静脉血栓形成。若超声或 CT 检查仍未发现上述异常，可行肾活检。

（5）左肾静脉压迫综合征是非肾小球性血尿的常见病因，彩色多普勒超声检查可确诊。

（6）儿童特发性高钙尿症也是非肾小球性血尿的常见病因，24 小时尿钙测定 >4mg/kg 或尿钙 / 尿肌酐 >0.2ng/ml，即可诊断。

（董丽群）

第五章

贫　血

贫血（anemia）为最常见的临床表现之一，病因和发病机制复杂多样，但贫血本身并非一种独立的疾病，而是一种临床症状或综合征，为人体各器官系统疾病的一种常见临床表现。

临床上，贫血是指单位容积外周血中红细胞计数或血细胞比容（HCT）或血红蛋白（Hb）含量低于正常参考值下限。Hb测定快速简便并可标准化，为诊断贫血的最常用指标。从病理生理学角度而言，以携氧分子Hb含量作为反映贫血的指标最为合理。但上述3个指标的测定值均受血浆容量影响而存在一定局限性。实际上，红细胞容量（red cell volume，RCV）才是诊断贫血和红细胞增多症最客观可靠的指标，不受血浆容量影响，但对其测定一般需要放射性同位素标记，操作复杂费时，不具有临床实用性。

一、致病因素

贫血病因复杂多样，从病理生理学角度可将贫血的致病因素和每种机制所致的代表性贫血类型归纳如下。

1. 红细胞生成减少

（1）造血原料缺乏：缺铁性贫血、巨幼细胞贫血（megaloblastic anemia，MA）。

（2）骨髓红细胞生成障碍：范科尼贫血等遗传性骨髓衰竭综合征、获得性再生障碍性贫血、纯红细胞生成障碍性贫血、促红细胞生成素不足相关贫血（如肾性贫血和早产儿贫血）。

（3）恶性肿瘤细胞骨髓浸润：白血病、恶性肿瘤骨髓浸润。

2. 红细胞破坏增多　遗传性球形红细胞增多症、葡萄糖-6-磷酸脱氢酶缺乏症、地中海贫血、新生儿溶血病、自身免疫性溶血性贫血、药物性免疫性贫血。

3. 红细胞丢失增多　各种原因所致的急性或慢性失血性贫血。

二、诊断思路

（一）确定是否存在贫血

1. 临床表现　为贫血最重要的诊断依据。皮肤、面色苍白为贫血最常见临床表现，有经验的医师甚至可据此初步判断贫血程度。其他常见的贫血临床表现包括乏力、食欲减退、烦躁、睡眠不安、耳鸣,以及呼吸、脉搏增快等。应注意的是,贫血的临床表现很大程度上取决于其发生速率和机体代偿程度。轻度贫血患儿多无自觉症状,常因体检或其他原因就诊而偶然发现,急性贫血患儿往往症状重,而慢性贫血患儿通常在代偿不全时才逐渐出现临床症状。相同程度的贫血,新生儿和老年人因机体代偿功能差,贫血症状一般更重。

此外,皮肤、面色苍白并非都由贫血本身(Hb 含量降低)引起,是皮肤、黏膜血管收缩,为保障心、脑等重要器官血液供应的一种代偿机制。此时应注意与体质性苍白和其他原因所致毛细血管收缩状态相鉴别。

2. 血常规和血液涂片检查 为贫血诊断必须的基线检查。依据 Hb 水平、红细胞计数和 HCT 确定有无贫血及其程度,综合分析和解读血常规和细胞形态,可为贫血病因诊断提供重要线索。

目前临床上主要采用 1972 年 WHO 制定的儿童贫血诊断标准(海平面),6 月龄 ~6 岁 Hb<110g/L,6~14 岁 Hb<120g/L;新生儿贫血诊断标准为 Hb<145g/L。6 月龄以下婴儿受生理性贫血等因素影响,Hb 变化较大,尚无统一的诊断标准。另外,我国小儿血液病会议(1988 年,河南洛阳)暂定了贫血诊断标准,1~4 月龄 Hb<90g/L,4~6 月龄 Hb<100g/L。

依据上述标准诊断贫血时,应特别注意以下几点:①上述诊断贫血的 Hb 截断值是基于大样本健康人群 Hb 测定值确定的,但不同年龄、性别、地区和人种的人群 Hb 正常参考值存在一定差异,健康人群和贫血人群 Hb 分布曲线也存在一定程度重叠,因此必须结合临床表现综合分析。②Hb 水平受海拔影响,一般海拔每升高 1 000m,Hb 上升 4%。③Hb 轻度降低时,应考虑采血部位、标本处理、检测误差、血浆容量改变(如腹泻、烧伤、大量输液)等因素可能对 Hb 测定值的影响,必要时复查。④2011 年 WHO 修订了儿童贫血诊断标准,将 6 月龄至 15 岁儿童划分为 3 个年龄段,细化了贫血诊断标准,6~59 月龄 Hb<110g/L,5~11 岁 Hb<115g/L,12~14 岁 Hb<120g/L;但目前临床仍主要采用 1972 年 WHO 贫血诊断标准。

(二)确定贫血程度

这是贫血诊断步骤中最简单的部分。依据 Hb 浓度和红细胞计数将贫血划分为轻度、中度、重度和极重度(表 2-5-1)。

表 2-5-1 贫血程度分类

程度	Hb 含量 /(g·L^{-1})	红细胞计数 /(×10^{12}·L^{-1})
轻度	90~120	3.0~4.0
中度	60~90	2.0~3.0
重度	30~60	1.0~2.0
极重度	<30	<1.0

注:Hb,血红蛋白。

应提出的是,贫血患儿 Hb 水平和红细胞计数并不一定成比例降低。例如:缺铁性贫血患儿的 Hb 降低程度较红细胞数量降低更为显著,而 MA 则情况相反,但均反映了幼红细胞的细胞核和细胞质的发育不同步。这两种血常规特点分别为缺铁性贫血和 MA 的重要诊断线索,值得临床重视。

（三）贫血形态学分类

依据平均红细胞体积（mean corpuscular volume，MCV）、平均红细胞血红蛋白（mean corpuscular hemoglobin，MCH）和平均红细胞血红蛋白浓度（mean corpuscular hemoglobin concentration，MCHC）进行形态学分类（表 2-5-2）。

表 2-5-2　贫血的形态学分类

贫血类型	MCV/fl	MCH/pg	MCHC/(g·L^{-1})
正细胞正色素性贫血	80~94	28~32	320~380
小细胞正色素性贫血	<80	28~32	320~380
小细胞低色素性贫血	<80	<28	<320
大细胞性贫血	>94	>32	320~380

注：MCV，平均红细胞体积；MCH，平均红细胞血红蛋白；MCHC，平均红细胞血红蛋白浓度。

正细胞正色素性贫血主要包括急性失血性贫血和急性溶血性贫血。溶血性贫血如骨髓造血代偿程度显著增加，外周血有核红细胞和网织红细胞比例明显升高，可为大细胞性贫血。小细胞低色素性贫血在临床上应首先考虑缺铁性贫血、慢性病贫血和地中海贫血等，如缺铁性贫血合并叶酸或维生素 B_{12} 缺乏，则可影响形态学分类的灵敏度。大细胞贫血主要为 MA、再生障碍性贫血等。贫血形态学分类有助于提供贫血病因线索，缩小诊断和鉴别诊断范围，但对多种病因所致的贫血分类有局限性。

（四）确定贫血原因

确定贫血原因是贫血诊断、指导治疗和预后评估的关键环节。应综合病史资料、体格检查和相关检验结果仔细分析。

1. 家族史　婴幼儿遗传性贫血较常见，如地中海贫血、红细胞酶缺陷等。阳性家族史有助于诊断，但家族史阴性不能排除诊断。应特别注意遗传性贫血的遗传方式（常染色体显性遗传、常染色体隐性遗传或 X 连锁伴性遗传）。

2. 居住地区　我国南方省份为地中海贫血和葡萄糖 -6- 磷酸脱氢酶缺乏症高发地区，黑热病具有特定疫区。

3. 年龄和营养史　出生后 1~2 日发生黄疸者，新生儿溶血可能性大。6 月龄 ~2 岁婴幼儿为营养性缺铁性贫血发病高峰年龄，单纯母乳喂养、早产和低出生体重为高危因素。年长儿有溃疡病症状时，应警惕消化道失血，必要时进行粪便隐血试验和内镜检查。

4. 发病季节和药物暴露史　蚕豆收获季节应询问有无进食蚕豆史。服药后发生的进行性溶血性贫血，应仔细询问药物名称和剂量。

5. 贫血程度和发生速率　病史明确提示为数日甚至数小时内发生的急性贫血，应首先考虑和排除急性失血或急性溶血。营养性缺铁性贫血多为轻 / 中度，起病隐匿，进展缓慢，而重型 β- 地中海贫血发病早，进行性加重。

6. 贫血伴随症状和体征　为提示贫血病因的重要线索和诊断依据。

（1）贫血伴发热、肝、脾、淋巴结肿大和出血倾向者，应高度警惕急性白血病、噬血性淋巴组织细胞增生症、非霍奇金淋巴瘤、朗格汉斯细胞组织细胞增生症等；贫血伴发热、出血，但无肝、脾、淋巴结肿大和外周血全血细胞减少者，应首先考虑再生障碍性贫血。

（2）婴幼儿贫血伴运动和智力发育落后，甚至倒退、四肢震颤，结合病史可高度提示营养性 MA。

（3）贫血伴长期发热、消瘦或肢体疼痛等症状，应警惕结缔组织疾病、神经母细胞瘤等。

（4）贫血、黄疸、血红蛋白尿应首先考虑急性血管内溶血性贫血，如葡萄糖 -6- 磷酸脱氢酶缺乏症。

7. 血常规检查和血涂片结果的综合分析　此处强调应综合血常规和血涂片结果来全面分析。例如：贫血患儿若外周血存在明确的幼稚细胞，临床诊断思路比较简单，应骨髓穿刺涂片检查来明确诊断，一般不应从贫血待诊角度进行鉴别诊断。全血细胞减少则应遵循全血细胞减少的临床诊断思路和流程。

外周血网织红细胞计数是反映骨髓红系造血增生，以及划分增生性贫血和低增生性贫血的简易指标，对于贫血，尤其是正细胞正色素性贫血和大细胞贫血诊断和鉴别方面具有重要价值。网织红细胞计数增高表明骨髓造血活跃，多见于急性和慢性溶血性或失血性贫血，而网织红细胞计数减低见于再生障碍性贫血等。值得注意的是，严重贫血情况下，由于红细胞数量显著减少，骨髓网织红细胞提前释放入血而在外周血中的寿命延长，会对网织红细胞计数产生影响，应根据 HCT 测定值对应的纠正因子进行校正，计算网织红细胞生成指数，以更好地鉴别低增生性贫血和增生性贫血。

8. 贫血病因相关实验室检查　多数情况下，明确贫血的病因需要特定实验室检查。例如：骨髓检查是确诊急性白血病、恶性实体肿瘤骨髓转移的基本检查项目；再生障碍性贫血也需要进行骨髓穿刺涂片和骨髓活检；铁代谢相关检查为缺铁性贫血的确诊依据，而 MA 需要检查血清叶酸、维生素 B_{12} 水平；溶血性贫血确诊一般依靠特殊实验室检查，但应根据临床具体情况合理选择。常用检查项目包括库姆斯试验、血红蛋白电泳、红细胞酶活性测定、基因检查等。

（林超　高举）

第六章

淋巴结肿大

淋巴结(lymph node)是一种外周免疫器官,在机体抗感染防御机制等方面中发挥重要作用。淋巴结肿大(lymphadenopathy)是指淋巴结体积增大、数目增多或质地异常,为一种极为常见的临床表现,儿童比成人更为常见。

正常人体淋巴结数量在 500~600 枚,呈蚕豆形或"肾形",直径 0.2~0.5cm,质地柔软,表面光滑,与毗邻组织无粘连。淋巴结沿小淋巴管走向呈链状和组群分布,可分为表浅淋巴结和深部淋巴结。颈部、腋窝、腹股沟、肠系膜和纵隔等淋巴管集中部位的淋巴结数目较多,可引流相应区域的淋巴液。健康儿童一般仅颌下、颈部、腋窝或腹股沟区浅表的淋巴结可被触及。

淋巴结肿大并非一种独立的疾病。结合临床表现和相关实验室检查,遵循淋巴结肿大的诊断程序,对于鉴别淋巴结肿大的病因或基础疾病极为重要。

一、致病因素

淋巴结肿大的原因复杂多样,依据机制可简单划分为淋巴结内正常细胞成分增生和淋巴结以外的细胞浸润两大类。

(一)淋巴细胞及组织细胞增生

淋巴细胞和组织细胞为淋巴结内主要的免疫活性细胞,经抗原特异性受体识别外来抗原,同时自身大量增殖引起淋巴结肿大。常见病因包括:①感染性疾病,如病毒、细菌、真菌和寄生虫感染;②自身免疫性疾病和过敏性疾病,如幼年特发性关节炎、系统性红斑狼疮、川崎病、血清病和药物过敏反应等;③原发于淋巴结的恶性肿瘤,如霍奇金淋巴瘤和非霍奇金淋巴瘤;④各种类型的组织细胞增生症。

(二)淋巴结以外的细胞浸润

白血病细胞和恶性实体肿瘤细胞淋巴结浸润和转移在临床上常见。脂代谢疾病时吞噬脂质前体代谢物质的巨噬细胞增生也是淋巴结肿大的重要原因。

(三)淋巴结血液淤积和水肿

出现噬血性淋巴组织细胞增生症时,除了淋巴结内免疫活性细胞增生外,细胞因子风暴也可引起淋巴结血液淤积、水肿和淋巴结肿大。出现急性化脓性淋巴结炎时,大量中性粒细胞浸润及炎性细胞因子会引起淋巴结充血和水肿。

国外学者以首字母缩略词"CHICAGO"概括淋巴结肿大的常见原因,便于临床医师记忆和掌握(表2-6-1)。

表2-6-1 淋巴结肿大的常见病因

病因	具体分类
癌症(cancer,C)	恶性实体肿瘤淋巴结转移和血液系统肿瘤,如白血病、恶性淋巴瘤、朗格汉斯细胞组织细胞增生症、神经母细胞瘤等
超敏反应(hypersensitivity,H)	血清病、药物过敏、疫苗接种反应、移植物抗宿主病等
感染(infection,I)	病毒、细菌、支原体、衣原体、真菌、原虫感染等
结缔组织疾病(connective tissue diseases,C)	类风湿关节炎、系统性红斑狼疮、川崎病、皮肌炎、混合型结缔组织病和干燥综合征等
不典型淋巴增殖性疾病(atypical lymphoproliferative disorders,A)	巨大淋巴结增生症、血管性免疫母细胞淋巴结病、淋巴瘤样肉芽肿病、韦格纳肉芽肿病等
肉芽肿疾病(granulomatous disorders,G)	结核病、不典型分枝杆菌感染、组织胞浆菌病和结节病等
其他病因(others,O)	亚急性坏死性淋巴结炎、窦组织细胞增生伴巨大淋巴结病

二、诊断思路

(一) 是否为肿大的淋巴结

触诊为明确浅表淋巴结肿大的基本检查手段。首先应仔细鉴别是否为淋巴结肿大。因此,了解浅表淋巴结组群分布和引流区域,对于明确局限性淋巴结肿大原因具有重要的临床意义(表2-6-2)。

表2-6-2 浅表淋巴结组群和引流区域

淋巴结组群	引流区域
耳前淋巴结	也称为腮腺淋巴结,引流区域包括额颞部头皮、结膜、眼睑、外耳道、耳郭、中耳、腮腺和牙龈
耳后淋巴结	也称为乳突淋巴结,引流颞顶部头皮区域
枕部淋巴结	头皮后部和耳郭
颌下淋巴结	鼻、唇、舌、脸颊、颊黏膜和颌下腺
颏下淋巴结	颏、舌尖、口底和下唇
颈前淋巴结	腮腺、喉的下部、耳道下部
颈后淋巴结	甲状腺、腭、鼻、鼻窦、扁桃体、腺样体、舌、食管、头皮后部、颈部
锁骨上淋巴结	左侧引流区为腹部;右侧引流区为纵隔和肺
腋窝淋巴结	分为尖群、中央群、胸肌群、肩胛下群和外侧群。引流区包括上肢、胸壁、乳房外侧和颈部下份
滑车上淋巴结	上肢肘部以下部位
腹股沟淋巴结	分为上群和下群。引流下肢、外阴部、臀部和脐以下区域
腘窝淋巴结	下肢膝关节以下部位

　　婴幼儿颈部淋巴结肿大,还需与水囊瘤、鳃裂囊肿和甲状舌管囊肿等先天畸形鉴别。仔细触诊,了解肿块质地和边界等,必要时超声波或其他影像学检查鉴别。深部淋巴结肿大需要借助影像学检查。

　　(二)划分局限性淋巴结肿大和全身性淋巴结肿大

　　临床上通常依据淋巴结肿大的范围分为全身性淋巴结肿大和局限性淋巴结肿大。全身性淋巴结肿大是指淋巴结肿大累及 2 个及以上非连续性淋巴结组群或区域。仅累及单一淋巴结组群为局限性淋巴结肿大。这个分类方法有助于提示淋巴结肿大原因,缩小诊断和鉴别诊断范围。儿童局限性淋巴结肿大更常见,尤其是头颈部和腹股沟局限性淋巴结肿大,应重点搜寻相应淋巴引流区域是否存在局灶性感染或炎症。

　　(三)初步判断淋巴结肿大的性质和原因

　　如明确存在淋巴结肿大,应进一步根据肿大淋巴结的部位、大小、数目、质地、边界、活动程度和累及范围,结合病史资料,综合判定是否为"良性淋巴结肿大"或"异常淋巴结肿大"。一般而言,锁骨上淋巴结肿大多为异常淋巴结肿大,尤其应警惕是否存在恶性肿瘤、结核或结节病。全身性淋巴结肿大也多属异常淋巴结肿大的范畴。

　　淋巴结肿大发生的急缓程度也有助于判断可能的病因。一般而言,急性淋巴结肿大起病急,可于数日内出现淋巴结肿大,急性感染性疾病为常见病因,往往存在局部淋巴结区域疼痛、肿胀和触痛,甚至发热和寒战等全身症状。慢性淋巴结肿大起病和进展缓慢,疼痛及触痛一般不明显,应重点考虑亚急性和慢性感染、慢性炎症性疾病、肉芽肿疾病和肿瘤性疾病。

　　(四)明确淋巴结肿大的病因和基础疾病

　　结合详细的病史资料、体格检查和相关实验室及影像学检查结果,多数情况下可明确淋巴结肿大的病因。

　　1. 病史　病史采集应着重发病年龄、淋巴结肿大程度、流行病学情况、起病缓急,以及其他伴随症状和体征。

　　(1)发病年龄:不同年龄段儿童淋巴结肿大的常见原因差异显著。新生儿全身性淋巴结肿大多为全身性感染的临床表现,幼儿和学龄前期儿童往往因反复上呼吸道感染、中耳炎或结膜炎引起头颈部反应性慢性淋巴结肿大。无痛性颈淋巴结肿大为儿童霍奇金淋巴瘤最常见的临床表现,但多见于青少年时期。年长儿全身淋巴结肿大时,应考虑感染性疾病、结缔组织疾病和肿瘤性疾病等。

　　(2)流行病学史:多种急性传染性疾病起病前有明确接触史。疫苗反应、血清病、药物反应相关淋巴结肿大可有疫苗接种、血清制品注射或药物暴露史。黑热病等地方性疾病具有特定疫区居住或旅行史。

　　(3)起病和病程:化脓性细菌或病毒感染所致的淋巴结肿大,起病多急骤。结核分枝杆菌及非典型分枝杆菌感染,起病多缓慢。肿瘤细胞增生所致淋巴结肿大,起病常呈慢性进行性经过。

　　(4)伴随症状及体征:急性化脓性淋巴结炎常伴发热、淋巴结疼痛、局部皮肤红肿、触痛明显。结缔组织疾病常存在长期发热、肌肉关节疼痛、皮疹及贫血等。白血病常伴发热、贫血、肝大、脾大,以及皮肤、黏膜出血等。恶性肿瘤淋巴结转移,可因原发肿瘤类型而具有不同的伴随症状及体征。

2. 实验室检查和影像学检查

(1) 实验室检查：血常规和血液涂片检查可提供重要的诊断线索和依据。化脓性淋巴结炎白细胞计数升高,中性粒细胞增多。病毒感染时白细胞计数正常或降低,淋巴细胞比例一般增高。传染性单核细胞增多症外周血白细胞计数增高,淋巴细胞为主,可出现变异淋巴细胞。急性白血病白细胞计数一般升高,可同时存在贫血和/或血小板减少,部分病例出现幼稚细胞。应根据临床具体情况选择骨髓穿刺涂片和骨髓活检,其对白血病和恶性实体肿瘤诊断和分期具有重要价值。血清 CRP 和红细胞沉降率等急性时相反应物测定有助于感染性和炎症性疾病诊断。病毒特异性抗体、血清神经元特异性烯醇化酶、血清儿茶酚胺及代谢产物、免疫功能测定和自身抗体检测等项目,可依据病情合理选择。

(2) 影像学检查：包括超声、X 线、CT、磁共振成像(magnetic resonance imaging,MRI)、放射性同位素骨扫描和正电子发射断层扫描等,尤其对白血病和恶性实体肿瘤诊断、分期和疗效评估具有重要价值。X 线胸片可了解纵隔增宽和肺门淋巴结肿大及钙化情况。通过超声可了解淋巴结性质和血流情况,有助于与其他囊性包块的鉴别。CT 和 MRI 可清楚显示胸腔、纵隔、腹腔深部淋巴结大小、部位和范围,提示病变性质。正电子发射断层扫描等在恶性淋巴瘤和其他恶性实体肿瘤诊断和疗效评估方面得到越来越广泛的临床应用。

(五) 淋巴结活检的适应证和时机

淋巴结活检为明确淋巴结肿大病因和鉴别诊断的重要依据,尤其对亚急性坏死性淋巴结炎、恶性淋巴瘤等的诊断极为重要,可明确病理类型,并获取足够的组织标本进行免疫组化染色、荧光原位杂交和分子生物学检查。

反复检查也难以明确淋巴结肿大原因的情况下,如何掌握淋巴结活检的适应证和时机仍是临床医师面临的艰难决策,目前并无相关权威指南。应根据患儿一般情况和淋巴结肿大部位及程度,决定先密切观察还是应立即进行淋巴结活检。部分研究者提出下述情况应考虑淋巴结活检:①淋巴结直径 >2cm,或肿大持续时间 >4 周体积不缩小;②锁骨上和锁骨下淋巴结肿大;③淋巴结质地坚硬、融合,呈"橡皮样";④伴发热、消瘦、肝脾肿大等临床表现。

值得强调的是,如怀疑恶性淋巴瘤或其他恶性实体肿瘤,应尽可能行淋巴结切除活检,保证获取充足的病理组织标本;不推荐细针抽吸活检,以免出现假阴性结果。

(艾媛　高举)

第七章

头 痛

头痛（headache）通常指眉弓、耳轮上缘和枕外隆凸连线以上部位的疼痛。头痛是小儿常见的症状之一，7~15岁儿童中有40%~80%曾经发生过头痛。在小儿神经科门诊初诊患儿中，22%以头痛为主诉。头痛的病因很多，但大多无特异性，颅内感染、颅内占位、脑血管病、颅外头面部疾病、神经痛，以及全身疾病如感染、中毒等均可导致头痛。由于婴幼儿无法描述头痛的位置与性质，且部分头痛由致命性疾病所致，因此明确儿童头痛的诊断思路，进行正确的诊断和鉴别诊断、及时给予合理的治疗十分重要。

头痛的发生是由于头颅痛觉感受器受到某些理化因素刺激产生异常的神经冲动，经痛觉传导通路达到感觉皮层而产生痛觉（精神性头痛除外）。头颅的痛觉感受器由颅外（如颅外的动脉、肌肉、神经、颅骨骨膜）和颅内（颅内血管、脑膜、颅内神经）的痛觉敏感器组成，头颅的各种组织结构因痛觉感受器的多少及性质不同对痛觉的敏感度也有所不同。

一、致病因素

引起头痛的原因很多，可分为：①原发性头痛，包括偏头痛、紧张性头痛、丛集性头痛等；②继发性头痛，包括头颈部外伤、脑血管疾病、颅内感染、药物、精神因素等；③其他，如脑神经痛、颜面部病变所致头痛及其他类型头痛。也可按照头痛病因的来源部位分类，包括颅内病变、颅外病变、全身性疾病及神经症。

（一）颅内疾病

1. 各种颅内感染　如各种病原体引起的脑膜炎、脑膜脑炎、脑炎、脑脓肿等。

2. 血管性病变　如脑出血、蛛网膜下腔出血、脑血栓、高血压脑病、脑供血不足、脑血管畸形、血栓闭塞性脑脉管炎等。

3. 颅内占位　如脑肿瘤、寄生虫感染所致的囊虫病或棘球蚴病等。

4. 颅脑外伤　如脑震荡、脑挫裂伤、脑血肿、硬膜下及硬膜外血肿等。

5. 其他　如偏头痛、丛集性头痛、头痛性癫痫等。

（二）颅外疾病

1. 颈部疾病　颈椎病、其他颈部疾病等。

2. 颅骨疾病　如颅骨肿瘤、颅底凹陷症等。

3. 神经痛　脑神经痛，如三叉神经痛、舌咽神经痛等。

4. 其他　如耳部疾病、眼部、鼻部及牙齿疾病导致的头痛。

（三）全身性疾病

1. 急性感染　脓毒症、流行性感冒、伤寒及肺炎等引起发热的感染性疾病。

2. 心血管疾病　充血性心力衰竭、高血压。

3. 中毒　如铅、有机磷农药、一氧化碳、药物等中毒。

4. 其他　如经期、贫血、低血糖、中暑、尿毒症等。

（四）神经症

如神经衰弱及癔症等。

二、诊断思路

头痛的诊断流程中首先需要判断是原发性还是继发性。国际头痛协会（International Headache Society，IHS）2018 年制定了头痛分类诊断标准的第三版正式版，是目前头痛分类和诊断的规范。其分类标准如下。

1. 原发性头痛　偏头痛、紧张性头痛、三叉神经头面痛、其他原发性头痛。

2. 继发性头痛　①头和 / 或颈部外伤引起的头痛；②头颅和颈部血管疾病引起的头痛；③非血管性颅内疾病引起的头痛；④某种物质导致或物质戒断引起的头痛；⑤感染引起的头痛；⑥内环境紊乱引起的头痛；⑦头颅、颈、眼、耳、鼻、鼻窦、牙齿、口腔或其他颜面部结构病变引起的头痛或面痛；⑧精神疾病引起的头痛。

3. 其他　慢性脑神经病及其他面痛和头痛等。

在对头痛患儿的病史采集过程和体格检查中需要注意：①头痛发生的急缓；②头痛部位；③头痛发生的时间和持续时间；④头痛程度；⑤头痛性质；⑥头痛诱发、加重及缓解的因素；⑦头痛的周期性；⑧头痛的伴随症状；⑨头痛是首发症状，还是在某个疾病过程中出现的；⑩是否存在高血压，严重的心、肝、肾疾病，有无糖尿病、甲状腺功能亢进等内分泌疾病。在体格检查中，除了细致地进行神经系统专科检查，还务必注意全身体格检查。按照头痛发生的原因，可按以下的诊断思路进行分析。

（一）是否为全身性疾病引起的头痛

1. 心血管疾病　如高血压、高血压脑病。

2. 全身感染　如细菌、病毒及寄生虫等感染，尤其伴发热时。

3. 血液系统疾病　如贫血、白血病等，或白血病浸润脑膜或合并脑出血时。

4. 内分泌及代谢性疾病　如低血糖等。

5. 变态反应性疾病　如系统性红斑狼疮等。

6. 中毒　如酒精、铅、一氧化碳及药物中毒。

7. 物理因素　如中暑。

（二）是否为眼、耳、鼻、咽喉及口腔疾病引起的头痛

1. 眼源性　如屈光不正、青光眼及斜视等。

2. 耳源性　急慢性中耳炎、乳突炎等。

3. 鼻源性　急慢性鼻炎、鼻窦炎、鼻甲肥大及鼻中隔偏曲等。

4. 咽喉部疾病　急慢性咽喉炎、鼻咽癌等。

5. 口腔及颌面部疾病　牙髓炎、颞下颌关节疾病等。

（三）是否为颅内器质性病变引起的头痛

1. 颅内感染　脑膜炎、脑炎、脑脓肿等。

2. 颅内占位病变　脑肿瘤、脑内寄生虫。

3. 颅脑外伤　脑挫裂伤、颅内血肿等。

4. 颅内血管性病变　如脑出血、蛛网膜下腔出血、脑供血不足、脑栓塞等。

5. 自身免疫性脑损伤　如脑内脱髓鞘病变、自身免疫性脑炎等。

（四）是否为原发性头痛

原发性头痛是排除了可能导致头痛明确的继发性病因后需要考虑的诊断，常见的原发性头痛有 3 种，包括紧张性头痛、丛集性头痛、偏头痛。需要注意的是：原发性头痛和继发性头痛并不相互排斥，有原发性头痛的患儿会因继发性因素出现原发性头痛加重。排除导致头痛的器质性病因后，应考虑精神因素引发的头痛，如神经症及心因性疾病。

（陈小璐）

第八章

皮 疹

皮疹(rash)是儿科疾病的常见体征,根据皮疹形态、分布、伴随症状及临床演变过程,可为儿科临床诊断疾病提供重要线索。

一、致病因素

(一)感染性疾病

儿童时期以皮疹为主要表现的感染性疾病种类繁多,可根据其发病年龄、患病季节进行鉴别;还需要根据其流行病学史、皮疹形态特点、皮疹与发热的关系、出疹时间,以及相应疫苗免疫情况进行进一步鉴别。

1. 病毒感染　包括麻疹、风疹、幼儿急疹、传染性单核细胞增多症、手足口病、水痘、带状疱疹等疾病。

(1)麻疹:冬、春季发病,通常为本地区有麻疹流行,且患儿未接种麻疹疫苗。麻疹前驱期虽有类似急性上呼吸道感染症状,但流涕、流泪等卡他症状较为严重,且有明显结膜充血、畏光、流泪等表现,仔细查体会发现口腔黏膜的麻疹黏膜斑,注意不要将其简单视为鹅口疮。麻疹发病 3~4 日后才出疹,出疹后伴高热,皮疹为红色斑丘疹,3~4 日内从上至下逐渐蔓延。出疹前的早期诊断需要保持高度警惕,对卡他症状严重的婴幼儿重点查看可疑患儿的疫苗接种记录、麻疹黏膜斑。

(2)风疹:较为稀疏的红色斑丘疹,发病 1 日即出疹,耳后、枕后淋巴结肿大。

(3)幼儿急疹:高热 3~5 日,患儿精神、食欲可,热退时疹出。发热时可伴有惊厥,血常规检查多正常或粒细胞减少。

(4)传染性单核细胞增多症:以发热、咽峡炎、淋巴结、肝脾肿大为主要表现,皮疹一般情况下发生概率很低。但如果使用合成青霉素,皮疹出现的概率会大大增加,表现为红色斑丘疹,形态不规整。

(5)手足口病:主要为手、足、臀部,以及口腔出现斑丘疹和 / 或疱疹。口腔疱疹或溃疡常出现在悬雍垂、软腭,为小疱疹,周围伴红晕,疼痛较明显,影响进食吞咽。口腔的其他部位,如舌面、颊黏膜较少见,当牙龈、唇黏膜出现明显肿胀伴疱疹、溃疡时,需警惕单纯疱疹性龈口炎或口腔溃疡。

(6) 水痘:是水痘带状疱疹病毒初次感染的主要表现,发热1日内出现皮疹,首先出现于头皮、颜面或躯干。初期皮疹为红色丘疹,继之形成透明饱满的水疱,24小时后水疱混浊并出现中央凹陷,随之结痂。新的皮疹成批地不断出现,所以水痘的皮疹特征在于斑疹、丘疹、水疱疹和结痂等各期皮疹同时存在,称为"斑、丘、疱、痂四世同堂"。水痘的皮疹呈向心性分布,溃疡性皮损还可见于口咽、结膜及阴道等黏膜处。与水痘带状疱疹患者接触史,首次发病,以及典型皮疹形态可以确诊。

(7) 带状疱疹:为病毒潜伏于脊髓根神经节并再次激活所致,表现为一个或几个相邻感觉神经纤维分布区的皮肤上出现成簇的水疱,可伴局部痒感和神经根痛。

(8) 疱疹性湿疹:湿疹患儿感染单纯疱疹病毒出现大量疱疹或结痂样疱疹,又称为卡波西(Kaposi)水痘样疹。主要分布在原有湿疹部位,并成批出现,累及躯干、四肢,病变范围广泛,可出现高热等全身症状。

2. 细菌感染   包括猩红热、流行性脑脊髓膜炎、伤寒和副伤寒、败血症、葡萄球菌烫伤样综合征、脓疱疮等。

(1) 猩红热:以高热、咽痛、渗出性扁桃体炎、杨梅舌、皮疹为主要表现。皮疹在发热24~48小时内出现,为皮肤潮红充血,毛囊凸起呈鸡皮疙瘩样,颈部、胸背部、四肢近端明显。腋下、腹股沟、肘部的皮肤皱褶处皮疹密集呈一条红线,称为帕氏线,皮疹伴有轻度痒感,退疹时伴皮肤脱屑。血常规检查白细胞计数及中性粒细胞百分比明显升高。

(2) 葡萄球菌烫伤样综合征:葡萄球菌局部感染后毒素导致的皮肤损害及松解剥脱。最初在口周或眼睑四周出现红斑,随后迅速蔓延到躯干和四肢近端,皮损处有明显的触痛。皮损在腋下、颈部、腹股沟等皮肤皱褶处明显。还可在红斑基础上发生松弛性大疱,在口周留有放射状皲裂。其他部位的表皮浅层起皱,稍用力摩擦,即有大片表皮剥脱,露出鲜红的水肿糜烂面,即尼科利斯基征(Nikolsky sign)阳性,类似烫伤。

(二) 变态反应性疾病

1. 过敏性紫癜   在儿科很常见,为出血性皮疹,通常多见于四肢及臀部,对称分布,高出皮面,伸侧多见,可伴有关节肿胀疼痛、腹痛,甚至血尿、便血。

2. 荨麻疹   为血管变态反应性皮肤病,以风团或红色丘疹、疱疹为主要表现。可因食物、药物、吸入物等过敏所致,成批出现,伴明显痒感。速发过敏反应时突然出现,迅速消退,可伴有血管神经性水肿、过敏性休克等危险,未规避致敏物时可能反复发作。

3. 重症多形(性)红斑(Stevens-Johnson综合征)   为过敏性皮疹的严重类型,多为药物过敏引起,也可由病毒感染所致。主要表现为累及全身的红色斑丘疹,并伴有糜烂、大疱、黏膜的疱疹,以及表皮黏膜的松解剥脱。

(三) 风湿免疫性疾病

1. 幼年类风湿性关节炎   皮疹特点为非固定性的红色斑丘疹,随体温升高而出现或加剧,热退后缓解,可出现关节受累症状。

2. 川崎病   可有一过性红色斑丘疹,但典型川崎病还可伴结膜充血、唇红皲裂、杨梅舌、手足硬性水肿,恢复期膜状脱皮。

3. 系统性红斑狼疮   面部有蝶形红斑,对日光敏感,可能伴有其他器官系统损害的证据。

4. 皮肌炎　可出现特征性的向阳性皮疹、Gottron 丘疹。向阳性皮疹为上眼睑的紫红色皮疹,常伴有眼睑肿胀。Gottron 丘疹是发生在指关节背侧面的鳞屑性红色丘疹。

(四) 其他

朗格汉斯组织细胞增生症皮疹多为湿疹样或脂溢性皮疹,分布于头面部、躯干,伴肝脾肿大、血常规检查异常。

二、诊断思路

(一) 年龄

不同年龄阶段以皮疹为主要表现的疾病有完全不同的疾病谱系。因此临床医师遇到皮疹患儿,首先需要结合其年龄思考可能的疾病。大多数病毒性疾病,如麻疹、风疹、幼儿急疹,均发生在婴儿阶段;而猩红热为急性化脓性链球菌感染引起的扁桃体炎所致,所以多为学龄前期及学龄期儿童;风湿免疫性疾病通常在婴儿时期很罕见,故不作为首要诊断的考虑。水痘在各年龄段均易感染,卡波西水痘样疹是一种发生在婴儿期特应性皮炎受累皮肤上的快速播散性单纯疱疹病毒感染。

(二) 皮疹形态

皮疹形态对疾病的诊断有很大帮助。根据形态特征,皮疹可分为斑疹、丘疹、斑丘疹、风团、疱疹、脓疱、大疱、出血点、瘀点、瘀斑、紫癜、糜烂、溃疡、浸渍、皲裂等。

1. 斑疹、丘疹、斑丘疹　斑疹为真皮内血管扩张所致,呈红色,不突出皮肤表面,按压可褪色,幼儿急疹、猩红热即为此类型。丘疹为表皮或真皮浅层内血管肿胀,炎性细胞浸润,故丘疹突出于皮肤表面,如湿疹、丘疹样荨麻疹。斑丘疹是指斑疹和丘疹同时存在,如麻疹、风疹。

2. 风团　为皮肤表面暂时性水肿隆起,常“突发突消”,反复发作,伴有剧痒。最常见于速发过敏,如药疹、荨麻疹等。

3. 疱疹和大疱　为表皮细胞的变性、损害导致皮肤结构分离,形成内腔,其含有液体,高出皮面的皮损。直径 <0.5cm 者称水疱,如单纯疱疹、水痘、手足口病;直径 >0.5cm 者称大疱,如大疱性类天疱疮、表皮松解剥脱性重症多形性红斑。疱疹中含有脓液呈黄色或黄白色浑浊状为脓疱,如葡萄球菌烫伤样综合征、脓疱性银屑病等。

4. 出血性皮疹

(1) 出血点:又称瘀点,指直径 ≤2mm 的皮肤出血,通常不高于皮面,压之不褪色,多见于血小板减少和功能障碍,如血小板减少性紫癜。

(2) 紫癜:为直径 3~5mm 的皮下出血,常见于血小板减少、功能异常和血管壁缺陷,如双下肢对称性紫癜伴腹痛、关节肿痛见于过敏性紫癜,皮肤紫癜伴有发热、休克、脑膜炎症状见于流行性脑脊髓膜炎。

(3) 瘀斑与皮下血肿:为直径 5mm 以上的皮下片状出血,以及大片皮下出血伴皮肤明显隆起,常见于严重凝血功能障碍,如血友病。

(三) 皮疹与伴随症状

儿童期出疹性疾病大多有伴随症状,比较常见的有发热。发热与皮疹的关系是诊断皮疹疾病的常用诊断思路。皮疹伴随发热首先要考虑感染性疾病,而发热与皮疹出现的先后顺序也是诊断和鉴别诊断出疹性疾病的良好辅助方法。

1. 出疹时间　水痘在发热当日出现皮疹；猩红热在发热 1 日以后出现皮疹；麻疹在发热 3~4 日后出疹，出疹后体温高峰显著升高；幼儿急疹在高热 3~5 日后出疹，出疹时体温即恢复正常，为"热退疹出"。

2. 其他症状　其他出疹性疾病与发热的关联性并不显著，但具有各自特点的其他伴随症状。风疹出现耳后、枕后淋巴结肿大；过敏性紫癜往往伴有关节肿痛；川崎病还伴有结膜充血、唇发红皲裂、杨梅舌，以及指 / 趾端发红硬肿。葡萄球菌烫伤样综合征伴有尼科利斯基征阳性，但不累及黏膜；重症多形性红斑黏膜损害明显。

（四）辅助检查

血常规检查及 CRP 检测有助于细菌感染的鉴别，如猩红热血常规检查中白细胞计数及 CRP 显著升高。通过病原培养、抗原或核酸检测、抗体检测可以对疑诊的疾病进行确认及鉴别，水痘、麻疹、EB 病毒检测均可以实现病原学诊断。皮疹细胞学检查、皮肤活体组织检查能有助于非常疑难的皮疹疾病诊断，尤其是恶性肿瘤性疾病的诊断。

（朱渝）

第九章

肥　胖

肥胖是由于体内脂肪体积和／或脂肪细胞数量增加导致体重增加,并出现局部过多脂肪沉积,进而发展到影响健康的程度。其不仅是一种独立的慢性疾病,也是高血压、高血脂、脂肪肝、代谢综合征和 2 型糖尿病等的危险因素。因此,肥胖的预防尤为重要。

判定脂肪过多的方法包括身高别体重、皮褶厚度测量法、腰围比、腰臀比、水下称重法、空气位移体积描记法、双能 X 线吸收测量法、CT 及 MRI 测量等,其中水下称重法为肥胖判定的"金标准"。

一、致病病因

(一) 环境因素

几乎所有儿童肥胖都受到环境因素的影响:一方面是由摄入能量大于实际所需造成;另一方面是由于久坐不动的生活方式。

1. 饮食行为　进食过快、过多选择快餐服务、外出就餐、家人共餐机会减少、不吃早餐、进餐频次少、进餐不规律,以及进餐时看电视、玩玩具等,这些不良饮食行为均可能导致肥胖。过多食用高血糖指数的食物、高能量而缺乏营养的食物(如含糖饮料、运动饮料、水果饮料、大多数"快餐"或添加了蔗糖的食物、高脂肪或高钠的加工食品和高能量的食物、零食及果汁)被认为是导致肥胖患儿增多的原因之一。

2. 生活环境　居住环境周围是否带有人行道、公园和操场等运动设施也是肥胖的影响因素。

3. 运动　有组织的体力活动减少、计算机娱乐活动日益增加,以及久坐不动的生活方式是造成肥胖比较确切的因素。其中,看电视是儿童时期发生肥胖最为确定的环境因素,因其取代了体力活动,降低了代谢率,边看电视边进食造成了不良的进餐行为,且看电视对睡眠也会造成影响。

4. 睡眠　越来越多的研究显示,睡眠时间缩短与肥胖有关。睡眠时间短可能提供更多的进餐机会,可导致能量摄入增多和新陈代谢的变化,从而导致肥胖。

5. 药物　某些药物会造成体重增加,如糖皮质激素、抗癫痫药物、某些精神活性药物。

6. 其他　生命早期营养因素,如母亲孕前、孕期体重和营养状况。肠道菌群、病毒、环境毒素等因素也可能造成肥胖。

环境因素虽然只能解释部分肥胖的风险,但由于其具有潜在可控性,故成为肥胖治疗的重要目标。

(二) 遗传因素

遗传因素在肥胖的形成中起着允许作用,其与环境因素相互作用导致肥胖。研究表明,肥胖变异中有 30%~70% 可归因于遗传因素,目前全基因组测序已识别出了近 50 个肥胖相关的具有多态性的基因。

(三) 内分泌紊乱

由内分泌紊乱导致的儿童肥胖非常少见,其中包括甲状腺功能减退症、皮质醇过多(如使用皮质类固醇药物,或库欣综合征)、生长激素缺乏、假性甲状旁腺功能减退症、普拉德 - 威利综合征(Prader-Willi syndrome,PWS),患有这些疾病的儿童大多伴有身材矮小和 / 或存在性腺功能发育落后。

(四) 下丘脑性肥胖

下丘脑性肥胖较为罕见,是一种由快速进展性重度肥胖、下丘脑功能障碍、通气不足和自主神经功能障碍组成的综合征。这类肥胖非常难治。在儿童患者中,下丘脑性肥胖最常在颅咽管瘤手术治疗后出现,且通常伴有全垂体功能低下。累及下丘脑的创伤、肿瘤或炎症性疾病也有可能引起类似的情况。

(五) 代谢程序化

发育关键时期(特别是妊娠期,其次是婴儿期及儿童早期)的环境及营养因素可持续影响个体对肥胖及代谢性疾病的易感性,被称为代谢程序化。除基因和环境因素外,代谢程序化可能也是导致肥胖代代相传的原因。而妊娠期间母体体重和营养因素及母亲自身内分泌环境可能是代谢程序化的一个重要决定因素。婴儿期和儿童早期可能也是代谢程序化的关键时期。婴儿期或儿童早期的体重增长率与随后发生于儿童早期、青春期或成年期的肥胖或代谢综合征相关。有研究显示,对于低出生体重儿来说,过快的追赶生长可以改善神经系统发育结局,但也会增加发生代谢性疾病的风险。

二、诊断思路

(一) 诊断标准

对于年龄 <2 岁的儿童,身高别体重是临床首选的评估超重及肥胖的方法。参照标准可采用 WHO 2006 年 0~2 岁儿童身高别体重 Z 评分曲线。对于年龄 ≥2 岁的儿童,目前公认的标准是采用体重指数(BMI)来评价超重和肥胖:$BMI(\text{kg/m}^2)=$ 体重(kg)/ 身高 $^2(\text{m}^2)$。按年龄和性别划分,2~18 岁儿童的体重状态分类为:①超重,$P_{85} \leq BMI < P_{95}$;②肥胖,$BMI \geq P_{95}$;③重度肥胖,$BMI \geq P_{95}$ 的 120%,或 $BMI \geq 35\text{kg/m}^2$。参照标准可使用中国 0~18 岁儿童生长发育 BMI 百分位曲线。

(二) 确定肥胖类型

1. 单纯性肥胖(simple obesity)　儿童肥胖多属于此类,一般认为是机体能量摄入多于能量消耗导致脂肪细胞数量增多、体积增大，最后过多的能量以脂肪的形式储存于体内，是多基因参与并与环境因素相互作用的结果。

2. **病理性肥胖**（pathological obesity） 儿童较为少见，主要是由内分泌、遗传代谢性疾病、精神性疾病、肿瘤等所致。

（三）诊断线索

评估儿童超重或肥胖，完整的病史采集和体格检查非常重要。必要时还需要实验室检查和影像学检查。

1. **病史采集** 主要从以下方面询问病史，并且病史中应包括儿童超重或肥胖的初发年龄，明确初发年龄有助于区分是过度喂养还是遗传因素导致。

（1）母孕期史、出生史、喂养与生长发育史：母孕期营养状况；出生史；儿童的照顾者是谁，出生后喂养史评估用于判断是否存在过度喂养；生长发育史评估用于判断发病年龄及是否存在遗传因素。

（2）膳食史：①评估进食模式，如进餐和吃零食的时间、食物成分、进餐地点及进餐频率；②辨别出可减少、替换或淘汰的高能量、低营养的食品，如果汁饮料、气泡水等。

（3）运动史：记录玩耍的时间、学校的课间休息和体育课时间（频率、持续时间及强度）、上下学步行或骑自行车时间；校外和周末的活动；屏幕时间（即看电视、手机等电子产品及玩电子游戏的时间）。

（4）系统回顾：有助于寻找病因或共存疾病的证据。出现体重快速增加的突发肥胖应考虑药物性体重增加、重大社会心理学诱因，以及神经内分泌原因，如库欣综合征、下丘脑肿瘤，或伴下丘脑功能障碍、通气不足、自主神经失调及神经嵴肿瘤的速发型肥胖，并回顾所有用药情况，特别是已知的会增加体重的药物，如糖皮质激素、某些抗癫痫药物等。

（5）家族史：父母一方或双方肥胖为儿童肥胖是否持续至成年的重要预测因素。因此，家族史中首先应包含一级亲属肥胖的信息；其次，需包括一级和二级亲属肥胖情况及常见合并症的信息，如高血压、糖尿病、高血脂、心血管疾病、肝脏或胆囊疾病及呼吸睡眠暂停。

（6）心理社会病史：精神创伤或心理异常等可导致儿童进食过量，如抑郁（睡眠障碍）、绝望、悲伤和食欲改变；吸烟情况。

2. **结合病史及体格检查分析**

（1）环境因素所致肥胖病史中有摄入能量大于实际所需，或有久坐不动的生活方式。体格检查若发现过多的脂肪分布在躯干和外周，需考虑过度进食或过度喂养所造成单纯性肥胖。

（2）遗传因素

1）若婴儿期喂养困难、肌张力低下，同时有特殊面容，如窄脸、长颅、单眼皮、杏仁眼、小嘴、小下颌；伴有小手小脚畸形；隐睾、小阴茎、小睾丸和阴囊发育不全；在儿童期早期体重快速增加，且合并发育迟缓，需考虑 PWS。

2）肥胖伴有肌张力降低、小头畸形、智力障碍，需警惕 Cohen 综合征。

3）肥胖合并六指、小睾丸、周围视网膜的色素斑块，可见于巴尔得 - 别德尔（Bardet-Biedl）综合征。

4）肥胖伴有青春期延迟或缺失，可见于下丘脑 - 垂体肿瘤、PWS、巴尔得 - 别德尔综合征、瘦素缺乏或瘦素受体缺乏的患儿。

(3) 内分泌紊乱

1) 脂肪集中于面部、颈部、肩胛间区和躯干,即"水牛型"体型,同时伴有高血压、皮肤紫纹、多毛症,可能提示库欣综合征。

2) 中心性肥胖(也称为腹型、内脏型肥胖),伴有多毛症、痤疮、脂溢性皮炎、月经不规则,需考虑多囊卵巢综合征;伴有黑棘皮病,可能提示 2 型糖尿病或胰岛素抵抗;伴有高血压、高血糖、血脂异常,应考虑代谢综合征。

3) 肥胖伴有黏液水肿貌、毛发干枯、粗糙或易脆、矮身材、非凹陷性水肿、婴幼儿期有喂养困难,提示有甲状腺功能减退症。

(4) 下丘脑性肥胖:快速出现的肥胖,伴多食、身高增长速度减慢、性早熟或神经系统症状,有眼球震颤或视觉问题等,提示可能存在下丘脑 - 垂体病变。

(5) 其他:肥胖伴扁桃体增大、打鼾可能提示阻塞型睡眠呼吸暂停。

3. 实验室检查   主要常规筛查以下合并症。

(1) 高血压:多次测量血压,如血压升高,则需进一步完善血清电解质、尿素氮、肌酐、全血细胞计数和尿液分析检查。

(2) 血脂异常:空腹血脂检查,包括总胆固醇、甘油三酯、高密度胆固醇和低密度胆固醇。

(3) 2 型糖尿病:检测空腹血糖、口服葡萄糖耐量试验及糖化血红蛋白。需注意的是,目前不推荐常规筛查空腹胰岛素。

(4) 脂肪性肝病:定期测定血清丙氨酸转氨酶(alanine aminotransferase,ALT)水平。若结果正常,每 2~3 年至少复查 1 次。若 ALT 持续处于升高水平(连续 6 个月超过 2 倍正常上限值),则需进一步评估。

(5) 其他:可能需要根据临床表现进行额外检测,以判断有无阻塞型睡眠呼吸暂停、多囊卵巢综合征、库欣综合征、甲状腺功能减退症。

注意:定期生长监测非常重要。如果儿童期或青春期早期的身高增长速度正常,则内分泌原因(库欣综合征或甲状腺功能减退症)导致肥胖的可能性小,不推荐常规进行实验室筛查。若患儿在早期出现肥胖(<5 岁),并有遗传性肥胖症(特别是极度嗜食症)的临床特征和 / 或有极度肥胖症家族史的患儿,需进行基因检测。

4. 影像学检查   应根据病史和体格检查结果来指导对超重或肥胖儿童的影像学评估。腹部超声可用于证实是否存在脂肪肝。但肝脏受累的严重程度与影像学检查结果并不对应。

(冯玲   杨凡)

第十章

惊 厥

惊厥(convulsion)是儿科最常见的急症之一,是由于大脑神经元异常高度同步化放电活动所致的随意肌突然发生阵挛、松弛交替或强直性收缩。惊厥可以是局灶性发作,也可以是全身性发作,常表现为双眼凝视、瞳孔散大,喉头响痰、口吐白沫、口唇发绀、四肢强直、抖动、大小便失禁等,伴或不伴意识障碍,患儿出现惊厥后一般在 5 分钟之内即会停止,症状发作后会出现嗜睡、肌肉软弱无力及醒后乏力等症状。

一、致病因素

惊厥的原因按感染的有无可分为感染性及非感染性两大类,按病变累及的部位进一步分为颅内病变与颅外病变。

(一) 感染性疾病

感染性疾病所致惊厥多为有热性惊厥。

1. 颅内感染性疾病

(1) 包含细菌性脑膜炎、脑炎、脑脓肿,以及颅内静脉窦炎。

(2) 各种病毒性脑炎、脑膜炎。

(3) 各种真菌性脑炎、脑膜炎。

(4) 结核性脑炎、脑膜炎。

(5) 犬弓首线虫感染为首的各种脑寄生虫病。

2. 颅外感染性疾病

(1) 各系统感染导致热性惊厥。

(2) 感染中毒性脑病,常并发于脓毒症、重症肺炎、细菌性痢疾、百日咳等严重细菌性感染疾病,多与严重感染及细菌毒素导致急性脑水肿有关。脑脊液检查除压力增高外,常规、生化、涂片、培养多正常。

(二) 非感染性疾病

非感染性疾病所致惊厥多为无热性惊厥。

1. 颅内非感染性疾病

(1) 癫痫。

(2) 颅脑创伤(包括产伤、手术)。

(3) 颅内出血。

(4) 颅内肿瘤。

(5) 中枢神经先天发育畸形。

(6) 中枢神经遗传性疾病,如脱髓鞘、变性等。

2. 颅外非感染性疾病

(1) 中毒:氟乙酰胺、毒鼠强、磷化锌,安妥,以及敌鼠等多种杀鼠药;中枢神经兴奋剂;蛇毒、毒蕈、白果、马桑子,以及地瓜子等植物中毒。此外还包括无机/有机毒物,如农药(有机磷)等。

(2) 各种原因的脑缺氧:缺氧缺血性脑病(hypoxic ischemic encephalopathy,HIE)、阿 - 斯综合征。

(3) 其他:遗传代谢性疾病、脑病合并内脏脂肪变性综合征(Reye 综合征)、肾性脑病、肝性脑病、体内紊乱(水中毒、酸中毒、碱中毒、低血糖、电解质紊乱),中毒症和维生素 C 缺乏、脑型脚气病、吡哆醛依赖性癫痫。

二、诊断思路

惊厥的诊断思路可以沿用神经系统疾病的常规诊疗思路,即定向、定位、定性诊断。

1. 定向诊断　判断是否存在神经系统疾病,是否存在神经系统定位体征。

2. 定位诊断　即解剖诊断,确定病变部位。

3. 定性诊断　病变的具体性质,即病因。

但临床工作中,常按惊厥的诊疗思路进行鉴别:根据惊厥患儿有无出现发热症状分为非感染性和感染性。然后在根据神经系统症状疾病分为颅外病变和颅内病变。

(一) 感染性疾病

1. 临床资料分析

(1) 伴有烦躁、意识障碍、头痛、呕吐、前囟饱满、瞳孔不等大、呼吸不规则、颈强直、脑膜刺激征阳性,应考虑细菌性脑膜(脑)炎。

(2) 伴有头痛、呕吐、意识障碍、精神症状、肢体瘫痪,伴前期上呼吸道感染病史者,应考虑病毒性脑炎。

(3) 伴有低热、盗汗、消瘦、性格改变、头痛、呕吐、脑神经障碍、脑膜刺激征阳性、昏迷等,应考虑结核性脑膜(脑)炎。

(4) 伴剧烈头痛、恶心、呕吐、视神经盘水肿等,特别是有免疫功能低下、长期服用激素或免疫抑制剂者,应考虑真菌性脑膜(脑)炎。

(5) 如来自寄生虫疫区、有进食不洁食物或未煮熟的河虾、溪蟹者,应警惕脑寄生虫病。

(6) 如患儿有脓毒症、重症肺炎、细菌性痢疾、百日咳等基础疾病,则应考虑惊厥并发于上述疾病,考虑其与感染和细菌毒素导致的急性脑水肿有关。通常于原发病极期出现反复惊厥、意识障碍和颅内压增高症状。

(7) 如果排除了中枢神经系统感染证据及导致惊厥的其他原因,则考虑热性惊厥。

2. 辅助检查分析

(1) 脑脊液检查:惊厥发作病因不明确,怀疑患儿颅内感染或患儿神经系统体征异常时,行腰椎穿刺时应小心操作。脑脊液送检常规、生化、涂片、培养等,有时脑脊液检查是颅内疾病鉴别诊断的主要方法,颅内感染常见感染性疾病的脑脊液改变特点见表 2-10-1。

表 2-10-1 颅内感染常见感染性疾病的脑脊液改变特点

脑脊液	压力	外观	白细胞计数/($10^6 \cdot L^{-1}$)	Pandy 试验	蛋白	糖	其他改变
正常	<180mmH$_2$O	清	<10	(-)	0.2~0.4g/L	2.8~4.5mmol/L	氯化物 120~1 100mmol/L
化脓性脑膜炎	高	米汤样	数百~数万,多核为主	(++)~(+++)	明显增高	明显减少	涂片、培养可发现致病菌,氯化物可降低
结核性脑膜炎	高或较高	毛玻璃样	数十~数百淋巴为主	(+)~(+++)	明显增高(通常 1g/L 以上)	减少	薄膜涂片、培养可发现结核分枝杆菌。氯化物可降低
病毒性脑炎、脑膜炎	正常或较高	清或不太清	正常~数百,淋巴为主	(±)~(++)	正常或稍增加	正常	特异性抗体增高,可分离出病毒
隐球菌性脑膜炎	高	不太清	数十~数百,淋巴为主	(+)~(+++)	增多(通常 1g/L 以上)	减少	墨汁涂片、真菌培养可发现真菌。氯化物可降低
感染中毒性脑病	正常或稍高	清	正常	(-)或(+)	正常或稍高	正常	—

(2) 血常规提示白细胞计数升高,以中性粒细胞为主且有核左移现象,则考虑细菌性感染。流行性乙型脑炎,以及甲型、乙型流行性感冒感染初期白细胞计数也可升高,以中性粒细胞为主。

(3) 脑寄生虫病患儿临床表现为嗜酸性粒细胞明显升高。检查脑型疟疾时应注意有无疟原虫。

(4) 中枢神经白血病患儿临床表现为原始幼稚细胞升高。

(5) 铅中毒脑病患儿表现为在血中发现含有较多嗜碱性点彩红细胞。

(6) 夏季和秋季出现原因不明的热性惊厥,可通过粪便常规的方式检查,若其中出现数量较多的中性粒细胞、吞噬细胞及大团脓细胞,可直接诊断为中毒性菌痢。

(7) 不确定病因的热性惊厥可进行尿常规检查,有助于排除肾盂肾炎。

(8) 视频脑电图可用于脑炎的诊断及病情判断。如出现弥漫性慢波改变,则提示脑炎、弥漫性脑功能受损。

(9) 头颅影像学检查包括 MRI、CT 等,可了解有无颅内压增高、脑膜强化、硬膜下积液、脑脓肿等。

（二）非感染性疾病

1. 临床资料分析

（1）伴有产伤、颅脑外伤等，伤后即出现惊厥，惊厥伴意识障碍和颅内压增高，需要考虑颅脑损伤及出血。

（2）伴有多发畸形、头形异常、头围异常、神经皮肤综合征、智力异常和运动发育落后者，需要考虑先天发育畸形。

（3）伴有头痛、呕吐、走路不稳、共济失调等，需要警惕颅内肿瘤。

（4）伴有分娩或出生后窒息、溺水、心肺严重疾病等。窒息后即出现惊厥发作，伴意识障碍和颅内压增高，需要考虑 HIE 或缺氧缺血性脑损伤。

（5）如有喂养不当、食欲减退、摄入减少、未能及时补充维生素 D 等，需要考虑内环境紊乱所致的惊厥，包括重度脱水、水中毒、低血钙、低血镁、低血钠、高血钠和低血糖等。

（6）如有严重肝肾功能异常，需要考虑肝性脑病、肾性脑病、Reye 综合征。

（7）如果家中有鼠药、农药和中枢神经系统兴奋药物，且惊厥呈持续状态或难治性，需要考虑中毒。

2. 辅助检查分析

（1）头颅 CT、磁共振血管成像（magnetic resonance angiography，MRA）、磁共振静脉成像（magnetic resonance venography，MRV）、计算机体层成像血管造影（computed tomography angiography，CTA）、数字减影血管造影（digital subtraction angiography，DSA）对颅内出血、钙化、肿瘤有较好的提示作用。头颅 MRI 对脑梗死分辨率更高；对于颅内出血，可以通过 T_1WI、T_2WI 不同时期的信号改变情况，加以判断出血时间。

（2）头颅 CT、MRI 对于颅脑发育异常、脑积水、神经皮肤综合征也有很好的诊断价值。

（3）HIE 可见脑电图呈弥漫性慢波，脑波发育延迟及异常癫痫波发放；头颅 MRI 可见灰质（足月儿）及白质（早产儿）损伤，后期可见脑软化灶及脑萎缩等改变。

（4）生化检查有助于判断水、电解质紊乱，以及肝衰竭和肾衰竭等情况。

（5）如果丙酮酸、β 羟丁酸、乳酸及血氨等代谢初筛指标异常，需要考虑遗传代谢性疾病。

（6）毒物筛查有助于排除中毒所致的惊厥。

（三）不同年龄段及不同季节的发病特点

惊厥会根据不同年龄段和不同季节发病，对发病患儿的年龄具有较强的依赖性，可以此为线索实施治疗诊断。

1. 年龄　各年龄组惊厥的病因不尽相同。

（1）新生儿期：在出生后 1~3 日内惊厥较为常见的病因是颅内出血、HIE、低血糖及产伤窒息等。患儿出生后第 4~10 日容易出现胆红素脑病、破伤风、低镁血症、颅脑先天畸形、低钙血症、早期败血症及化脓性脑膜炎等症状。

（2）婴幼儿期：较为常见的病因有低血糖、化脓性脑膜炎、婴儿痉挛症、细菌性痢疾、上呼吸道感染、癫痫、中毒性脑病、苯丙酮尿症、热性惊厥、化脓性脑膜炎、维生素 K 缺乏性晚发型颅内出血。

（3）学龄前期、学龄期：较为常见的病因有颅脑外伤、癫痫、脑寄生虫病、中毒、肾性高血压脑病、肿瘤、热性惊厥、感染等。

2. 发病季节 流行性脑脊髓膜炎在春季比较常见,症状是由上呼吸道感染所引起的热性惊厥;夏季出现中毒性细菌性痢疾和流行性乙型脑炎的症状比较常见;肠道病毒(enterovirus,EV)脑膜炎症状在夏、秋季比较多见;冬季惊厥主要是肺炎、低钙血症,以及百日咳脑病引起的症状。

三、热性惊厥

热性惊厥(febrile convulsion)是惊厥中最常见的一种类型,分为单纯性(80%)和复杂性(20%)热性惊厥,两者的鉴别诊断见表 2-10-2。根据 2011 年美国儿科学会的标准,热性惊厥是指一次热程中(直肠温度 >38.5℃、腋下温度≥38℃)出现的惊厥发作,无中枢神经系统感染证据及导致惊厥的其他原因,既往也没有无热性惊厥史。

表 2-10-2 单纯性热性惊厥与复杂性热性惊厥的鉴别

鉴别项目	单纯性热性惊厥	复杂性热性惊厥
首次发病年龄	6 月龄~5 岁	<6 月龄,>5 岁
抽搐时体温	≥38.5℃	<38.5℃
发生时间	病初 24 小时内,体温上升期	发热期
惊厥类型	全面性发作	局灶性发作,发作后可有神经系统异常表现,如托德瘫痪(Todd paralysis)等
持续时间	大多 1~2 分钟,一般 <15 分钟	>15 分钟
发作次数	一次热程发作 1 次	≥2 次
异常神经症状	无	可有
预后	不遗留后遗症	易转变为癫痫(5%)
治疗	不必长期服用抗癫痫药,但于发热时可口服地西泮 3 日	如反复多次发作,可口服抗癫痫药治疗

惊厥的病因众多,诊断及鉴别诊断需要谨慎。神经系统疾病的定性诊断应谨记"肿瘤、炎症、血管(病)、外伤、代谢、变性"。国际上更习惯于应用"midnights"来进行定性诊断。"midnights"在神经系统疾病诊疗中发挥着至关重要的作用,通常情况下,诱发神经疾病的原因可分为九个方面,需结合各项原因进行拆分,汇总出神经科疾病的不同原因,进行定性分析。"midnights"的具体内容:①m,代谢性(metabolism);②i,炎症(inflammation);③d,变性(degeneration)、药物(drug);④n,肿瘤(neoplasm);⑤i,感染(infection);⑥g,腺体、内分泌(gland);⑦h,遗传(hereditary)、缺氧(hypoxia);⑧t,中毒(toxication)、外伤(trauma);⑨s,卒中(stroke)、癫痫发作(seizure)。当对惊厥患儿进行诊断及鉴别诊断时,上述方法切实有效,应针对不同病因进行相应的检查,以达到准确诊断、及时治疗的目的。

(甘靖 罗蓉)

第十一章

呕　吐

呕吐(vomiting)是指由自主神经和骨骼肌肉的中枢神经系统反射引起,通过小肠、胃、食管和膈肌协调地强力收缩,将胃内容物有力地推向口腔并经口排出的临床症状。恶心通常是指可能先于呕吐出现的明显不适感,但也可能不伴呕吐。恶心经常伴有自主神经改变,如流涎、心率和呼吸频率增快、胃张力和黏膜血流降低。尽管恶心时并无胃内容物被强力排出,但液体可能从十二指肠逆流至胃窦。

呕吐这一症状应与反流或反刍相鉴别,反流(regurgitation)是指胃内容物反流到口腔的现象,无恶心、无协调的肌肉收缩。反刍(rumination)是由于腹壁肌肉不自主的收缩,胃内压力上升导致的胃内容物返回到咽喉、口腔,进而吐出或咀嚼后再次咽下的现象。

一、致病因素

呕吐并非一个诊断,而是一个由基础性病理过程所致的症状,可涉及各个器官,需要进行全面的评估判断。呕吐常见病因如下。

(一)消化系统疾病

1. 消化道梗阻　食管闭锁或狭窄、食管裂孔疝、先天性膈疝、幽门狭窄、肠旋转不良或中肠扭转、肠闭锁或狭窄、消化道重复畸形、肠套叠、肠梗阻、肠系膜上动脉综合征、梅克尔憩室炎、先天性巨结肠、肛门闭锁、嵌顿疝、环状胰腺、慢性假性肠梗阻、消化道异物、蛔虫病。

2. 消化道非梗阻性疾病　胃肠炎、胃食管反流病、贲门失弛缓症、坏死性小肠结肠炎、牛奶蛋白过敏、炎症性肠病、消化性溃疡、肝炎、阑尾炎、腹膜炎、食物中毒、乳糜泻、蛔虫病。

(二)其他系统疾

1. 呼吸系统　哮喘、肺炎、异物吸入、鼻后滴漏。

2. 泌尿系统　泌尿道感染或肾盂肾炎、泌尿道梗阻、肾积水、肾功能不全、肾小管性酸中毒、泌尿性结石。

3. 中枢神经系统　颅内压增高、脑膜炎、脑炎、脑脓肿、脑病、癫痫发作、偏头痛、晕动病、脑震荡、脑震荡后遗症。

4. 心血管系统　心肌炎、心律失常或其他心脏异常。

(三) 其他全身性疾病

1. 遗传代谢性疾病　氨基酸和有机酸代谢障碍、尿素循环障碍、先天性肾上腺皮质增生症、新生儿手足搐搦症、高钙血症、糖尿病酮症酸中毒、苯丙酮尿症、肾上腺皮质功能减退症、瑞氏综合征、卟啉病。

2. 中毒　药物中毒、铁摄入过多、铅中毒。

3. 其他疾病　吞咽羊水或母血、青光眼、中耳炎、晕动症、脓毒症、妊娠、卵巢扭转、卵巢囊肿、睾丸扭转,以及心因性、周期性呕吐。

二、诊断思路

呕吐患儿应全面采集病史及体格检查,在多数情况下,可根据病史和体格检查初步确定恶心和呕吐的原因,从而进行相应的辅助检查最终明确其病因。

(一) 病史询问

1. 呕吐持续时间　通过症状持续时间可判断呕吐是急性还是慢性。

(1) 急性呕吐:为急性起病,持续时间多为数小时至数日,主要由感染或代谢因素引起,也可由食物中毒或外科急症引起。因此需在第一时间评估是否存在危急重症,如腹部急腹症、心肌炎、颅内高压、代谢危象等。

(2) 慢性呕吐:持续时间一般大于 1 个月,往往有消化系统病因,也可由其他系统疾病引起,如颅内病变、中毒,以及心因性、功能性因素等。

2. 呕吐发作时间　需要询问呕吐发作时间是否具有特征性。早晨呕吐可能提示颅内压增高,青春期女性儿童还需警惕妊娠所致的晨起不适。食用特定的食物后呕吐可能是由于食物过敏。进食后立即呕吐与食管或胃出口梗阻,或消化性溃疡有关,但也可能是心因性呕吐。

3. 呕吐内容物性质

(1) 呕吐胆汁:可能提示十二指肠远端壶腹部梗阻,但也可见于幽门松弛的长期或剧烈呕吐的非梗阻患儿。新生儿胆汁性呕吐需警惕急腹症,如肠梗阻、坏死性小肠结肠炎、肠旋转不良等。而频繁非胆汁性呕吐也应引起重视,尤其在小婴儿,因为壶腹部近端梗阻(如幽门狭窄)可引起频繁的非胆汁性呕吐。

(2) 呕吐粪渣样物质:提示远端肠梗阻,如先天性巨结肠、肠套叠、腹膜炎等。

(3) 呕吐血样物质:首先应区分是呕血还是咯血。呕吐物中含有血可呈鲜红色或深咖啡色,这取决于其与胃内容物接触时间的长短。吐血往往呈暗红色,且为酸性,伴有干呕和胃肠不适。咯血多呈鲜红色,有气泡,且为碱性,伴有呼吸系统症状。

4. 呕吐的伴随症状

(1) 腹泻:多提示胃肠功能紊乱,其中感染性胃肠道疾病最常见。而如果呈慢性病程,则可能由炎性肠病或腹腔疾病引起。

(2) 发热:多提示感染性疾病,如病毒性胃肠炎、细菌性肠炎、阑尾炎、肝炎、胰腺炎、咽喉炎、泌尿道感染、颅内感染等;其他非感染病因,如炎性肠病也可引起。

(3) 腹痛:可根据疼痛的部位及性质提供病因线索。如右下腹疼痛可能由阑尾炎所致;右上腹疼痛可能由肝胆疾病所致;下腹部疼痛可能由卵巢扭转或盆腔炎所致。弥漫性腹痛伴呕吐最常见的病因是胃肠炎。绞痛往往见于空腔脏器梗阻或泌尿道结石,而局部剧烈疼痛往往是壁腹膜炎症所致。消化性溃疡病的疼痛常在呕吐后缓解,而由胰腺炎或胆道疾病引起的疼痛,呕吐后不能缓解。

(4) 其他伴随症状:如体重减轻、头痛、嗜睡和学习成绩下降,以及环境和传染病风险等其他病史资料,可能有助于缩小鉴别诊断的范围。

(二) 体格检查

1. 一般情况 生命体征的评估,可帮助快速判断是否为危重患儿。意识改变可能提示中枢神经系统病变、代谢异常、中毒、糖尿病酮症酸中毒等。患儿皮肤黄疸可能提示肝脏疾病、病毒感染及代谢异常等。

2. 腹部体格检查 严重的腹痛,呕吐胆汁,甚至粪渣;体格检查发现腹胀、胃肠型、肠鸣音消失或亢进,往往提示肠梗阻。相比之下,轻度腹胀、稍活跃的正常音调的肠鸣音常见于急性胃肠炎。右下腹压痛提示阑尾炎或克罗恩病。右上腹局灶性压痛提示胆囊疾病(胆结石或胆囊炎)或胰腺炎。无特异性的上腹部疼痛或压痛,可能与食管炎、胃炎、消化性溃疡或胰腺炎相关。

3. 神经系统体格检查 婴幼儿的前囟隆起提示颅内压增高,如颅内感染、出血、脑积水等。共济失调、头晕或眼球震颤则提示前庭神经炎或小脑共济失调等。

4. 其他 心律失常、心动过速伴有呼吸窘迫、面色改变,甚至出现低血压、脉搏弱、肝大等心力衰竭表现时,应警惕心肌炎,特别是暴发性心肌炎。

(三) 辅助检查

对于严重、持续呕吐的患儿(如新生儿呕吐时间 >12 小时;<2 岁儿童呕吐时间 >24 小时;年龄较大儿童呕吐时间 >48 小时)或初步无法明确病因的患儿,需要进行实验室检查,主要包括血常规、电解质、血糖、肾功能、淀粉酶、脂肪酶、肝功能及尿常规。根据病史和体格检查可选择相应的辅助检查,以帮助鉴别诊断(表 2-11-1)。

表 2-11-1 辅助检查相对应的临床意义

项目	临床意义
血常规	贫血、缺铁性贫血可能与梗阻、炎症性肠病、消化性溃疡有关,白细胞计数增高可能与细菌感染、脓毒症有关
电解质	电解质异常可能提示幽门狭窄等梗阻性病变、肾上腺功能不全或遗传代谢性疾病
肾功能异常	肾脏疾病或继发肾脏损害
淀粉酶、脂肪酶	胰腺炎者这两项多有升高
心肌酶 / 心肌损害指标	可提示心脏疾病
血气、血氨	持续异常时,应警惕遗传代谢性疾病
腹部 X 线检查	可提示肠梗阻
消化道造影	可提示消化道解剖异常
头颅 CT 检查	可提示颅内压升高(排除肿瘤或出血)
腹部超声检查	可提示幽门狭窄或肠套叠,也可用于评估肝、胆、胰、脾、肾疾病
内镜检查	可提示消化性疾病

(王丽媛)

第十二章

腹　痛

腹痛（abdominal pain）指由腹腔内组织或器官受到某种刺激或损伤，或由腹腔脏器外疾病及全身性疾病所致的腹部疼痛，是儿科临床常见症状。腹痛多由器质性疾病引发，但也可以由功能障碍性疾病引发，极少数患儿可能受神经、心理因素影响，导致主观感觉异常。辨别腹痛的性质、部位、强度、持续时间、诱发因素、伴随症状及探寻病史等，对于鉴别腹痛病因非常重要。

一、致病因素

引起腹痛的原因很多，在接诊腹痛患儿时，首先需要辨别属于急性腹痛还是慢性复发性腹痛，因为这涉及患儿是否需要外科紧急处理。外科急腹症往往进展迅速，延误手术时机则会严重影响预后，而内科疾病进展相对缓慢，可有序地进行辅助检查及鉴别诊断。对于腹痛，可根据急性、亚急性及慢性病程的区别，按照腹腔内脏器、腹腔外脏器和全身系统性疾病，以及器质性与功能性进行鉴别。

（一）急性腹痛

1. 腹腔脏器疾病　往往伴脏器相应部位的固定疼痛及局部固定压痛。

（1）腹腔脏器急性炎症：儿童以急性阑尾炎、胃肠炎及胰腺炎最为多见。急性胃肠炎、急性胆囊炎、急性胆管炎、急性肠系膜淋巴结炎等也为常见疾病。

1）急性阑尾炎：往往起病急骤、腹痛程度重、进展快速，常伴发热、脓毒症等明显的炎症反应，脐周部向右下腹转移性腹痛，而压痛、肌紧张、反跳痛一直固定于右下腹。超声检查可显示阑尾肿胀渗液。对于症状不典型者，需反复行腹部体格检查，并结合腹部超声及血常规检查来综合判断。

2）急性胰腺炎：往往有饮食诱发因素及体型肥胖病史，表现为相对固定的中上腹或右上腹疼痛，伴固定压痛、肌紧张或反跳痛，往往伴随感染中毒症状及腹膜炎症状。超声检查可见胰腺肿胀及胰周炎性渗液；血液脂肪酶及淀粉酶升高往往 >500U/L。若脂肪酶及淀粉酶仅轻度升高，且与腹痛病情不相平行时，务必警惕胰腺外疾病引发的反应性胰酶升高。

3）急性胃炎：多有饮食诱发因素，中上腹固定压痛，但肌紧张及反跳痛少见，常伴呕吐及轻度腹泻，感染中毒症状及病情进展速度往往轻于阑尾炎及胰腺炎，可伴脂肪酶、淀粉酶及转氨酶轻度升高。儿童因呼吸道疾病发热，口服解热镇痛药后，出现急性胃黏膜病变者，常有服药病史，存在胃区的固定压痛。

（2）腹部脏器穿孔或破裂：儿童外伤病史询问困难，往往易漏诊。病情进展急速，疼痛部位相对固定，存在广泛腹膜炎及失血征象，腹部 X 线检查有气腹及血气腹征象者，要警惕脏器穿孔或破裂的可能。腹部有明显的固定压痛点、肌紧张及反跳痛外科体征，且病情进展迅速的患儿，应及时请外科医师会诊，协助诊治。此类疾病包括胃及十二指肠溃疡穿孔、伤寒肠穿孔、肝破裂、脾破裂、肾破裂、卵巢破裂等；青春期女性还需警惕异位妊娠破裂的可能。

（3）腹腔脏器阻塞或扩张：儿童多为急性肠套叠及误吞异物，消化道嵌顿也非常需要警惕。其他还包括胃黏膜脱垂症、腹股沟疝嵌顿、胆道蛔虫病、胆石症、肾与输尿管结石等。

1）急性肠梗阻：肠套叠及腹股沟斜疝嵌顿在该类患儿中较为常见，呈急性进展，有难以安抚的哭吵，伴腹胀、呕吐、排便减少或消失、血便或脓血便，后期可出现感染中毒症状；疼痛部位可游走或相对固定，消化道阻塞症状及腹部扪及"腊肠状"包块为急性肠梗阻的典型特征。儿童体格检查时应确认有无腹股沟斜疝嵌顿，超声及腹部 X 线检查有无梗阻征象十分重要。儿童吞入异物导致的消化道梗阻亦需警惕，因患儿病史常询问困难，易误诊及漏诊。

2）胆、胰管蛔虫病：临床表现为胰腺炎及胆管炎样的症状，但疼痛急性发作且剧烈，进展快速，超声检查可协助诊断。

3）泌尿道结石嵌顿：儿童相对较少见，但疼痛剧烈，痛点固定于尿路移行区域，急性病程者仍需警惕，超声及尿常规检查能协助诊断。

（4）腹腔脏器扭转：急性胃扭转、卵巢囊肿蒂扭转、大网膜扭转、肠扭转、儿童疝气合并睾丸扭转等。

（5）腹腔内血管阻塞及血管压迫：肠系膜动脉急性栓塞、急性门静脉血栓形成、夹层腹主动脉瘤破裂等；还可包括肠系膜上动脉压迫综合征、肾动脉压迫综合征。

（6）腹壁疾病：腹壁挫伤、腹壁脓肿及腹壁带状疱疹等。

（7）腹膜后位及脊柱疾病：脊髓肿瘤、腹膜肿瘤、脊柱结核脓肿破入腹腔等。

2. 胸腔疾病　急性心肌梗死、急性心包炎、心绞痛、肺炎及肺梗死等。成人以心肌缺血梗死较多见，儿童相对较少见。心肌梗死除突发剧烈腹痛外，还可伴随休克、循环障碍、心率及心律改变等表现。儿童需警惕肺炎诱发肺底胸膜炎，其可引起反应性腹膜炎，进而诱发腹痛，但往往为亚急性，进展相对不太急骤。

3. 其他全身性疾病

（1）风湿热、尿毒症、急性铅中毒、卟啉病、腹型过敏性紫癜等。

（2）儿童急性呼吸道病毒感染、支原体感染、脓毒症及川崎病等，均可诱发肠系膜淋巴结反应性炎症，往往为脐周的不固定疼痛；急性发病期时腹痛可以剧烈，并伴随发热、皮疹等脓毒症样表现，症状可类似于急性阑尾炎，极易误诊；应密切随访，反复体格检查和复查超声非常重要。

（3）血液系统疾病，如急性溶血危象，也可出现剧烈腹痛。

（二）慢性腹痛

起病相对缓慢，病程迁延反复，往往无外科急诊处理指征，有相对充裕的时间来完善相关检查进行鉴别诊断。

1. 腹腔脏器疾病

（1）慢性炎症：慢性阑尾炎、反流性食管炎、慢性胃炎、消化性溃疡、慢性胆囊炎、慢性胰腺炎、结核性腹膜炎、炎症性肠病、憩室炎、慢性肾盂肾炎等，可由急性炎症向慢性转化。

（2）消化道特殊病原体感染：如结核、寄生虫、原虫等感染，但往往伴随腹泻、脓血便、发热等症状。内镜检查及活检有利于鉴别诊断。完善相应的病原学检查对鉴别诊断意义重大。但是，基层医院往往难以完善所有检查，对于考虑为慢性感染性疾病，常规检查未能明确病因的疑难病例，应考虑向上级医院转诊。

（3）过敏/变态反应性胃肠疾病：如食物过敏、食物蛋白相关性小肠结肠炎等，可表现为慢性腹痛、黏膜损伤。应行消化道及呼吸道过敏原 IgE 及 IgG 抗体的相关检测，有助于鉴别诊断。饮食规避、食物再激发试验能协助诊断。

（4）腹腔脏器的扭转或梗阻：慢性胃肠扭转、肠粘连、大网膜粘连综合征等。

（5）包膜张力增加：肝淤血、肝炎、肝脓肿、肝癌、脾大等。

（6）胃肠运动功能障碍：胃轻瘫、功能性消化不良、肝曲及脾曲综合征、肠易激综合征、功能性腹痛。

2. 自身免疫性疾病　如炎症性肠病、白塞综合征、过敏性紫癜、硬化性胆管炎、自身免疫性胰腺炎、自身免疫性血管炎等疾病。往往非单一系统受累。腹痛常不局限、不固定，且症状多累及消化道外系统。此类疾病往往为迁延慢性病程，诊疗鉴别困难。基层医院出现消化道疾病排查不能明确诊断者，应考虑向上级医院转诊。

3. 胸腔疾病　膈疝、食管裂孔疝、心包炎、扩张型心肌病等。

4. 肿瘤性疾病　淋巴瘤、腹膜间皮瘤、畸胎瘤、胃泌素瘤，以及其他血液系统肿瘤性疾病等。

5. 其他全身性疾病　重金属中毒、卟啉病等。常为多系统受累，常伴随肝、脾、肾、淋巴结等多器官的受累表现。

（三）腹痛原因及腹痛部位与疾病关系

腹痛原因见表 2-12-1；腹痛部位与疾病的关系见表 2-12-2。

表 2-12-1　腹痛原因

| 性质 | 腹内疾病 | | 腹外疾病 |
	急腹症	内科病及其他外科病	
急性	① 炎症：急性阑尾炎、急性胆囊炎、膈下脓肿 ② 梗阻、扭转、嵌顿：肠套叠、嵌顿疝、肠扭转、睾丸扭转、泌尿道结石嵌顿 ③ 穿孔、破裂：溃疡穿孔、肠穿孔；外伤肝脾破裂、卵巢囊肿滤泡破裂	① 炎症：胃肠炎、急性胰腺炎、肠系膜淋巴结炎、腹膜炎、肾盂肾炎、肝炎、胆囊炎 ② 梗阻、嵌顿：胆道蛔虫或结石、泌尿道结石、不全性肠梗阻、胃扭转及部分翻转 ③ 痉挛：儿童肠痉挛、胃痉挛、睾提肌痉挛 ④ 其他：过敏性紫癜、荨麻疹性血管炎、吞气症	① 心肺疾病：心包炎、心功不全、心肌梗死、胸膜炎 ② 血液病：急性溶血危象 ③ 神经系统：腹型癫痫 ④ 变态反应性疾病：过敏性紫癜、荨麻疹性血管炎 ⑤ 自身免疫性及结缔组织病：风湿热、炎症性肠病、白塞综合征 ⑥ 化学药物性：重金属中毒、铅中毒

续表

性质	腹内疾病		腹外疾病
	急腹症	内科病及其他外科病	
慢性	—	① 炎症:慢性阑尾炎、憩室炎、慢性胰腺炎、腹腔结核、肾盂肾炎 ② 特殊病原体感染:结核、寄生虫、原虫等特殊病原体感染 ③ 梗阻及扭转:不全性肠梗阻、肠旋转不良、食管裂孔疝 ④ 消化性溃疡 ⑤ 囊肿、肿瘤:胆总管囊肿、胰腺假性囊肿、卵巢囊肿、腹腔及腹膜后肿瘤 ⑥ 其他:便秘、胃肠痉挛、痛经	① 血液病:卟啉病、镰状细胞病、淋巴瘤、白血病 ② 神经精神、功能性:功能性腹痛、内脏痛觉高敏、肠易激综合征 ③ 变态反应性:食物蛋白过敏性小肠结肠炎、嗜酸性粒细胞性胃肠炎 ④ 自身免疫性疾病:风湿免疫疾病、炎性肠病、白塞综合征

表 2-12-2　腹痛部位与疾病的关系

部位	腹内疾病	腹外疾病
右上腹	肝脏、胆道、膈下、胰腺病变	右膈胸膜炎、肋间神经炎、心功能不全
上中腹	十二指肠、胃、胰腺、小肠病变,肠系膜淋巴结炎	食管裂孔疝、膈疝
左上腹	急性胰腺炎、脾大	左膈胸膜炎、左肋间神经炎
脐周	肠蛔虫、肠炎、新生儿肠痉挛、食物过敏、急性出血坏死性肠炎、结核性腹膜炎、肠系膜淋巴结炎、憩室炎、炎症性肠病	心包疾病、心肌梗死、淋巴瘤、膀胱疾病
腰部	肾脏、输尿管疾病	
右下腹	阑尾、回肠、卵巢疾病,疝	
左下腹	结肠、卵巢疾病,疝	
弥漫性及不定位	腹膜、大网膜疾病,肠穿孔、肠梗阻	中毒性、代谢性、过敏性疾病;结缔组织疾病、功能性疾病、癫痫

二、诊断思路

(一) 基础诊断思路

1. 首先判断儿童是否有腹痛　儿童病史询问困难,往往需要反复多次体格检查及日常生活观察才能确定是否有真性腹痛。腹痛可否安抚、玩耍时能否减轻、有无保护性动作、腹部是否拒绝按压等资料均有利于对腹痛真伪的判断。有无入睡后痛醒、体重减轻等警示症状,以及入睡后反复体格检查核实,对于鉴别是否为器质性疾病有重要意义。

2. 判断腹痛为外科性还是内科性　确认腹痛是否为急性病程、病情进展是否快速、是否有外科急腹症体征,对于判断外科性质疾病尤为重要。有以下情况者,要警惕外科急腹症的可能:①难以安抚的哭吵,先有腹痛、后有发热,伴频繁呕吐者;②有固定强迫保护性体位,腹部恒定部位拒绝按压者,需警惕外科急腹症可能;③疼痛在右侧腹者,外科性疾病的可能性比左侧腹更高;④腹部有固定压痛、肌紧张、扪及包块者。

3. 判断是腹腔内疾病还是腹外疾病 全身系统性体格检查尤为重要,同时需结合详细问诊结果来判断。

4. 确定腹痛与疾病的关系 腹痛是否为主导症状,还是仅仅为伴随症状,是否有其他系统的伴随症状。

(二) 详尽鉴别诊断思路

1. 病史询问

(1) 腹痛性质和程度:腹痛的性质与病变所在脏器及病变的性质有关,如绞痛常表示空腔脏器梗阻;胀痛常为内脏包膜张力增大,为腹膜的牵拉或空腔器官胀气扩张所致。疼痛的程度有时与病变严重程度相一致,但由于个体差异,有时疼痛的程度并不反映病变的程度。儿童往往难以准确描述腹痛部位及性质,因此观察疼痛能否安抚缓解、能否通过玩耍分散注意力、是否有持续特殊保护性体位等,有助于疼痛程度及性质判断。入睡后痛醒往往是器质性疾病的警示症状。

(2) 腹痛部位:腹痛的体表位置常与脊神经的节段性分布有关。通常情况下,疼痛所在部位即为病变所在部位,但有一些病变引起的疼痛可放射至固定的区域,如急性胆囊炎可放射至右肩胛部和背部;阑尾炎引起的疼痛可由脐周转移至右下腹。但儿童常有不合作及描述困难,因此反复体格检查,以确认拒绝按压点尤为重要。若有固定部位压痛,往往表现为固定部位一直拒绝按压。

2. 体格检查

(1) 全面体格检查:因儿童病史询问困难、表述不清,以及家属观察遗漏等原因,全身性体格检查非常重要。包括观察皮肤皮疹及查看阴囊、睾丸区域等。

(2) 反复体格检查:儿童往往不合作,需分散其注意力,并多次、反复观察,才能确定腹痛部位及外科体征。在患儿入睡时进行体格检查,往往能获得较为准确的信息。

(3) 外科体征:儿童腹壁薄而柔软,肌力弱于成人,因此即使是外科急腹症,也不容易扪及非常典型的肌紧张与反跳痛。固定部位持续拒绝按压,往往需警惕外科急症。

(4) 腹壁观察:儿童腹壁较薄,肠梗阻及肠套叠时,腹壁肠型及"腊肠型"包块较易观察到。腹部膨隆明显者,需检查肝脾是否肿大。

(5) 肛门指检:慢性腹胀患儿,肛门指检是否有爆破样排气排便,有助于巨结肠的诊断。低位肠息肉者,肛门指检亦可扪及包块,而直肠肿瘤在儿童极少见。

3. 伴随症状 腹痛伴发热提示炎症、结缔组织病、恶性肿瘤等;伴呕吐提示食管、胃或胆道疾病,呕吐量多提示有胃肠梗阻;伴腹泻提示肠道炎症、吸收不良、胰腺疾病;伴休克,同时有贫血提示腹腔脏器破裂(如肝或脾破裂),心肌梗死、肺炎也可有腹痛伴休克,应特别警惕;伴尿急、尿频、尿痛、血尿等,表明可能为泌尿道感染或结石;伴消化道出血,如有"柏油样"便或呕血,提示消化性溃疡或胃炎等,如为鲜血便或暗红色血便,常提示溃疡性结肠炎、结肠癌、肠结核等。

4. 辅助检查

(1) 三大常规、粪便隐血、血/尿淀粉酶、肝肾功能为常规检查。最初进行的常规检查往往能提示重要的诊断线索。

(2) 腹部超声检查包括肝、胆、胰、脾、泌尿系统、肠系膜淋巴结、阑尾及盆腔附件(女童)

部位。对于疑诊血管性病变及血管压迫性病变者,需行血管彩色多普勒超声及测定血管夹角等检查。对疑诊幽门肥厚性梗阻的患儿,需行幽门彩色多普勒超声检查。腹股沟斜疝患儿可进行阴囊彩色多普勒超声检查排除睾丸扭转。

(3) 行腹部、胸部 X 线片疑诊消化道梗阻性疾病者,其腹部 X 线检查可以见到液气平,胸、腹部联合平片检查,有利于发现膈疝及食管裂孔疝等消化道嵌入胸腔的特殊情况。

(4) 腹部 CT 或 MRI 检查有助于发现肿瘤性疾病、特殊感染(如结核)及肠旋转不良等罕见病。

(5) 心电图检查中儿童心律失常、心包炎时也可表现为腹痛,成人以心肌梗死更为多见,儿童心肌梗死相对较少见。

(6) 对于疑诊肠套叠早期的患儿,诊断性空气灌肠不仅是诊断手段,能确诊肠套叠,同时还能在灌肠的同时进行肠套叠复位,因此对于肠套叠早期的患儿,空气灌肠也是治疗方法。但应注意,有脏器穿孔破裂征象是空气灌肠的禁忌证。

(三) 常见临床症状与诊断相关性

1. 突发剧痛　多见于胃穿孔、肠穿孔、胆道蛔虫病、泌尿系结石等;儿童胃肠痉挛亦可突发剧痛,但"突发突止",无其他伴随症状,预后良好。

2. 腹痛伴发热　如急性阑尾炎、急性胰腺炎、痢疾、胆囊炎、胆石症等;儿童肺炎亦可出现肠系膜淋巴结炎,且合并腹痛,需注意肺部体征。

3. 腹痛伴面色苍白、冷汗、血压下降等症状　多为脏器穿孔、内脏出血等危重病变。成人还需警惕心肌梗死,儿童则需警惕心律失常。

4. 突起腹痛伴明显呕吐、腹泻　见于急性肠炎、急性胰腺炎、急性阑尾炎等。

5. 腹痛伴血尿　多为泌尿系疾病,如急性泌尿道感染、泌尿系结石、肾动脉压迫综合征、急性溶血、横纹肌溶解症等。

6. 腹痛伴便血　应考虑细菌性痢疾、肠结核、炎症性肠病、食物过敏症等疾病。

7. 腹痛伴腹部体格检查阳性　腹部有肠型或肠蠕动波,或触及包块应考虑肠梗阻。

8. 板状腹　可为腹膜炎、胃穿孔等病。

9. 腹痛伴潮热、盗汗　可见于肠系膜及腹膜结核等。

10. 青春期少女　月经期间小腹疼痛,经期腹痛还应注意排除妇科疾病。

(谢咏梅)

第三篇

基层儿科常见疾病

第一章

营养性疾病

第一节　营 养 不 良

一、概述

儿童营养不良亦称为蛋白质-能量营养不良（protein-energy malnutrition，PEM），主要是因食物不足或食物质量不佳而使营养摄入减少，以致蛋白质、能量等供应无法满足机体的生长发育需求。该疾病多见于3岁以下婴幼儿。营养不良的儿童还会出现许多相关并发症。严重营养不良是全球5岁以下儿童死亡的重要原因。

近年来，随着研究的深入，传统营养不良被赋予新的内涵，即营养失衡。与贫穷国家摄入食物不足相反，发达国家由于过剩的富含碳水化合物、脂肪等营养的不健康食物摄入导致超重和肥胖的儿童数量增加。故PEM和超重/肥胖均是由于营养低下或营养过度/不均衡造成的异常状态，两者均不能维持机体各器官系统正常的生理功能。因此，营养不良的定义被拓宽，营养低下及营养过度均可造成各种医学及社会性的健康问题。

二、病因

长期食物摄入量不足、食物能量不足、品种单一、喂养行为不当，以及各种先天或后天性疾病，均为发生营养不良的高危因素。除此之外，经济状况、教育、健康保健意识等社会、家庭因素亦可为营养不良的影响因素。

（一）食物摄入不足

食物摄入不足所致营养不良亦称为原发性营养不良。随着经济发展，我国居民营养状况有了很大改善，国内因单纯食物匮乏、饥饿所导致的营养不良日渐减少，但却逐渐转变成了由于家长喂养知识缺乏或喂养行为不当而使食物摄入类型、比例、性状等异常，如长时间奶量摄入不足、食物能量密度低下（过多食用汤、稀粥、稀释的配方奶），以及食物配比不合理（正餐摄入量少而零食、饮料、水果过多）等造成的营养过度/不均衡。

（二）疾病

由于各种先天或后天疾病造成的营养不良称为继发性营养不良。

1. 妊娠期母亲各种疾病因素引发胎儿宫内发育迟缓，以及多胎妊娠、胎儿先天发育异常等，可致母亲分娩出低出生体重儿、小于胎龄儿、早产儿。此类高危儿童可能发生出生后各脏器合并症、喂养困难等，导致其缺乏追赶生长，最终发展为营养不良。

2. 各种先天畸形，如先天性心脏病、先天性消化道畸形，以及先天性遗传代谢性疾病或内分泌疾病的患儿，亦可能因原发疾病打击、经历重大手术消耗、食物选择面窄、食物消化利用度差等因素引发营养摄入减少。

3. 慢性感染、迁延性腹泻、恶性肿瘤、艾滋病、结核等亦可加速营养素丢失或消耗。

三、临床特征

（一）营养不良的亚型及临床表现

1. 消瘦型营养不良　即不存在水肿的PEM，特点是肌肉萎缩和体脂肪储存消耗。这是PEM最常见的形式，由长期Ⅱ型营养素摄入不足所致，特别是膳食能量来源（总能量）不足。体格检查发现如下表现。

（1）年龄别体重和身长（身高）别体重低于正常范围。

（2）外表消瘦虚弱，情绪易激惹、烦躁。

（3）头围较大，目光呆滞。

（4）手臂、大腿和臀部肌肉萎缩，可因皮下脂肪丢失而致多余的皮肤皱褶。

（5）皮肤薄、干燥。

（6）头发细而稀疏，且易脱落。

（7）心动过缓、低血压和低体温。

2. 恶性营养不良　即存在水肿的PEM，是以蛋白质缺乏为主的营养不良。其特点是明显的肌肉萎缩而体脂肪正常或增加，且存在全身性水肿。水肿是确立诊断的决定性特征。体格检查发现如下表现。

（1）年龄别体重正常或接近正常。

（2）情感淡漠，无精打采。

（3）低体温。

（4）全身严重的广泛性水肿。

（5）皮肤干燥、萎缩、易剥脱，伴有角化过度和色素沉着过度的融合区。

（6）头发干燥、无光泽，且易脱落。

（7）肝大（脂肪肝浸润所致）。

（8）腹部膨隆，可无腹水。

间断地充足摄入膳食能使发色恢复，从而使色素丢失的头发交替穿插在色素沉着正常的发束之间（旗帜征）。若生长迟缓（即年龄别身高下降）为慢性或合并营养不良性消瘦，则其可与恶性营养不良病相关。

3. 水肿型营养不良　该病可发生于蛋白质和能量同时存在不足的儿童，可由儿童期常见的感染性疾病所引发。患儿常有厌食、皮炎，有时还会有神经系统异常（抑郁和情感平淡）和肝脂肪变性。导致以上表现的原因是与炎症反应相关的营养素急性丢失，合并体脂肪和肌肉营养储备的慢性消耗。从消瘦型营养不良转变为混合型营养不良会带来特别高的并发症发病率和病死率,其原因可能是这一临床病程经常伴有急性感染,或因为经历这一临床病程的儿童在代谢适应性上不及单纯营养不良性消瘦的儿童。

（二）营养不良的病理生理改变

1. 心血管系统　在营养不良性消瘦的儿童,心排血量和每搏输出量的降低与去脂体重的丢失成正比。水肿型营养不良患儿的体液平衡很脆弱,血容量减少可导致组织灌注不足,而输注生理盐水又可能会导致静脉压增加和急性心力衰竭。

2. 肝脏　合成蛋白质(如白蛋白)减少,生成氨基酸的异常代谢产物增多。肝脏对毒素的代谢和排泄严重减少,并且从底物(如半乳糖和果糖)合成能量的速度比正常情况下要慢很多,糖异生作用减少,增加了低血糖的风险。

3. 胃肠道　胃酸产生减少。胰腺、小肠黏膜萎缩,消化酶分泌、膜营养素转运蛋白产生减少,营养素吸收减少。肠动力减弱,便秘发生率增高,肠腔细菌过度生长。

4. 泌尿系统　肾小球滤过率降低,肾脏排泄钠、过量的酸性代谢产物或水负荷的能力均大为降低。泌尿道感染风险明显增加。

5. 皮肤和腺体　皮肤和皮下脂肪萎缩,导致出现松弛的皮肤皱褶。例如:眼睛可能会因眶内皮下脂肪丢失而凹陷,患儿可能会因汗腺、泪腺和唾液腺萎缩而出现口眼干燥和汗液生成减少。

6. 免疫系统　营养不良性消瘦时,体内多种免疫功能均会减弱。淋巴结、扁桃体和胸腺发生萎缩。细胞免疫、分泌物中的 IgA 水平、补体水平和吞噬作用均降低。急性期免疫应答也减弱,因此患儿可无感染的典型征象,如发热及血常规异常;而其他炎症介质,如白细胞介素(interleukin,IL)-6、CRP 等可升高,尤其在发生恶性营养不良病时。

7. 内分泌系统　胰岛素水平降低,患儿可能会有糖耐量异常。生长激素水平升高,但其下游效应物胰岛素样生长因子 1(insulin-like growth factor 1,IGF_1)水平降低。皮质醇水平通常升高。

8. 代谢和循环　基础代谢率约降低 30%,但在恢复期会显著提升。热产生和热丢失功能均受损,体温调节异常。患儿在冷环境下出现体温过低,而在热环境下出现体温过高。

9. 细胞功能　钠泵活性降低,细胞膜的渗透性比正常情况下更高,细胞内 Na^+ 浓度增加,而细胞内 K^+ 和 Mg^{2+} 浓度减小,蛋白质合成减少。

（三）并发症

1. 营养性贫血　因蛋白质、铁、叶酸、维生素 B_{12} 等营养素缺乏,常导致营养性缺铁性贫血或巨幼红细胞贫血。

2. 维生素及微量营养素缺乏　最常见的是维生素 A 缺乏。营养不良期间维生素缺乏所致的症状不突出,但在营养不良恢复期因生长迅速可能出现一系列骨骼健康问题;大部分患儿可伴有锌缺乏。

3. 感染　严重营养不良的儿童发生感染的风险较高,是因为这些儿童的免疫防御功能较弱,并且可能会因卫生条件和食品保存条件不充分而暴露于感染原,从而发生脓毒症、急性或迁延性腹泻等,并且容易并发脱水。

4. 自发性低血糖　出现突发的神志不清、手足冰凉、面色苍白、脉搏缓慢、呼吸暂停等症状,需考虑自发性低血糖,应及时治疗。

四、辅助检查

现有实验室检查可以作为尚无严重营养不良儿童营养状况评价的辅助诊断手段。进行实验室检查的优势在于：①评价营养不良合并机体营养素损耗或储备力下降的严重程度；②在出现明显临床表现之前发现营养素缺乏（如铁、锌缺乏）；③确认是否存在通常与特定疾病相关的营养素缺乏（如囊性纤维化患儿的脂溶性维生素缺乏）；④监测疾病所并发的营养不良是否恢复。

(一) 前白蛋白和白蛋白

血清前白蛋白和白蛋白分别为短期和长期膳食摄入充足程度的替代标志物。

1. 前白蛋白 在肝脏合成，是反映检测前数日患儿膳食能量和蛋白质是否充足的敏感预测指标，其下降能显示轻微的蛋白质营养缺乏，可作为食物摄入急性减少的标志物；但在发生感染、肝脏疾病、肿瘤等时，其浓度也会下降。因此，对于处于炎症过程中的患儿，前白蛋白水平不能准确反映营养状况。

2. 白蛋白 在肝脏合成，可反映检测前 3 周的膳食摄入情况；膳食摄入不足时变化时间晚于血清前白蛋白，营养治疗开始以后约需要长达 3 周的时间恢复到正常值。

(二) 胰岛素样生长因子

IGF_1 在发生营养不良时反应较为灵敏，是诊断蛋白质营养不良的较好指标。但在生长激素缺乏、肝功能异常时，IGF_1 水平也会降低，需注意鉴别。

(三) 贫血筛查

血常规中血红蛋白、红细胞计数、血细胞比容可协助判断营养不良是否合并贫血，以及是否伴有脱水及其严重程度。铁代谢、叶酸和维生素 B_{12} 的检测有助于进一步识别其是否为营养不良合并铁、叶酸或维生素 B_{12} 缺乏的患儿或慢性病性贫血患儿。缺铁性贫血是儿童最常见的营养缺乏，表现为小细胞低色素性贫血。

血浆铁蛋白是反映体内铁储备是否充足最敏感的指标。然而，铁蛋白是一种急性期反应物，在感染或有炎症疾病时可能会升高。其他有助于评估小细胞性贫血的检测指标包括血清铁、总铁结合力和转铁蛋白。大细胞性贫血提示存在叶酸和 / 或维生素 B_{12} 缺乏；慢性疾病的患儿可因上述营养缺乏或其慢性疾病而出现贫血。慢性疾病造成的贫血通常为正细胞正色素低增生性贫血。实验室检查标志包括血清铁和铁结合力较低，而血清铁蛋白浓度正常或升高。

(四) 其他实验室检查

1. 血糖 判断低血糖。

2. 电解质和酸碱平衡 判断低钠 / 低钾血症、脱水类型、代谢性酸 / 碱中毒。

3. 肌酐水平 判断肾功能。

4. 血脂、血淀粉酶、血脂肪酶、胆碱酯酶 判断机体合成代谢能力。

五、疾病识别要点

(一) 诊断标准

营养为儿童健康的基本保障，儿童的体格发育状况可间接反映儿童的营养状况，包括身体成分（瘦体重、脂肪）变化。营养状态正常的儿童，其体重增长代表能量储存于脂肪组织的增加;身长的增长代表机体非脂肪组织的增长,并且可以侧面反映生长潜能。因此,对于儿童营养不良的评估主要指标包括体重(W)、身长(L)[身高(H)],以及将两者关系结合起来评估的指标,即身长(身高)别体重[W/L(H)]。根据"2008 中国九城市儿童体格生长指标数值表",查阅上述三个测量指标是否处于异常范围,即低体重、生长迟缓和消瘦三种情况,判断该儿童是否属于营养不良。

1. 低体重　体重小于参照人群的体重中位数减 $2SD$,或标准正态离差(Z 值)<-2。

2. 生长迟缓　身长(身高)小于参照人群的身长(身高)中位数减 $2SD$,或 Z 值 <-2。

3. 消瘦　体重/身长(身高)小于参照人群的体重/身长(身高)中位数减 $2SD$,或 Z 值 <-2。

上述只要有任意一项达到标准,则提示儿童存在营养不良状况,但不能确定病因。需要重点指出的是:在儿童营养剥夺期间,最初发生的是体重不足,接着是身长(身高)不足。故低体重、生长迟缓和消瘦三个指标中,消瘦提示急性营养不良状态,生长迟缓提示持续营养不良状态,低体重可反映急性或慢性营养不良。

(二)诊断思路

在临床工作中,应进行详细的病史询问及体格检查,包括:①性别、年龄;②出生史,如早产、小于胎龄儿(SGA)先天畸形等;③喂养史;④疾病史;⑤近期体重、身长(身高)变化情况;⑥体温、身长(身高)、体重、头围、胸围、坐高、皮下脂肪厚度检测;⑦精神状态及心脏、肺部、腹部、神经系统、骨关节系统体格检查。

根据上述详尽的病史及体格检查获取信息及数据,有经验的临床医师结合这些生长资料即可对患儿进行临床诊断。而上述实验室检查可以作为儿童营养状况评价的辅助诊断手段,也可通过这些指标了解患儿在该营养状态下,机体各器官系统的功能变化。

临床工作中进行儿童营养状态评估时需注意的事项如下。

1. 体格测量　需掌握正确的测量方法、获得准确的测量数值、参考相应的标准,最终进行完整的评估。

2. 评价标准　目前常用的体格生长发育评价标准包括 WHO 根据全球儿童体格发育数据制定的全球标准和我国首都儿科研究所生长发育研究室根据中国九市儿童体格发育调查数据研究制定的国内标准等。

3. 评价工具　包括各单项指标的标准差数据表格,以及体格生长发育曲线图。其中生长发育曲线图能更加直观、明了地反映儿童生长发育水平及某时间段的生长速度,从而让临床医师能更好地对儿童的营养情况进行判别和呈现,便于与患儿家长进行解释及沟通。

(三)根据临床表现进行初步识别

结合患儿的喂养史及疾病史;体格检查发现皮下脂肪减少、皮肤干瘪、水肿等营养不良典型外貌特征;通过评估其体重、身长(身高),以及身长(身高)别体重在参照人群中所处位置,即可进行初步营养评价。再结合贫血、蛋白水平低下、糖代谢及电解质、酸碱平衡紊乱等实验室检查异常结果,可进一步全面了解患儿营养不良的伴随表现。

(四)疾病演变过程

一旦儿童被确诊为营养不良,需进一步进行营养不良的分度,目的在于区分疾病的严重性,有利于为营养不良儿童提供适宜的营养康复指导,并有助于判断预后。

营养不良的严重程度是通过将儿童的体格测量指标与同龄人群的参考标准进行比较而确定。WHO 已建立了对中度或重度儿童营养不良的分类标准。这些标准参考的因素有低体重、消瘦与生长迟缓的程度,以及是否存在水肿。

1. 低体重　提示急性营养不良。

(1) 中度低体重:体重的 Z 值 <-3~-2。

(2) 重度低体重:体重的 Z 值 <-3。

2. 消瘦　提示急性营养不良。

(1) 中度消瘦:体重 / 身长(身高)的 Z 值 <-3~-2。

(2) 重度消瘦:体重 / 身长(身高)的 Z 值 <-3。

3. 生长迟缓　提示慢性营养不良。

(1) 中度生长迟缓:身长(身高)的 Z 值 <-3~-2。

(2) 重度生长迟缓:身长(身高)的 Z 值 <-3。

4. 分度　通常将上述任一指标的异常程度用作营养不良的严重性分度。

(1) 中度营养不良:中度低体重、中度消瘦或中度生长迟缓。

(2) 重度营养不良:重度低体重、重度消瘦、重度生长迟缓,或伴有水肿的恶性营养不良病。

临床上,若患儿异常的营养状态一直得不到改善,营养不良的严重程度会随着疾病一同进展。部分患儿可能在初诊时仅为体格生长偏离,尚不能满足营养不良的诊断标准,但后续可能因喂养问题持续得不到纠正或其他疾病的持续消耗,逐渐成为中度营养不良,甚至重度营养不良。

(五) 鉴别诊断

在恶性营养不良或消瘦 - 水肿型营养不良的虚弱儿童中,尤其容易合并脓毒症及腹泻,两者均可导致低血容量,如果不予治疗,则可快速进展。然而临床上很难早期鉴别脱水所致的低血容量与脓毒症感染所致的休克。临床医师应尝试鉴别脱水和脓毒症休克,若不存在明确的鉴别诊断特征,则有必要对患儿同时进行脱水和脓毒症休克的对症治疗。重点应关注的鉴别诊断临床特征如下。

1. 脱水

(1) 腹泻史:脱水的患儿通常会有水样腹泻病史。有脱水体征但没有水样腹泻的患儿应按脓毒症休克进行治疗。

(2) 口渴:喝水是轻度脱水的一个可靠征象。在婴儿可能表现为躁动。口渴不是脓毒症休克的症状。

(3) 眼窝凹陷:为脱水的有用体征。

2. 脓毒症休克

(1) 低体温:为严重感染的体征,包括脓毒症休克,但不是脱水的体征。

(2) 早期脓毒症休克:患儿通常表现为无力、情感淡漠和严重厌食,但不会出现口渴和躁动。

(3) 明确的脓毒症休克:浅表静脉扩张,肺静脉淤血,患儿可能会呻吟、呼吸困难。随着休克的加重,可能发生肾脏、肝脏、消化道或心功能衰竭。患儿可能会呕血、便血、腹胀;X 线检查可见肠腔扩张、积液。此阶段可能危及生命。

此外,婴儿口腔畸形(如唇 / 腭裂)、消化道畸形(如幽门梗阻)可导致进食困难而出现营养不良;肿瘤或其他慢性消耗性疾病也可导致体重不增,应注意排查。

六、治疗原则、社区随访及转诊时机

(一) 治疗原则

营养不良应采取去除病因、调整饮食、营养支持和积极治疗并发症的综合管理措施。

1. 去除病因　查明病因,积极治疗原发病。

(1) 调整饮食及补充营养物质:营养不良时,基础代谢率和营养素需要量均减低,消化道也适应低营养的摄入,因此,在营养重建过程中,应根据营养不良的程度、消化能力和对食物耐受情况逐渐增加能量和营养物质的供应量。患儿严重营养不良、一般情况极差或伴有消化道基础疾病、不能耐受经口喂养时,可考虑采用全静脉营养或部分静脉营养等方式。一旦患儿消化道功能恢复,则可逐渐恢复肠内营养。

中度营养不良可考虑较快较早添加含蛋白质和高能量的食物;重度营养不良可参考原来的饮食情况,从每日 167~250kJ/kg(40~60kcal/kg) 开始,并根据情况逐渐少量增加。当增加能量至满足追赶生长需要时,一般可达 502~627kJ/kg(120~150kcal/kg)。待体重接近正常后,再恢复至正常生理需要量。蛋白质摄入量从每日 1.5~2.0g/kg 开始,逐步增加到 3.0~4.5g/kg。由于营养治疗后组织修复增加,因此维生素和矿物质的供给量应大于每日推荐量。治疗早期即应给予 1 次 1 500μg(5 000IU)维生素 A,每日给予铁 1~3mg,锌 1mg,同时应注意补充钾、镁,并根据血电解质水平进行营养素补充的调整。

(2) 药物治疗:胃蛋白酶、胰酶及 B 族维生素等可促进消化。苯丙酸诺龙是蛋白同化类固醇制剂,能促进蛋白质合成,并能增加食欲,在供给充足能量和蛋白质的基础上可应用,每次肌内注射 0.5~1mg/kg,每周 1~2 次,连续 2~3 周。胰岛素 2~3U,肌内注射,1 次 /d,可降低血糖、增加饥饿感、提高食欲,注射前先服葡萄糖 20~30g,每 1~2 周为一疗程。锌剂可提高味觉敏感度,增加食欲,每日可口服元素锌 0.5~1mg/kg。中药如参梦白术散并辅以针灸、推拿等能调理脾、胃功能,改善食欲。

2. 治疗并发症

(1) 及时处理各种危重情况,如严重腹泻、自发性低血糖、各种感染、电解质紊乱及各种维生素缺乏。

(2) 严重贫血可少量多次输成分血,低白蛋白血症可输注白蛋白。

3. 加强护理　良好的护理可减少继发感染机会。应餐具仔细消毒,并保证患儿睡眠充足,适当的户外活动可纠正不良的饮食习惯。

(二) 社区随访

患儿于上级医院就诊,明确了营养不良病因,完成基础疾病诊断或治疗方案制订,且病情平稳后,可回归社区定期随访。

1. 随访时间　每周于社区随访,每月回上级医院随访。

2. 随访内容　监测身长(身高)、体重、头围、BMI 等数据,评估指标增长是否正常。绘制生长曲线图。

3. 膳食营养调查　发放膳食营养调查表,让患儿家长记录每日进食种类、数量,每周回收调查表并进行数据分析,初步调整并指导下一步治疗方案,并可为每月上级医院回访提供营养膳食资料。

4. 评估合并症　对于合并低蛋白血症、贫血、感染、内环境紊乱等疾病的营养不良患儿,定期完善肝功能、肾功能、血常规、感染指标、血糖、血 pH 及电解质检测,了解各器官系统功能恢复情况。

5. 定期电话随访或上门检查 督促患儿回院复诊,了解患儿居家治疗方案执行情况,进行患儿家长教育,促进患儿康复。

（三）转诊时机

1. 伴有基础疾病 患儿伴有导致营养不良的基础疾病,如先天性心脏病（室间隔缺损、动脉导管未闭）、唇腭裂、消化道畸形（幽门肥厚、肠闭锁、肠旋转不良）、严重遗传代谢性疾病等,首诊医院无进一步检查及治疗条件时,应转诊至上级医院进行病因学评估及治疗。

2. 病情严重 患儿就诊时除营养不良表现外,经评估其一般情况差,伴有精神萎靡、发热、脱水征,甚至休克表现,初步实验室检查结果提示酸碱失衡及电解质异常等内环境紊乱、血糖异常、低蛋白血症、严重贫血等表现,需要在稳定基本生命体征、确保转运安全的前提下,护送转诊。

3. 诊治困难 若患儿确诊营养不良,首诊医院无条件进行进一步实验室检查以了解其器官系统受损情况,也无条件实施相应的营养补充治疗策略（如无静脉营养制剂或无法获得高能量配方粉等）等,建议转诊至上级医院。

4. 病情反复 患儿经首诊医院进行正规治疗后,营养不良改善不理想;或治疗过程中发生病情变化或严重程度加剧,建议转诊至上级医院进一步处理。

七、疾病预防、筛查和管理

随着经济发展及居民健康意识的提高,营养不良在我国的发病率逐年降低;且医务人员对于营养不良常能及时有效地识别及干预,营养不良儿童的疾病预后较既往有了极大改善。临床共识中,决定预后的主要因素包括营养不良的发生年龄、持续时间、程度,以及有无严重并发症。患儿发病年越小,远期不良后果越严重,常可导致认知和抽象思维能力缺陷。如果患儿生长发育广泛受损,则可能遗留永久性的体格及神经、心理发育迟缓。所以需要公共卫生工作人员、社区工作人员、临床医师一起努力,在社区即进行有效筛查,由社区及医院共同管理,以降低营养不良的发生率,减少营养不良的并发症,改善营养不良的预后。

（卢游 杨凡）

第二节 儿童单纯性肥胖

一、概述

儿童单纯性肥胖（simple obesity）是由于长期能量摄入超过人体消耗,导致体内过多的能量以脂肪的形式过度积聚,体重超过参考值范围的一种营养障碍性疾病。肥胖不仅影响儿童的生长发育及心智、行为,而且会增加远期罹患代谢综合征、糖尿病、心脑血管疾病,以及某些肿瘤等慢性非传染性疾病的风险。目前,肥胖已成为全球严重公共卫生问题。儿童肥胖的早期预防、早期识别及早期干预是儿科医师的重要工作内容。

二、病因

儿童单纯性肥胖是多基因遗传因素和环境因素等共同作用的结果。研究发现,目前有600多个基因、标志物和染色体区域与肥胖的发生有关。健康与疾病的发育起源学说亦指出,母亲妊娠期营养不良或营养过剩、妊娠糖尿病等代谢和内分泌异常均与儿童肥胖的发生密切相关。然而,儿童膳食结构改变,如高脂、高糖饮食增多造成的能量摄入过多,同时静坐时间增多及体力活动减少造成的能量消耗减少,最终引起持续的能量失衡则是肥胖发生的关键。另外,压抑、焦虑、睡眠不足等心理行为异常在肥胖的发生中也起着促进作用。

三、临床特征

大多数儿童肥胖属于单纯性肥胖,可发生于任何年龄段,但多见于婴儿期、5~6岁及青春期。肥胖儿童一般具有食欲旺盛、进食快、食量大,以及偏爱高脂、高糖饮食等行为特点;通常喜坐、少动或由于各种原因造成活动量减少。

1. 体态肥胖　明显肥胖的儿童常怕热、多汗、容易疲劳,活动后气短、心悸或腿痛。体格检查可见皮下脂肪丰满,分布尚均匀,严重者腹壁、大腿、臀部等处皮肤可出现紫色或白色皮纹。部分重度肥胖者可见黑棘皮病改变,表现为皮肤过度色素沉着、增厚且有皱纹,被认为是胰岛素抵抗的皮肤特征。此外,少数严重肥胖儿童还可出现膝内翻或扁平足。

2. 生长发育　肥胖儿童性发育略微提前,骨龄正常或稍超前,故最终身高常略低于正常儿童。男童因大腿会阴部脂肪过度堆积,致使阴茎埋于脂肪组织中而表现为外露阴茎过小,是继发性隐匿阴茎的主要原因,易被误认为阴茎发育短小。女童胸部脂肪堆积应与乳房发育鉴别,后者可触及乳腺组织硬结。患儿智力发育多正常,但易出现自卑、抑郁、社交障碍等。

3. 肥胖低通气综合征　严重肥胖可限制胸廓和膈肌运动,导致患儿呼吸浅快、肺通气量不足及肺泡换气量减少,进而发生二氧化碳潴留和低氧血症;患儿可表现为气促、面色发绀,夜间可出现阻塞型睡眠呼吸暂停或睡眠低通气,日间呈倦怠、嗜睡状,不愿活动。重者最终可引起慢性肺源性心脏病并发展为充血性心力衰竭。

4. 代谢综合征　儿童肥胖与儿童青少年代谢综合征的发生密切相关,肥胖患儿易出现高血压、血脂紊乱、胰岛素抵抗或糖耐量异常等综合征,并可持续至成年期,是成年期糖尿病、心脑血管疾病等慢性非传染性疾病的重要危险因素。

四、辅助检查

肥胖儿童应进行以下辅助检查以判断肥胖的严重程度和可能的并发症。

1. 血压　部分患儿可出现血压增高。

2. 血糖　进行血糖监测,必要时需行口服糖耐量试验,部分患儿可出现高血糖、糖耐量受损和/或胰岛素抵抗,甚至2型糖尿病。

3. 血脂　部分患儿可出现脂代谢紊乱,如低高密度脂蛋白胆固醇血症、高低密度脂蛋白胆固醇血症、高甘油三酯血症等。

4. 影像学检查　体脂含量,即人体脂肪组织占体重的百分比,是判断肥胖的直接测量指标,可作为诊断肥胖的检测指标。双能X线是目前最常用的、可直接测量体脂含量和百分比的“金标准”,其他如生物电阻抗法、MRI也可用于体脂含量的测定。此外,严重肥胖患儿肝脏超声可见非酒精性脂肪肝。

五、疾病识别要点

(一)诊断标准

目前,儿童超重和肥胖尚无统一诊断标准。常用的肥胖诊断指标如下。

1. 体重指数(BMI)　即体重(kg)/身高^2(m^2),是诊断和筛查儿童青少年肥胖最简便、且较为推荐的首选指标,但BMI判断的标准尚未统一。根据中国肥胖问题工作组2003年提出的参考标准,推荐儿童BMI在同年龄、同性别第85百分位数和第95百分位数之间($P_{85} \sim P_{95}$)为超重,超过第95百分位数(P_{95})为肥胖。此外,WHO和国际肥胖工作组的BMI超重、肥胖诊断标准则常用于国家和地区间的数据比较。

2. 身长(身高)别体重　主要用于10岁及以下儿童的脂肪评估,具体评估标准有两种。

(1)超过理想体重的比例,即{[个体体重(kg)-理想体重(kg)]/理想体重(kg)}×100%,超过理想体重10%~20%为超重,超过20%为肥胖,20%~29%为轻度肥胖,30%~49%为中度肥胖,超过50%为重度肥胖。

(2)标准正态离差(Z值),即[个体体重(kg)-参考人群体重的平均值(kg)]/参考人群体重的标准差,Z值≥1.96(P_{95})为肥胖。

3. 腰围、腰围身高比　有助于判断肥胖类型。中心性肥胖(又称腹型肥胖)是心血管代谢危险因素和2型糖尿病发生风险的独立预测因子。腰围是判断肥胖,特别是中心性肥胖的重要指标,儿童腰围≥同年龄、同性别第80百分位数(P_{80})考虑为中心性肥胖。腰围身高比(waist-to-height ratio,WHtR)因考虑了身高因素,有更好的应用价值,但需根据不同地区、性别和年龄指定其标准值。根据国内研究数据,将女童WHtR≥0.46,男童WHtR≥0.48作为中心性肥胖的筛查标准较好。

(二)诊断思路

1. 评价标准　根据儿童体重和身高计算BMI,超过同性别同年龄儿童P_{95},或身长(身高)别体重超过20%,或Z值≥1.96(P_{95})即可判定为肥胖。

2. 评估指标　通过腰围或腰围身高比判断肥胖类型;通过身长(身高)别体重评估肥胖的严重程度;通过糖脂代谢检测、影像学检查等评估并发症。

3. 分析原因　通过询问家族史、出生史、喂养史和疾病史等分析肥胖原因,注意与继发性肥胖症相鉴别(图3-1-1)。

(三)疾病演变过程

WHO定义肥胖为慢性疾病,如早期未进行有效干预,可严重损害儿童的身心健康,并导致一系列代谢异常。儿童时期的肥胖持续至成年的可能性随年龄的增长而增加,7岁肥胖儿童的40%,青春期肥胖儿童的70%~80%将持续至成年。另有研究显示,儿童时期的肥胖不论是否延续到成年,其成年后代谢综合征、2型糖尿病、高血压、冠心病、脑血管疾病等慢性非传染性疾病的发生率均显著增加。

(四)根据临床表现进行初步识别

任何年龄段的儿童均可发生肥胖,而婴儿期、5~6岁及青春期是儿童最易发生肥胖的时期,需高度警惕。当儿童出现食欲旺盛、进食快、食量大、偏爱高脂和高糖饮食等不良饮食行为,或各种原因造成活动量明显减少等肥胖危险因素时,尤其应注意儿童体重及身长(身高)

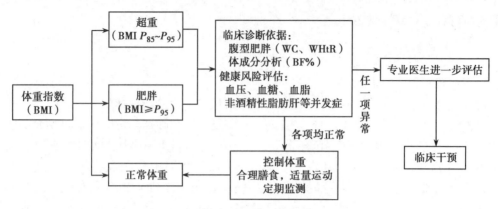

WHtR. 腰围身高比；WC. 腰围；BF% 体液百分比。

图 3-1-1 儿童肥胖诊断评估及干预流程

的增长速度。与身长（身高）增长不匹配的体重过快增长是肥胖的初期表现。继而，皮下脂肪组织最先在面部蓄积，表现为脸增大变圆；其次为四肢，主要为上臂和大腿变粗；接着臀围增大，躯干脂肪堆积，可出现乳房增大、腹部膨隆等。应尽早评估 BMI，注意监测臀围、腹围等，早期识别儿童肥胖，以及时进行干预。

（五）鉴别诊断

尽管儿童肥胖多数属于单纯性肥胖，但还需排除其他继发性病因后才能诊断，如内分泌和遗传性疾病，以及某些药物的作用。

1. 普拉德 - 威利综合征（Prader-Willi syndrome，PWS） 又称肥胖 - 生殖无能 - 肌张力低下综合征，被认为可能与基因缺失有关。患儿呈周围型肥胖，身材矮小，小手和小脚，智力低下，肌张力低下，呈杏仁形眼裂、上唇薄、嘴角向下特殊面容。有新生儿期肌张力减低，婴儿期喂养困难，后期食欲旺盛，严重肥胖的特点。此外，患儿往往青春期延迟、外生殖器发育不良、性功能减低、易患糖尿病。

2. 弗勒赫利希综合征（Frohlich syndrome） 又称肥胖生殖无能综合征，继发于下丘脑和垂体病变。患儿脂肪过多蓄积于颈、颏下、乳房、下肢、会阴及臀部，身形矮小，手指和脚趾纤细，第二性征发育延迟或不发育，可有颅内压增高症状。

3. 巴尔得 - 别德尔综合征（Bardet-Biedl syndrome，BBS） 又称多指 / 趾畸形 - 生殖功能减退 - 肥胖 - 色素性视网膜炎综合征，或性幼稚多指 / 趾畸形综合征，是一种常染色体遗传性疾病。患儿肥胖、智力低下、有色素性视网膜炎、性发育不良、肾脏结构和功能异常，多指 / 趾，部分患儿有糖尿病。

4. Alstrom 综合征 又称肥胖 - 视网膜变性 - 糖尿病综合征。患儿除肥胖外，还主要表现为色素视网膜炎、视力减退，甚至失明，还有神经性耳聋、糖尿病、尿崩症。患儿无多指 / 趾畸形和智力低下。

5. 库欣综合征 又称皮质醇增多症，是由于多种病因继发性引起肾上腺皮质增生或肾上腺肿瘤自主性长期分泌过量皮质醇所产生的一组综合征。患儿出现中心性肥胖、满月脸、水牛背、皮肤紫纹、高血压、生长停滞等；血皮质醇增高，肾上腺超声或 CT 可发现肾上腺皮质增生、腺瘤或腺癌。

6. 药物影响　大剂量长期应用糖皮质激素会造成中心性肥胖和内脏脂肪堆积;赛庚啶、孕酮等有增加体重可能,应注意询问相关用药史。

六、治疗原则、社区随访及转诊时机

(一) 治疗原则

儿童处于生长发育时期,在体重和身长(身高)不断增长的同时应控制其向肥胖发展。严禁使用饥饿或任何形式的变相饥饿疗法,不宜使用减肥药物、减肥食品、手术或理疗进行减重。应以运动为基础,以行为校正为关键,饮食调整和健康教育贯彻始终;以家庭为单位,以日常生活为控制场所,肥胖儿童、家长、教师及医务人员共同参与完成综合治疗方案。

1. 饮食调整　在保证儿童生长发育所需营养基础上,推荐低脂、低糖、高蛋白饮食,限制饱和脂肪酸、反式脂肪酸及胆固醇的摄入,适当增加含黏性纤维、植物甾醇(脂)食物的摄入,提供适量维生素和微量元素,适当增加水果和蔬菜的摄入。

(1) 控制合理的总能量摄入:应在不影响儿童生长发育的基础上逐步减少能量供给。初期以体重不继续增长为目标,不可使体重急剧下降。其后,逐渐减少能量摄入(图3-1-2)。低能量食谱不可长期使用,体重正常后应逐渐恢复正常饮食和能量。如体重下降超过正常均值10%时,即不需要严格限制饮食。

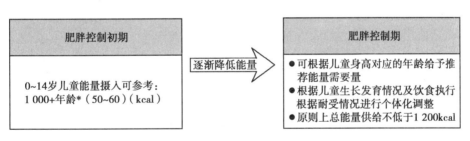

图 3-1-2　肥胖儿童总能量摄入控制图(1kcal=4.186kJ)

(2) 食物的选择:因儿童生长发育所需,每日蛋白质供应不宜少于1g/kg,且以优质蛋白质为主(约占1/2),蛋白质摄入总量可占食物总量的30%。适当限制脂肪和碳水化合物的供给,但需保证必需脂肪酸和脂溶性维生素的摄入,以增强患儿的耐饿性。限制甜食、含糖饮料及其他高能量食物。可选择体积大、能量少、膳食纤维含量多的食物,以增加饱腹感。

(3) 合理的进餐安排和良好的饮食习惯:宜少量多次进餐,可每日五餐。加强早餐和午餐的能量分配,减少晚餐量,睡前2小时不宜再进食。避免暴饮暴食、狼吞虎咽。减慢进餐速度,细嚼慢咽,每次进餐控制在20~30分钟。此外,2岁以下的肥胖儿童不主张减重,可调整膳食结构,6月龄以上肥胖儿童可用水果和蔬菜代替部分奶的摄入。

2. 运动处方

(1) 运动形式:儿童肥胖最适合锻炼的运动形式包括有氧运动和抗阻训练。有氧运动是指人体在氧气充分供应的情况下进行的体育锻炼,包括走路、跑步、跳绳、游泳、球类、骑自行车和跳舞等。抗阻训练是指肌肉在克服外来阻力时进行的主动运动,包括仰卧起坐、俯卧撑、哑铃、弹力棒、拉力带等。建议以中等强度、持续时间较长的有氧代谢运动为主,有氧运动与抗阻运动交替进行,逐渐增加活动时间、活动量和运动强度。

(2) 运动强度:可以用脉搏来衡量。有氧运动时脉搏应达最大心率的60%~75%,可参照公式:脉搏 = [220- 年龄（岁）] × (60%~75%)。如 10 岁儿童有氧运动时脉搏应达到 126~157 次 /min。运动初期,心率可控制在低限,逐渐增加运动时间和频率,使心率达到最大限度。

(3) 运动时间:坚持每日锻炼至少 30 分钟,达到 60 分钟的中等强度运动为最佳。分散运动的时间可以累加,但每次不宜少于 15 分钟。每周至少完成中等强度运动 5 日才可起到控制和减轻体重的作用,一个疗程需坚持 12 周,减重的量应均匀分配到 3 个月。切忌短期内(<3 个月)迅速减重,因短期内体重减少 10% 可危害健康。

3. 行为校正　是儿童肥胖治疗的关键。通过与患儿及其家长沟通,找出主要危险因素,以确定行为校正目标。一方面,建立健康的饮食行为;另一方面,减少静态活动的时间,限制久坐行为,每日看电视、玩电子游戏和使用电脑时间不宜超过 2 小时,鼓励多进行室外运动。早睡早起,养成良好的睡眠习惯。

4. 药物干预　一般不主张使用减肥药物。当饮食及生活方式持续干预 3 个月仍无法改变肥胖相关并发症(如胰岛素抵抗或代谢综合征)时,应在专科医师的指导下进行药物治疗。二甲双胍可作为治疗 10 岁及以上肥胖患儿糖代谢紊乱的药物。

(二) 社区随访

1. 监测 BMI　定期测量并记录身长(身高)、体重、腰围等指标,评估 BMI、WC、WHtR 等变化,指导体重控制。

2. 测量血压　所有 3 岁以上儿童需每年测量 1 次血压。

3. 危险因素评估　每年评估 1 次儿童肥胖危险因素,包括父母肥胖、家族中三代人肥胖、高血压、动脉粥样硬化、高血脂、2 型糖尿病及癌症等的发生情况;还需确认是否有不良饮食、生活习惯等。

4. 实验室检查　根据儿童 BMI、体格检查及高危因素评估结果进一步检查,包括筛查 2 型糖尿病、糖耐量异常、血脂异常及肝功能、肾功能及肝脏超声等检查。

(三) 转诊时机

如出现下列情况之一,应及时向有条件的上级医院转诊:①肥胖患儿经饮食、行为生活方式干预 3 个月以上,体重控制效果不佳;②实验室检查结果(包括血压)异常;③出现气促、发绀或夜间出现阻塞型睡眠呼吸暂停、睡眠低通气等肥胖低通气综合征表现。

七、疾病预防、筛查和管理

(一) 预防

儿童肥胖的预防应从妊娠期,甚至妊娠前期即开始,肥胖的预防是全社会的责任。

1. 肥胖控制关键时期　儿童可能发展成肥胖的关键时期是胎儿期、婴儿期、学龄前期(5~6 岁)和青春期四个时期。

(1) 胎儿期:注意母亲妊娠期营养平衡,尤其妊娠晚期,应避免胎儿体重增长过快或胎儿营养不良。

(2) 婴儿期:此期是出生后脂肪聚集的第一个关键时期,尤其 0~6 月龄,提倡纯母乳喂养,避免过早引入固体食物和甜食,可一定程度上降低儿童期肥胖风险。

(3) 学龄前期:出生后体内脂肪不断增长的第二个高峰,此阶段应培养良好的饮食习惯和生活方式,控制体重过快增长,有助于减少儿童肥胖。

（4）青春期:儿童生长发育的第二个高峰,也是形成成人肥胖的关键时期,在保证青少年正常生长发育的同时,应避免体重增长过快,合理膳食,加强运动,养成良好的生活习惯。

2. 健康教育　包括营养摄入、体育运动和健康生活方式的教育。教育家庭选择低脂、低能量食物,多吃新鲜蔬菜和水果;学校应为学生提供营养配餐,并定期进行膳食分析。鼓励体育锻炼,保证儿童每日至少 30~60 分钟的运动时间,鼓励减少久坐行为;学校应有良好的活动场地,保证儿童体育运动的时间和足够的运动量。还应进行家长营养科普知识及肥胖危害宣教,促使家长以身作则,形成健康的生活方式;学校开展如"营养课堂"等健康宣教和"快乐十分钟"等体育活动形式,对学龄期儿童肥胖发生具有重要预防作用。

（二）筛查

所有儿童均需定期体格检查,筛查超重 / 肥胖,监测 BMI、腰围、血压、血糖、血脂等,进行肥胖危险因素评估,尽早干预。

（三）管理

对肥胖儿童或有肥胖高危因素的儿童,社区医师应为患儿建立健康档案,加强以患儿为中心的家庭健康教育和健康管理督促。

（杨凡　李平）

第三节　佝　偻　病

一、概述

佝偻病(rickets)是一类多种因素导致钙和磷代谢异常、骨质矿化障碍而引起的以骨骼病变为主要特征的慢性疾病,发生于骨骺闭合之前的儿童生长发育期。其中,营养性维生素 D 缺乏引起的维生素 D 缺乏性佝偻病(rickets of vitamin D deficiency)最为常见,是维生素 D 缺乏的最严重阶段,主要见于婴幼儿时期。据估计,全球有 30%~50% 的儿童和成人存在维生素 D 缺乏或不足,维生素 D 缺乏已是全球性的健康问题。

二、病因

各种因素导致维生素 D 缺乏是本病的主要原因。

（一）维生素 D 来源不足

1. 围生期维生素 D 不足　母亲妊娠期,特别是妊娠后期维生素 D 营养不足,如户外活动减少、阳光照射不足、营养不良、肝肾疾病、慢性腹泻、早产、双胎,以及维生素 D 补充不足等,均可使婴儿体内维生素 D 贮存不足。

2. 日照不足　婴幼儿户外活动时间少,被长期过多留在室内活动,而因紫外线不能通过玻璃窗,皮肤基底层贮存的 7- 脱氢胆固醇转化为维生素 D_3 的量减少,使内源性维生素 D_3 生成不足。同时,市区的高大建筑、空气污染,以及过多使用防晒霜、遮阳伞、衣物包裹等可使日光中紫外线被遮挡或吸收,是造成内源性维生素 D 生成不足的重要原因。

3. 食物中维生素 D 摄入不足　因天然食物中维生素 D 含量少,即使纯母乳喂养,若不及时补充维生素 D 或不及时添加如蛋黄、肝泥等富含维生素 D 的食物,或以素食为主,也易发生维生素 D 缺乏。

（二）生长速度快，需要量增加

早产儿、双胎体内维生素 D 贮存不足，且出生后生长发育较快，对维生素 D 需求量增多，易发生佝偻病。另外，婴儿早期及青春期生长速度快，维生素 D 需求量相对增多，亦是维生素 D 不足的危险因素。

（三）疾病影响

胃肠道或肝胆疾病会影响维生素 D 吸收，如婴儿肝炎综合征、慢性腹泻、炎症性肠病、囊性纤维瘤等；肝肾严重损害可致维生素 D 羟化障碍，1,25- 二羟维生素 D_3 生成不足而引起佝偻病。慢性呼吸道感染等消耗性疾病亦是维生素 D 不足的潜在原因。

（四）药物影响

长期服用抗惊厥药物（如苯巴比妥、苯妥英钠）会促进维生素 D 分解，糖皮质激素可对抗维生素 D 对钙的转运作用。

上述多种因素引起维生素 D 缺乏所导致佝偻病发生的病理机制，其本质是甲状旁腺功能代偿性亢进的结果（图 3-1-3）。

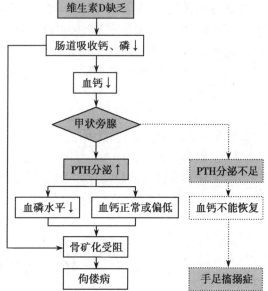

PTH. 甲状旁腺激素。

图 3-1-3　维生素 D 缺乏性佝偻病发病机制

三、临床特征

本病在临床上可分为四期。由于儿童不同年龄骨骼生长速度不同，故维生素 D 缺乏性佝偻病骨骼的临床表现在不同年龄段表现不同。

（一）初期（早期）

多见于 6 月龄以内，特别是 3 月龄以内小婴儿。多表现为易激惹、烦躁哭吵、汗多刺激头皮而摇头等神经兴奋性增高的表现，这些并非佝偻病的特异性症状，仅作为临床早期诊断的参考依据。

（二）活动期（激期）

早期维生素 D 缺乏的婴儿未经治疗，进一步加重可致甲状旁腺激素功能亢进和钙、磷代谢异常，引起典型的骨骼改变。

1. 6 月龄以内婴儿　以颅骨改变为主，前囟边缘软，颅骨薄，检查者用双手固定婴儿头部，指尖稍用力压迫枕骨或顶骨的后部，可有"压乒乓球样"感觉。

2. 6 月龄以后　颅骨软化逐渐消失，但病情仍在进展，婴儿额骨和顶骨中心部分逐渐增厚，至 7~8 月龄时呈"方盒样"头型，即"方颅"（从上往下看），头围也较正常增大。

3. 骨骺端改变　因骨样组织堆积而膨大，沿肋骨方向于肋骨与肋软骨交界处可扪及圆形隆起，从上至下如"串珠样"突起，以第 7~10 肋最明显，称肋骨"串珠"，手腕、足踝部亦可形成钝圆形环状隆起，称"手镯、足镯"。

4. 胸骨改变　邻近的软骨向前突起，形成"鸡胸样"畸形；严重佝偻病患儿胸廓下缘形成一水平凹陷，即肋膈沟，又称哈里森沟（Harrison groove）。

5. 下肢改变 由于骨质软化与肌肉关节松弛,小儿开始站立且行走后双下肢负荷过重,形成严重的膝内翻(O 形腿)或膝外翻(X 形腿)。

(三) 恢复期

以上任何期经治疗及适当日光照射后,临床症状和体征均可逐渐减轻或消失。

(四) 后遗症期

多见于 2 岁以后的儿童。婴幼儿期严重佝偻病可残留不同程度的骨骼畸形。

维生素 D 缺乏性佝偻病的临床分期特点见表 3-1-1,临床体征见图 3-1-4(见文末彩色插图)。

表 3-1-1 维生素 D 缺乏性佝偻病的临床分期特点

临床特点	初期(早期)	活动期(激期)	恢复期	后遗症期
发病年龄	<6 月龄	3 月龄~2 岁多见	—	>2 岁多见
症状与体征	非特异性神经精神症状	骨骼改变、肌肉松弛、生长发育迟缓及运动发育迟缓	症状减轻或接近消失	症状消失,严重者可残留骨骼畸形
25- 羟维生素 D₃	下降	<12ng/ml(30nmol/L),可诊断	逐渐恢复正常	正常
血钙	正常或稍低	稍降低	数日内恢复正常	正常
血磷	降低	明显降低	数日内恢复正常	正常
血碱性磷酸酶	升高或正常	明显升高	1~2 个月后逐渐正常	正常
骨 X 线	多正常	骨骺端钙化带消失,呈杯口状、毛刷状改变,骨骺软骨带增宽 >2mm,骨质疏松,骨皮质变薄	干骺端钙化带重现、致密增宽,骨骺软骨盘 <2mm	干骺端病变消失

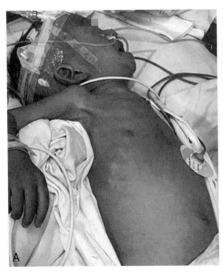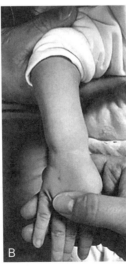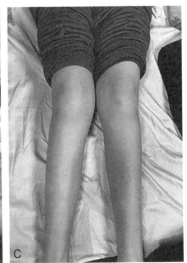

图 3-1-4 佝偻病的临床体征

A. 肋骨"串珠";B. "手镯";C. 膝外翻(X 形腿)。

四、辅助检查

(一) 实验室检查

初期(早期)血清 25- 羟维生素 D_3 水平降低,血钙及血磷正常或稍降低,碱性磷酸酶(alkaline phosphatase,ALP)正常或稍增高;活动期(激期)若仍未及时补充维生素 D,血清 25- 羟维生素 D_3 水平会进一步降低,除血钙正常或稍低外,血磷降低,ALP 增高;恢复期血钙、血磷逐渐恢复正常,ALP 需 1~2 个月可降至正常;后遗症期各项指标均基本正常。

(二) 骨 X 线检查

初期(早期)骨骼 X 线可正常,或钙化带模糊。活动期(激期)呈现典型骨骼改变,骨骺端钙化带消失,呈杯口状、毛刷状改变,骨骺软骨带增宽(>2mm),骨质疏松,骨皮质变薄,可有骨干弯曲畸形或青枝骨折,骨折可无临床症状。治疗 2~3 周后恢复期骨骼 X 线改变有所改善,干骺端钙化带重现、致密增宽,骨骺软骨盘宽度 <2mm。见图 3-1-5。

五、疾病识别要点

(一) 诊断标准

根据患儿病史、临床症状和体征、血生化改变及骨 X 线检查,可作出诊断,但需与其他因素引起的佝偻病相鉴别。

(二) 诊断思路

诊断佝偻病需明确以下三个问题:①是否存在佝偻病;②属于佝偻病哪个分期;③是否需要治疗。

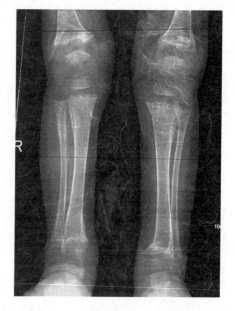

图 3-1-5　佝偻病患儿双侧膝部和踝部 X 线改变

正确的诊断必须依据维生素 D 缺乏的病因、临床表现、血生化和骨骼 X 线检查结果。应注意婴儿神经兴奋性增高的症状并无特异性,如多汗、烦闹等。血清 25- 羟维生素 D_3 水平是最可靠的诊断标准,同时应结合血生化和骨骼 X 线改变进行诊断,但需注意的是婴幼儿佝偻病多处于初期(早期),症状和体征不十分典型,X 线多不能反映佝偻病早期状态。

(三) 根据临床表现进行初步识别

维生素 D 不足、轻度维生素 D 缺乏及佝偻病初期(早期),可无特异性临床表现。婴儿期,特别是 3 月龄以内小婴儿,如出现易激惹、烦躁哭吵、汗多刺激头皮而摇头等神经兴奋性增高的表现,应注意询问母亲妊娠期和婴儿出生后维生素 D 的补充情况,以及婴儿出生史和疾病史等,如存在维生素 D 缺乏的高危因素,需高度警惕早期维生素 D 缺乏性佝偻病;有条件者应尽早进行血 25- 羟维生素 D_3 水平等相关检查,从而早期识别,及时干预。

(四) 疾病演变过程

维生素 D 缺乏早期因特异性临床表现少而容易被忽视,如未能及时纠正,可致维生素 D 缺乏引起的钙、磷代谢紊乱,最终导致骨骼改变,遗留骨骼畸形。除佝偻病外,维生素 D 不足或缺乏还与人体的免疫功能异常、心血管疾病、代谢性疾病、自身免疫性疾病、肿瘤等密切相关,是影响疾病发生的潜在危险因素。因此,在整个生命周期关注维生素 D 营养并重视维生素 D 缺乏的预防及早期识别十分重要。

(五) 鉴别诊断

1. 与佝偻病的体征鉴别

(1) 黏多糖病:黏多糖代谢异常可致多器官受累,可出现多发性骨发育不全,如头大、头型异常、脊柱畸形、胸廓扁平等特征。此病除临床表现外,主要根据骨骼的 X 线改变及尿中黏多糖测定作出诊断。

(2) 软骨营养不良:为遗传性软骨发育障碍,出生时即可见四肢短、头大、前额突出、腰椎前凸、臀部后凸。根据特殊体态(短肢型矮小)及骨骼 X 线可作出诊断。

(3) 脑积水:出生后数月起病者,头围与前囟进行性增大。因颅内压增高,可见前囟饱满、张力增高,骨缝分离,颅骨叩诊有破壶音,严重时两眼下垂呈落日状。头颅超声、CT 检查可作出诊断。

2. 与佝偻病体征相同但病因不同的疾病 不同原因所致佝偻病鉴别见表 3-1-2。

表 3-1-2 不同原因所致佝偻病鉴别

佝偻病种类	病因	机制	鉴别要点	
低血磷抗维生素 D 佝偻病	多为性连锁遗传,可见常染色体显性或隐性遗传	肾小管重吸收磷和肠道吸收磷的原发性缺陷所致	① 发病晚,多发生于 1 岁以后,2~3 岁后仍有活动性佝偻病表现 ② 一般治疗剂量的维生素 D 治疗无效	
远端肾小管酸中毒	远曲小管泌氢不足	从尿中丢失大量钠、钾、钙,继发甲状旁腺功能亢进	① 骨骼畸形显著、身材矮小 ② 代谢性酸中毒,多尿、碱性尿 ③ 除低血磷、低血钙外,还有血钾降低(常有低血钾症状)、血氯增高	
维生素 D 依赖性佝偻病	常染色体隐性遗传	Ⅰ 型:肾脏 1 羟化酶缺陷	① 血 25- 二羟维生素 D_3 水平正常 ② 可有高氨基酸尿症	低血钙、低血磷、碱性磷酸酶明显增高
		Ⅱ 型:靶器官 1,25- 二羟维生素 D_3 受体缺陷	① 1,25- 二羟维生素 D_3 水平增高 ② 脱发	
肾性佝偻病	慢性肾功能障碍	钙、磷代谢紊乱,继发甲状旁腺功能亢进	多于幼儿后期症状逐渐明显,重者可呈侏儒状态	
肝性佝偻病	肝功能不良	25- 二羟维生素 D_3 生成障碍	25- 二羟维生素 D_3 可明显降低,血钙降低明显者可出现抽搐	

六、治疗原则、社区随访及转诊时机

(一) 治疗原则

治疗目的在于控制活动期(激期),防止发生骨骼畸形,应早发现、早诊断、早期综合治疗。

1. 补充维生素 D 应根据儿童的具体情况选择不同剂型、剂量、疗程、给药次数(单次或多次)和给药途径(口服或肌内注射),强调个体化用药。目前建议一般治疗剂量为 2 000~4 000IU/d,连续口服 4~6 周,之后 <1 岁婴儿改为 400~800IU/d,>1 岁儿童改为

600~800IU/d 维持。维生素 D 不足或缺乏者,如 25- 二羟维生素 D_3<20ng/ml,尽管无佝偻病临床表现,仍建议按此方案补充维生素 D。经正规治疗 4~6 周后应进行复查,如临床表现、血液生化与骨骼 X 线改变无恢复征象,应与抗维生素 D 佝偻病等其他疾病相鉴别。如各种原因造成口服困难或腹泻等影响吸收时,可采用大剂量突击疗法,维生素 D 150 000~300 000IU/ 次,肌内注射,1 个月后再以 400~800IU/d 口服维持。同时应避免高钙血症、高钙尿症及维生素 D 过量。

2. 补充钙剂　乳类是婴幼儿钙营养的可靠来源,建议确保足够钙量摄入,在有低血钙表现、严重佝偻病和营养不足时需要补充。

3. 其他辅助治疗　应注意加强营养,保证足够奶量,及时添加转乳期食品,坚持每日户外活动。

4. 后遗症的治疗　不需要药物治疗。轻度至中度患儿应加强体育锻炼,对骨骼畸形可采取主动或被动的运动康复方法矫正。严重骨骼畸形可通过外科手术矫正。

(二) 社区随访

1. 体格检查　定期测量体重、身长(身高)、头围等体格发育指标,注意有无生长发育迟缓表现。注意检查有无颅骨软化、方颅、肌张力减低、鸡胸、肋骨"串珠""手镯""足镯"、膝内翻或膝外翻等。

2. 监测血 25- 二羟维生素 D_3、血钙、血磷、ALP 水平及骨骼 X 线改变　治疗 4~6 周后复查,结合临床症状改善情况判断疗效,以指导后续诊治和维持方案。

3. 危险因素评估　应结合患儿的出生情况(是否为早产儿、低出生体重儿、双胎儿)、喂养史(母乳喂养、人工喂养、辅食添加及膳食结构等情况)、生长发育史(是否存在生长加速等)、疾病史(是否有胃肠道疾病、反复呼吸道感染等)、生活习惯(是否存在户外活动时间少、日照不足)等,综合评估维生素 D 缺乏的高危因素,以进行正确宣教和指导。

4. 重视维生素 D 制剂补充　应密切关注维生素 D 制剂补充情况,包括补充剂量、补充频率、补充途径等,作好宣传教育,使儿童家长及看护人重视维生素 D 规律补充的重要性,增加其依从性和补充效果。

(三) 转诊时机

如出现下列情况之一,应及时向有条件的上级医院转诊。

1. 治疗后的临床表现　经正规治疗 4~6 周后复查临床表现、血液生化和骨骼 X 线,若无恢复征象,需警惕为其他原因所致的佝偻病。

2. 其他异常　出现与营养性维生素 D 缺乏性佝偻病临床特征不符的特殊情况。

3. 骨骼畸形　佝偻病所致严重骨骼畸形经治疗后仍无改善。

七、疾病预防、筛查和管理

(一) 预防

营养维生素 D 缺乏 / 不足及营养性维生素 D 缺乏性佝偻病的预防应从围生期开始,以婴幼儿为重点对象并持续到青春期。做到"因时、因地、因人而异"。

1. 胎儿期预防

(1) 孕妇应经常到户外活动,接受日光照射。

(2) 饮食应富含维生素 D、钙、磷和蛋白质等营养物质。

（3）防治妊娠并发症，患有低钙血症或骨软化症的孕妇应积极治疗。

（4）妊娠晚期可补充维生素 D 800~1 000IU/d，同时服用钙剂。有条件者可检测血 25- 二羟维生素 D_3 水平，对维生素 D 缺乏者给予治疗，使 25- 二羟维生素 D_3 保持在正常范围。

2. 0~18 岁儿童的预防

（1）户外活动，保持适当日照：平均每日户外活动应在 1~2 小时，6 月龄以内小婴儿不可直接阳光照射，否则会损伤皮肤。晒太阳的时间一般在上午 09：00—10：00 和下午 03：00—04：00 较为合适，可高效促进维生素 D 合成，又可避免过强的紫外线照射损伤皮肤，降低皮肤癌风险。

（2）维生素 D 补充：婴儿出生后应尽早开始补充维生素 D 400~800IU/d，并建议一直持续至儿童、青少年阶段，可根据不同地区、不同季节适当调整剂量。一般不需加服钙剂，但对有低血钙抽搐史或以淀粉为主食者，有必要补给适量的钙。哺乳期母亲应补充维生素 D 600IU/d，但不推荐为提高婴儿维生素 D 水平而补充大剂量维生素 D。

3. 高危人群补充　早产儿、低出生体重儿、双胎出生后即应补充维生素 D 800~1 000IU/d，连用 3 个月后改为 400~800IU/d。

（二）筛查

所有儿童均需定期进行儿童保健，尤其是 6 月龄以内婴儿，应注意区别佝偻病早期的非特异性神经精神症状，对有维生素 D 缺乏高危因素的儿童，应定期进行血 25- 二羟维生素 D_3 水平筛查；对可疑维生素 D 缺乏性佝偻病儿童，除行血 25- 二羟维生素 D_3 水平检测外，还需检测血钙、血磷、ALP，以及进行骨骼 X 线检查，有条件者可行骨源性 ALP 筛查，做到早发现、早诊断、早治疗。

（三）管理

对维生素 D 缺乏性佝偻病或存在维生素 D 缺乏 / 不足的患儿，社区医师应为其建立健康档案，定期随访监测，同时加强以患儿为中心的家庭健康教育和健康管理督促。

（杨凡　李平）

第二章

新生儿疾病

第一节 正常足月儿及早产儿

一、概述

正常足月儿（normal term infant）是指出生时胎龄≥37周且不足42周，出生体重（birth weight）≥2 500g且<4 000g，无畸形或疾病的活产新生儿。早产儿（preterm infant）则是指出生时胎龄不满37周者，又被称为未成熟儿（premature infant）。

二、早产病因

1. 母亲生殖因素　母亲流产史、多胎、早产史和母亲高龄。
2. 母亲疾病　感染、贫血、高血压、子痫前期/子痫、心血管和肺部疾病、糖尿病等。
3. 母亲生活方式　体力活动、药物滥用或吸烟、饮酒、压力过大、肥胖或营养不良等。
4. 宫颈、子宫和胎盘因素　宫颈短、子宫畸形、前置胎盘或胎盘早剥等。
5. 胎儿因素　先天异常、生长受限、胎儿感染及胎儿窘迫等。
6. 产科干预　如羊水穿刺等。

三、正常足月儿和早产儿的外观特征

正常足月儿呈现成熟儿外貌，其与早产儿的体貌特征有显著区别，见表3-2-1。

表 3-2-1　正常足月儿与早产儿外观特征比较

部位	正常足月儿	早产儿
皮肤	红润、皮下脂肪丰满	鲜红发亮、水肿
毛发	毳毛少、细 头发分条清楚	毳毛多 毳毛细、乱而软

续表

部位	正常足月儿	早产儿
头	头大（占全身比例 1/4）	头更大（占全身比例 1/3）
耳壳	软骨发育好、耳舟成形且直挺	较软、缺乏软骨、耳舟不清楚
指 / 趾甲	达到或超过指 / 趾端	未达指 / 趾端
足纹	遍及整个足底	足底纹理少
乳腺	结节 >4mm	无结节或结节 <4mm
外生殖器	男婴睾丸已降至阴囊,阴囊皱纹多 女婴大阴唇遮盖小阴唇	男婴睾丸未降至阴囊,阴囊皱纹少 女婴大阴唇不能遮盖小阴唇

需要注意的是,早产儿胎龄越小,其外观特点表现越不成熟,故临床上可根据体貌特征对新生儿进行胎龄评估,临床上常用的是简易胎龄评估表(表 3-2-2)。此外,尚有更复杂的 Dubowitz 胎龄评估量表、Finnstrom 胎龄评估法。

表 3-2-2　简易胎龄评估量表

体征	0分	1分	2分	3分	4分
足底纹理	无	前半部红痕不明显	红痕 > 前半部、褶痕 < 前 1/3	褶痕 > 前 2/3	明显深的褶痕 > 前 2/3
乳头	难认,无乳晕	明显可见,乳晕淡、平,直径 <0.75cm	乳晕呈点状,边缘突起,直径 <0.75cm	乳晕呈点状,边缘突起,直径 >0.75cm	—
指甲	—	未达指尖	已达指尖	超过指尖	—
皮肤组织	很薄,胶冻状	薄而光滑	光滑,中等厚度,皮疹或表皮翘起	稍厚,表皮皱裂翘起,以手足为最明显	厚,羊皮纸样,皱裂深浅不一

注:胎龄(周)= 总分 +27。

四、正常足月儿和早产儿的生理特点

(一) 呼吸系统

新生儿呼吸频率较快,安静时为 40~50 次 /min。胸廓呈圆桶状,肋间肌薄弱,呼吸主要靠膈肌,呈腹式呼吸。呼吸道管腔狭窄、黏膜柔嫩、血管丰富,加之纤毛运动差,易致气道阻塞、感染及出现呼吸困难。

早产儿呼吸浅快且不规则,易出现周期性呼吸(即 5~10 秒短暂的呼吸停顿后又出现呼吸,但不伴有心率、血氧饱和度的变化)及呼吸暂停(apnea of prematurity, AOP)(指呼吸停止≥20 秒,伴 / 不伴心率 <100 次 /min 或发绀、血氧饱和度下降,严重时伴面色苍白、肌张力下降)。由于肺发育不成熟,胎龄越小的早产儿,越容易发生新生儿呼吸窘迫综合征。早产儿不成熟的肺易受到高气道压力、高容量、高浓度氧、感染及炎性损伤,致使出现支气管肺发育不良(broncho-pulmonary dysplasia, BPD)。

（二）循环系统

当脐带结扎后，胎盘 - 脐血循环终止；同时，出生后自主呼吸建立，肺膨胀，肺循环阻力下降，使得肺血流增加。体循环压力上升，使卵圆孔功能性关闭；动脉血氧分压升高，动脉导管功能性关闭。新生儿心率波动范围较大，通常为 90~150 次 /min。足月儿血压平均为 70/50mmHg。

早产儿心率偏快，血压较低，20%~30% 早产儿可伴有动脉导管开放。如动脉导管持续开放且分流量较大，可出现血流动力学紊乱，发生心功能不全、呼吸困难、发绀、肝大等，需通过药物或手术予以关闭动脉导管。

（三）消化系统

正常足月儿出生时，吞咽功能已完善，但食管下部括约肌松弛、胃呈水平位，加之幽门括约肌较发达，故易出现溢乳，甚至明显呕吐。消化道面积相对较大，管壁薄、黏膜通透性高，有利于乳汁中营养物质吸收的同时，肠腔内毒素和消化不全产物也易进入血液循环，引起中毒或过敏。正常足月儿在出生后 24 小时内排胎粪，2~3 日内排完。肝内尿苷二磷酸葡糖醛酸转移酶活力不足，易出现新生儿暂时性高胆红素血症。

早产儿有吸吮力差、吞咽反射弱等问题，常出现哺乳困难，比足月儿更易出现溢乳及胃食管反流。脂肪的消化吸收较差，易发生低蛋白血症、水肿或低血糖。易发生核黄疸，且黄疸程度较足月儿重，持续时间更长。缺氧缺血、感染或喂养不当等不利因素易引起坏死性小肠结肠炎。由于胎粪形成较少及肠蠕动差，胎粪排出常延迟，从而加重黄疸，甚至引起不完全肠梗阻症状。

（四）泌尿系统

新生儿一般在出生后 24 小时内开始排尿，少数在 48 小时内排尿。

早产儿肾浓缩功能差，易出现低钠血症。葡萄糖阈值低，易发生糖尿。碳酸氢根阈值极低和肾小管排酸能力差，易出现晚期代谢性酸中毒，多见于采用普通牛乳人工喂养的早产儿。

（五）血液系统

出生时血红蛋白为 170g/L（140~200g/L），其中胎儿血红蛋白占 70%~80%，5 周后降到 55%。白细胞数出生后第 1 日为 $(15\sim20)\times10^9$/L，3 日后明显下降；分类中以中性粒细胞为主，4~6 日与淋巴细胞持平，以后淋巴细胞占优势。血小板计数出生时已达成人水平。由于胎儿肝脏维生素 K 储存量少，凝血因子 Ⅱ、凝血因子 Ⅶ、凝血因子 Ⅸ、凝血因子 Ⅹ 活性较低。

早产儿血容量为 85~110ml/kg，周围血中有核红细胞较多。由于促红细胞生成素水平低下、先天性铁储备少、血容量迅速增加，故"生理性贫血"出现早，且胎龄越小，贫血持续时间越长，程度越严重。早产儿的白细胞总数稍低于足月儿，大多数早产儿第 3 周末嗜酸性粒细胞增多且持续 2 周左右。早产儿的血小板计数亦稍低于足月儿。

（六）神经系统

出生时正常足月儿头围平均为 33~34cm，头部占比相对大。新生儿出生时已具备多种暂时性原始反射，如觅食反射、吸吮反射、握持反射及拥抱反射。对原始反射的检查是新生儿神经系统体格检查中特有且重要的内容。此外，正常足月儿也可出现年长儿的病理性反射，如克尼格征（Kernig 征）、巴宾斯基征（Babinski 征）和低钙击面征（Chvostek 征）等，有浅反射（腹壁反射、提睾反射），并可见踝阵挛。

早产儿神经系统成熟度与胎龄有关,胎龄越小,原始反射越难引出。同时,早产儿肌张力较足月儿低下,其觉醒周期也更短。在极早产儿和超早产儿中,由于脑室管膜下尚存在丰富的胚胎生发组织,加之早产儿的脑血流呈压力被动型循环,对缺氧、缺血及低血压等耐受更差,易出现脑室管膜下出血和脑室周围白质损伤。

(七) 免疫系统

新生儿非特异性和特异性免疫功能均不成熟,早产儿更明显。早产儿皮肤、黏膜薄嫩、屏障功能差;呼吸道纤毛运动差,呼吸系统屏障功能差;胃酸、胆酸少,杀菌力差,消化系统化学屏障薄弱,同时分泌型 IgA 缺乏;血脑屏障发育未完善,细菌、病毒及毒素易侵入颅内。

血浆中补体水平低、调理素活性低、多形核白细胞产生及储备均少,且趋化性及吞噬能力低下。IgA 和 IgM 不能通过胎盘,仅 IgG 可通过;而且胎龄越小,其体内 IgG 含量越低。还应注意的是,早产儿抗体免疫应答低下或迟缓,尤其是对多糖类疫苗和荚膜类细菌;T 细胞免疫功能低下是新生儿免疫应答无能的主要原因。

(八) 体温调节

新生儿体温调节中枢功能不完善、对体温调节能力差,且产热和散热机制均不完善,因此不易保持体温的恒定,体温易受周围环境温度及其他因素影响,易出现发热,也易出现低体温。

基础代谢产热是新生儿产热的主要来源,约占总产热量的 80%。食物的特殊动力作用及肌肉活动产热所占的产热比例相对较小。新生儿很少出现寒战,早产儿则不会出现寒战。胎龄越小的早产儿,皮肤发育越不成熟,当环境湿度较低时,不显性失水显著增加,亦会出现低体温。

(九) 能量及体液代谢

正常足月儿基础能量消耗为 209kJ/kg(50kcal/kg),每日总能量(含活动、食物特殊动力作用、生长发育需要及粪便丢失等)需 418~502kJ/kg(100~120kcal/kg)。早产儿因追赶生长需要,每日所需总能量高于足月儿,且出生体重越低、胎龄越小,所需能量更多。部分超低出生体重儿每日经口能量需高达 627.6kJ/kg(150kcal/kg)才能达到理想的体重增长速度。初生婴儿体内含水量占体重的 70%~80%,出生体重越低、胎龄越小、出生后日龄越小,含水量越高,故需水量因出生体重、胎龄、出生后日龄及临床情况而异。一般而言,正常足月儿生出后第 1 日需水量为 60~100ml/kg,之后每日增加,直至 150~180ml/(kg·d)。出生后最初几日因体内水分丢失过多,出现体重下降但不伴有脱水及低钠血症者,称为生理性体重下降。足月儿约在第 1 周末降至最低点(下降量小于出生体重的 10%),7~10 日恢复到原出生体重水平;早产儿体重下降更多,可达 15%~20%,且恢复速度比足月儿更慢。

五、新生儿常见的特殊生理状态

(一) 生理性黄疸

参见本章第四节。

(二)"马牙"及"诞生牙"

1."马牙" 正常新生儿在口腔上腭中线和齿龈部位可由上皮细胞堆积或黏液腺分泌物积留形成黄白色、米粒大小的小颗粒,俗称"马牙",数周后可自然消退。不可挑破,否则容易发生感染。

2. "诞生牙"　少数初生婴儿在下切齿或其他部位有早熟齿,称新生儿齿,也被称为"诞生牙",需于口腔科密切随访。

（三）"螳螂嘴"

初生儿两侧颊部各有一隆起的脂肪垫,有利于吸吮乳汁,属正常现象,不需处理。一定要给家属宣传,切忌自行挑破,否则可能发生感染。

（四）乳腺增大

无论性别,新生儿出生后 4~7 日均可出现乳腺增大,2~3 周消退,部分新生儿乳房甚至可分泌出少许乳汁。这种现象与新生儿刚出生时体内存有一定数量来自母体的雌激素、孕激素和催乳素有关。切忌挤压,以免感染。

（五）假月经

部分女性新生儿由于出生后来自母体的雌激素突然中断,出生后 5~7 日阴道流出少许血性分泌物,可持续 2 周,不需要特殊处理。

（六）新生儿红斑及粟粒疹

正常新生儿在出生后 1~2 日可出现大小不等的多形性斑丘疹,可见于头部、躯干及四肢,即新生儿红斑,旧称"毒性红斑",持续 1~2 日后自然消失。皮脂腺堆积于鼻尖、鼻翼、颜面部,可见米粒大小黄白色皮疹,即"粟粒疹",通常数日后自然消失。

六、早产儿识别要点

（一）早产儿诊断标准及诊断思路

出生时胎龄不满 37 周的新生儿为早产儿。依据出生时的胎龄又可进一步分为超早早产儿（胎龄 <28 周）、极早早产儿（胎龄 ≥28 周且 <32 周）、中期早产儿（胎龄 ≥32 周且 <34 周）及晚期早产儿（胎龄 ≥34 周且 <37 周）。大部分早产儿的出生体重 <2 500g,又被称为低出生体重儿,其中,出生体重 <1 500g 者被称为极低出生体重儿,出生体重 <1 000g 则被称为超低出生体重儿。早产儿胎龄、出生体重越小,其死亡的概率越高。

（二）根据临床表现进行初步识别

新生儿出生后,根据计算胎龄或母亲提供的胎龄,以及其外貌特征可进行早产儿识别。早产儿容易发生各种并发症,及时识别与处理这些并发症对早产儿获得良好预后十分重要。

早产儿并发症发生有一定的时间顺序。根据出生后的时间将早产儿并发症分为早期、中期和晚期。早期为出生后 1 周以内的早产儿,包括第 7 日;中期为出生后 8~21 日;晚期为出生后 ≥22 日。不同时期的早产儿容易发生不同的并发症。

1. 早产儿早期并发症的识别　主要包括呼吸问题（包括呼吸窘迫综合征、呼吸暂停、肺炎、呼吸支持技术、气漏综合征等）、循环问题（包括低血压、早产儿动脉导管未闭、心功能不全等）、消化系统问题（包括早期肠道喂养、肠外营养等）、血液系统（包括早产儿高胆红素血症、血小板减少、贫血等）、低体温、颅内出血、血电解质紊乱、早发型败血症等。

2. 早产儿中期并发症的识别　包括早期问题的延续（包括颅内出血检测、体温调节、水和电解质平衡、肠内外营养、动脉导管未闭、高胆红素血症、呼吸管理等）、肠内营养的逐步建立、新生儿坏死性小肠结肠炎和院内感染的预防和早期诊断处理、新生儿疾病筛查等。

3. 早产儿晚期并发症的识别　①早产儿脑室周围白质软化、支气管肺发育不良、喂养不耐受、胆汁淤积综合征;②生长发育监测和营养管理、院内感染的防治、代谢性骨病筛查、听力及视网膜病筛查及治疗、出院前管理及出院后随访。

七、治疗原则、社区随访及转诊时机

（一）治疗原则

不同日龄的早产儿治疗重点不同，如前所述，只有充分抓住早、中、晚不同时期的重点问题，才能取得好的临床效果。高效的早产儿早期管理是提高其存活率和生存质量的关键，这一时期的管理要求做到整体化、个体化和系统化；早产儿中期处于相对稳定时期，该期重点是加强喂养，并且防治院内感染；早产儿晚期则要重点关注生长发育曲线，注意眼底及听力检查，注意多种维生素和铁剂的补充，做好家长及患儿的出院前准备。

（二）社区随访

1. 超早、极早早产儿或高危因素较多的早产儿　出院后，建议家长至三级甲等医院新生儿重症监护病房（neonatal intensive care unit，NICU）医师的门诊进行随访。

2. 无严重并发症的晚期早产儿　可在基层医院进行随访。

3. 随访内容　包括体格发育指标、呼吸问题、循环问题、喂养问题、贫血、佝偻病、疫苗接种、眼科随访、听力随访、牙齿发育、神经系统问题等。

（三）转诊时机

随着新生儿治疗地区化和专业化发展，专业的新生儿转运团队应运而生。患病新生儿，特别是早产儿需要从基层医院转运到三级医疗中心的NICU。目前早产儿的转运存在两种模式，即宫内转运和出生后转运。

1. 宫内转运　如果孕妇待产的医院没有NICU或产前评估后所在医院的NICU不能满足早产儿救治的需求，例如：尽管产科已经进行了避免早产的许多努力，但是仍有分娩极早或超早早产儿的可能，一旦分娩这种患儿，就必须有具备丰富产时复苏经验的团队，且有可能需要在产房或新生儿病房使用肺表面活性物质和进行呼吸支持等。这种情况下，基层医院就必须做好积极准备，需要将孕妇转运到能够满足早产儿救治要求的医院，即宫内转运。宫内转运不仅有利于早产儿及时进行早期救治，而且孕妇安全性也相对较高。因为更高一级医院可以有效处理孕妇的一些并发症，尽可能延迟早产。

2. 出生后转运　目前最常见的转运方式是在早产儿分娩后，在基层医院进行简单的处理，由转运团队通过陆运、空运等方式转到三级NICU进一步治疗。

（1）区域性转运需要考虑的问题：评估病情危重的早产儿转运到三级医院进行救治与转运风险之间的利害关系。

1）就近转运原则：同时要考虑接收医院的救治水平，特别是一些需要特殊治疗的患儿，如先天性心脏病、肺动脉高压、HIE的亚低温治疗等。

2）转运团队人员组成和设备：完整的转运团队应有医师和护士，条件允许时可同时有呼吸治疗师，并配有相应的设备（如转运暖箱、呼吸机、监护仪等），基层医院医师一定要根据患儿的病情做好告知工作，选择合适的转运团队以保证早产儿的安全。

3）转运指征：转运医院应该根据自己的救治水平制订合理的转运指征，过宽的转运指征会带来不必要的财力和物力浪费；过严的转运指征可能对患儿救治不利。

（2）申请转运医院需进行的准备：在转运前尽可能使患儿达到基本稳定状态，避免其在转运途中死亡，目前国际上采用的是"S.T.A.B.L.E（稳定）"模式。

S(sugar and safe),血糖监测和患儿安全:低血糖/高血糖高危患儿识别,血糖监测;患儿安全和尽量降低医疗差错。

T(temperature),维持体温稳定:采用必要的措施维持体温稳定,监测皮肤温度和核心温度,既要防止低体温,也要避免体温升高和波动较大。

A(airway),维持气道通畅和呼吸:主要内容包括评估患儿气道是否通畅、是否存在呼吸困难,是否需要无创或有创机械通气,必要时需要排除气胸可能。

B(blood pressure),血压:主要包括体格检查和实验室检查,可帮助识别和评估休克。

L(lab work),实验室检查:主要包括新生儿感染潜在危险因素和临床体征的识别。

E(emotional support),情感支持:提前向患儿法定监护人解释目前患儿的病情及转运途中可能发生的各种意外。

转运团队到达申请转运医院后,申请转运医师应向转运团队汇报病史,可能的诊断、目前处理和患儿状态。转运团队医师应详细对患儿的临床状态进行评估,根据患儿情况进行进一步的处理。

八、疾病预防、筛查和管理

(一) 早产儿预防

减少自发性早产的干预措施分为一级(针对所有女性)、二级(消除或减少有既往早产的风险)和三级(针对早产儿)。由于产前糖皮质激素广泛应用及新生儿救治技术的进步(如外源性表面活性物质治疗、机械通气的新方法),早产儿易出现不良结局的情况已得到改善。

(二) 早产危险因素筛查

早产的危险因素分为可预防和不可预防两种。

1. 可预防的危险因素　包括母亲吸烟、滥用药物、不规则产检、妊娠间隔时间过短、贫血、菌尿或泌尿道感染、生殖道感染、工作劳累、高应激状态等。

2. 不可预防的危险因素　包括既往早产史、年龄 <18 岁或 >40 岁、营养不良或妊娠体重低、经济条件较差、宫颈损伤或畸形、子宫畸形、子宫过度膨胀(多胎、羊水过多)、阴道出血、子宫过度激活及牙周病等。

(三) 正常足月儿及早产儿管理

1. 保暖　当新生儿娩出后,环境温度自宫内的 37℃迅速下降至产房内的 25℃左右,且相对干燥,使得新生儿出生后体温在数分钟内迅速下降。如无恰当的保暖措施,新生儿出生后 30 分钟内体温可下降 2~3℃。故在新生儿娩出前,应预热辐射台及包被,新生儿娩出后则应迅速擦干及包裹,以减少能量的散失,尤其是超早早产儿还应以塑料薄膜覆盖,以维持体温恒定。中性温度(neutral temperature)是指机体维持体温正常所需的代谢率和耗氧量最低时的环境温度,依据出生体重不同而不同,见表 3-2-3。

2. 喂养及营养管理　正常足月儿出生后 30 分钟内即开始由母亲哺乳,并提倡按需喂养。如无母乳或有母乳喂养绝对禁忌证,可予以足月配方奶喂养。遵循从小量渐增的原则,以吃奶后安静、无腹胀和理想的体重增长为标准(生理性体重下降期除外),且母乳喂养应至少持续到出生后 6 个月。

表 3-2-3　不同出生体重新生儿不同中性温度时对应的出生后日龄

出生体重 /kg	35℃	34℃	33℃	32℃
1.0	出生 10 日内	出生 10 日后	出生 3 周后	出生 5 周后
1.5	—	出生 10 日内	出生 10 日以后	出生 4 周后
2.0	—	出生 2 日内	出生 2 日以后	出生 3 周后
>2.5		—	出生 2 日内	出生 2 日后

早产儿亦应视情况尽早开始母乳喂养。对吸吮能力差、吞咽功能不协调或因母婴其他原因确实不能直接哺乳者,可由母亲挤出乳汁经奶瓶或管饲喂养;如无母乳或有母乳喂养的绝对禁忌证,应根据其胎龄及出生体重选择恰当的早产或足月配方奶喂养。当母乳喂养量达到 50~100ml/(kg·d),推荐体重 <2 000g 的早产儿使用母乳强化剂,早产儿喂养的目标是达到适宜的生长发育速率[体重增加 15~30g/(kg·d)]。当肠内喂养难以满足预期的营养需求时,应酌情予以静脉营养支持。

3. 呼吸管理　无论正常足月儿还是早产儿,均应注意保持呼吸道通畅,仰卧时可在肩下放置软垫,避免颈部弯曲。维持动脉血氧分压 50~80mmHg(早产儿 50~70mmHg)或经皮血氧饱和度 89%~95%,超早产儿是超低出生体重儿,应维持在 90%~95%,不宜 >95%,切忌给早产儿常规吸氧,以防高浓度氧导致早产儿视网膜病变(retinopathy of prematurity,ROP)或BPD。

发生 AOP 者可轻弹、拍打足底等以帮助恢复呼吸,同时给予甲基黄嘌呤类药物,包括柠檬酸咖啡因和氨茶碱,前者不需要常规监测血药浓度、安全性优于后者;对于 AOP 高风险者,亦可考虑给予药物预防。氨茶碱的负荷剂量为 4~6mg/kg,间隔 8~12 小时后以 1~2mg/kg 维持,每 8~12 小时给药 1 次;柠檬酸咖啡因的负荷剂量为 20mg/kg,间隔 24 小时后 5~10mg/kg 维持,每 24 小时给药 1 次。可酌情持续用至纠正胎龄 33~34 周或临床连续 5~7 日未观察到 AOP 发生。必要时给予持续气道正压通气(continuous positive airway pressure,CPAP)等辅助呼吸支持。继发性呼吸暂停还应针对病因治疗。

4. 感染预防和控制　无论是同室的母亲还是新生儿病室的工作人员,均应严格遵守消毒隔离制度。接触新生儿前应严格洗手,护理和操作时应注意无菌,避免过分拥挤,防止空气污染和杜绝乳制品污染。工作人员或新生儿罹患感染性疾病时,应立即隔离,防止交叉感染。

5. 维生素　正常足月儿出生后应肌内注射 1 次维生素 K_1(0.5~1mg),早产儿可连用 3日,以预防维生素 K 缺乏所致的新生儿出血症。为预防维生素 D 缺乏,母乳喂养或部分母乳喂养的正常足月儿(除非断奶且配方奶摄入量≥1L/d),应从出生后数日开始补充维生素 D 400IU/d;人工喂养的足月儿亦应保证维生素 D 摄入量达到 400IU/d。母乳强化剂和早产儿专用配方增加了维生素 D 和钙的含量,对预防佝偻病有一定作用;早产儿,尤其是出生体重 <2 000g 且母乳喂养者,可添加母乳强化剂,不能母乳喂养者应选用早产专用配方,但需严密随访;若早产儿体重 >1 500g 且能耐受全肠内营养,需经口补充维生素 D 400IU/d,最大量 800IU/d。

6. 皮肤、黏膜护理　应保持皮肤清洁,正常足月儿出生 24 小时后即可每日洗澡;每次排便后亦应用温水清洗臀部；且应勤换尿布，并选用柔软、吸水性强的尿布。脐带残端一般于出生后 3~7 日自然脱落，也有部分新生儿可能延迟到 2 周后，需保持局部清洁和干燥。新生儿所穿的衣服宜宽大、质软、不用纽扣。

7. 预防接种

（1）乙型肝炎疫苗：出生后 24 小时内，以及 1 月龄、6 月龄时应各注射重组酵母乙型肝炎病毒疫苗 1 次，每次 10μg；母亲乙型肝炎表面抗原阳性者，婴儿应于出生后 24 小时内肌内注射高效价乙型肝炎免疫球蛋白 100~200IU，同时换部位注射重组酵母乙型肝炎病毒疫苗 10μg。

（2）卡介苗：出生后 3 日接种。早产儿、有皮肤病变或发热等其他疾病者应暂缓接种；对疑有先天性免疫缺陷的新生儿，绝对禁忌接种卡介苗，以免发生全身感染而危及生命。

8. 新生儿筛查 正常足月儿出生 3 日后应进行先天性甲状腺功能减退症及苯丙酮尿症等先天性代谢缺陷病的筛查。早产儿因内分泌轴成熟延迟，可于出生后 2 周查血清甲状腺功能，以免漏诊先天性甲状腺功能减退症。

9. 听力筛查 无论正常足月儿还是早产儿，均应于出生后常规用耳声发射进行听力筛查，如筛查未通过，需进行脑干诱发电位检查，以做到早期发现、早期治疗。

10. 视网膜筛查 由于早产儿视网膜发育未成熟，易发生 ROP，应对出生体重 <2 000g 的早产儿进行常规筛查，筛查通常于出生后第 4 周或校正胎龄 32 周时开始，对有严重并发症、长时间高浓度吸氧或机械通气者，应重点筛查。对于正常足月儿，有条件者亦应进行眼底筛查，以及时发现视网膜及其他眼部发育异常，做到早期发现、早期治疗。

（王华）

第二节 新生儿窒息

一、概述

新生儿窒息（asphyxia of newborn）是指新生儿出生后不能建立正常的自主呼吸而导致低氧血症、混合性酸中毒及全身多脏器损伤。其发病率因诊断标准的差异而不同。窒息是导致新生儿死亡及小儿致残的主要疾病之一。

二、病因

凡能导致胎儿或新生儿缺氧的各种因素均可引起窒息，包括导致孕母缺氧的疾病，如呼吸功能不全、严重贫血及一氧化碳中毒等；胎盘功能障碍、心力衰竭、妊娠高血压综合征、低血压等均为窒息的常见病因。其他病因如下。

1. 胎盘异常 前置胎盘、胎盘早剥和胎盘老化等。

2. 脐带异常 脐带受压、脱垂、绕颈、打结、过短和牵拉等。

3. 胎儿因素 贫血、宫内感染、心肌病、胎儿水肿、严重的心脏和循环功能不全等。

4. 分娩因素 难产、高位产钳、胎头吸引、臀位；产程中麻醉药、镇痛药及药物使用不当等。

三、临床特征

(一) 胎儿宫内窘迫

早期有胎动增加,胎心率≥160 次/min;晚期则胎动减少(<20 次/12h),甚至消失,胎心率<100 次/min;羊水胎粪污染。

(二) 窒息程度判定

阿普加评分(Apgar 评分)是临床评价出生窒息程度时经典且简易的方法(表 3-2-4)。评价标准:每项 0~2 分,总共 10 分。1 分钟 Apgar 评分 8~10 分为正常;Apgar 评分除反映窒息严重程度外,还可反映窒息复苏的效果及帮助判断预后。

表 3-2-4 新生儿 Apgar 评分内容及标准

体征	0 分	1 分	2 分
皮肤颜色	青紫或苍白	四肢青紫	全身红润
心率/(次·min^{-1})	无	<100	>100
对刺激反应	无反应	反应及哭声弱	哭声响,反应灵敏
肌张力	松软	四肢略屈曲	动作灵活
呼吸	无	微弱,不规则	良好,哭声响

但应注意的是,要客观、快速及准确地进行评估;胎龄小的早产儿成熟度低,虽无窒息,但评分较低;孕母应用镇静药等,评分可较实际的低;故单纯依靠 Apgar 评分进行新生儿窒息诊断是不够全面的。

(三) 并发症

由于窒息程度不同,发生器官损害的种类及严重程度各异,常见并发症如下。

1. 中枢神经系统　HIE 和颅内出血。
2. 呼吸系统　胎粪吸入综合征、呼吸窘迫综合征及肺出血等。
3. 心血管系统　缺氧缺血性心肌损害、持续性肺动脉高压等。
4. 泌尿系统　急性肾小管坏死、肾功能不全及肾静脉血栓形成等。
5. 代谢方面　低血糖或高血糖、低钙及低钠血症等。
6. 消化系统　应激性溃疡和坏死性小肠结肠炎等。

四、辅助检查

对宫内缺氧胎儿,胎头露出宫口时取头皮血进行血气分析,或在出生后测定脐动脉血 pH,可以估计宫内缺氧或窒息的程度;检测血糖、电解质、肝功能、肾功能等指标有助于对代谢和脏器损害程度的判断。

五、疾病识别要点

(一) 诊断标准

结合 Apgar 评分及脐动脉血气分析 pH,我国诊断新生儿窒息的具体方案如下。

1. Apgar 评分及脐动脉血气分析 pH　新生儿出生后进行 Apgar 评分,在二级及以上或有条件的医院,出生后应即刻进行脐动脉血气分析。轻度窒息:1分钟Apgar评分≤7分,或5分钟Apgar评分≤7分,伴脐动脉血pH<7.2;重度窒息:1分钟Apgar评分≤3分,或5分钟Apgar评分≤5分,伴脐动脉血pH<7.0。

2. 无脐动脉血气分析pH者的Apgar评分 未取得脐动脉血气分析结果者,1分钟Apgar评分≤3分列入严重新生儿窒息,1分钟Apgar评分≤7分列入轻度新生儿窒息。

(二)诊断思路

应重视围生期缺氧病史,尤其强调胎儿窘迫及胎心率异常,在有条件的医院常规定时进行胎心监护,若呈现不同程度的胎心减慢、可变减速、晚期减速、胎心变异消失等,可作为新生儿窒息的辅助诊断条件,尤其是对于没有条件作脐动脉血气分析的单位。

(三)根据临床表现进行初步识别

出生后及时客观、快速、准确评估新生儿的状况十分重要,出生时Apgar评分的高低可初步预判新生儿是否有窒息及窒息的严重程度,但1分钟Apgar评分仅反映的是出生后1分钟时的情况,胎龄小和母亲分娩前使用镇静剂的新生儿,评分可较实际低;对评分异常的新生儿应密切观察生命体征是否平稳,有无器官系统受损的表现,给予相应处理。

(四)疾病演变过程

1分钟Apgar评分反映新生儿出生时是否存在窒息,5分钟Apgar评分可反映复苏的效果及帮助判断预后,但Apgar评分不是评估低氧和预测神经损害的唯一依据,缺氧的时间和程度与窒息的严重度和并发症有关。严重窒息可损伤全身各器官系统,产生一系列并发症,甚至威胁生命;有的并发症可产生后遗症,降低新生儿的生存质量,给家庭和社会带来负担。

(五)鉴别诊断

胎儿窘迫是指孕妇、胎儿或胎盘的各种高危因素引起胎儿在子宫内缺氧和酸中毒,产生胎心率及一系列代谢和反应的改变,以及危及生命健康的综合表现。

六、治疗原则、社区随访及转诊时机

(一)治疗原则

复苏(resuscitation)必须分秒必争,并由产科医师、儿科医师、助产士及麻醉医师共同协作完成复苏。应严格按照A(air way,开放气道)→B(breath,建立呼吸)→C(circulation,维持循环)→D(drug,药物治疗)步骤进行复苏,且步骤不能颠倒。大多数新生儿经过A和B步骤即可复苏,少数则需要A、B及C步骤,仅极少数需A、B、C及D步骤才可复苏。复苏后还需进行E(evaluation,评价)。

1. 新生儿窒息复苏可分为四个步骤

(1)基本步骤:快速评估、初步复苏及评估。

(2)人工呼吸:包括面罩或气管插管正压人工呼吸。

(3)胸外按压。

(4)给予药物或扩容输液。

2. 复苏步骤和程序(图3-2-1) 根据"ABCDE"复苏方案,复苏分以下几个步骤。

(1)快速评估:出生后立即用数秒钟快速评估:"是足月吗? 羊水清亮吗? 有呼吸或哭声吗? 肌张力好吗?"以上任何一项为"否",则进行以下初步复苏。

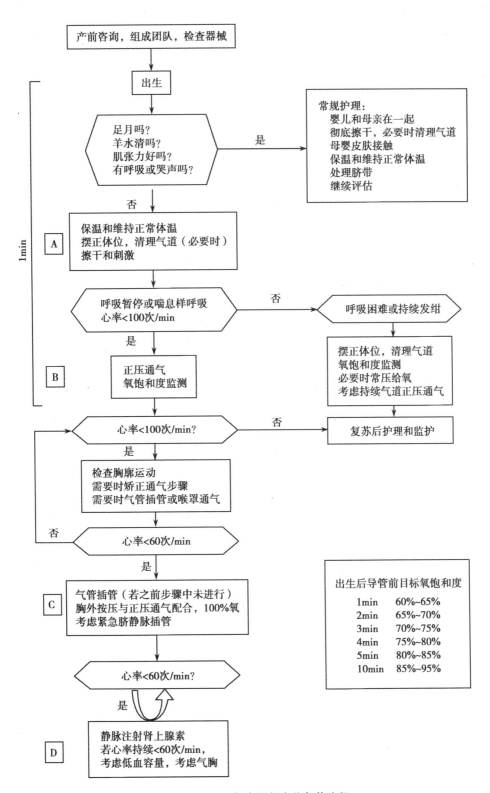

图 3-2-1　2016 年中国新生儿复苏流程

（2）初步复苏

1）保暖：新生儿娩出后立即将其置于预热的辐射保暖台上，或根据实际情况采取保暖措施，如用预热的毯子裹住新生儿，以减少能量散失等。对于极低出生体重儿，可出生后不擦干，将其躯体及四肢放在清洁的塑料袋内，或盖以塑料薄膜置于辐射保暖台。

2）摆好体位：头轻微仰伸位。

3）清理呼吸道：肩娩出前，助产士用手挤出新生儿口咽、鼻腔中的分泌物。新生儿娩出后，立即用吸球或吸管（12F 或 14F）清理分泌物，先口咽，后鼻腔，直至吸净口咽和鼻腔的黏液。但应限制吸管的深度和吸引时间（约 10 秒），吸引器的负压不应超过 100mmHg。如羊水混有胎粪，且新生儿无活力，在婴儿呼吸前，应采用胎粪吸引管进行气管内吸引，将胎粪吸出。如羊水清或羊水污染，但新生儿有活力（有活力的定义：呼吸规则或哭声响亮、肌张力好及心率 >100 次 /min），则可以不进行气管内吸引。

4）擦干：用温热干毛巾快速擦干全身。

5）刺激：用手拍打或手指轻弹患儿的足底或摩擦背部 2 次以诱发自主呼吸。以上步骤应在 30 秒内完成。

（3）正压通气：如新生儿仍呼吸暂停或喘息样呼吸，心率 <100 次 /min，应立即正压通气。无论足月儿或早产儿，正压通气均要在脉氧饱和度仪的监测指导下进行。足月儿可用空气复苏，早产儿开始给予 21%~40% 浓度吸氧，用空氧混合仪根据脉氧饱和度调整吸入氧浓度，使血氧饱和度达到目标值。正压通气需要 20~25cmH$_2$O，少数病情严重者需 30~40cmH$_2$O，2~3 次后维持在 20cmH$_2$O；通气频率为 40~60 次 /min（胸外按压时为 30 次 /min）。有效的正压通气应显示心率迅速增快，以心率、胸廓起伏、呼吸音及脉氧饱和度作为评估指标。经 30 秒充分正压通气后，如有自主呼吸，且心率 >100 次 /min，可逐步减少并停止正压通气。如自主呼吸不充分，或心率 <100 次 /min，须矫正通气步骤，必要时气管插管正压通气。

（4）胸外心脏按压：如充分地有效正压通气 30 秒后心率持续 <60 次 /min，应同时进行胸外心脏按压，胸外心脏按压和气管插管气囊正压通气 45~60 秒后再进行评估。用双拇指或示指、中指按压胸骨体下 1/3 处，频率为 90 次 /min（每按压 3 次，正压通气 1 次），按压深度为胸廓前后径的 1/3。持续正压通气 >2 分钟时可产生胃充盈，应常规插入 8F 胃管，用注射器抽气和通过在空气中敞开端口缓解。

（5）药物治疗：新生儿复苏时很少需要用药。

1）肾上腺素：经气管插管气囊正压通气，同时胸外按压 45~60 秒后，心率仍 <60 次 /min 者，应立即给予 1∶10 000 肾上腺素 0.1~0.3ml/kg，首选经脐静脉导管内注入；或经气管导管内注入，剂量为 1∶10 000 肾上腺素 0.5~1.0ml/kg，5 分钟后可重复 1 次。

2）扩容剂：有低血容量并怀疑失血性休克的新生儿，在对其他复苏措施无反应时，给予生理盐水，剂量为每次 10ml/kg，于 5~10 分钟脐静脉或外周静脉缓慢输注。大量失血需输入与新生儿交叉配血检查阴性的同型血。

3）碳酸氢钠：在复苏过程中一般不推荐使用碳酸氢钠。

（6）复苏后监护：复苏后的新生儿可能有多器官损害的危险，应继续监护，包括体温管理、生命体征监测、早期发现并发症。继续监测血氧饱和度、心率、血压、血细胞比容、血糖、血气及血电解质等，以维持内环境稳定。复苏后应立即进行血气分析，有助于评估窒息的程度。及时对脑、心、肺、肾及胃肠等器官功能进行监测，早期发现异常并适当干预，以减少窒息导致的死亡和伤残。

(二) 社区随访

对出生时有窒息,尤其是有并发症的新生儿,应定期随访评估其生长发育及神经精神运动发育状况,早期发现和早期识别异常并早期干预。

(三) 转诊时机

1. 宫内转运 母亲妊娠期若发现有可能引起胎儿宫内缺氧的并发症或合并症、胎盘功能异常、胎儿发育异常等,且当地医院救治能力有限,为保证母亲和胎儿的安全,应将孕母转诊到上级医院分娩。

2. 复苏后转运 新生儿复苏后,生命体征不稳定或有并发症发生,而当地医院救治水平不能满足治疗需求时,应选择适合新生儿救治的医院;但要切实评估转运的风险,并告知家属,获得知情同意。

七、疾病预防、筛查和管理

(一) 预防

正确的复苏是降低新生儿窒息死亡率和伤残率的主要手段;用最新的技术培训参与分娩的医务人员,提高新生儿复苏的水平,是预防的关键。

(二) 筛查

新生儿窒息是由于产前、产时或产后的各种病因引起气体交换障碍,使新生儿出生后不能建立正常的自主呼吸。因此,使胎儿、新生儿血氧浓度降低的任何因素都可引起窒息,对于有这些高危因素存在风险的分娩必须高度重视,做好复苏的准备。

(三) 管理

加强围生期保健,及时处理高危妊娠;加强对胎儿的监护,避免功能缺氧;推广复苏技术,培训接产人员;各级医院产房内需配备复苏设备,高危妊娠分娩时必须有掌握复苏技术人员在场。

(王华)

第三节 新生儿肺炎

一、概述

新生儿肺炎(neonatal pneumonia)根据病因不同可分为新生儿吸入性肺炎和新生儿感染性肺炎。

1. 新生儿吸入性肺炎 又可分为羊水吸入性肺炎、胎粪吸入性肺炎、乳汁吸入性肺炎,是新生儿由于吸入羊水、胎粪或乳汁后引起肺部化学性炎症反应或继发感染而引起的肺炎。临床主要表现为气道阻塞、呼吸困难综合征,胸片发现持续时间较长的肺部炎症改变为其特征。而因吸入物的性质、量及吸入深度的不同,临床表现也各异。

2. 新生儿感染性肺炎 可发生在产前、产时或出生后,分别称为产前感染性肺炎、产时感染性肺炎和产后感染性肺炎,前两者又称为宫内感染性肺炎。

二、病因

(一)吸入性肺炎

吸入羊水、胎粪或乳汁等引起的呼吸系统病理改变。

(二)感染性肺炎

1. 宫内感染性肺炎

(1) 吸入污染羊水:母亲妊娠期受细菌、病毒、原虫等感染,胎膜早破24小时以上或绒毛膜羊膜炎污染羊水。

(2) 血行传播至肺:孕母在妊娠后期受到病毒、原虫、支原体及梅毒螺旋体等感染,病原体可通过胎盘屏障经血行传播给胎儿。

2. 分娩过程中感染性肺炎　致病微生物所致肺炎与宫内吸入污染羊水所致肺炎相仿,细菌感染以革兰氏阴性杆菌较多见,此外有B族链球菌(group B streptococcus,GBS)、沙眼衣原体、解脲脲原体及CMV、HSV等病毒。

3. 出生后感染性肺炎

(1) 传播途径:接触、血行及医源性传播。

(2) 病原体

1) 细菌:以金黄色葡萄球菌、大肠埃希菌多见;许多机会致病菌,如克雷伯菌、铜绿假单胞菌、柠檬酸杆菌、不动杆菌等,大多为院内感染或出现在应用广谱抗菌药物后。

2) 病毒:以呼吸道合胞病毒、腺病毒感染多见。

3) 其他:如卡氏肺孢菌、解脲脲原体、衣原体等均可致肺炎。

三、临床特征

(一)新生儿吸入性肺炎

1. 羊水吸入性肺炎　复苏后即出现呼吸困难、发绀,从口腔中流出液体或泡沫,肺部听诊有湿啰音,持续时间超过72小时。

2. 胎粪吸入性肺炎　症状的轻重与吸入的羊水性质(稀薄或黏稠)和量的多少有关,临床可从轻微呼吸困难到严重的呼吸窘迫。新生儿复苏后即出现呼吸浅快(>60次/min)、鼻翼扇动、三凹征、呻吟和发绀,严重者可出现呼吸衰竭。胸廓隆起呈桶状,早期两肺有粗湿啰音,之后出现细湿啰音。上述症状和体征于出生后12~24小时更为明显。并发气胸或纵隔气肿时,呼吸困难可突然加重,呼吸音明显减低;并发持续肺动脉高压时,表现为持续严重发绀,对一般氧疗无反应;并发心功能不全时,心率增快,肝脏增大。

3. 乳汁吸入性肺炎　哺乳后突然出现呼吸停止、发绀或呛咳,清理气道时吸出乳汁;严重者突然出现呼吸窘迫、三凹征、肺部湿啰音增多,且症状和体征持续时间超过72小时。

(二)新生儿感染性肺炎

感染性肺炎为新生儿常见病、多发病,是引起新生儿死亡的重要原因。临床可表现为不同程度的呼吸浅速、鼻翼扇动、青紫、点头呼吸、口吐白沫、吸气性三凹征等。肺部体征早期可不明显,病程中可出现啰音,还可出现感染中毒症状,如低体温、反应差、昏迷、抽搐,以及呼吸、循环衰竭等严重表现。

四、辅助检查

(一)血液检查

血常规和血生化(血糖、血钙)等检查。

(二)培养检查

气管吸引物培养及血培养。

(三)血气分析

血气分析可提示低氧血症、高碳酸血症,以及代谢性或混合性酸中毒。若低氧血症很明显,与肺部的病变或呼吸困难的程度不成比例,需注意有无并发持续肺动脉高压。

(四)胸部 X 线检查

1. 羊水吸入性肺炎　可表现为密度较淡的斑片状阴影,可伴轻度或中度肺气肿。

2. 胎粪吸入性肺炎　肺部影像学改变在出生后 12~24 小时更为明显。典型表现为两肺散在密度增高的粗颗粒或片状、云絮状阴影,或伴节段性肺不张及肺气肿,可并发气胸和 / 或纵隔积气;合并新生儿持续性肺动脉高压时,支气管影减少,肺透光度增加;合并急性呼吸窘迫综合征时,可见肺透明膜病的特征性 X 线改变。胸片和临床表现的轻重程度可不成正比。

3. 乳汁吸入性肺炎　可表现为肺门阴影增宽,肺纹理增粗或出现斑片影,可伴肺气肿或肺不张。反复吸入者可发生间质性肺炎,甚至肺纤维化、肺气肿、肺不张和弥漫性浸润影,部分出现纵隔气肿、气胸。

4. 感染性肺炎　细菌性和病毒性肺炎在 X 线片上不易区别,常见表现如下。

(1) 两肺广泛点状浸润影。

(2) 片状、大小不一、不对称的浸润影,常伴肺气肿、肺不张,偶见大叶实变伴脓胸、脓气胸、肺脓肿、肺大疱。

(3) 两肺弥漫性模糊影,阴影密度深浅不一,以细菌性感染较多见。

(4) 两肺门旁及内带见肺叶间质条索影,可伴散在的肺部浸润、明显肺气肿,以及纵隔疝,以病毒性肺炎较多见。

(五)彩色多普勒超声检查

彩色多普勒超声检查可见三尖瓣反流(新出现者提示肺动脉高压)或卵圆孔和 / 或动脉导管的右向左分流。

五、疾病识别要点

(一)诊断标准

1. 病史　孕妇产前有感染性疾病、羊膜早破、胎儿羊水吸入,或与呼吸道感染者密切接触史。

2. 临床症状和体征　体温不升或发热、精神差、反应低下、拒奶、发绀或苍白、气急、吐沫、鼻翼扇动、呼吸不规则或暂停,可出现呼吸衰竭的表现。双肺体征有干 / 湿啰音,也可为阴性;心率增快,有时可出现腹胀或肝脾肿大。

3. 胸部 X 线检查　表现为两肺纹增粗,双肺下野可见斑片状阴影,或小片状阴影融合为大片状阴影,也可以合并为大片肺不张。

4. 实验室检查　白细胞、中性粒细胞增多,急性期有 CRP 增高、红细胞沉降率增快;咽拭子培养、血培养可获致病菌。

（二）诊断思路

新生儿吸入性肺炎多有宫内及出生时窒息史,乳汁吸入性肺炎多有喂奶后发生呛咳或窒息史;新生儿感染性肺炎的患儿母亲产前有感染性疾病、羊膜早破或与呼吸道感染者有密切接触史。母亲符合以上病史的患儿在出现呼吸频率、节律或呼吸形式改变,伴有鼻翼扇动、三凹征、呻吟或发绀,甚至肺部出现湿啰音时,需要考虑新生儿肺炎的诊断。

（三）根据临床表现进行初步识别

1. 产前感染性（宫内感染性）肺炎　患儿一般状态较差,气促、呻吟、体温不稳定、面色苍白等;若为血行途径感染者,常缺乏肺部体征,表现为黄疸、肝脾肿大和脑膜炎等多系统受累。

2. 产时感染性肺炎　如果为细菌性感染,常在出生后 3~5 日发病,严重者可伴有败血症表现。

3. 产后感染性肺炎　常表现为发热或体温不升、气促、发绀、口吐泡沫、鼻翼扇动及三凹征等。某些 X 线征象对细菌性和病毒性肺炎的鉴别具有一定的提示作用,如大叶性实变伴脓胸、脓气胸、肺脓肿和肺大疱多见于细菌性肺炎;散在肺部浸润影伴明显肺间质条索影、肺气肿和纵隔疝则多见于病毒性肺炎。

（四）疾病演变过程

新生儿感染性肺炎是引起新生儿死亡的重要原因之一,可发生在产前、产时或产后,主要由细菌、病毒、衣原体、真菌等病原体引起。感染性肺炎严重者可发生呼吸衰竭、心力衰竭、持续肺动脉高压、抽搐、昏迷、休克和 DIC 等。鼻咽部分泌物细菌培养、病毒分离、荧光抗体和血清特异性抗体检查有助于病原学诊断。

吸入性肺炎的发生、发展与吸入物的性质及量的大小密切相关;吸入大量胎粪所致的吸入性肺炎,可出现明显的呼吸困难、肺不张、肺气肿、气胸等;误吸入大量奶汁者,如处理不及时,可导致窒息死亡。

（五）鉴别诊断

1. 新生儿湿肺（暂时性呼吸增快）　多见于足月儿,为肺淋巴和 / 或静脉吸收肺液的功能暂时低下,使其积留于淋巴管、静脉、间质、叶间胸膜和肺泡等处,影响气体交换所致;随着肺液被逐渐吸收,呼吸困难逐渐好转,一般 2~3 日症状缓解消失,因此为自限性疾病。听诊呼吸音减低,可有湿啰音。胸部 X 线片显示肺气肿、肺门纹理增粗和斑点状云雾影,常见毛发线（叶间积液）。对症治疗即可。

2. 膈疝（diaphragmatic hernia）　表现为阵发性呼吸急促及发绀。腹部凹陷,患侧胸部呼吸音减弱,甚至消失,可闻及肠鸣音;胸部 X 线片可见患侧胸部有充气的肠曲或胃泡影及肺不张,纵隔向对侧移位。

3. 新生儿呼吸窘迫综合征　多见于早产儿,大多出生后不久出现进行性加重的呼吸困难、发绀、呼吸性呻吟、吸气性三凹征和呼吸衰竭。体格检查可见胸廓塌陷,听诊呼吸音减低。胸部 X 线片可见肺透光度减低、毛玻璃样改变、心影模糊、肋间隙变窄。

4. 新生儿先天性心脏病　在出生后不久即可出现唇、指甲青紫或哭闹后青紫,同时出现吸吮无力、喂奶困难,平时呼吸急促,体格检查发现心脏有杂音。胸部 X 线片和心脏超声有相应发现。

六、治疗原则、社区随访及转诊时机

(一) 治疗原则

对于胎粪吸入性肺炎,重点在于积极防治胎儿宫内窘迫和尽量避免过期产。复苏时严禁使用尼可刹米、洛贝林等呼吸兴奋剂。对乳汁吸入性肺炎的患儿,要注意早产儿奶量增加不宜过快,一定要注意减少反流误吸的可能。怀疑食管闭锁等畸形而尚未确诊前,喂养有发生吸入的危险,故在高度怀疑消化道畸形的患儿诊断明确前,需禁食观察;抬高床头和喂养后侧卧可减少吸入的风险。治疗期间要密切监测体温、呼吸、心率、血压、尿量、血氧饱和度的变化,密切观察呼吸窘迫症状和体征,减少不必要的刺激。胸部 X 线片监测肺部病变,注意有无并发气胸或纵隔气肿。

1. 新生儿吸入性肺炎

(1) 羊水吸入性肺炎

1) 对症治疗:根据缺氧程度选择吸氧方式。

2) 预防和控制感染:必要时选用针对革兰氏阴性菌的广谱抗菌药物。

(2) 胎粪吸入性肺炎:关键是改善通气和氧疗支持。

1) 清理呼吸道:对有羊水胎粪污染且宫内窘迫的新生儿,需立即评估其有无“活力”,“无活力”即无呼吸或喘息样呼吸、肌张力低下和 / 或心率 <100 次 /min。在分娩后呼吸出现前,应立即进行气管插管吸引。注意胃内容物也应吸净,避免误吸。如果胎粪黏稠,可用生理盐水灌洗气道。有“活力”者需注意监护其是否出现呼吸困难、发绀等表现。

2) 氧疗:当动脉血氧分压(PaO_2)< 50mmHg 或经皮血氧饱和度($TcSO_2$)<90% 时,应根据缺氧程度进行氧疗,维持 PaO_2 在 50~80mmHg 或 $TcSO_2$ 在 89%~95%,早产儿应维持在 90%~95%,不宜 >95%,以防氧中毒。轻者选择鼻管、头罩给氧。当吸氧浓度(FiO_2)>40% 时,可用 CPAP治疗,当 PaO_2<50mmHg,动脉血二氧化碳分压($PaCO_2$)>60mmHg 时,常采用同步间歇指令通气来机械通气,对于常频呼吸机应用无效或有气漏,如气胸、间质性肺气肿者,用高频振荡通气。

3) 对症支持治疗:注意保暖、镇静、能量供应,以及维持血压、血糖、血钙正常,纠正酸中毒等。保证入量,适当限制液体。注意胸部物理治疗,定时翻身、拍背、吸痰,尤其对机械辅助呼吸者。

4) 肺表面活性物质的使用:可显著提高血氧合状态,且早期应用表面活性物质可降低气漏发生的概率,还能改善氧合,缩短应用机械通气的时间。

5) 抗菌药物应用:积极寻找细菌感染的证据(血培养、气管分泌物培养等),必要时选择广谱抗菌药物治疗。

(3) 乳汁吸入性肺炎

1) 清理呼吸道:立即用吸管或气管插管吸引,保持呼吸道通畅。

2) 改善通气和供氧:根据缺氧程度选择吸氧方式。

3) 预防和控制感染:选用广谱抗菌药物,可取气管分泌物来进行细菌培养和药敏试验。

4) 对症治疗:保证营养。轻症者可少量多次喂奶,重症不能喂哺者需静脉输液,必要时给肠外营养,及时治疗各种并发症。

2. 新生儿感染性肺炎

(1) 呼吸道管理:雾化吸入,体位引流,定期翻身、拍背,及时吸净口鼻分泌物,伴严重肺不张者行气管冲洗。

（2）供氧：维持 PaO_2 在 50~80mmHg。轻症者予头罩给氧；当缺氧未改善且血气以低氧血症为主时，可行 CPAP 治疗；$PaCO_2 \geq 70mmHg$ 或 $FiO_2 > 0.8$ 时，$PaO_2 < 50mmHg$ 或反复呼吸暂停者，需机械通气治疗。因肺炎时多伴有肺气肿，初调参数吸气峰压 $20cmH_2O$ 左右，呼气末正压 $3~4cmH_2O$，呼吸频率 40~50 次 /min 为宜。

（3）控制感染：考虑细菌感染而病因未明时，首选第三代头孢菌素，必要时联合应用；乙型溶血性链球菌感染或李斯特菌肺炎可用氨苄西林；沙眼衣原体和解脲脲原体肺炎首选红霉素；巨细胞病毒性肺炎首选更昔洛韦。

（4）积极治疗各种并发症。

（5）支持治疗：保证能量和生理需要量，喂奶以少量多次为宜，避免误吸，不能进食者静脉补液。注意输液勿过快过多，以免引发心力衰竭。严重感染者可静脉输注免疫球蛋白，连用 3~5 日，增加机体免疫功能。

（二）社区随访

新生儿肺炎在治疗出院后可在基层医院随访，随访的主要内容如下。

1. 症状　通过问诊患儿家属了解患儿呛咳、呕吐等有无反复。

2. 体征　常规体格检查观察心肺部体征有无异常，有无其他系统并发症表现。

3. 随访　密切观察患儿一般情况、呼吸、心率等表现，及早发现由于新生儿免疫力不成熟而导致的感染病情反复。

4. 辅助检查　社区或乡镇可根据患儿情况进行一些简单的检查，如血常规或胸部 X 线检查。

（三）转诊时机

对胎膜早破、绒毛膜羊膜炎孕妇，在分娩前可用抗菌药物预防胎儿感染，婴儿娩出后需要密切观察呼吸状况，如果出现呼吸增快、血氧饱和度不稳定，需要及时转诊，避免因病原学证据不充分贻误抗感染治疗时机，引起更加严重的并发症。对于社区感染性肺炎，在治疗过程中，应该密切观察有无特殊病原体感染的可能，如果持续发热、呼吸困难加重、血氧饱和度不稳定，也需要及时转诊至上级医院，进一步明确病因，对因治疗。

七、疾病预防、筛查和管理

（一）预防

针对引起新生儿肺炎的病因采取相应的预防措施：母亲分娩前避免感染、分娩前和分娩时防治胎儿宫内窘迫；出生时新生儿窒息及出生后喂养时避免发生误吸，接触新生儿前应注意手卫生；房间保持空气流通；家庭人员若患感染性疾病应不与新生儿接触。

（二）筛查

由于新生儿肺炎临床表现不典型，发现新生儿有异常表现（如出现发热、鼻塞或肺外症状呛咳、呕吐等）时，应及时到医院就诊。

（三）管理

加强对新生儿的护理和喂养的管理。

（王华）

第四节　新生儿黄疸

一、概述

新生儿黄疸是因胆红素在体内积聚引起的皮肤或其他器官黄染,是新生儿期最常见的临床问题。新生儿血中胆红素超过 5~7mg/dl(成人超过 2mg/dl)可出现肉眼可见的黄疸。间接胆红素增高是新生儿黄疸最常见的表现形式,重者可引起胆红素脑病(核黄疸),造成神经系统的永久性损害,严重者可死亡。

二、病因

(一) 早期新生儿病理性黄疸

早期新生儿指出生 1 周以内的新生儿,常见原因有以下三类。

1. 围生因素

(1) 宫内窒息:导致肝脏缺氧缺血,影响肝脏对胆红素的代谢。

(2) 出血:头颅血肿、颅内出血或其他皮肤内脏出血,胆红素来源增加而导致黄疸。

(3) 肠肝循环增加:多见于开奶晚、进食少的新生儿,为胎粪排出延迟所致。

(4) 红细胞增多症:常见于胎儿 - 胎儿输血、胎儿 - 母体输血、脐带结扎延迟等,静脉血血细胞比容 >65% 为其特征。

2. 溶血因素

(1) 同族免疫性母儿血型不合溶血病:由于母婴血型不合导致母亲对胎儿的红细胞产生抗体,引起胎儿红细胞破坏后产生大量胆红素,确诊依靠溶血病血清学检查。最常见的为 ABO 血型不合溶血病,其次为 Rh 血型不合溶血病,后者较少见,但若发病则多较严重。

(2) 遗传性球形红细胞增多症:如果家族中有患本症或 40 岁以下有患胆石症的成员。末梢血涂片可观察到红细胞形态异常或红细胞脆性试验有异常。

(3) 非球形红细胞溶血:由于红细胞内在缺陷,如红细胞葡萄糖 -6- 磷酸脱氢酶缺乏可发生严重溶血和高胆红素血症。

3. 感染因素　新生儿感染,如早发性败血症等可使黄疸加重,有时黄疸是新生儿败血症唯一的早期表现,应特别重视结合病史、感染途径、不典型症状及辅助检查等,进行全面分析排查。

(二) 晚期新生儿病理性黄疸

晚期新生儿指出生后 2~4 周的新生儿,常见病因有三方面。

1. 感染因素　新生儿免疫功能不成熟,易患感染性疾病并因此导致胆红素升高,常表现为直接胆红素及间接胆红素均升高。一定要详细询问病史,认真查体并进行相应的辅助检查,以明确诊断。

2. 母乳性黄疸　临床上将母乳性黄疸分为早发型和晚发型,早发型与生理性黄疸出现及高峰时间均相似,只是胆红素峰值超过生理性黄疸平均值;而晚发型母乳性黄疸高峰多在出生后 2~3 周。除黄疸外,患儿生长发育良好、不伴贫血、无任何临床症状,以胆红素升高为主,至今原因仍不明确,主要是需要对其他引起病理性黄疸的原因进行排除诊断以便进一步针对性治疗。

3. 直接胆红素升高常见病因

(1) 新生儿感染性肝炎:多为宫内感染,由母亲垂直传播,多由病毒引起。

(2) 先天性胆道闭锁:病因尚不清楚,有研究者认为是炎性病变导致胆道管腔阻塞的结果。初生时多无异常,常在出生后 3~4 周发现黄疸并逐渐加深,粪便颜色变浅,尿色深,同时伴肝脾肿大,之后逐渐出现肝硬化。应早期诊断早期手术治疗。

(3) 胆汁黏稠综合征:早产儿静脉营养或早期严重溶血致高胆红素血症患儿较多见,常由于胆总管被黏稠的胆汁阻塞所致的继发性梗阻性黄疸,随着日龄增加及给予消炎利胆治疗多可恢复。

(4) 先天性代谢缺陷:由于机体缺乏某些代谢酶,使异常代谢产物在肝脏累积导致肝功能受损,常有家族史。如果反复出现黄疸、体重不增、低血糖、呕吐、白内障等症状,一定要进行遗传代谢性疾病排查。

三、临床特征

(一) 生理性黄疸

1. 一般情况 良好。足月儿出生后 2~3 日出现黄疸,4~5 日达高峰,5~7 日消退,最迟不超过 2 周。早产儿黄疸多于出生后 3~5 日出现,5~7 日达高峰,7~9 日消退,最长可延迟到 3~4 周。

2. 实验室检查 每日血清胆红素升高 <85μmol/L(5mg/dl)或每小时 <0.5mg/dl。血清总胆红素(total serum bilirubin,TSB)尚未达到相应日龄及相应危险因素下的光疗干预标准。

(二) 病理性黄疸

1. 一般情况 黄疸持续时间长,足月儿 >2 周,早产儿 >4 周。黄疸退而复现。

2. 实验室检查 出生后 24 小时内出现黄疸,TSB>102μmol/L(6mg/dl)。血清 TSB 已达到相应日龄及相应危险因素下的光疗干预标准,或每日上升超过 85μmol/L(5mg/dl),或每小时 >0.5mg/dl。血清直接胆红素 >34μmol/L(2mg/dl)。

四、辅助检查

1. 血常规及网织红细胞 有助于新生儿溶血病的筛查,必要时可血涂片观察红细胞形态。

2. 血型 包括父母及新生儿血型,必要时进一步行血清特异性抗体检测以助确诊。

3. 红细胞脆性试验 怀疑黄疸由溶血引起,但又排除了 ABO、Rh 溶血病时可进行本试验。

4. 肝功能检查 显示总胆红素、直接胆红素、间接胆红素升高的程度和比例,以及是否合并转氨酶升高。

5. 尿常规 正常小便不含胆红素,若尿胆红素阳性提示血清胆红素增高。

6. 高铁血红蛋白还原试验 间接反应葡萄糖 -6- 磷酸脱氢酶的活性,但有可能出现假阴性,确诊葡萄糖 -6- 磷酸脱氢酶缺乏症还需要进一步检测该酶的活性。

7. 感染相关检查 疑为感染所致黄疸,应行血常规及 CRP、大小便、脑脊液、PCT 等检查。

8. 基因检查 必要时进行尿苷二磷酸葡糖醛酸转移酶基因检查。

9. 超声 是持续性黄疸鉴别诊断的首选无创检测方法,胆道系统疾病所致的黄疸都可在超声下显示病变情况。

10. 放射性核素肝扫描　可以早期诊断胆道闭锁。

11. CT 检查　对胆道系统疾病显示优于腹部超声，可用于鉴别某些代谢性疾病。

五、疾病识别要点

根据临床实际，目前高胆红素血症风险评估方法是采用日龄或小时龄胆红素值；同时也根据不同胎龄、出生后小时龄、是否存在高危因素来评估和判断这种胆红素水平是否属于正常或安全，以及是否需要治疗干预，而不是以一固定数值表述。但目前基层医院仍在持续使用生理性黄疸和病理性黄疸的概念。进行黄疸检查是诊断的关键。

（一）黄疸检查方法

1. 目测法　适用于对黄疸程度的初步判定或无胆红素检测条件的基层医院。头面及颈部可见黄疸，TSB 约 85μmol/L（5mg/dl）；头面颈部加躯干部黄疸，TSB 136~170μmol/L（8~10mg/dl）；头面颈、躯干加四肢黄疸，TSB 221~255μmol/L（13~15mg/dl）；再加上手心和足心皮肤黄疸，TSB 306~340μmol/L（18~20mg/dl）。

2. 微量血胆红素测定　只能测血清总胆红素，测定值略高于静脉血测定值。

3. 经皮胆红素测定　无创，但只能测量总胆红素，一般高于 16~18mg/dl 时就不太准确，影响因素较多，仅能作为筛查。

4. 静脉血测胆红素　应用较广泛且准确，可测定血清总胆红素和直接胆红素。

（二）诊断思路

1. 早期新生儿病理性黄疸　指出生 1 周以内新生儿；常见原因有围产、溶血和感染三大因素，围产因素包括宫内窒息、体内出血、肠肝循环增加、产前用药、红细胞增多症等；溶血因素包括同族免疫性母儿血型不合溶血病、遗传性球形红细胞增多症、非球形红细胞溶血等；感染因素如重症肺炎、败血症、化脓性脑膜炎等均可使黄疸加重。

2. 晚期新生儿病理性黄疸　指出生后 2~4 周的新生儿；常见的病因有感染性、母乳性和直接胆红素升高三种类型。直接胆红素升高常见于新生儿感染性肝炎、先天性胆道闭锁、胆汁黏稠综合征、先天性代谢缺陷等。

（三）诊断标准

以往以新生儿血清胆红素水平足月儿是否超过 220.6μmol/L（12.9mg/dl），早产儿是否超过 256.5μmol/L（15mg/dl）作为判断生理性和病理性黄疸的重要依据，但是新生儿在出生后的胆红素水平是一个动态变化过程，因此小时胆红素列线图（图 3-2-2）提供了一个判断依据，超过小时胆红素列线图第 95 百分位数（P_{95}）时，认为可以诊断为高胆红素血症，并需要相应的干预。

（四）根据临床表现进行初步识别

注意观察患儿黄疸出现时间、黄疸进展情况、有无伴随症状等，仔细询问有无加重黄疸的高危因素，以评估黄疸是否需要干预。新生儿高胆红素血症最危险的并发症是胆红素脑病，因此对于胆红素脑病的识别十分重要。发生胆红素脑病的血清胆红素阈值因日龄而异，足月儿多在 20~25mg/dl 以上，当早产、窒息、呼吸困难或缺氧、严重感染、低白蛋白血症、低血糖、低体温、酸中毒或体重低于 1 500g 时，血清胆红素低于临界值亦可发生胆红素脑病，一般可于重度黄疸高峰后 12~48 小时出现症状。如果在胆红素增高的情况下，出现反应低下、

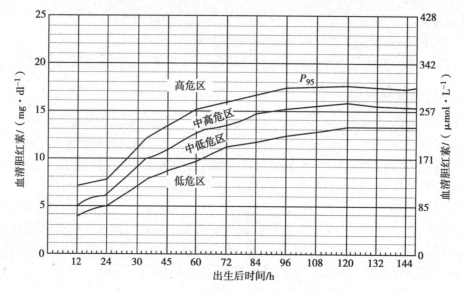

图 3-2-2 新生儿小时胆红素列线图

嗜睡、轻度肌张力减低、活动减少、吸吮弱等表现,需要高度警惕,如果没有换血设备或强化光疗的设备,必须极早转运至上级医疗机构。

（五）疾病演变过程

大多数高胆红素血症光疗后能够得到有效的治疗,部分高胆红素血症,尤其是合并一些高危因素的新生儿,有发生胆红素脑病的风险,在积极光疗的同时,应有效处理危险因素,防止胆红素脑病的发生。

（六）鉴别诊断

首先应鉴别胆红素增高是以直接胆红素增高为主还是以间接胆红素增高为主。在以直接胆红素增高为主的黄疸中,尤其需要注意与先天性胆道闭锁相鉴别,因为对于新生儿胆道闭锁,早期诊断和干预很重要,后期由于胆汁性肝硬化的发生而造成肝脏不可逆的损伤,且引流手术无效者,肝移植是治疗选择。而在以间接胆红素增高为主的黄疸中,一定要注意鉴别同族免疫性血型不合溶血病,尤其要警惕一些少见血型不合的溶血。

六、治疗原则、社区随访及转诊时机

（一）治疗原则

1. 一般治疗 维持机体内环境处于最佳状态,保护血脑屏障功能,避免使用与胆红素竞争白蛋白结合位点的药物,尽早明确黄疸原因,对因治疗。

2. 光疗 是一种降低血清间接胆红素的简单易行的方法,蓝光是人工照射的最好光源,也可选择绿光或白光。

（1）光疗指征:光疗标准很难用单一的数值界定,不同胎龄、日龄的新生儿有不同的光疗标准,还需要考虑是否存在发生胆红素脑病的高危因素。根据 2014 年《新生儿高胆红素血症诊断和治疗专家共识》,对出生胎龄 35 周以上的晚期早产儿和足月儿可参照 2004 年美国儿科学会推荐的光疗参考标准（图 3-2-3）,或将 TSB 超过小时胆红素列线图（图 3-2-2）第 95 百分位数（P_{95}）作为光疗标准,出生体重 <2 500g 的早产儿光疗标准可参考表 3-2-5。

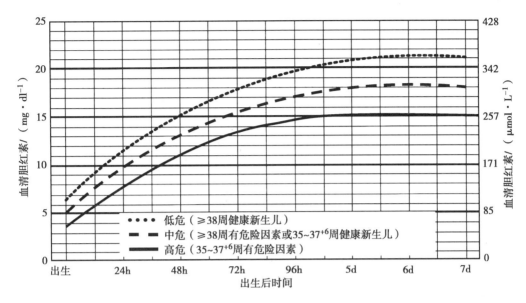

图 3-2-3　胎龄≥35 周早产儿及足月儿光疗参考标准

表 3-2-5　出生体重 <2 500g 的早产儿光疗和换血血清总胆红素参考标准　　　单位：mg/dl

出生体重 /g	胆红素参考标准											
	<24h		24~<48h		48~<72h		72~<96h		96~<120h		≥120h	
	光疗	换血	光疗	换血	光疗	换血	光疗	换血	光疗	换血	光疗	换血
<1 000	4	8	5	10	6	12	7	12	8	15	8	15
1 000~1 249	5	10	6	12	7	15	9	15	10	18	10	18
1 250~1 999	6	10	7	12	9	15	10	15	12	18	12	18
2 000~2 299	7	12	8	15	10	18	12	20	13	20	14	20
2 300~2 499	9	12	12	18	14	20	16	22	17	23	18	23

注：1mg/dl=17.1μmol/L。

(2) 停止光疗的指征：对于 >35 周的新生儿，一般当 TSB<222μmol/L（13mg/dl）可停光疗。具体方法参照如下。

1) 应用标准光疗时，当 TSB 降至胆红素的光疗阈值 50μmol/L（3mg/dl）以下时，停止光疗。

2) 应用强光疗时，当 TSB 降至胆红素的换血阈值 50μmol/L（3mg/dl）以下时，改为标准光疗，然后在降至光疗阈值以下后，停止光疗。

3. 换血疗法

(1) 换血指征：各种原因所致的高胆红素血症达到换血标准时均应进行换血治疗，足月儿和早产儿换血标准见图 3-2-4 和表 3-2-5；产前诊断明确为新生儿溶血病、出生时脐血胆红素 >76μmol/L（4.5mg/dl）、Hb 低于 110g/L 伴有水肿、肝脾肿大和心力衰竭者需换血；有核黄疸早期表现，如萎靡、吸吮无力、反射减弱等抑制表现者，无论血清胆红素高低都应考虑换血；早产儿或前一胎有溶血病史且病情较重者应放宽指征。

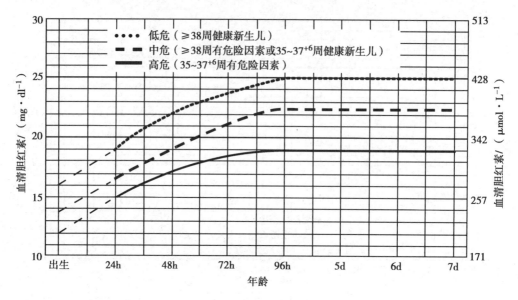

图 3-2-4　胎龄≥35 周早产儿及足月儿换血参考标准

　　(2) 换血方法:Rh 血型不合时,患儿应选择使用 Rh 血型同母亲,ABO 血型与新生儿同型或 O 型的血液。ABO 血型不合时,母亲 O 型血,患儿为 A 型或 B 型时,首选 O 型洗涤红细胞和 AB 型血浆的混合血,建议红细胞与血浆比例为(2~3):1。换血量为新生儿血容量的 2 倍(150~160ml/kg),可选用脐静脉或其他较粗的外周静脉,也可选用外周动脉和外周静脉同步换血。

　　4. 药物治疗

　　(1) 酶诱导剂:能提高尿苷二磷酸葡萄糖醛酸转移酶 1A1 的活性,需用药 2~3 日才会开始生效。首选药物为苯巴比妥 5~10mg/(kg·d),分 2~3 次口服,连用 4~5 日。

　　(2) 静脉注射免疫球蛋白(intravenous immunoglobulin,IVIg):可抑制溶血过程,一般用于重症溶血病早期,用量为 1g/kg,1 次大剂量注射疗法优于每日 400mg/kg 连续注射 3 日的疗法。

　　(3) 白蛋白:一般用于出生后 1 周内的重症高胆红素血症,胆红素(bilirubin;mg/dl)/ 白蛋白(albumin;g/dl)(B/A)可作为附加依据:胎龄≥38 周新生儿 B/A 达 8.0;胎龄≥38 周伴溶血或胎龄 35~37 周新生儿 B/A 达 7.2;胎龄 35~38 周伴溶血新生儿 B/A 达 6.8;以上情况可考虑使用白蛋白。

　　(4) 中药治疗:可使用茵栀黄口服液等,需要注意患儿是否出现腹泻,如果出现明显腹泻应立即停用。

　　(二) 社区随访

　　新生儿高胆红素血症的防治宗旨是减少重症高胆红素血症和防止胆红素脑病发生,而重症高胆红素血症和胆红素脑病绝大多数是可预防的,因此在社区一定要做好出院后的随访工作。保健机构对出院后新生儿的家庭访视,应该注意观察和评估黄疸程度,根据胆红素水平或黄疸程度及时嘱咐家长到医院就诊。

（三）转诊时机

如果1周内新生儿胆红素在新生儿小时胆红素列线图（图3-2-2）的第95百分位数（P_{95}）以上，没有光疗条件或光疗后的黄疸消退效果不明显者，应该及时向上级医院转诊，做好对家长的宣教和知情同意书签署工作。

如果有光疗条件，但患儿已有比较明显的胆红素脑病早期表现，建议由医护人员护送转运，转运途中持续使用光疗毯或光疗仪治疗，避免黄疸进行性加重发生严重并发症。

任何阶段新生儿胆红素监测达20mg/dl以上，均建议至上级医院进行进一步检查以明确原因。

在胆红素监测过程中，如果反复多次经皮监测胆红素超过18mg/dl，一定要注意抽血检查血清TSB和直接胆红素，注意观察肝脾大小，必要时进行肝、胆、胰、脾的超声检查。

警惕漏诊一些高胆红素血症，尤其是避免漏诊新生儿胆道闭锁，以免贻误患儿的手术时机。

七、疾病预防、筛查和管理

（一）预防

严密监测胆红素变化，尤其是在出生1周内出院的新生儿，更需要反复向家长交代监测胆红素的变化，使其学会肉眼观察黄疸变化；一旦发生高胆红素血症，应采取一切治疗措施，避免胆红素脑病的发生。

（二）筛查

经皮胆红素监测仪是无创性的，其可以很好地进行筛查，但是只能测TSB，而且影响因素较多，在胆红素超过18mg/dl时常会出现偏差。因此在高度怀疑直接胆红素增高或黄疸程度为重度时，需要及时抽血进行血清TSB测定。

（三）管理

新生儿黄疸的监测和管理需要产科、新生儿科和地区保健医师及家长共同参与，具体预防重症高胆及胆红素脑病发生的措施可分为三个方面，包括出生后胆红素水平监测、出院前高胆红素的风险评估及出院后随访，在任何阶段胆红素水平达干预标准则需要给予及时的干预，以预防胆红素脑病的发生。

1. 出生后监测　从出生后24小时内开始，每日监测胆红素动态变化，一般不推荐目测，建议新生儿随其母亲出院前至少测定1次血或经皮胆红素浓度，若TSB达到光疗标准，需要及时给予干预，未达到干预标准的需要出院后适时随访。

2. 促进母乳喂养　出生后早期如果母乳喂养不足，可能会由于肠肝循环增加而加重黄疸程度，因此需要积极促进充足的母乳喂养，鼓励喂养频次最好每日能达到8~10次。

3. 出院前评估

（1）高危因素评估：出生后24小时内出现黄疸、合并有同族免疫性溶血病或其他溶血病、胎龄37周以下的早产儿、头颅血肿或皮肤明显瘀斑、单纯母乳喂养且因母乳喂养不当导致体重丢失过多等。

（2）胆红素水平评估：每例新生儿出院前都应测定TSB，若胆红素水平处于新生儿小时胆红素列线图（图3-2-2）第75百分位数（P_{75}）以上，建议延长住院时间，继续观察变化；在第75百分位数（P_{75}）以下可以出院，但需根据出院日龄或出院前胆红素水平制订出院后随访计划。

4. 出院后随访　鉴于我国目前大部分产科阴道分娩新生儿在出生后 48~72 小时出院，剖宫产在 96~120 小时出院，出院后随访计划可参考表 3-2-6，对于存在上述高危因素的新生儿，出院后随访时间可以考虑提前。

表 3-2-6　新生儿出院后的随访计划

出院时龄 /h	出院时胆红素水平 / %	随访返院计划 /d
48~72	<40	出院后 2~3
	40~75	出院后 1~2
72~96	<40	出院后 3~5
	40~75	出院后 2~3
96~120	<40	出院后 3~5
	40~75	出院后 2~3

（王华）

第五节　新生儿败血症

一、概述

新生儿败血症（neonatal septicemia）是指新生儿期致病细菌侵入血液循环并繁殖、产生毒素引起全身性症状，可导致全身炎症反应、脓毒症休克及多脏器功能不全综合征。脓毒症（sepsis）是指各种病原体（包括细菌、病毒、寄生虫等）感染所引起的全身炎症反应综合征，细菌仍是引起新生儿脓毒症的主要病原体。近年其他学科将败血症的名称改为脓毒症，但新生儿专业还习惯称为败血症，而非细菌性脓毒症。仅血培养阳性，无临床症状者则为菌血症。

根据发病时间，新生儿败血症又被分为早发败血症（early-onset sepsis，EOS）及晚发败血症（late-onset sepsis，LOS）。发病时间上，EOS 一般 ≤3 日龄，LOS 一般 >3 日龄。EOS 与 LOS 在高危因素、致病菌乃至治疗上都有差别。

二、病因

新生儿较易患败血症，主要与免疫功能不完善及围生期环境特点有关。

（一）新生儿免疫功能不完善

1. 屏障功能差　皮肤角化层和真皮层薄嫩、易损伤、通透性高；呼吸道、消化道的黏膜通透性高；分泌型 IgA 缺乏。

2. 多形核白细胞功能差　白细胞趋化性差，黏附、趋化能力弱，杀伤力弱。重症感染时易致中性粒细胞减少。

3. 补体含量低　母体的补体不输送给胎儿，新生儿经典途径的补体活性是其母亲的 50%~60%，旁路活化途径及其各种成分的活性发育更为落后，使新生儿对细菌抗原的调理作用弱。

4. **免疫球蛋白水平低**　IgG 主要在妊娠最后 3 个月自母体经胎盘进入胎儿体内，早产儿 IgG 水平较低，并且 IgG 半衰期短，出生后水平迅速下降。IgM、IgA 不能通过胎盘屏障。

5. **T 细胞免疫功能较差**　T 细胞介导的细胞因子产生水平及对 B 细胞的辅助功能均较低下，对特异性抗原反应较成人差。NK 细胞较少，且干扰素对其激活后作用较弱。

（二）围生期的环境

新生儿败血症感染可以发生在宫内、产时或出生后。病原菌进入胎儿或新生儿的方式有四种，具体如下。

1. **血流**　某些细菌（如李斯特菌）可经母体血流通过胎盘入侵胎儿。

2. **宫颈或阴道**　细菌在临分娩前通过羊膜（不论是否破膜），引起羊膜炎或胎儿肺炎，早发型 GBS 感染可经此方式感染。

3. **娩出时**　经产道娩出时细菌定植于口腔、咽部、消化道等。大部分大肠埃希菌感染、晚发型 B 族链球菌（GBS）感染与此有关。

4. **出生后环境**　医院或家中若有衣着用具、医疗器械或护理人员等污染病原菌，可经皮肤、黏膜、脐部、呼吸道及消化道发病。

（三）病原菌

引起新生儿败血症的主要病原菌随不同地区、不同年代而有不同。在发达国家或地区，EOS 常见的病原菌为 GBS 及大肠埃希菌，而在国内则以肠杆菌属为主（如大肠埃希菌），但近年来 GBS 有逐渐增多的趋势，李斯特菌虽然检出率不高，但其致死率及并发症发生率极高；对于 LOS，国外以凝固酶阴性葡萄球菌（coagulase negative Staphylococcus，CNS）主要是表皮葡萄球菌为主，多见于早产儿，尤其长期动静脉置管者易发生导管相关的血流感染。国内的 LOS 除 CNS 感染外，还有金黄色葡萄球菌，主要见于皮肤化脓性感染；气管插管机械通气患儿以革兰氏阴性菌，如肺炎克雷伯菌、铜绿假单胞菌、沙雷菌等多见。厌氧菌、真菌亦能致新生儿败血症。

三、临床特征

新生儿败血症临床表现多样，见表 3-2-7。部分 EOS 患儿临床表现不典型（尤其是早产儿），刚出生时无明显症状，但很快出现休克、DIC，甚至死亡，此时临床诊断更多是依靠产前高危因素及实验室检查。

表 3-2-7　新生儿败血症的常见临床表现

系统	临床表现
全身	发热、体温不稳、反应差、喂养差、水肿、Apgar 评分低
消化系统	黄疸、腹胀、呕吐或胃潴留、腹泻及肝脾肿大
呼吸系统	呼吸困难及呼吸暂停、发绀等，其中早发败血症可以呼吸暂停或呼吸窘迫为首要表现且持续超过 6h
循环系统	面色苍白、四肢冷；心动过速、过缓；皮肤大理石样花纹；低血压或毛细血管再充盈时间 >3s
泌尿系统	少尿及肾衰竭
血液系统	出血、紫癜

新生儿败血症较易并发化脓性脑膜炎,国外有报道败血症并发细菌性脑膜炎发生率约23%,其他并发症有肺炎、骨髓炎、肝脓肿等。

四、辅助检查

(一)血培养

对怀疑败血症的患儿,应进行细菌学检查,抽血培养时,要严格无菌操作,最好同时进行厌氧菌培养,尤其是母亲胎膜早破伴羊膜炎、羊水有臭味或患儿有消化道穿孔者;若有其他病灶亦应进行相应的培养(如尿、脓液)。在疑似 EOS 患儿中血培养阳性率仅 4% 左右。由于新生儿,尤其低、极低或超低出生体重儿取血量的限制,导致血培养灵敏度差,故要求每次抽血量不少于 1ml。

(二)尿液培养

需采用清洁导尿或耻骨上膀胱穿刺抽取的尿液标本,仅用于 LOS 的病原学诊断。

(三)核酸检测

用细菌 16S rRNA 高度保守区引物,聚合酶链反应(polymerase chain reaction,PCR)检测有较高的灵敏度与特异度,且 6 小时内即可取得结果,但这只能说明是细菌感染,要明确细菌种类则需特异的引物。

(四)外周血检测

1. 直接涂片　取血离心吸取白细胞层涂片找细菌,阳性者表明感染严重。

2. 外周血白细胞计数　采血时间一般应等到 6 小时龄以后(EOS)或起病 6 小时以后(LOS);6 小时龄 ~<3 日龄白细胞计数 $\geq 30 \times 10^9/L$,≥ 3 日龄白细胞计数 $\geq 20 \times 10^9/L$,或任何日龄白细胞计数 $<5 \times 10^9/L$,均提示异常。该项指标在 EOS 中诊断价值不大,白细胞计数减少比增高更有价值。

3. 不成熟中性粒细胞(包括早、中、晚幼粒细胞和杆状核粒细胞)/ 总中性粒细胞(immature/total neutrophil,I/T)　出生至 3 日龄者,I/T ≥ 0.16 为异常;≥ 3 日龄者,I/T ≥ 0.12 为异常。I/T 可能在 25%~50% 无感染患儿中升高,故只靠该项升高,诊断新生儿败血症的证据不足,但其阴性预测值高达 99%。

4. 血小板计数　在诊断败血症中特异度及灵敏度均不高,且反应较慢,不能用于抗菌药物效果及时评判,但血小板减低与预后不良有关。

5. C 反应蛋白(CRP)　临床上常用的急性时相反应蛋白。CRP 在感染后 6~8 小时升高,24 小时达到高峰,当发生炎症时,首先募集 IL-6,随后刺激释放 CRP。因此,如为产时感染发生的 EOS,患儿刚出生时 CRP 可能不高,6 小时龄内 CRP $\geq 3mg/L$,6~24 小时龄内 CRP $\geq 5mg/L$ 提示异常,>24 小时龄后 CRP $\geq 10mg/L$ 提示异常。在出生后或怀疑感染后6~24 小时及再延 24 小时后连续 2 次测定,如均正常,对败血症(包括 EOS 及 LOS)的阴性预测值达 99.7%,可以作为停用抗菌药物的指征。

6. 降钙素原(PCT)　临床上常用的急性时相反应蛋白。PCT $\geq 0.5\mu g/L$ 提示异常,通常在感染后 4~6 小时开始升高,12 小时达到高峰,能比 CRP 更快地诊断或排除感染。3 日龄内 PCT 有生理性升高,参考范围应该考虑出生后日龄。PCT 在 EOS 和 LOS 中的指导价值不完全一样:对于 EOS 疑似病例,PCT 更多作为抗菌药物停药的指征,一般连续 2 次(间隔 24小时)检测 PCT 正常可考虑停用抗菌药物;对于 LOS,PCT 在诊断及停药方面都有一定的指导价值。

(五) 血液非特异性检查的筛查组合

由于新生儿各系统发育成熟度不同,机体对感染的反应也不固定,所以必须综合判断,不同非特异性检查批次中≥2项阳性有一定的诊断价值。需要注意的是,这样组合非特异性指标对新生儿败血症的阳性预测值仍然不高。CRP一般在感染后12~24小时升高,2~3日达高峰,但围生期窒息、脑室内出血等非感染性疾病的CRP亦可升高。

五、疾病识别要点

(一) 诊断标准

1. 新生儿败血症(疑似诊断) 只针对EOS,出生72小时内,不一定需要临床异常表现。有下列任何一项考虑诊断疑似新生儿败血症:①母亲有绒毛膜羊膜炎,或全身性感染,或泌尿道感染;②异常临床表现;③早产胎膜早破时间≥18小时。

如出生后72小时内血培养阴性,间隔24小时的连续2次血液非特异性检查<2项阳性,则排除败血症。

2. 新生儿败血症(临床诊断) 在临床异常表现的前提下,满足下列条件中任何一项可以临床诊断:①血液非特异性检查≥2项阳性;②脑脊液检查异常;③血中检出特种细菌的DNA或抗原。

3. 新生儿败血症(确诊) 在临床表现异常的前提下,血培养或脑脊液(或其他无菌腔液)培养阳性。

4. 脓毒症休克 在诊断新生儿败血症的前提下,合并心动过速及低灌注体征,如意识状态改变、皮肤花纹或肢端发冷、毛细血管再充盈时间>3秒及尿量减少等。

(二) 诊断思路

由于大多数新生儿败血症的临床表现为非特异性的,诊断不能只靠临床表现。如部分EOS患儿刚出生时没有表现,仅有危险因素的病史,之后才进展成为EOS。必须引起高度重视的是,高达20%患儿没有妊娠期和分娩时感染表现。足月儿中LOS早期通常也只有非特异性的感染表现,需要结合病史及相关检测进行综合评估。血培养分离出致病菌是新生儿败血症诊断的"金标准"。

(三) 根据临床表现进行初步识别

早期识别需要我们在新生儿出现一些非特异性症状,如体温异常(体温不升或发热)、体重不增、反应差、面色青灰、喂养困难等时,仔细询问有无引起感染的危险因素存在,关注各器官系统的变化及表现,认真搜寻有无感染灶,必要时进行相关检查。EOS早期可能缺乏临床表现(尤其是早产儿),但病情进展快,应明确产前高危因素并尽快进行实验室检查。

(四) 疾病演变过程

EOS均在出生后72小时内发病,但是GBS所致的EOS,起病时间可在出生后6日内,以非特异性表现和呼吸窘迫为多见。部分患儿早期常缺乏临床表现(尤其是早产儿),但很快出现休克、DIC,甚至死亡,此时产前高危因素及实验室检查对诊断十分重要,如果有不能用其他疾病解释的代谢性酸中毒、低血糖及代谢紊乱,也需要考虑为败血症的进展及演变。

EOS一般有一个或多个与妊娠和分娩有关的危险因素,如早产、胎膜早破、低出生体重、绒毛膜羊膜炎、围生期母亲发热、感染性和损伤性分娩、缺乏产前监护、母亲泌尿生殖道GBS

定植或感染等。

在诊断新生儿败血症后一定要高度警惕脓毒症休克及 DIC 的发生发展,这种严重的并发症往往是致死的高危因素,一定要早发现,早处理。早期识别病情是管理关键点。除了需要密切观察临床表现,也需积极进行相关检查,包括白细胞计数、血培养、尿液培养、腰椎穿刺检查等,出生后及时进行气管导管分泌物培养及革兰氏染色便于尽早分辨病原学,还需进行急性时相蛋白如 CRP 及 PCT 动态检查帮助观察病情演变,并根据病变发展情况及时进行抗菌药物调整。无论是 EOS 还是 LOS,一旦怀疑即开始使用抗菌药物,然后根据血培养及药敏试验结果及其他非特异性检查结果,决定继续用、换用或停用抗菌药物,一定要掌握使用抗菌药物早期、足量、联合、足疗程和静脉用的原则,尽量避免脓毒症休克的发生。

（五）鉴别诊断

某些遗传代谢性疾病可能在新生儿期因为某些诱因早期发生,由于这些代谢性疾病临床表现多样,多数表现不典型,缺乏特异性且全身器官均可受累,通常很难与新生儿败血症进行鉴别。因此,一旦在新生儿期出现喂养困难、呼吸异常、惊厥、酸中毒、黄疸不退、脱水、电解质紊乱、持续呕吐、低血糖、肝大等,在抽血培养的同时一定要注意进行血氨、乳酸、肝功能和肾功能等检查,必要时需要进行串联质谱、气相色谱质谱,甚至基因测序等检查,以鉴别排除遗传代谢性疾病,避免误诊或漏诊所致的病死率增加。

六、治疗原则、社区随访及转诊时机

（一）治疗原则

新生儿败血症的治疗措施视病情而异,应强调综合措施,彻底消灭入侵的细菌,消除原发病灶,提高机体的抵抗力,纠正液体及电解质紊乱。基本治疗如下。

1. 抗菌药物治疗

（1）EO:在血培养和其他非特异性检查结果出来前,经验性选用广谱抗菌药物组合,尽早针对革兰氏阳性菌、革兰氏阴性菌,用氨苄西林（或青霉素）+ 第三代头孢菌素作为一线抗菌药物组合。发达国家最常使用氨苄西林 + 氨基糖苷类（主要是庆大霉素）治疗,对 GBS 和李斯特菌有很好的协同杀菌作用,但用氨基糖苷类药物时需要进行血药浓度谷值监测,对于体重 1 500g 以下患儿还需完善耳聋相关基因检测,因此类药物具有耳毒性和肾毒性。我国有关部门已明确规定 <6 岁小儿禁用氨基糖苷类抗菌药物,若药敏试验提示病原菌仅对该类药物敏感,在取得家长知情同意的情况下可考虑使用,但不作为首选和常规使用。

（2）LOS:在得到血培养结果前,考虑到 CNS 及金黄色葡萄球菌较多,可经验性选用苯唑西林、萘夫西林（针对表皮葡萄球菌）或万古霉素代替氨苄西林联用第三代头孢菌素。如怀疑铜绿假单胞菌感染则用头孢他啶。对于极低出生体重儿或出生胎龄 <28 周的早产儿,预防性使用氟康唑等抗真菌药尚有争议。

（3）一旦血培养得到阳性结果,可根据药敏试验结果及已有的治疗效果,决定是否调整抗菌药物。根据临床疗效及有无并发症决定抗菌药物的疗程:①若血培养阴性,其他实验室检查亦不提示感染,入院后症状很快消失,则可停用抗菌药物;②血培养虽然为阴性,但有感染的临床症状或其他实验室检查提示感染,应抗菌治疗 7~10 日;③血培养阳性并有其他感染灶或临床好转慢,则抗菌治疗不应少于 14 日;④若并发化脓性脑膜炎,治疗详见本篇第十章第二节。

2. **免疫治疗** 对一些重症感染患儿,尤其是早产儿严重感染,除使用抗感染药物外,还可以使用免疫辅助治疗,以增强机体抗感染能力。可采取静脉注射免疫球蛋白(IVIg),400mg/(kg·d),静脉滴注,用3~5日。一些严重革兰氏阴性菌感染患儿中性粒细胞减少(<1 500/mm³),可使用粒细胞集落刺激因子(granulocyte colony-stimulating factor,G-CSF)。

3. **保持循环稳定** 维持血压正常及血流动力学稳定,早期识别脓毒症休克,积极行抗休克治疗。

4. **保持内环境稳定** 维持机体酸碱、水、电解质平衡。

5. **对症治疗** 呼吸困难者给予呼吸支持;严重黄疸需要光疗,甚至换血,以及发生坏死性小肠结肠炎者,给予相应治疗。

(二) 社区随访

妊娠期 GBS 普遍筛查和产时抗菌药物预防(intrapartum antibiotic prophylaxis,IAP)可显著降低新生儿早发型 GBS 感染性疾病的负担。全面诊断性评估包括血培养、全血细胞计数、胸部 X 线片、腰椎穿刺等,若进一步出现败血症症状,则行全面诊断性评估并予以抗菌药物治疗。若为足月儿,其他的出院指征均已达标,医疗护理条件可行,且家庭观察能按医嘱执行,可观察 24 小时后考虑出院。出院后密切观察有无体温异常变化、少吃、少哭、少动、呼吸异常、黄疸反复、腹胀呕吐或腹泻、面色差、少尿、嗜睡、易激惹等表现。一旦出现不典型的败血症症状,需要及时进行全血细胞计数(包括白细胞分类计数、血小板计数等)检查,必要时收入住院部进一步进行检查。

(三) 转诊时机

若患儿疗效不好或病情发生变化,应及时向有条件进行各项病原学检查和治疗的上级医院转诊,转诊指征如下。

1. **体温** 反复波动。

2. **皮肤、黏膜** 出现硬肿、脐周或其他部位蜂窝织炎持续加重、出现瘀斑和瘀点增加、有挑破口腔黏膜病史。

3. **消化系统** 厌食、腹胀、呕吐、腹泻,出现中毒性肠麻痹或坏死性小肠结肠炎,伴肝脾肿大。

4. **中枢神经系统** 嗜睡、易激惹、惊厥、前囟张力及四肢张力增高等。

5. **呼吸系统** 反复呼吸暂停不能缓解。

6. **血液系统** 合并血小板减少及出血加重的倾向。

7. **泌尿系统** 尿常规异常。

8. **其他** 深部脓肿或骨关节化脓性炎症等。

此外还应注意,EOS 早期可能缺乏临床表现(尤其是早产儿),部分患儿刚出生没有表现,但很快出现休克、DIC,甚至死亡,此时更多依靠产前高危因素及实验室检查。因此在产前高危因素特别多,且患儿早期血常规已有明显异常时,需要及时转诊,一旦出现休克,将很难稳定转运。

七、疾病预防、筛查和管理

(一) 预防

需要从产前、产时及产后各个环节进行感染的预防。

（二）筛查

EOS 一般有 1 个或多个与妊娠和分娩有关的危险因素；LOS 一般发生在 NICU 住院≥3 日或居住社区 >6 日的新生儿。有高危因素的患儿均需注意密切监测临床症状及体征，观察各系统隐匿的感染征象，必要时进行血常规、CRP 及 PCT 等检查，确诊需要进行血培养检查。

（三）管理

针对母亲 GBS 的预防现被证实是唯一能够有效地预防 EOS 的方法。在健康成人女性和男性的下生殖道和下消化道及新生儿的上呼吸道和下消化道等部位经常有 GBS 的定植，因此预防新生儿 GBS 感染相关疾病最关键的因素是识别母亲妊娠期 GBS 定植情况，妊娠期 GBS 普遍筛查和产时抗菌药物预防可显著降低新生儿 GBS 所致 EOS 的卫生经济负担。在 GBS 疫苗上市之前，普遍筛查方案仍然是预防 GBS 致 EOS 的关键。

可在分娩前给孕妇静脉注射抗菌药物，使用指征：①在 35~37 周时有培养或分子生物学的 GBS 感染证据；②胎龄 <37 周且胎膜早破≥18 小时或产前母亲体温超过 38℃；③母亲妊娠期尿检显示 GBS 感染；④前次生产有明确 GBS 感染者。

而 LOS 多由于院内感染引起，国内除凝固酶阴性葡萄球菌外，金黄色葡萄球菌也占相当高的比例，主要为经皮肤化脓性感染而来（院内或社区感染）；气管插管机械通气患儿以革兰氏阴性菌，如铜绿假单胞菌、肺炎克雷伯菌、沙雷菌等多见（多为院内感染）。因此，控制院内感染是控制 LOS 的关键。在预防 LOS 中，静脉置管的护理是重中之重，包括：①建立专职置管团队，做好无菌管理；②注意置管后护理消毒，每日观察置管处皮肤变化；③尽量减少置管时间，确认及时拔管的情况。

（王华）

第三章

免疫性疾病

第一节　原发性免疫缺陷病

一、概述

原发性免疫缺陷病（primary immunodeficiency disease，PID）是一种单基因突变导致的免疫功能异常性疾病，常表现为婴儿或儿童时期反复发生特殊感染。约 80% 患儿发病年龄 <20 岁。遗传方式常为 X 连锁，70% 患儿为男性。有临床表现的 PID 发生率约为 0.01%。

每年都有新的 PID 被发现，2017 年伦敦标准共纳入 354 种疾病，包括 344 种不同的基因缺陷，共九大类：①联合免疫缺陷病；②伴有典型症状的免疫缺陷综合征；③抗体免疫缺陷病；④免疫失调性疾病；⑤吞噬细胞缺陷；⑥天然免疫缺陷；⑦自身炎症性疾病；⑧补体缺陷；⑨免疫出生缺陷的拟表型。

二、病因

大多数引起原发性免疫缺陷病的基因突变是隐性突变，其中许多发生于 X 染色体，故更易发生于男性。PID 包括三大共同临床表现，包括反复感染、自身免疫、肿瘤。PID 患儿的自身免疫现象中，最常受累的是血液系统和内分泌腺。

三、临床特征

（一）免疫表型

常见 PID 的免疫表型见表 3-3-1。

（二）临床表型

PID 的临床表现由于病因不同而极为复杂，临床表现多种多样，可能涉及皮肤、肺、胃肠道、血液等多个器官系统（表 3-3-2），患儿可能在多个不同临床科室就诊。但其共同的临床表现非常相似，即反复感染、易患肿瘤和自身免疫性疾病。

表 3-3-1　常见原发性免疫缺陷病的免疫表型

病症	T 细胞		B 细胞		NK 细胞	抗体	补体	易感染病原
	数量	功能	数量	功能				
APDS	下降	—	—	—	—	IgM上升	下降	—
SCID	—	—	正常	下降	—	—	—	各种
WAS	下降	下降			毒性下降	IgM下降	—	
X 连锁的高 IgM 综合征	正常	—	正常	分化异常	正常	IgG、IgA、IgE下降,IgM正常或上升	—	—
X 连锁无丙种球蛋白血症	正常	正常	下降	下降	—	下降	—	呼吸道化脓性感染、肠道病毒感染
慢性肉芽肿病	—	—	—	—	—	上升	—	葡萄球菌、大肠埃希菌、沙雷菌、奴卡菌、曲霉菌

注:APDS,PI3Kδ过度活化综合征;SCID,严重的联合免疫缺陷病;WAS,威斯科特-奥尔德里奇综合征。

表 3-3-2　各种原发性免疫缺陷病可能涉及的多系统表现

全身各系统	对应系统表现	相应疾病
皮肤	湿疹、荨麻疹、皮肤干燥、毛发稀少、脓皮病、肉芽肿、毛细血管扩张	高 IgE 综合征、WAS 等
呼吸系统	反复肺炎、支气管炎,反复中耳炎、鼻窦炎、肺气肿、支气管扩张、淋巴细胞肉芽肿性间质性肺病、淋巴增殖综合征、肺泡蛋白沉积症	联合免疫缺陷病、免疫缺陷综合征、以抗体为主的免疫缺陷、吞噬细胞缺陷、免疫失调、自身炎症性疾病等
消化系统	炎症性肠病、肝脓肿、硬化性胆管炎、慢性腹泻、腹痛、吸收不良、体重降低、肝炎、肝功能异常、肝脾肿大	抗体缺陷、联合免疫缺陷病、吞噬细胞缺陷等
心血管系统	血管发育畸形	高 IgE 综合征、毛细血管扩张性共济失调综合征等
血液系统	溶血性贫血、血小板减少、中性粒细胞减少、淋巴瘤等	WAS、毛细血管扩张性共济失调综合征等
骨骼肌肉系统	乳牙脱落延迟、骨折	高 IgE 综合征、Shwachman-Diamond 综合征等
神经系统	精神发育迟滞、小头畸形、低肌张力、癫痫、共济失调等	常见变异型免疫缺陷病、迪格奥尔格综合征、Riddle 综合征、ADA 缺失、严重的中性粒细胞减少 3 型等

注:WAS,威斯科特-奥尔德里奇综合征。

1. 反复和慢性感染　感染部位以呼吸道最常见,可发生慢性鼻窦炎、慢性肺炎,甚至引起支气管扩张,也可为皮肤感染、败血症等。常为不常见和致病力低下的病原体。感染常反复发作、迁延不愈。

2. 易患肿瘤　PID 患儿随年龄增长易发生肿瘤,尤其是淋巴系统恶性肿瘤,其发生率较正常人群高数 10 倍,甚至 100 倍以上。其中以 B 细胞淋巴瘤最常见。PID 易患肿瘤可能与免疫缺陷导致对肿瘤细胞及致癌病毒的免疫监视削弱有关。

3. 自身免疫性疾病 PID 常伴发自身免疫性疾病,其中最常见的是自身免疫性溶血性贫血,其次为血细胞减少、炎症性肠病、类风湿关节炎、血管炎等。PID 合并自身免疫病的机制十分复杂,可能包括 IL-1 和 α 干扰素增加、调节性 T 细胞功能异常、淋巴细胞阴性选择异常、外周自身抗原诱导的细胞死亡过程异常等。PID 合并自身免疫、过敏性和炎症性疾病的首发症状常可为自身免疫、过敏和炎症性疾病的表现,而非 PID(反复感染),此时,很难区别是 PID 合并自身免疫、过敏性和炎症性疾病还是仅为后者,特别是 PID 中的免疫失调性疾病、天然免疫缺陷和自身炎症性疾病三种类型。临床医师在遇到这些情况时,应想到 PID 临床表型的多样性,及早进行免疫学筛查。

4. 其他 如 PID 患儿的胃肠道表现可能是感染、炎症、自身免疫或恶性肿瘤所致,应仔细鉴别。

四、辅助检查

对于怀疑 PID 的患儿,应进行相应的实验室检查,明确免疫缺陷性质。免疫网络极为复杂,测定全部免疫功能几乎不可能,且一些实验技术需要在研究中心进行。因此,选择实验室检查可分三个层次进行考虑,包括初筛实验、进一步检查、特殊检查;应根据具体情况逐步选择检测项目。

1. 白细胞 计数及形态。

2. 体液免疫 各种 Ig 和 IgG 亚类水平。

3. T 细胞受体重排删除环筛查 外周血单个核细胞的 T 细胞受体重排删除环含量基本可以代表 *TCR* 基因初始重排形成功能性 *TCR* 基因时的初始 T 细胞含量,现认为可被用于新生儿 SCID 筛查。

(一) 流式细胞术外周血淋巴细胞亚群分析

流式细胞术外周血淋巴细胞亚群分析主要分析 T 细胞(CD3$^+$)、B 细胞(CD3$^-$、CD19$^+$)、NK 细胞(CD3$^-$、CD16$^+$、CD56$^+$)亚群。T 细胞又分为辅助性 T 细胞(CD3$^+$、CD4$^+$)和杀伤性 T 细胞(CD3$^+$、CD8$^+$)。其结果具体判别流程及方法可见 2019 年《中华儿科杂志》刊登的"流式细胞术分析外周血淋巴细胞亚群在儿科的临床应用专家共识(2019 版)"。

(二) 免疫功能检测

免疫功能检测包括抗体应答检测、T 细胞增殖反应(以流式细胞术为基础,采取荧光染料羟基荧光素二醋酸琥珀酰亚胺脂(carboxynuorescein diacetate succinimidyl ester,CSFE)稀释法,测定 T 细胞在抗原、丝裂原等刺激下发生增殖或克隆扩增的反应)、吞噬细胞呼吸暴发实验、细胞移动/趋化/吞噬/杀菌功能。

(三) 其他检查

咽部侧位 X 线检查、胸部 X 线检查、迟发皮肤过敏反应、皮肤或胸腺活检、淋巴结活检等。

(四) 特异性蛋白水平检测

特异性蛋白水平检测可通过流式细胞术和蛋白质印迹法(Western blot)对布鲁顿酪氨酸激酶(Btk)、Wiskott-Aldrich 综合征蛋白(WASP)、叉头样转录因子 3(forkhead box P3,FOXP3)、细胞分化抗原 40 配体(cluster of differentiation 40 ligand,CD40L)、白细胞黏附缺陷症(leukocyte adhesion deficiency,LAD)等特异性蛋白进行检测,从而达到对相应 PID 快速诊断的目的。

(五) 基因检查

基因检测包括候选基因检测、全外显子测序、全基因组测序等。可在二代测序(next-generation sequencing,NGS)检测后进行一代测序来验证。基因检测阴性并不能排除 PID。母体 T 细胞嵌合可能导致 SCID 患儿诊断延迟。超过 40% 的 SCID 患儿存在母体 T 细胞通过胎盘传播进入胎儿血液循环。免疫力正常的新生儿可排斥母体来源的人类白细胞抗原(human leucocyte antigen,HLA)异常的淋巴细胞,但 SCID 患儿不能。大多数母体嵌合 T 细胞的 SCID 患儿无症状,30%~40% 患儿有轻微症状,如嗜酸性粒细胞增多、门静脉区 T 细胞浸润伴转氨酶升高、皮肤 T 细胞浸润形成红斑,类似于移植物抗宿主病。体细胞突变不能通过血标本基因检测发现。

不同 PID 推荐进行的实验室检查见表 3-3-3。

表 3-3-3　不同原发性免疫缺陷病推荐进行的实验室检查

病症	初级检查	一级检查	二级检查	三级检查
联合免疫缺陷病	全血细胞计数、血 IgA、IgM、IgG、IgE 水平、肝功能、肾功能	淋巴细胞亚群分析	进一步行 T 细胞表型分析、淋巴细胞功能测试	致病蛋白表达分析、功能性测试、基因检查
伴有典型症状的免疫缺陷综合征	同联合免疫缺陷病	染色体核型 + 比较基因组杂交微阵列	针对具体可疑疾病的试验	同联合免疫缺陷病
抗体免疫缺陷病	同联合免疫缺陷病	基础抗体产生实验(抗链球菌溶血素 O、血细胞凝集素、破伤风杆菌)	IgG 亚类分析抗体反应(伤寒、肺炎球菌疫苗、破伤风杆菌、流行性感冒菌疫苗)淋巴细胞亚群分析	同联合免疫缺陷病
免疫失调性疾病	同联合免疫缺陷病	自身抗体谱、库姆斯试验(Coombs test)、可溶性 FAS 配体检测、铁蛋白、甘油三酯、纤维蛋白原测定	调节性 T 细胞、可溶性 CD25、FOXP3 测定	同联合免疫缺陷病
吞噬细胞缺陷	同联合免疫缺陷病	二氢罗丹明呼吸暴发试验、淋巴细胞亚群分析	CD18/11b	—
天然免疫缺陷	同联合免疫缺陷病	针对具体可疑疾病的试验	—	同联合免疫缺陷病
补体缺陷	同联合免疫缺陷病	CH50 活性、C3、C4 水平	AP50 活性	同联合免疫缺陷病
自身炎症性疾病	同联合免疫缺陷病	炎性因子、CRP、红细胞沉降率	SAA	基因检测

注:FOXP3,叉头样转录因子 3;Ig,免疫球蛋白;CRP,C 反应蛋白;SAA,血清淀粉样蛋白 A。

五、疾病识别要点

(一) 诊断标准

1. 病史和体格检查　　患儿详尽的病史和家族史是 PID 诊断的重要线索。PID 患儿往往存在体重下降、发育滞后、营养不良、轻至中度贫血及肝脾肿大。

2. 实验室检查　　实验室免疫学检查和基因分析结果是 PID 确诊依据(表 3-3-3)。

(二) 诊断思路

根据病史、症状、感染病原体谱等初步推测 PID 类型。

(1) 脐带脱落延迟提示白细胞黏附缺陷症(LAD)Ⅰ型。

(2) 乳牙脱落延迟提示高 IgE 综合征。

(3) 严重麻疹或水痘病史提示细胞免疫缺陷。

(4) 反复真菌或病毒感染提示 T 细胞缺陷可能。

(5) 致死性重症感染、混合感染伴淋巴细胞计数明显减少提示 SCID。

(6) 反复化脓性细菌感染提示抗体、补体或吞噬细胞的缺陷。

(7) 反复皮肤气道感染伴肉芽肿病灶提示吞噬细胞缺陷。

(8) 反复感染、特殊面容、多系统异常提示免疫缺陷综合征。卡介苗感染提示孟德尔遗传易感分枝杆菌病。

(三) 根据临床表现进行初步识别

PID 临床症状极为复杂,在诊断时,要重视患儿既往史及家族史。一旦临床表现及家族史可疑为 PID 患儿,应进行家族史调查及相关实验室检查。早期识别和诊断 PID,对患儿的预后和生存质量具有重要意义。Jefferey Model 基金会医学顾问委员会共识制定了 10 条 PID 警示症状。

(1) 1 年内≥4 次新的耳部感染。

(2) 1 年内≥2 次严重的鼻窦感染。

(3) ≥2 个月的口服抗菌药物治疗,效果较差。

(4) 1 年内≥2 次肺炎。

(5) 婴儿体重不增或生长异常。

(6) 反复的深部皮肤或器官脓肿。

(7) 持续的鹅口疮或皮肤真菌感染。

(8) 需要静脉用抗菌药物清除感染。

(9) ≥2 次深部感染,包括败血症。

(10) 原发性免疫缺陷病家族史。

(四) 疾病演变过程

大多数 PID 源于遗传,终生患病,其预后变化很大。某些免疫缺陷病可用干细胞移植治疗,大多数抗体缺陷或补体缺陷的患儿若能及早诊断,正规治疗,且不伴有慢性疾病(如肺部疾病),可有较好的预后,生存期与正常人相仿。其他免疫缺陷病,如吞噬细胞疾病、联合缺陷病或抗体缺陷病引发的慢性感染会影响其生存期。大多数患慢性病的患儿需积极治疗(如 IVIg、抗菌药物、体位引流、手术等)。有一些免疫缺陷的患儿预后差、生存期短(如毛细血管扩张性共济失调、未经移植的严重联合免疫缺陷病等)。PID 治疗性处理(特别是免疫球蛋白替代治疗)的进步,延长了患儿的期望生存期和疾病持续时间,随着 PID 患儿生存期延长,恶性肿瘤的诊断也更常见。

（五）鉴别诊断

应与朗格汉斯细胞组织细胞增生症、其他恶性肿瘤、风湿性疾病等相鉴别。

六、治疗原则、社区随访及转诊时机

（一）治疗原则

1. 一般治疗　包括预防和控制感染、适当的隔离措施、注意营养,有时需要长期抗感染药物预防性给药。对于 T 细胞缺陷患儿,为预防发生移植物抗宿主反应,在需输注红细胞时,一定要使用去白红细胞。联合免疫缺陷、部分严重的抗体缺陷、天然免疫缺陷者(含 NF-κB 通路缺陷)禁忌接种活疫苗。有威斯科特 - 奥尔德里奇综合征(Wiskott-Aldrich syndrome, WAS)者禁忌接种活疫苗。

2. 替代治疗　IgG 替代治疗是以抗体缺陷为主的 PID 的重要治疗手段。具有 B 细胞或 IgG 质量缺陷的 PID 是 IVIg 的主要适应证。胸腺素可以用于 T 细胞缺陷病。集落刺激因子用于严重的先天性中性粒细胞减少症。

3. 生物靶向治疗　用于信号通路异常的干预,如西罗莫司用于治疗自身免疫性淋巴细胞增生综合征(autoimmune lymphoproliferative syndrome, ALPS)。

4. 造血干细胞移植　为目前全球根治 PID 的主要方法,国内报道干细胞治疗部分 PID (SCID、X 连锁高 IgM 综合征、WAS 和慢性移植物失功)取得良好效果。

5. 基因治疗　目前多数处于临床试验阶段。目前有基因疗法治疗 WAS 的案例,长期疗效尚在随访中。

（二）社区随访

虽然 PID 的治疗较过去有显著进步,使更多的患儿能存活至成年期,但与其他严重慢性疾病患儿类似,PID 患儿通常生存质量是明显较低的。成功治疗和精心的健康维护可在一定程度上减轻这些疾病的负担,但这需要初级保健医护人员和各方面专科医师协同。

1. 健康维护　定期随访和遵守治疗方案是获得最佳预后的关键。基层医护人员在初始检测,以及确保适当的预期指导和护理中起重要作用,并可在专科医师对这些复杂患儿进行治疗时进行协调和整合。

2. 心理和情绪健康　认知、神经和发育问题可能也与 PID 有特定关联,基层医师定期随访可能对患儿有帮助,若发现患儿存在心理及情绪异常,可建议其尽早寻求神经、精神和社会治疗与支持。

3. 听力护理　感音神经性听力损失发生率相对较高。可能的促进因素包括复发性细菌性中耳炎、使用有神经毒性的抗菌药物、某些病毒感染和中枢神经系统感染等。基层医师在随访中,可通过家属描述及患儿表现,及早发现患儿听力异常,并及时进行听力评估,以最大限度地改善患儿的学习和人际交往能力。

4. 口腔健康　应重视患儿口腔卫生和牙齿健康。PID 患儿的口腔健康通常不佳,这些问题可能影响牙齿发育(矿化)、萌出和脱落,以及其炎症、感染。

（1）口腔护理:牙齿、牙龈和舌的清理至少应 2 次 /d,最好在每次用餐后都刷一次。应嚼无糖口香糖、使用牙线,至少 1 次 /d。推荐使用电动牙刷并避免饮用含糖饮料。

（2）牙膏选择：使用含氟牙膏，对于容易发生龋齿的患儿，应考虑使用大剂量含氟牙膏。

（3）牙齿矫形护理：戴牙套的患儿应格外警惕。推荐 1 年至少看 2 次牙科医师，存在龋齿、牙龈炎或牙周病时，应增加就诊频率。清洗牙齿、调整牙套，以及修复牙齿时不需要给予预防性抗菌药物治疗。

（4）有创操作：对于深部刮治、根管治疗、拔牙、口腔手术或植牙等有创操作，应给予预防性抗菌药物治疗。存在牙龈炎时，有创操作感染风险更高。

（三）转诊时机

1. 早期诊断　对于存在前文 10 条 PID 警示症状的患儿，应尽早转到专科医师处进行进一步的分子诊断检测，早期制订治疗方案。对于疑似 PID 患儿且初级筛查异常者，尽早转诊到上级医院。

2. 预防用药　PID 患儿长期使用抗菌药物感染控制后，很快出现感染复发，建议转诊免疫专科医师，考虑预防用药及疗程。

3. 急性感染　PID 患儿出现严重肺部感染，一线抗菌药物难以控制时，建议及时转诊到上级医院加强抗感染及支持治疗。

4. 遗传咨询　患儿的家庭需要咨询未来再生育后代发生同种疾病的风险，成年患儿通常会咨询计划生育的信息，可推荐到遗传咨询专科医师处就诊。

七、疾病预防、筛查和管理

（一）预防

1. 产前诊断　仅限于对已知的、经证实的遗传基因进行遗传咨询，培养的羊水细胞或胎儿血可用于少数几种免疫缺陷病的产前诊断，如 X 连锁无丙种球蛋白血症、WAS，以及大多数严重联合免疫缺陷病伴腺苷脱氨酶缺陷和慢性肉芽肿病。性别鉴定有助于除外 X 连锁性免疫缺陷，在有些 PID 的病例中可检测到杂合子。

2. 预防致畸性的免疫缺陷　为避免胎儿致畸引起的免疫缺陷，除上述查询胎儿父母的个人既往史、家族史、畸形体等之外，还要避免母亲在妊娠期受风疹病毒、巨细胞病毒等感染；防止服用有致畸倾向的药物；防止有害射线，如 γ 射线、X 射线照射等。产前检查中，要注意胎儿是否有畸形，若发现畸形，可以中止妊娠。

（二）筛查

对于可疑 PID 患儿，可根据表 3-3-3 进行逐项筛查。针对基层医师而言，发现异常线索，尽快转诊尤为重要。

（三）管理

对于 PID 患儿，保障其正常学习、生活是治疗目标。

1. 预防感染　措施包括避免接触、疫苗接种（见《特殊健康状态儿童预防接种专家共识之三——原发性免疫缺陷病的预防接种》）、预防性使用抗菌药物、免疫球蛋白治疗，有时还需要使用特制的免疫球蛋白。患儿及其家庭成员可采取一些措施来减少接触可能有传染病者。

2. 口腔健康管理　定期体格检查，观察 PID 患儿口腔卫生及牙齿健康，必要时推荐到口腔专科医师处就诊。

3. 听力管理　PID 患儿的感音神经性听力损失发生率相对较高，应考虑进行听力评估，以最大限度地改善其学习和人际交往的能力,若发现异常情况,应及时到听力专科医师处就诊。

4. 心理健康管理　PID患儿最好要融入正常社会领域,但因为频繁生病、住院和隔离,常难以达到这一目标。因此,家庭、患儿及基层保健人员应多方面协作,及早发现问题,寻求神经、精神和社会治疗与支持。

(黎书　董丽群)

第二节　过敏性紫癜

一、概述

过敏性紫癜(anaphylactoid purpura)是儿童时期最常见的血管炎之一。以非血小板减少性紫癜、关节肿痛、腹痛及肾脏损害为主要特征,好发于儿童,寒冷季节高发,该病患儿远期预后取决于肾脏受累的严重程度。本病又名Henoch-Schonlein紫癜(Henoch-Schonlein purpura,HSP)或IgA性血管炎。

二、病因

病因尚不清楚,可能由于某种过敏原引起的变态反应所致,但直接过敏原尚不明确。患儿起病前常有由溶血性链球菌引起的上呼吸道感染,经1~3周潜伏期后发病。过敏性紫癜的发生具有明显的季节性,感染与其相关性不可分割,但过敏性紫癜并不存在公众流行性,故推测可能是具有一定遗传背景的个体才可能发生。本病发病具有家族倾向,血缘关系者中可同时或先后发病,本病的发病还有种族倾向,亚洲人发病率较高。感染(细菌、病毒和寄生虫)、食物(牛奶、鸡蛋、鱼虾等)、药物(抗菌药物、磺胺类、解热镇痛剂等)、花粉、虫咬及预防接种等都可作为致敏因素,作用于具有遗传背景的个体,激发B细胞克隆扩增,导致IgA介导的全身性血管炎。

三、临床特征

多数患儿在发病前1~3周有上呼吸道感染病史,发病多数较急骤,多以皮肤紫癜为首发症状。

(一)皮肤紫癜

皮肤紫癜呈出血性和对称性分布。皮疹初起时为红色斑点状,压之可消失,之后逐渐变为紫红色出血性皮疹,皮肤表面稍隆起。皮疹常对称性分布于双下肢,以踝关节、膝关节周围多见,可见于臀部及上肢。皮疹消退时可转变为黄棕色。大多数患儿皮疹可有1~2次,甚至3次反复,个别可连续发作达数月,甚至数年。

(二)关节症状

多数以游走性多发性关节痛为特征。常见受累关节是膝关节、踝关节及手部关节。症状多于数日内消退,不遗留关节变形。

(三)胃肠道症状

最常见的为腹痛,以脐周和下腹为主,阵发性绞痛。可伴恶心、呕吐及血便,偶见呕血;

在儿童有时可并发肠套叠、肠梗阻和肠穿孔。

（四）肾脏症状

肾脏症状多见于出疹后 4~8 周，少数为数月之后。个别见于出疹之前或出疹后 2 年。最常见的表现为孤立性血尿，国内报道有 1/4~1/2 病例表现为肉眼血尿。蛋白尿多轻微，但也可发展成大量蛋白尿而表现为肾病综合征。少数病例可出现急性肾功能恶化，部分患儿可有高血压和水肿。

（五）其他症状

其他症状如淋巴结肿大、肝脾肿大，少数有肺出血所致的咯血，肾炎所致的高血压脑病或脑紫癜性病变所致的抽搐、瘫痪和昏迷。

四、辅助检查

无特异性诊断试验，通过以下辅助检查有助于判断病程和并发症。

1. 血常规　白细胞正常或升高，中性粒细胞和嗜酸性粒细胞可增高，除非严重消化道出血，否则一般无贫血，血小板计数正常或升高。

2. 凝血功能　出凝血时间正常，血块退缩试验正常，部分患儿毛细血管脆性试验阳性。

3. 尿常规　尿中可出现红细胞、蛋白尿及管型，重症者可有肉眼血尿。

4. 粪便隐血试验　部分患儿可阳性。

5. 影像学检查　头颅 MRI 对伴有中枢神经系统症状的患儿可有提示；腹部超声有利于对肠套叠患儿的早期诊断。

6. 其他　红细胞沉降率可轻度增高，血清 IgA 升高，IgG 和 IgM 正常，自身抗体和类风湿因子阴性。

五、疾病识别要点

（一）诊断标准

在具备典型皮肤紫癜的基础上，伴有以下四项之一者，可以确诊：①弥漫性腹痛；②关节炎或关节痛；③任何部位活检显示 IgA 免疫复合物沉积；④肾脏损害。

（二）诊断思路

患儿出现典型紫癜，诊断并不困难。若临床表现不典型，在皮肤紫癜出现前，容易误诊为其他疾病，如患儿出现腹痛，容易误诊为外科急腹症等。

除皮肤紫癜外，还应注意有无消化道、肾脏及关节等系统症状。

（三）根据临床表现进行初步识别

本病无特殊的实验室检查，血小板计数通常正常或升高。对皮肤症状典型，如皮疹在大腿伸侧和臀部分批出现，对称分布，大小不一者，诊断并不困难。对本病预后影响最大的是肾脏受累，因此对于年龄≥6 岁、反复复发、有严重腹痛的患儿，需要警惕肾脏受累，缓解期应加强随访。

（四）疾病演变过程

本病通常为自限性，大多于 1~2 个月自行缓解，但少数患儿可转为慢性。缓解者中约半数以上于 2 年内出现 1 次或多次复发。95% 以上的患儿预后良好。预后差及死亡的患儿大多为慢性紫癜性肾炎。

（五）鉴别诊断

1. 免疫性血小板减少性紫癜　根据皮肤紫癜的形态不高出皮肤、分布不对称及血常规中血小板计数减少的特征，不难鉴别。过敏性紫癜皮疹可伴有血管神经性水肿、荨麻疹或多形性红斑，更易区分。

2. 脓毒症　脑膜炎双球菌所致脓毒症引起的皮疹与紫癜相似，但本症中毒症状重，血常规中白细胞计数明显增高，刺破皮疹处的涂片检菌可为阳性。

3. 幼年特发性关节炎　该病与过敏性紫癜均可有关节肿痛及低热，于紫癜出现前较难鉴别，随着病情的发展，皮肤出现紫癜，则有助于鉴别。

4. 肠套叠　多见于婴幼儿。如患儿阵发性哭闹、腹部触及包块、腹肌紧张时，应怀疑为该病。通过腹部超声、钡灌肠可予鉴别。但过敏性紫癜可同时伴有肠套叠，故应引起注意。

5. 阑尾炎　该病与过敏性紫癜均可出现脐周及右下腹痛伴压痛。但过敏性紫癜会出现皮肤紫癜，且腹肌无紧张，可以此鉴别。

六、治疗原则、社区随访及转诊时机

（一）治疗原则

目前尚无特效治疗方法，主要采取支持和对症治疗。而对于肾脏受累患儿，其病情轻重不等，但一般治疗同过敏性紫癜，临床上应尽量结合病理分级和临床分型予以治疗。

1. 一般疗法　急性期需卧床休息，注意营养和水、电解质平衡；有消化道出血而腹痛并不严重，且仅有粪便隐血阳性者，可采用流质饮食；若有感染，应予以有效抗菌药物治疗；注意寻找和避免过敏原；对于有荨麻疹和血管神经性水肿的患儿，可使用抗组胺药物和钙剂；由于本病可有纤维蛋白原沉积、血小板沉积和血管内凝血现象，可使用抗凝药物，如肝素、低分子量肝素或尿激酶等。

2. 早期激素治疗

（1）国内过敏性紫癜治疗：根据《紫癜性肾炎诊治循证指南（2016）》，治疗应尽量结合病理分级和临床分型，予以个体化治疗，而无肾脏受累的过敏性紫癜采用一般治疗，当有严重消化道症状，如消化道出血、血管神经性水肿、严重关节炎时，可使用激素。

1）孤立性血尿或病理 I 级：仅对过敏性紫癜进行相应治疗，镜下血尿目前未见有确切疗效的文献报道。应密切监测患儿病情变化，目前建议延长随访时间。

2）孤立性微量蛋白尿或合并镜下血尿或病理 II a 级：改善全球肾脏病预后组织（Kidney Disease：Improving Global Outcomes，KDIGO）的指南建议对于持续蛋白尿 >0.5~1.0g/（d·1.73m²）的紫癜性肾炎患儿，应使用血管紧张素转化酶抑制剂（angiotensin converting enzyme inhibitor，ACEI）或血管紧张素受体阻滞剂（angiotensin receptor blockers，ARB）治疗。

3）非肾病水平蛋白尿或病理 II b、III a 级：KDIGO 的指南建议对于持续蛋白尿 >0.5~1.0g/（d·1.73m²）、已应用 ACEI 或 ARB 治疗、肾小球滤过率 >50ml/（min·1.73m²）的患儿，给予糖皮质激素治疗 6 个月。目前国内外均有少数患儿使用激素或联合免疫抑制剂治疗的报道。

4）肾病水平蛋白尿、肾病综合征、急性肾炎综合征，以及病理 III b、IV 级：KDIGO 的指南建议对于表现为肾病综合征和 / 或肾功能持续恶化的新月体性紫癜性肾炎的患儿应用激素联合环磷酰胺治疗。

（2）国外过敏性紫癜治疗：国外对于过敏性紫癜治疗中激素的使用有严格指征，见表3-3-4。

表 3-3-4　各种过敏性紫癜症状建议治疗

症状	一般支持疗法	非甾体抗炎药	短期口服激素	静脉使用激素	激素冲击治疗	激素＋免疫抑制剂	血浆置换
症状轻微	√						
皮疹和关节炎	√	√					
皮疹和轻微血管神经性水肿	√						
皮疹和严重血管神经性水肿	√		√				
严重腹痛	√		√				
伴恶心和呕吐的腹痛	√			√			
阴囊或睾丸受累	√		√				
肾病综合征	√				√		
急进性肾炎	√					√	√
肺出血	√					√	√

3. **其他疫抑制剂治疗**　对于过敏性紫癜肾脏受累的患儿，应根据其临床分型和病理类型，采用正规激素治疗；若治疗无效，可联合使用其他免疫抑制剂，如环磷酰胺、环孢素 A、霉酚酸酯、硫唑嘌呤等。

4. **抗凝治疗**　阻止血小板聚集和血栓形成，双嘧达莫 3~5mg/(kg·d)；若伴有明显高凝状态，可予以低分子量肝素 75~100IU/kg，1~2 次 /d，持续 7 日，注意监测凝血功能。

5. **丙种球蛋白治疗**　对于严重患儿，如消化道出血、腹痛剧烈、肾脏受累严重者，可使用大剂量丙种球蛋白，400mg/(kg·d)，3~5 日，可有效缓解症状。

6. **血液净化治疗**　对于严重皮疹、腹痛、消化道出血严重、反复发作患儿可采用血液灌流治疗，急进性肾炎、肾衰竭的患儿可采用血浆置换或持续性肾替代治疗。

（二）社区随访

患儿在口服药物治疗阶段，平时可以在基层医院随访，每个月定期到上级医院随访。随访的内容应重点包括以下几点。

1. **症状**　通过问诊了解患儿的皮疹有无复发，小便有无改变及有无消化道症状。

2. **体征**　通过常规体格检查观察皮疹情况。

3. **随访过程**　要密切注意病情的演变，早期发现小便异常。

4. **实验室检查**　社区或乡镇可进行一些简单的实验室检查，如尿常规，可以及时发现有无肾脏损害。

5. **监测药物副作用**　随访过程中需密切关注使用糖皮质激素的患儿可能发生的副作用，如感染、高血压、糖尿病、骨质疏松等情况。

（三）转诊时机

若患儿疗效不好或发生病情变化，应及时向有条件的上级医院转诊，转诊指征如下。

（1）患儿皮疹反复发生，有坏死性紫癜时，应及时转诊。

（2）消化道症状明显、有消化道出血，甚至失血性休克时，需及早转诊。

（3）患儿出现急性肾衰竭、肾脏急进性肾炎表现时，要及早转诊至上级医院进行血液净化治疗。

（4）出现其他严重临床表现，如神经系统症状（抽搐、昏迷等），应及时转诊。

（5）部分过敏性紫癜患儿需要使用糖皮质激素，在治疗过程中，可能出现高血压、糖尿病、感染、生长发育落后等情况，一旦出现类似副作用，社区医师应尽快将患儿转诊至专科医师处进行诊治及药物调整。

七、疾病预防、筛查和管理

（一）预防

本病的预防主要是防治呼吸道感染和部分患儿使用糖皮质激素后的副作用，平日应注意加强锻炼，并保持清洁卫生，以减少呼吸道感染。

（二）筛查

对于出现双下肢出血性皮疹或诊断为过敏性紫癜的患儿，社区医疗机构应行尿常规检查。

（三）管理

1. 建立档案　社区医师应该为过敏性紫癜的患儿建立档案，即使治愈后也应该坚持定期随访尿常规。

2. 健康教育　加强对过敏性紫癜患儿的健康教育，包括饮食和起居，注意休息和加强家庭护理；慎用对肾脏有损害的药物及可能导致过敏的药物；若有感染症状应及时治疗。

（董丽群）

第三节　川　崎　病

一、概述

川崎病（Kawasaki disease）是原因不明、发病机制与自身免疫相关的非感染性全身血管炎症性疾病。

二、病因

病因目前尚不明确，可能与以下因素有关：①遗传因素；②与感染后自身免疫相关，如金黄色葡萄球菌超抗原学说。

三、临床特征

1. 发热　是最常见的症状，多为弛张热型，持续较长时间，抗菌药物治疗无效。

2. 双眼球结膜充血 不伴有分泌物。

3. 口腔改变 口腔及咽部黏膜充血,口唇潮红、皲裂,杨梅舌。

4. 肢端病变 急性期手足红肿,亚急性期甲周脱皮。

5. 皮疹 主要分布在躯干部,斑丘疹、多形性红斑或猩红热样皮疹,不伴有疱疹。

6. 淋巴结肿大 单个颈部淋巴结无痛性肿大,直径 >1.5cm。

7. 其他 如无菌性脑膜炎、间质性肺炎、心肌炎、心包炎、心脏瓣膜反流、心力衰竭、川崎病休克、肝炎、胆囊炎、腹痛、腹泻、黄疸、无菌性脓尿、关节炎、溶血性贫血等。

四、辅助检查

1. 实验室检查 白细胞计数升高,分类以中性粒细胞为主,可能有血小板升高,可能出现贫血;红细胞沉降率、CRP 升高;转氨酶可能升高,人血白蛋白降低;小便检查可见白细胞、脓细胞、红细胞,尿蛋白可阳性。

2. 心电图 可了解有无心律失常、有无心肌缺血。

3. 超声心动图 可了解有无冠状动脉病变,如冠状动脉扩张、冠状动脉瘤形成,有无心包积液,有无瓣膜反流,并可了解心功能情况。

五、疾病识别要点

(一) 诊断标准

诊断川崎病时应根据症状出现的多少分为完全川崎病、不完全川崎病;根据临床主要表现是否为诊断标准里所列的六个主要表现,可分为典型川崎病、不典型川崎病。

1. 典型、完全川崎病 发热 5 日以上、抗菌药物治疗无效,并具有以下五条中四条者可确定诊断。

(1) 双眼结膜充血无分泌物。

(2) 口腔及咽部黏膜充血,口唇潮红、皲裂,杨梅舌。

(3) 急性期手足红肿,亚急性期甲周脱皮。

(4) 皮疹主要分布在躯干部,斑丘疹、多形性红斑或猩红热,不伴有疱疹。

(5) 单个颈部淋巴结无痛性肿大,直径 >1.5cm。

2. 不典型川崎病诊断流程 见图 3-3-1。

(二) 诊断思路

1. 婴幼儿 学龄前儿童出现不明原因发热时,应高度警惕川崎病,如伴有上述诊断标准所包含的症状,更应该引起重视。

2. 疑似川崎病患儿 需进行血常规检查,血白细胞计数升高,分类以中性粒细胞为主,红细胞沉降率、CRP 升高有助于诊断。

3. 超声心动图 冠状动脉扩张有助于诊断。

4. 其他 出现非典型症状,如腹痛、黄疸、胆囊炎,不能排除川崎病。

(三) 根据临床表现进行初步识别

年幼儿童,尤其是婴幼儿出现不明原因的发热伴炎性指标(如 CRP 升高)者均应考虑川崎病可能,应密切观察临床表现的演变,及时进行超声心动图等相关检查,以明确诊断。

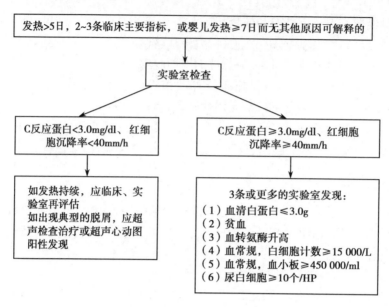

图 3-3-1　不典型川崎病诊断流程

（四）疾病演变过程

川崎病本身为自限性疾病,如无并发症或后遗症,发热大多可在 3 周以内缓解,但未经规范治疗的患儿,约 30% 可出现冠状动脉损害,包括冠状动脉扩张、冠状动脉瘤形成、冠状动脉内血栓、冠状动脉狭窄等,具有潜在的冠状动脉事件风险。严重者可发生猝死,或严重的心律失常、心肌梗死,慢性冠状动脉病变可出现缺血性心肌病,导致心脏扩大、心力衰竭。

（五）鉴别诊断

需与败血症、多形性渗出性红斑、结节性多动脉炎、麻疹、猩红热、药物热等进行鉴别。

六、治疗原则、社区随访及转诊时机

（一）治疗原则

急性期:控制炎症、预防冠状动脉损害。后遗症期:抗血小板、抗凝,防止缺血性心肌病及冠状动脉事件发生。

1. 初始治疗

（1）IVIg,2g/（kg·d）,1 次使用,12 小时内输完。

（2）阿司匹林,30~50mg/（kg·d）,3 次 /d,口服。多数为热退后 48~72 小时减量;少数为病程 14 日或至少热退后 48~72 小时,减为低剂量阿司匹林[3~5mg/（kg·d）],使用到病程 6~8 周,患儿无冠状动脉损害证据时停用。有冠状动脉异常者,阿司匹林无限期使用。

2. IVIg 抵抗患儿的治疗　10%~20% 患儿在 IVIg 输完后 36 小时持续发热或 "复燃",即为 IVIg 耐药。解决方法:①使用第 2 剂 IVIg（2g/kg）;②大剂量激素冲击治疗（通常静脉使用甲泼尼龙 20~30mg/（kg·d）,连续 3 日,其后根据病情酌情口服泼尼松）来替代第二剂 IVIg。

3. 急性期预防冠状动脉血栓

（1）无冠状动脉损害患儿,给予小剂量阿司匹林,3~5mg/（kg·d）,直至发病后 4~6 周。

（2）快速扩张的冠状动脉瘤或 Z 值≥10 的患儿,使用低分子量肝素或华法林全身抗凝,国际标准化比值(international normalized ratio,INR)目标值 2.0~3.0,同时小剂量使用阿司匹林。

(3) 有血栓形成风险者,如巨大冠状动脉瘤(直径≥8mm 或 Z 值≥10)和近期有冠状动脉血栓史者,选用"三联疗法":阿司匹林 + 第 2 种抗血小板药 + 华法林 / 低分子量肝素。

4. 急性心肌梗死治疗 ①氧疗;②建立血管通道;③控制疼痛,吗啡(0.1~0.2mg/kg)缓慢静脉注射、硝酸盐;④肝素,持续静脉滴注 10~20U/(kg·h);⑤治疗并发症。

(二) 社区随访

1. 无冠状动脉改变患儿 可在当地定期随访,了解疾病有无动态变化。

2. 冠状动脉扩张患儿 虽有扩张,但病变稳定、无心肌缺血患儿可在社区随访。

3. 疫苗接种 麻疹、流腮、水痘疫苗应推迟,在大剂量 IVIg 治疗完成 11 个月后接种;有麻疹高风险的儿童可以更早接种,但如果无充分的抗体产生,需在大剂量 IVIg 治疗完成 11 个月后再次接种。

(三) 转诊时机

出现如下情况需进行转诊:①不能确定诊断者;②初始治疗病情无好转者;③有明显冠状动脉损害或心脏肥大、心脏瓣膜反流、心功能不全者;④出现并发症,如川崎病性休克、急腹症等。

七、疾病预防、筛查和管理

(一) 预防

目前尚无对川崎病本身进行有效预防的措施,主要针对冠状动脉事件发生的预防,包括有效的抗血小板、抗凝治疗。有巨大冠状动脉瘤或心功能不全者,需限制体力活动。

(二) 筛查

对于平时来社区就诊的患儿,要询问有无川崎病史、是否有冠状动脉病变、是否按医嘱使用抗血小板或抗凝药物,还要注意有无心力衰竭的症状与体征。

(三) 管理

1. 建立档案 社区医师应为患儿建立档案,坚持定期随访。

2. 随访 随访事项包括血常规结果、是否按医嘱使用抗血小板或抗凝药物、药物的剂量是否有调整、有无出血倾向、有无心力衰竭的症状与体征等。

(王一斌)

第四节 系统性红斑狼疮

一、概述

系统性红斑狼疮(systemic lupus erythematosus,SLE)是一种原因不明的慢性炎症性疾病,可累及皮肤、关节、肾脏、肺、神经系统、浆膜和 / 或机体其他器官。从根本上来讲,儿童 SLE 和成人 SLE 是相同的疾病,具有相似的病因、发病机制、临床表现和实验室检查表现。然而,由于疾病本身和治疗均会对躯体和心理生长及发育造成影响,儿童和青少年 SLE 患儿的治疗与成人 SLE 会有所不同。SLE 更常累及女孩(患儿中男、女比例为 1∶8),即使在青春期前的年龄组亦如此（4∶1）。SLE 可发生于任何年龄，但更常见于 5 岁以上者，青少年 SLE 的中位发病年龄为 12.5 岁。

二、病因

SLE 的病因目前仍不明确，但怀疑与遗传、激素、免疫和环境因素等均具有一定关系。其许多临床表现是由抗体形成和免疫复合物的产生直接或间接介导的。

（一）遗传因素

单卵双胎的 SLE 同病率较高（14%~57%）。一项基于人口的家庭研究发现，与一般人群相比，SLE 患儿一级亲属罹患 SLE 的风险是一般人群的 17 倍；SLE 患儿同胞兄弟姐妹发生 SLE 的风险是一般人群的 29 倍。在母亲患 SLE 的 195 例儿童中，抗核抗体（ANA）的阳性率为 27%。

（二）激素因素

雌二醇、睾酮、孕酮、脱氢表雄酮和垂体激素（包括催乳素）具有免疫调节功能，可调节 SLE 发病率及严重程度。激素对 SLE 的致病作用可能与其对免疫应答的影响有关。

（三）免疫异常

SLE 发病主要在于免疫调节异常，可能是继发于自我耐受丧失，因此受累患儿在疾病进展之前或进展期间不再能完全耐受所有自身抗原，导致出现病理性自身免疫应答。SLE 的介导因素是自身抗体及其与抗原形成的免疫复合物；患儿通常会在自身抗体出现数年后才出现首发症状。已识别的自身抗原主要存在于细胞表面，尤其是被激活的或正在凋亡的细胞（或发生 NETosis 的中性粒细胞），这些细胞内的抗原到达细胞表面，因此可被免疫系统识别。

（四）环境因素

环境可能会通过对免疫系统的影响而在 SLE 的发病过程中起到一定作用。例如：病毒、紫外线、洗涤粉、土、陶瓷材料、水泥和香烟烟雾中的硅尘、药物（尤其是抗菌药物）等可能会刺激免疫网络中的抗原特异性细胞，从而促进疾病发生发展。

三、临床特征

儿童 SLE 的首发表现与成人 SLE 一样，任何器官系统均可能受累。最常见的初始症状为逐渐发生的发热、体重下降和不适，并在几个月内全身性恶化，但部分患儿具有急性，甚至危及生命的症状。儿童也可能具有小关节的关节炎和肾脏疾病，这些在建立 SLE 诊断前均常被忽略。患儿通常无典型的颊部红斑（malar rash），切不可仅依靠这一表现来进行 SLE 诊断。

1. 皮肤、黏膜表现　蝶形（颊部）红斑和口腔和 / 或鼻溃疡。但在临床上，儿童在发病时通常缺乏典型的皮肤表现，较少见的皮肤受累表现包括斑丘疹、盘状皮损、非瘢痕性脱发、皮肤血管炎和雷诺现象。蝶形红斑常具有诊断特异性。

2. 血液系统异常　血液系统异常在 SLE 儿童中较常见。约 2/3 的患儿在其病程的某个阶段都会发生白细胞减少；50%~75% 的患儿出现贫血；10%~50% 的患儿出现血小板减少。

（1）白细胞减少：美国风湿病学会（American College of Rheumatology，ACR）的指南中，白细胞减少定义为总白细胞计数 <4.0×10⁹/L。通常情况下，SLE 患儿的白细胞计数为 (2.0~4.0)×10⁹/L。白细胞减少主要是由于淋巴细胞绝对计数减少伴粒细胞百分比升高。

SLE 发病期间较少发生中性粒细胞减少。当发生中性粒细胞减少时,通常与严重的感染或药物作用有关。

(2) 贫血:定义为血红蛋白浓度与相应年龄和性别的平均值相比,降低超过 2 个标准差。儿童 SLE 中最常见的贫血类型为慢性病性贫血、缺铁性贫血和自身免疫性溶血性贫血,其可能单独发生或联合发生。

(3) 血小板减少:ACR 的指南中,严重的血小板减少定义为血小板计数 <100×10^9/L。通常,血小板减少的程度为轻度,罕有出血。血小板减少最常见的临床表现是瘀点、紫癜和瘀斑,尤其位于前臂和小腿,也可发生牙龈出血、鼻出血、月经量过多,甚至可发生颅内出血。

3. 骨骼肌肉受累　最常见的表现是关节炎和关节痛,骨异常包括骨质减少和骨坏死。

4. 发热　低热是早期 SLE 和其他全身性疾病的常见表现之一,也可能发生 38.6℃以上的发热,但在这些情况下都应设法排除感染。

5. 神经系统受累　常伴有多种神经精神表现,头痛是常见主诉之一。青少年患儿常表现为学习成绩进行性下降、社交退缩、抑郁和社交孤立,这些表现常在一开始被认为是青少年适应问题,仅在进行全面的体格检查评估和适当的实验室检查后才怀疑 SLE。更显著的 SLE 神经系统表现包括抽搐、舞蹈症、脑卒中、痴呆和昏迷。

6. 肾脏受累　SLE 相关的肾脏受累程度存在一定差异,可能从常规检查发现血尿和蛋白尿到存在肾病综合征或急性肾衰竭等。几乎所有患儿迟早会出现肾脏损害。

7. 肺部疾病　肺部疾病是儿童 SLE 中一个常见组成部分,其可能是 SLE 发病的标志。儿童很少以呼吸急促为明显主诉,但可能有胸痛。30%~50% 的患儿有呼吸系统异常表现,其中胸膜炎最常见。进行肺功能检测的患儿中,有多达 60%~70% 存在亚临床肺病,例如:通过包括一氧化碳弥散量(diffusing capacity for carbon monoxide,DLCO)的肺功能检测(pulmonary function testing,PFT)发现的限制性肺病或肺弥散量降低。因此,对于无症状患儿,应定期进行 PFT 加 DLCO 检查,而每当有新出现或越来越多的呼吸急促主诉时,应进行 PFT 加 DLCO 检查。急性肺出血和肺动脉高压是 SLE 相关的肺受累中最严重的形式,但很少发生于 SLE 患儿。肺出血一旦发生,将是一种严重的急症。儿童 SLE 的其他肺部表现包括感染性肺炎、肺减缩综合征、肺部非感染性炎症和气胸。

8. 心脏异常　心包炎是 SLE 患儿中最常见的心脏异常,但也可发生其他问题,如心肌炎、心瓣膜疾病,SLE 患儿的心脏异常经常无明显症状或体征。

9. 胃肠道疾病　胃肠道受累发生于约 20% 的 SLE 患儿。症状多为腹水、胰腺炎所致腹痛,特别是胰腺炎的发病率有所增加。起病时,轻度肝炎是常见表现。患儿通常无症状,但伴有肝脾肿大,经初始治疗即可缓解此类肝炎。

四、辅助检查

SLE 患儿常见的实验室检查除血液系统异常外,还包括存在自身抗体,以及炎症指标增高,如红细胞沉降率和 CRP。此外,对 SLE 更具有特异性的检查结果包括低补体血症和尿沉渣检查结果异常。

(一) 抗核抗体谱

1. 抗核抗体(ANA)　99% 阳性,抗体效价和病情活动程度多不相关。

2. 抗双链脱氧核糖核酸(double-stranded deoxyribonucleic acid,dsDNA)抗体　具有诊断

特异性,其抗体效价随病情缓解而下降。

3. 抗 Sm 抗体　为 SLE 标记性抗体,阳性率 20%~30%,该抗体通常与病情活动程度不相关。

4. 其他　抗核糖核蛋白(nuclear ribonucleoprotein,nRNP)、抗 SSA(Sjogren A)、抗 SSB(Sjogren B)、抗组蛋白、抗增殖细胞核抗原抗体(proliferating cell nuclear antigen,PCNA)、抗核糖体 P 蛋白抗体等也可阳性。抗组蛋白抗体效价的高低与病情活动性相关。抗核糖体 P 蛋白抗体与活动性疾病相关,特别是神经精神异常、肾脏或肝脏受累,并且在儿童中比在成人中更常见。

（二）抗磷脂抗体

抗磷脂抗体与 SLE 的神经系统损害、血小板减少、溶血性贫血、心脏损伤、血管栓塞等并发症相关。主要抗磷脂抗体有抗心磷脂抗体、狼疮抗凝物、抗 β_2 糖蛋白 1 抗体。

（三）补体

血清总补体(CH50)、C3 含量降低,并与病情活动有关。补体分解物 C3a、C5a 增加也表示病情活动。

（四）其他

肾脏受累时常有蛋白尿、血尿、管型尿等。中枢神经系统受累时常有脑脊液压力增高、蛋白和白细胞增多。血液系统受累时常有贫血、白细胞降低、血小板降低等。

五、疾病识别要点

（一）诊断标准

此处仅列出笔者认为较适合临床应用的 2012 年提出的系统性红斑狼疮国际协作组(The Systemic Lupus International Collaborating Clinics,SLICC)分类标准。

1. 临床标准

（1）急性或亚急性皮肤狼疮表现。

（2）慢性皮肤狼疮表现。

（3）口腔或鼻咽部溃疡。

（4）非瘢痕性脱发。

（5）炎性滑膜炎,可观察到 2 个或更多的外周关节有肿胀或压痛,伴晨僵。

（6）浆膜炎。

（7）肾脏病变:尿蛋白 >0.5g/24h 或出现红细胞管型。

（8）神经病变:癫痫发作或精神病、多发性单神经炎、脊髓炎、外周或脑神经病变、脑炎。

（9）溶血性贫血。

（10）白细胞减少(至少 1 次白细胞计数 $<4.0 \times 10^9/L$)或淋巴细胞减少(至少 1 次淋巴细胞计数 $<1.0 \times 10^9/L$)。

（11）血小板减少症(至少 1 次血小板计数 $<100 \times 10^9/L$)。

2. 免疫学标准

（1）ANA 滴度高于实验室参考标准。

（2）抗 dsDNA 抗体滴度高于实验室参考标准,酶联免疫吸附测定(enzyme-linked immunosorbent assay,ELISA)需有 2 次高于参考标准。

（3）抗 Sm 抗体阳性。

（4）抗磷脂抗体：狼疮抗凝物阳性 / 梅毒血清学试验假阳性 / 抗心磷脂抗体是正常水平 2 倍以上或抗 β_2 糖蛋白 1 中滴度以上。

（5）低补体血症：C3/C4/CH50。

（6）无溶血性贫血但库姆斯试验（Coombs test）阳性。

患儿如果满足下列条件至少一条，则归类于 SLE：①有活检证实的狼疮肾炎，伴有 ANA 阳性或抗 ds-DNA 抗体阳性；②患儿满足分类标准中的 4 条，其中包括至少一条临床标准和一条免疫学标准。在入选的患儿中应用此标准，较 ACR 标准有更好的灵敏度（94% *vs.* 86%），并与 ACR 标准有大致相同的特异度（92% *vs.* 93%），同时明显减少误分类。

（二）诊断思路

参考以上诊断标准，具有典型的临床表现，同时伴有炎症指标、补体水平异常、器官损害相关指标和特异性自身抗体等异常者，可以确诊 SLE。

（三）根据临床表现进行初步识别

患儿发病时常缺乏 SLE 的典型表现（如颊部红斑），或以非特异性主诉，如体重减轻、长期低热或不适等就诊。在病程早期，SLE 的单项表现可能比较突出，如血小板减少。对此类儿童应该仔细评估有无 SLE 的其他表现，包括 ANA 滴度升高。进行重复评估很有必要，因为初始满足不到 4 个 ACR 标准的患儿可能会随着时间推移进展至明确的 SLE。此类进展可能需要 3~5 年或更长的时间，并且通常伴有其他病理性自身抗体（如抗 Sm 和抗 SSA 抗体）逐渐增加。

（四）疾病演变过程

儿童 SLE 的预后与疾病的活动程度、肾脏损害的类型和进展情况、临床血管炎的表现及多系统受累的情况有关。弥漫增殖性狼疮肾炎（Ⅳ型）和持续中枢神经系统病变的患儿预后最差。该病死亡原因常为感染、肾衰竭、中枢神经系统病变和脑血管意外、肺出血、肺动脉高压及心肌梗死等。

（五）鉴别诊断

1. 感染 80% 患儿活动期有发热，大多数为高热，需与感染相鉴别，抗菌药物治疗无效，相关免疫学检查有助于诊断。

2. 溶血性贫血 约 2% 患儿以溶血性贫血起病，不伴或很少伴有 SLE 其他症状，易误诊，进行抗核抗体谱检测有助于鉴别。

3. 免疫性血小板减少性紫癜 3% 患儿以血小板减少性紫癜起病，不伴或很少伴有 SLE 的其他症状，很容易误诊为免疫性血小板减少性紫癜。骨髓穿刺、抗核抗体检测及其他免疫学指标有助于鉴别。

4. 肾病综合征 9% 患儿以肾病综合征起病，有时在起病 1~2 年后才出现 SLE 其他症状，免疫学检查及肾穿刺有助于诊断。

5. 幼年特发性关节炎 以关节起病，尤其是类风湿因子阳性的 SLE 患儿，常误诊为幼年特发性关节炎，除免疫学检查外，还应密切随访。

六、治疗原则、社区随访及转诊时机

（一）治疗原则

1. 治疗目标 对于 SLE 患儿，治疗目标包括确保长期生存率、达到最低的可能疾病活动度、防止器官损伤、尽量减轻药物毒性、改善生存质量,并对患儿及其家人就其在疾病管理中的作用方面进行教育。对于儿童患者,必须注意药物(如糖皮质激素)对儿童及青少年的生长和躯体外观的影响。

2. 初始治疗

(1) 羟氯喹:是目前安全性和有效性最佳的 SLE 治疗药物。羟氯喹用量为 ≤5mg/(kg·d),最大剂量不超过 200mg/d,分 2 次口服。应对这些儿童定期行眼科评估,包括色觉和视野检查。

(2) 激素治疗:对严重狼疮性肾炎或神经精神受累的患儿,可甲泼尼龙静脉冲击治疗,1 次 10~30mg/(kg·d),最多 3 次,最大剂量 ≤1g/d,之后应口服泼尼松 2mg/(kg·d),经多月治疗后逐渐减量。

(3) 免疫抑制剂:当患儿在减、停激素困难,以及病情复发、活动时,可选用免疫抑制剂。

1) 环磷酰胺:每月 1 次,静脉冲击疗法($500mg/m^2$,根据耐受情况,剂量可增加至 $1g/m^2$),持续 6 个月(7 剂),之后用吗替麦考酚酯或硫唑嘌呤进行维持治疗。

2) 吗替麦考酯:20~30mg/(kg·d),分 2 次口服。维持治疗时可调整剂量至霉酚酸的血药浓度谷值为 1.5~5μg/ml。连用 24 周后,可每隔 2 周减量 1/3,直至停药。

3) 硫唑嘌呤:起始剂量为 1~3mg/(kg·d),当治疗效果明显时,应考虑将用药量减至可保持疗效的最低剂量作为维持剂量,通常为 1~3mg/(kg·d),取决于临床治疗的需要和患儿的个体反应,包括血液系统的耐受性。如 3 个月内病情无改善,则应考虑停药。

4) 环孢素 A:初始剂量为 4mg/(kg·d),连用 1 个月,随后每 2 周将剂量减少 0.5mg/(kg·d),直至维持剂量[2.5~3mg/(kg·d)]。

(4) 生物制剂:难治性 SLE 可采用利妥昔单抗(一种非结合型人鼠嵌合型抗 CD20 单克隆抗体)和贝利尤单抗(一种 IgG1-λ 单克隆抗体)。

1) 利妥昔单抗:1 次 $375mg/m^2$,1 周 1 次,共使用 2~4 剂(可能需持续使用全身用皮质类固醇),如复发可重复给予 1 次。

2) 贝利尤单抗:1 次 10mg/kg,前 3 剂每 2 周 1 次,随后每 4 周 1 次。滴注时间不少于 1 小时。

(二) 社区随访

患儿在口服药物治疗阶段,可在基层医院随访,每月定期到上级医院随访调整药物。随访的内容主要如下。

1. 症状　通过问诊患儿或其家属了解其皮疹有无复发,是否有脱发、口腔溃疡等情况,小便有无改变及有无消化道症状。

2. 体征　通过常规体格检查观察皮肤(包括头皮和黏膜)和淋巴结,以及呼吸系统、心血管、腹部、肌肉骨骼和神经系统。

3. 随访　密切注意病情的演变,及早发现小便异常及神经精神异常。

4. 实验室检查　社区或乡镇可进行一些简单的实验室检查,如尿常规检查,其可及时发现有无肾脏损害,血常规可及时发现有无贫血、血小板减少及白细胞降低等。

5. 监测药物副作用　随访过程中需密切关注使用糖皮质激素患儿可能发生的副作用,如感染、高血压、糖尿病、骨质疏松等。大多数 SLE 患儿需要使用羟氯喹,在使用过程中需要关注患儿眼的情况。

（三）转诊时机

1. 患儿有反复脱发、皮疹、口腔溃疡表现　一旦怀疑 SLE，均需转诊至上级医院进一步确诊，并评估病情严重程度。

2. 患儿出现反复小便异常　如蛋白尿、血尿、少尿等情况，需转诊到上级医院确诊。

3. 患儿出现血常规异常　如贫血、白细胞减少、血小板减少等，需转诊到上级医院确诊、寻找病因。

4. 患儿出现异常表现　患儿诊断为 SLE，在糖皮质激素或免疫抑制剂治疗过程中，可能出现高血压、糖尿病、感染、生长发育落后等情况，一旦出现类似副作用，社区医师应尽快将患儿转诊至专科医师处进行诊治及药物调整。使用羟氯喹的患儿，需注意眼科情况，如有异常，则及时转诊到眼科。活动性 SLE 伴中性粒细胞减少和低补体血症者，需尽快转诊到上级医院。

七、疾病预防、筛查和管理

（一）预防

本病的遗传因素这一病因无法预防，但可以通过避免一些环境因素的影响来改善病情，延缓疾病的发生、发展。

（二）筛查

大年龄组女性患儿出现皮肤和黏膜异常、小便异常、血液系统异常症状等，以及血常规、尿常规异常，均需尽快转诊至上级医院进一步确诊或排除。

（三）管理

社区医师应为患儿建立档案，即使病情缓解，处于稳定期，也应该坚持定期在基层复查尿常规及血常规，定期到上级医院进行自身抗体、体液免疫等辅助检查。此外，还应加强对患儿的健康教育：①饮食和起居，注意休息和加强家庭护理；②慎用对肾脏有损害的药物及可能导致过敏的药物；③有感染症状应及时治疗；④强调按照医嘱规律减、停药物，切忌自行减量或擅自停药。

（董丽群）

第四章

感染性疾病

第一节 麻 疹

一、概述

麻疹（measles）是麻疹病毒感染引起的具有高度传染性的一种出疹性疾病。麻疹病毒通过呼吸道传播，接近 90% 的易感人群在暴露后可能发病。本病以发热、全身不适、咳嗽、流涕、结膜炎、口腔黏膜斑及全身斑丘疹为主要表现，好发季节为冬、春季。我国自 1978 年全国推行计划免疫以来，麻疹流行的状况已明显减少。但近年来，轻型或不典型病例有增多趋势，给临床诊断带来一定的困难。

二、病因

麻疹病例为该病的唯一传染源。传播方式主要为直接接触和空气飞沫传播。当麻疹病毒侵入易感者的呼吸道黏膜和眼结合膜后，首先在其局部上皮细胞内增殖，然后播散到局部淋巴组织。感染后 2~3 日病毒开始释放入血，引起第 1 次病毒血症，继之病毒在全身的单核巨噬细胞系统内增殖；感染后 5~7 日，大量病毒释放入血，引起第 2 次病毒血症。此时病毒可播散至全身各组织器官，但以口、呼吸道、眼结膜、皮肤及胃肠道等部位为主，并表现出一系列的临床症状及体征。至感染后第 15~17 日，病毒血症逐渐消失，器官内病毒快速减少至消失。

麻疹患儿在出疹前 5 日至出疹后 4 日具有传染性，其中在前驱期末，即呼吸道症状明显时传染性最强。未接种疫苗或未获得任何免疫力的人群为麻疹的易感人群，在我国主要为 8 月龄~5 岁的儿童。然而近年来随着麻疹疫苗预防接种的普及，我国麻疹发病年龄有向两极移动趋势，首先是年长儿及青少年随着接种疫苗后抗体滴度逐渐降低，其发病率有增高趋势；其次，由于麻疹的自然感染率下降，青年母亲多为未经过麻疹自然免疫者，其体内抗体滴度较低，出生的子女缺乏母传麻疹病毒抗体或抗体水平很低，婴儿出生后很快抗体转阴，使小婴儿麻疹病例增多。

三、临床特征

（一）典型麻疹

免疫力健全的人群中典型麻疹分为四期,分别为潜伏期、前驱期、出疹期、恢复期。

1. 潜伏期　一般为 6~21 日,平均 13 日。一般来说,感染者在此期没有症状,偶可见一过性呼吸道症状或发热。

2. 前驱期　一般 2~4 日,最长可持续 8 日左右。此期通常以发热、全身不适、厌食起病,继之出现结膜炎、流涕、咳嗽等症状。发热为此期典型表现,可有多种热型,体温可高达40℃。结膜炎的轻重程度不同,可出现畏光、流泪。在出疹前约 48 小时下磨牙所对应的颊黏膜上可出现直径 1~3mm 的灰白色斑点,外周有红晕,称为麻疹黏膜斑(柯氏斑),可形象地描述为"红色的背景上散落的盐粒"。初起时仅数个,在 1~2 日内迅速增多,可波及整个颊黏膜,甚至唇黏膜、硬软腭,在出疹后 2~3 日迅速消失。该症状为前驱期的特异性体征,具有诊断价值。

3. 出疹期　发热后 2~4 日开始出现皮疹,此期持续 3~5 日。皮疹首先出现于耳后、发际,渐及前额、面部,自上而下蔓延至颈部、躯干、四肢,最后到达手掌和足底。皮疹初为淡红色斑丘疹,压之褪色,疹间皮肤正常,可融合成片,继之转为暗红色,部分病例可出现出血性皮疹。此期发热达到高峰,可有淋巴结肿大,严重者甚至可出现肝脾肿大。

4. 恢复期　在出疹后 3~4 日,皮疹按出疹顺序开始依次消退,全身症状开始逐渐好转。疹退后有糠麸状脱屑,遗留浅褐色色素沉着。

（二）非典型麻疹

1. 轻型麻疹　多见于对麻疹具有部分免疫力者,包括从母体获得麻疹抗体的小婴儿、近期接受过免疫球蛋白输注者、接种过麻疹疫苗但抗体滴度较低者。潜伏期较长,为 17~21日,全身症状较轻,皮疹稀疏,传染性不强。

2. 重型麻疹　见于营养不良、免疫力低下者。全身中毒症状重,皮疹可为出血性,常合并其他脏器功能损害,病情危重,病死率高。

3. 异形麻疹(非典型麻疹综合征)　见于接种过麻疹灭活疫苗者。有高热、头痛、肌痛,多无麻疹黏膜斑,反向出疹顺序,且皮疹形态多样,如斑丘疹、疱疹、紫癜、荨麻疹等。

4. 无皮疹麻疹　见于应用免疫抑制剂、免疫能力较强或接种过麻疹疫苗后发生突破感染者。以发热为主要表现,全病程无皮疹出现,只有通过前驱症状及血清学检查或麻疹病毒检测才能诊断。

（三）并发症

约 30% 的麻疹患儿可能出现一种或多种并发症。

1. 支气管肺炎　是儿童中麻疹相关死亡的最常见原因,常发生于 5 岁以下儿童。

2. 急性喉炎　多见于 2~3 岁小儿,临床表现为声音嘶哑、犬吠样咳嗽、吸气性呼吸困难。

3. 脑炎　发生率约 0.1%,临床表现包括发热、头痛、呕吐、颈项强直、脑膜刺激征、嗜睡、惊厥、昏迷。脑脊液改变与其他病毒性脑炎相似。

4. 角膜损害　麻疹急性期维生素 A 缺乏常伴有角膜损害,可出现畏光、眼部分泌物增多,如不注意护理,一旦合并细菌感染可导致严重后果,如失明、眼球溃烂。

5. 结核恶化　麻疹后机体免疫力受到暂时抑制,使原有潜伏结核病灶变为活动病灶,出现结核病的表现,此时结核菌素皮试为假阴性。

6. 其他并发症　包括腹泻、口腔炎、肠系膜淋巴结炎、阑尾炎、中耳炎、心肌炎、心包炎、急性播散性脑脊髓膜炎、亚急性硬化性全脑炎等。

四、辅助检查

1. 血常规　白细胞计数下降,淋巴细胞比例升高。少数可能出现血小板减少。

2. 血清学检查　血清 IgM 阳性或恢复期 IgG 滴度较早期升高 4 倍以上具有诊断价值。

3. 病原学检测　通过鼻咽部分泌物或尿液检测到麻疹病毒抗原,可作出早期诊断。

4. 多核巨细胞检查　取鼻咽分泌物涂片,瑞氏染色后镜检可发现多核巨细胞。出疹前 2 日至出疹后 1 日阳性率较高。

五、疾病识别要点

(一) 诊断标准

引用《中华人民共和国卫生行业标准 - 麻疹诊断》(WS 296—2017),诊断分类如下。

1. 疑似病例　符合以下三项者。

(1) 发热,体温一般≥38℃。

(2) 在病程第 3~4 日开始出现红色斑丘疹,疹间皮肤正常。出疹顺序一般从耳后、面部开始,自上而下向全身扩展,并可累及黏膜。出疹时间一般持续 3~5 日。

(3) 咳嗽、流涕、喷嚏等上呼吸道卡他症状,并有畏光、流泪、结膜炎症状。

2. 临床诊断病例　疑似病例符合以下任何一项。

(1) 具备以下任何一项流行病学史且未明确诊断为其他疾病者:①在出疹前 7~21 日与麻疹确诊患儿有接触史;②在出疹前 7~21 日有麻疹流行地区居住或旅行史。

(2) 起病早期(一般为病程第 2~3 日)在口腔颊黏膜见到麻疹黏膜斑。

(3) 未集标本进行实验室检测,且未明确诊断为其他疾病。

3. 实验室确诊病例　疑似病例具备以下任何一项。

(1) 采血前 8~56 日未接种过含麻疹成分的减毒活疫苗,而出疹后 28 日内血标本中麻疹 IgM 阳性。

(2) 咽拭子或尿液标本中麻疹病毒核酸阳性或分离到麻疹病毒。

(3) 恢复期血标本麻疹 IgG 抗体滴度比急性期升高 4 倍及以上,或急性期抗体阴性而恢复期抗体阳转。

(二) 诊断思路

当有典型的皮疹出现之后,根据流行病学史、典型前驱期表现、皮疹特点可作出初步临床诊断,再结合实验室血清学或病原学检查可明确诊断。在皮疹出现之前,应根据发病季节(冬、春季)、疫苗接种情况(需认真核对麻疹疫苗接种记录)、流行性学史(本地区麻疹流行情况,有群体聚集性发病现象或有麻疹患儿接触史)、早期临床表现(发热、卡他症状、结膜炎)等,进行仔细体格检查寻找麻疹黏膜斑,以早期发现可疑病例。

（三）根据临床表现进行初步识别

在疾病高发季节，对于发热伴有呼吸道卡他症状及结膜炎的患儿，应重视对麻疹流行病学史的询问及仔细体格检查寻找麻疹黏膜斑。尤其应重视对高危易感者，如小于 8 月龄婴儿（未接种疫苗者）和年龄较大的青少年（抗体滴度较低者）进行筛查。

（四）疾病演变过程

本病为自限性，对于无并发症的单纯麻疹，自起病至退疹的自然病程为 10~14 日。咳嗽症状可持续至疾病恢复后 1~2 周。大部分患儿预后良好，一般不会有后遗症。合并脑炎的儿童患儿中，约 25% 可能出现神经系统后遗症。一般来说，麻疹病毒感染后可获得终生免疫力。

（五）鉴别诊断

1. 风疹　一般发热后 1~2 日出疹，皮疹分部以面、颈、躯干为主，疹退后无脱屑及色素沉着，无麻疹黏膜斑。全身症状轻，常有耳后、枕部淋巴结肿大伴触痛。

2. 幼儿急疹　一般情况好，突然高热，持续 3~5 日，热退后出现皮疹，"热退疹出"为典型特征。

3. 猩红热　为细菌感染所致，发热、咽痛明显，1~2 日内全身出现针尖大小丘疹，疹间皮肤充血，杨梅舌、口周苍白圈、帕氏线为其典型特征。

六、治疗原则、社区随访及转诊时机

（一）治疗原则

由于麻疹传染性极强，建议所有麻疹患儿到有隔离条件的医院进行住院隔离治疗，避免家庭内或社区内传播。目前无特效抗病毒药物，主要治疗原则为对症支持治疗。

1. 隔离　呼吸道及接触隔离。同类患儿可住同一室，要关闭门窗，但需保持通气良好；室内喷洒消毒液或进行紫外线照射；患儿的口、鼻、呼吸道分泌物应消毒；进入病室的医务人员需戴口罩、帽子，穿隔离衣。麻疹患儿应隔离至出疹后 5 日，若有并发症则应隔离至出疹后 10 日。

2. 饮食　流质饮食或软食为主。应注意保证摄入充足水分，进食易消化、营养丰富的食物。

3. 环境　保持室内空气新鲜，保持适宜的温度、湿度，避免强光照射。

4. 护理　注意皮肤护理，保持眼、鼻、口腔清洁。

5. 退热　可根据患儿情况酌情给予退热治疗，不提倡过于积极的退热治疗，急骤退热会妨碍出疹，导致病毒血症延长。退热药物可选用对乙酰氨基酚、布洛芬。忌用糖皮质激素退热，其常会导致重症麻疹的发生。

6. 补液　对于反复发热、进食较差的患儿，可给予补液治疗。普通的维持补液可选择等张的 5% 葡萄糖氯化钠注射液进行补液治疗，或根据电解质情况调整液体张力及浓度。

7. 维生素 A 的应用　维生素 A 缺乏可导致疾病病程延长，并且增加麻疹后相关并发症发生的风险。WHO 推荐针对所有麻疹儿童给予口服维生素 A 治疗，1 次 /d，连用 2 日，每次剂量：<6 月龄，50 000IU；6~11 月龄，100 000IU；≥12 月龄：200 000IU。

8. 治疗并发症　若出现咳嗽、声音嘶哑等喉炎表现，应给予雾化治疗。若出现气促、发绀表现，应给予吸氧治疗。若合并细菌感染（如出现白细胞计数及中性粒细胞百分比升高、CRP 升高等），应根据不同年龄特点及感染部位，经验性选择合理的抗感染治疗策略。若出现惊厥,应给予镇静止惊治疗。

（二）社区随访

1. 观察体温及皮疹变化　若发热时间延长或体温退而复升,应考虑继发细菌感染或原有结核病恶化的可能,及时进行感染指标监测及病原学筛查。

2. 观察有无喉鸣、吸气性呼吸困难表现　评估有无喉梗阻表现及评估喉梗阻程度。

3. 观察有无气促、发绀等缺氧表现　评估有无重症肺炎表现。

4. 观察循环情况　进行心肺听诊、肝脏体格检查,评估有无心力衰竭表现。

5. 观察神志情况　进行神经系统体格检查,了解有无神经系统受累表现。

（三）转诊时机

出现以下情况时,应考虑转诊。

（1）当就诊医院不具备隔离防护治疗条件时,应转入有隔离条件的医院。

（2）当考虑继发细菌感染时,若全身中毒症状重,持续高热不退,或经过经验性抗感染治疗效果欠佳,应转入上级医院治疗。

（3）当临床表现或影像学提示可能存在潜伏结核感染转为活动性感染或本身存在活动性结核感染基础时,应及时转上级医院治疗。

（4）当出现安静时喉鸣和吸气性呼吸困难,有Ⅱ度及以上喉梗阻表现时,建议转上级医院治疗。

（5）当合并麻疹肺炎,出现气促、发绀等明显缺氧表现时,应考虑重症麻疹肺炎,建议转上级医院治疗。

（6）当出现呼吸频率和心率明显增快、烦躁不安、肝脏进行性肿大等心力衰竭表现时,应及时转入上级医院。

（7）当出现嗜睡、抽搐等神经系统受累表现时,应在基础对症治疗下及时转入上级医院。

七、疾病预防、筛查和管理

（一）预防

1. 管理传染源　感染者应隔离至出疹后 5 日,有并发症者应隔离至出疹后 10 日。

2. 切断传播途径　患儿居住处应保持通气良好,并给予紫外线照射消毒。在麻疹流行期间,易感者应尽量避免去人群密集的场所。对于暴露后易感者,应自暴露后 21 日内给予隔离。

3. 保护易感人群

（1）主动免疫:接种麻疹减毒活疫苗。2007 年开始,我国扩大了免疫计划,实施 2 剂次含麻疹成分疫苗免疫程序,即 8 月龄接种第 1 剂(使用麻疹 - 风疹联合疫苗),18~24 月龄接种第 2 剂(使用麻疹 - 流行性腮腺炎 - 风疹联合疫苗)。在麻疹流行期间,易感者应在接触麻疹患儿 2 日内进行麻疹疫苗应急接种,可防止麻疹发生或减轻病情。

（2）被动免疫:对婴幼儿或营养不良儿,以及未接种过麻疹疫苗者,在接触麻疹患儿 5 日内,进行 IVIg 治疗(400mg/kg)可预防发病。

（二）筛查

对于发热伴呼吸道卡他症状及结膜炎的患儿,应常规进行仔细体格检查,及时发现麻疹黏膜斑,对可疑患儿尽早行病原学检查。

（三）管理

1. 加强健康教育，应向家长解释麻疹患儿加强营养的重要性，避免盲目的"忌口"导致营养不良，不利于疾病恢复。

2. 麻疹感染后可继发暂时性免疫力下降，应注意预防感染。

（邹婷婷 朱渝）

第二节 水 痘

一、概述

水痘是由水痘-带状疱疹病毒（varicella-zoster virus，VZV）感染导致的，VZV 即人类疱疹病毒 3 型，在人类可引起 2 种不同的疾病，即水痘和带状疱疹。原发性感染会引起水痘，而病毒潜伏感染后再活化则引起带状疱疹。随着水痘疫苗的推广，水痘的患病率已明显下降，水痘相关的并发症也显著减少。水痘具有极强的传染性，可通过近距离的飞沫传播，或接触患儿皮损感染，亦可通过空气传播。所有年龄段人群均易感，其中幼儿和学龄前儿童高发。水痘患儿是唯一的传染源，发病前 1~2 日至皮疹结痂为水痘的传染期。在温带国家，水痘一年四季均可发病，通常发病高峰在每年 3~5 月。

二、病因

VZV 是双链 DNA 病毒，当其通过呼吸道或其他途径进入人体后，会在局部淋巴结中增殖，4~6 日后入血形成第 1 次病毒血症，继而引起网状内皮系统的播散，约 9 日后再次入血形成第 2 次病毒血症，并伴随皮损的发生。

三、临床特征

（一）典型水痘

通常包括三期，分别为潜伏期、前驱期、出疹期。

1. 潜伏期 10~21 日，平均 14~16 日。

2. 前驱期 婴幼儿可无前驱症状，年长儿在皮损出现前可有低热、畏寒、咽痛、乏力、食欲减退等非特异性症状，之后在 1 日内出现皮损。

3. 出疹期 水痘的皮损通常先出现在头部和躯干，之后波及面部及四肢，伴瘙痒。皮疹初期为红色斑疹，数小时到 1 日内转变为丘疹，很快变为疱疹。初期疱液清凉，疱壁薄，呈水珠状，后疱液逐渐变浑浊，疱壁紧张，周围伴红晕，水疱中央可呈脐窝状。1~2 日后疱疹开始干瘪、结痂，发病 1 周后痂壳脱落，一般不留瘢痕，局部可出现暂时性色素减退。黏膜易受侵犯，常见于口腔、结膜、外阴及肛门等处。

水痘的皮损有两个较为显著的特征：一个特征是向心性分布，即皮损以躯干、头、腰部多见；另一个特征为斑、丘、疱、痂"四世同堂"，即皮疹分批出现，不同形态皮损（斑疹、丘疹、水疱、结痂）可同时出现，均为诊断水痘的重要依据。

（二）新生儿水痘及先天性水痘

可由妊娠妇女在围生期感染或出生后新生儿接触感染所引起。妊娠妇女分娩前 5 日至分娩后 2 日患水痘引起的新生儿感染,往往比较严重,病死率较高。表现为病毒血症、皮疹严重,并发水痘脑炎、DIC 等。

（三）并发症

主要的并发症包括:①皮肤 / 软组织继发细菌感染,水痘皮损后化脓性链球菌的感染率增加,包括蜂窝织炎、肌炎、坏死性筋膜炎及中毒性休克综合征;②神经系统并发症,主要指水痘脑炎,其他如无菌性脑膜炎、横贯性脊髓炎、吉兰 - 巴雷综合征及脑血管炎等少见;③免疫功能抑制的患儿还容易并发血小板减少及 DIC,表现为皮肤、黏膜及内脏器官出血,或出血性水痘;④其他少见的并发症还包括肝炎、水痘肺炎等。

四、辅助检查

1. 血常规　通常白细胞计数正常或偏低,CRP 正常或轻度升高。

2. 核酸检测　可通过 PCR 方法检测呼吸道或疱液中的病毒核酸,也可检测血液或脑脊液,该方法具有很高的灵敏度和特异度。

3. 血清学检测　补体结合抗体高滴度或双份血清抗体滴度≥4 倍升高可帮助诊断。

五、疾病识别要点

（一）诊断标准

皮疹特点对诊断很重要,同时需结合流行病学史,包括水痘或带状疱疹患儿接触史、水痘疫苗接种史来分析。当皮损不典型时,相关的辅助检查,如水痘核酸检测可帮助确诊。

（二）诊断思路

发热伴皮疹的患儿需警惕水痘,皮疹形态对水痘诊断尤其重要,注意有无斑、丘、疱、痂"四世同堂"和向心性分布。同时应结合流行病学史,包括发病季节、接触史及疫苗接种史,可帮助诊断。

（三）根据临床表现进行初步识别

发热伴皮疹患儿,根据皮疹形态可以进行初步识别。

（四）疾病演变过程

在免疫功能正常的儿童,水痘多为自限性,10 日左右痊愈。但在青少年、成人及免疫功能不全的儿童中,可出现严重并发症。

（五）鉴别诊断

应注意与荨麻疹、手足口病、脓疱疮及其他以疱疹为主要表现的疾病相鉴别。荨麻疹多为红色丘疹或风团样表现,个别皮损为丘疱疹者需注意鉴别。但荨麻疹反复发作,痒感明显,结痂处伴有抓痕,缺乏斑、丘、疱、痂"四世同堂"的典型表现,可通过既往过敏史及皮疹形态鉴别。手足口病通常累及 5 岁以下儿童,在手心、足底、口腔、咽喉部等典型部位出现疱疹及溃疡,有助于鉴别。

六、治疗原则、社区随访及转诊时机

（一）治疗原则

1. 一般治疗　水痘患儿应严密隔离,除了空气隔离外还应当注意接触隔离。给予易消化食物,加强皮肤护理,避免继发细菌感染。勤剪指甲,避免抓挠而继发细菌感染。局部皮损有细菌感染迹象时,可外涂抗菌药物软膏。

2. 抗病毒治疗　是否需要抗病毒治疗取决于患儿年龄、免疫状态、是否存在合并症及并发症。以下人群建议抗病毒治疗。

(1) 年龄 >12 岁,且未接种过水痘疫苗(该年龄段患儿通常病情更严重,更易出现并发症)。

(2) 患儿有慢性皮肤病或肺部疾病基础。

(3) 免疫功能不全患儿,如肿瘤、HIV 感染,以及接受免疫抑制治疗(糖皮质激素)等,或正在口服阿司匹林的患儿。

(4) 已出现水痘并发症(如肺炎、脑炎)的患儿。建议发病的 24 小时内启动抗病毒治疗。免疫功能正常且无并发症的 2 岁以上儿童[上述(1)和(2)]可考虑口服阿昔洛韦治疗(20mg/kg,单次最大剂量 800mg,4 次/d,疗程 5 日)。免疫功能不全或已出现并发症的患儿,推荐静脉用阿昔洛韦,剂量为 30mg/(kg·d),分 3 次使用,病情稳定后可改为口服,疗程为 7~10 日。

(二) 社区随访

1. 初诊患儿　水痘患儿从诊断之日起到水痘疱疹完全结痂期间应隔离,口服抗病毒药物者可居家隔离,尽量独处一室,避免接触他人。基层医疗机构随访时注意询问患儿既往基础情况,如是否患血液肿瘤性疾病、是否有免疫功能不全或其他慢性疾病、是否长期口服激素等免疫抑制剂、是否长期使用糖皮质激素雾化等情况。此外,还应询问患儿既往是否接种过水痘疫苗,因为疫苗接种可减少并发症的发生。

2. 并发症随访　对水痘并发症的询问也非常重要。

(1) 发热:应仔细询问发热的情况,如热峰及热型,有无明显感染中毒表现。

(2) 皮损:每日体格检查注意皮损情况,如是否伴有脓疱疮或局部蜂窝织炎,并注意评估血常规及炎症指标是否提示继发严重细菌感染可能。

(3) 神经系统症状:注意评估有无神经系统受累表现,如头痛、呕吐、精神萎靡、意识障碍、抽搐、运动及感觉障碍等;体格检查要评估意识水平、四肢肌力和肌张力、脑膜刺激征、病理征等。

(4) 出血:还应注意观察有无皮肤、黏膜出血,或疱疹内出血,或合并血小板减少所致脏器出血的表现,如呕血、黑便、咯血等;血常规检查中留意血小板情况。

(5) 肺部症状:注意评估有无咳嗽、气促、喘息等肺部受累表现,体格检查应重点评估呼吸频率,以及有无呼吸困难表现,如鼻翼扇动、三凹征;还应注意肺部啰音情况,必要时完善胸部 X 线检查。

(6) 肝脏症状:注意观察有无食欲减退、黄疸等肝脏受累表现,体格检查注意黄疸及肝脏大小,肝功能留意转氨酶及胆红素水平。

3. 随诊期限　水痘患儿一般抗病毒疗程为 7~10 日,皮损均已结痂且无新发水痘,体温正常,未发生并发症者可不再随访,解除隔离。

(三) 转诊时机

若水痘患儿为新生儿,或有前述基础疾病,或长期使用激素等免疫抑制剂,均应联系转诊。病程中出现水痘并发症的患儿,应积极转诊治疗。应转诊至上级医疗机构的感染性疾病科或定点医院小儿感染性疾病科。

七、疾病预防、筛查和管理

1. 预防　应日常注意手卫生,不去人群聚集的地方,避免接触水痘或带状疱疹患儿。水痘疫苗可有效预防水痘,1.5 岁后可接种,4~6 岁时需追加一剂。

2. 筛查　如遇发热伴皮疹患儿,特别是冬、春季起病者,应注意观察皮疹特点,注意询问水痘接触史及疫苗接触史,必要时完善相关筛查试验。

3. 管理　水痘患儿应隔离至皮疹完全结痂。对暴露后的患儿,应检疫 3 周,过最长潜伏期后无症状者可解除隔离。免疫功能不全者及新生儿,暴露后可考虑使用水痘 - 带状疱疹免疫球蛋白进行被动免疫。

（温杨　朱渝）

第三节　手 足 口 病

一、概述

手足口病是由肠道病毒感染引起的一种儿童常见传染病,以发热、口腔黏膜疱疹或溃疡,手、足、臀等部位皮肤出疹为主要特征。绝大多数患儿该病为自限性,预后良好,少数患儿会出现严重的并发症,如脑炎、脑干脑炎、急性弛缓性麻痹、肺水肿、肺出血、心肺功能衰竭等。手足口病是全球性疾病,我国各地全年均有发生,给我国 5 岁及以下儿童生命健康带来严重威胁。

我国自 2008 年 5 月将手足口病纳入丙类传染病进行管理。手足口病患儿和隐性感染者为主要传染源,其隐性感染率高;另外还可通过感染者的粪便、咽喉分泌物、唾液和疱疹液等广泛传播。密切接触是手足口病重要的传播方式,通过接触被病毒污染的手,或是生活用具,如毛巾、玩具、食具、奶具等可引起感染;饮用或食入被病毒污染的水和食物亦可感染;还有研究者认为可通过呼吸道飞沫传播。婴幼儿和儿童普遍易感,以 5 岁以下儿童为主。

二、病因

肠道病毒属于小 RNA 病毒科肠道病毒属,是引起手足口病的病原体。主要致病病毒包括:①柯萨奇病毒(Coxsackie virus,CV)的 A 组 4~7、9、10、16 型和 B 组 1~3、5 型;②埃可病毒(ECHO virus)的部分血清型;③肠道病毒 71 型(EV-71)等。其中以肠道病毒 71 型(EV-71)、柯萨奇病毒 A16 型(CV-A16)、柯萨奇病毒 A6 型(CV-A6)、柯萨奇病毒 A10 型(CV-A10)最为常见,其中重症和死亡患儿多数由 EV-71 感染所致。近年部分地区 CV-A6、CV-A10 有增多趋势。肠道病毒各型之间无交叉免疫力。

三、临床特征

潜伏期多为 2~10 日,平均 3~5 日。根据疾病的发展过程,将手足口病分五期,分别为出疹期、神经系统受累期、心肺功能衰竭前期、心肺功能衰竭期及恢复期。根据其进展的程度及严重性分为普通型、重症型及危重症型。

（一）出疹期

绝大多数患儿在出疹期即痊愈，即为手足口病普通型。主要表现为手、足、口、臀等部位出疹，可伴或不伴发热、咳嗽、流涕、食欲减退等症状。部分患儿仅表现为皮疹或疱疹性咽峡炎。典型皮疹表现为口腔咽喉部、软腭、手心及足底的疱疹，皮疹周围有炎性红晕，疱疹内液体较少，不痛不痒。口腔疱疹很快发展为溃疡，有明显的疼痛。婴幼儿不能表述咽痛，可表现为流涎、拒绝进食。皮疹较多时，在臀部、大腿、膝盖等处可出现斑丘疹、丘疹、丘疱疹。皮疹恢复时不结痂、不留瘢痕。某些肠道病毒，如 CV-A6 和 CV-A10，所致皮损严重，皮疹可表现为大疱样改变，伴疼痛及痒感，且可不限于手、足、口部位。

（二）神经系统受累期

手足口病少数患儿可出现中枢神经系统损害，即神经系统受累期，此期属于手足口病重症型。多发生在病程 1~5 日，表现为精神差、嗜睡、吸吮无力、易惊、头痛、呕吐、烦躁、肢体抖动、肌无力、颈项强直等。脑脊液检查可有病毒性脑膜炎的改变。

（三）心肺功能衰竭前期

此期患儿属于手足口病危重型。多发生在病程 5 日内，表现为心率和呼吸增快、出冷汗、四肢末梢发凉、皮肤发花、血压升高。对该期患儿及时识别并正确治疗，是降低病死率的关键。

（四）心肺功能衰竭期

此期患儿属于手足口病危重型。可在心肺功能衰竭前期的基础上迅速进入该期。临床表现为心动过速（个别患儿心动过缓）、呼吸急促、口唇发绀、咳粉红色泡沫痰或血性液体、血压降低或休克。亦有患儿以严重脑功能衰竭为主要表现，临床可见抽搐、严重意识障碍、中枢性呼吸和循环衰竭等全脑炎表现，病死率极高。

（五）恢复期

此期患儿体温逐渐正常，神经系统和心肺功能逐渐恢复。少数患儿可遗留后遗症，包括肢体瘫痪、眼球运动障碍、心动过速等。部分手足口病患儿（多见于 CV-A6、CV-A10 感染者）在病后 2~4 周有脱甲的症状，新甲于 1~2 个月内长出。

四、辅助检查

1. 血常规及 C 反应蛋白（CRP） 多数患儿白细胞计数正常，重症患儿白细胞计数、中性粒细胞百分比及 CRP 可升高，部分患儿显著升高。

2. 血生化检查 重症患儿 ALT、天冬氨酸转氨酶（aspartate aminotransferase，AST）、肌酸激酶同工酶 MB（creatine kinase MB，CK-MB）升高，部分患儿肌钙蛋白、血糖、乳酸升高。

3. 脑脊液 神经系统受累时，脑脊液检查符合病毒性脑膜炎和/或脑炎特点，表现为外观清亮、压力增高；白细胞计数增多，以单核细胞为主；蛋白正常或轻度增多，糖和氯化物正常；细菌培养阴性。

4. 病原学 咽拭子、粪便或肛拭子标本肠道病毒特异性核酸检测阳性。

5. 影像学 重症及危重症患儿并发神经源性肺水肿时，两肺野透亮度减低，"磨玻璃"样改变，局限或广泛分布的斑片状、大片状阴影，进展迅速，称为"蝴蝶征"。神经系统受累者 MRI 检查表现为脑桥、延髓及中脑的斑点状或斑片状 T_1WI 低信号、T_2WI 高信号。

6. 心电图 可见窦性心动过速或过缓，QT 间期延长，ST-T 改变。

五、疾病识别要点

(一) 诊断标准

结合流行病学史及临床表现即可作出临床诊断。在临床诊断的基础上,结合病原学检查可明确诊断。

1. **临床诊断**　具有以下流行病学史,包括学龄前儿童、婴幼儿发病、流行季节、当地托幼机构及周围人群有手足口病流行、发病前与手足口病患儿有直接或间接接触史。并符合前述典型临床表现,即可临床诊断。

2. **确诊**　极少数患儿皮疹不典型,部分患儿仅表现为脑炎或脑膜炎等,诊断需结合病原学或血清学检查结果。在临床诊断基础上,具有病原学检查阳性者即可确诊,如肠道病毒(CV-A16、EV-71 等)特异性核酸检测阳性。

3. **重症及危重症诊断**　参考国家卫生健康委员会《手足口病诊疗指南(2018 年版)》,具有神经系统受累的手足口病患儿应为手足口病重症型;具有心肺功能衰竭前期及心肺功能衰竭期表现的手足口病患儿为手足口病危重型。下列指标提示患儿可能发展为危重型。

(1) 持续高热:体温 >39℃,常规退热效果不佳,或体温 >38.5℃并持续超过 3 日。

(2) 神经系统损害表现:包括脑干脑炎、无菌性脑膜炎、脑炎,以及弛缓性瘫痪。具体表现为精神萎靡、嗜睡、头痛、眼球震颤或上翻、呕吐、易惊、肢体抖动、肌阵挛、肌无力、站立或坐立不稳、抽搐、意识障碍等,脑脊液检查符合无菌性脑膜炎的改变。

(3) 呼吸系统异常:呼吸增快、减慢或节律不整。

(4) 循环功能障碍:包括心率显著增快、出冷汗、四肢末梢发凉、皮肤发花、血压升高或降低、毛细血管再充盈时间延长。

(5) 实验室检查满足其中之一:①外周血白细胞计数升高,外周血白细胞计数≥15×10^9/L,除外其他感染因素;②血糖升高,出现应激性高血糖,血糖 >8.3mmol/L;③肌酶升高;④血乳酸升高出现循环功能障碍时,通常乳酸≥2.0mmol/L,其升高程度可作为判断预后的参考指标。

(二) 诊断思路

患儿出现典型皮疹表现,即手、足、口、臀出现典型斑疹、丘疹及疱疹,诊断并不困难。如果临床表现不典型,且皮疹分布及皮疹形态不典型,需要结合流行病学史、疾病临床衍变过程等来与其他出疹性疾病相鉴别,必要时完善病原学检查帮助诊断。

若患儿出现典型表现,需要结合患儿年龄、临床表现和实验室检查来观察和评估有无神经系统、呼吸及循环系统等重症感染的临床表现。但若幼儿突然出现重症脑炎、循环衰竭等表现,应该注意排除不典型的手足口病。

(三) 根据临床表现进行初步识别

本病大多可通过典型皮疹形态及其典型分布实现临床诊断。皮疹表现为口腔咽峡部、软腭、手心及足底的疱疹,皮疹周围有炎性红晕,疱疹内液体较少;口腔疱疹很快发展为溃疡,有明显的疼痛、流涎;皮疹较多时出现臀部、大腿、膝盖等斑丘疹、丘疹;皮疹恢复时不结痂、不留瘢痕。对于诊断有困难者,可借助病原学检查帮助诊断。

(四) 疾病演变过程

本病通常为自限性,大多于 7~10 日内自行缓解,但极少数病例可进展为重型,甚至危重型。因此,早期识别及发现重症病例,及早进行干预,有助于降低该病的病死率。

（五）鉴别诊断

1. 其他出疹性疾病 手足口病普通患儿需与儿童出疹性疾病,如丘疹性荨麻疹、水痘、带状疱疹、脓疱疮等鉴别;CV-A6 或 CV-A10 所致大疱性皮疹需与渗出性多形性红斑相鉴别;仅表现为疱疹性咽峡炎时,需与单纯疱疹病毒引起的龈口炎鉴别。其典型皮损特点、流行病学史及发病年龄等均可为鉴别诊断提供参考依据,皮疹不典型者,应完善病原学检查以帮助鉴别。

2. 对皮疹不典型合并神经系统损害 需与单纯疱疹病毒、巨细胞病毒、EB 病毒等所致脑炎或脑膜炎鉴别。主要还是结合流行病学史,同时应尽快留取标本,进行肠道病毒,尤其是 EV-71 的病毒学检查,以作出诊断。

六、治疗原则、社区随访及转诊时机

（一）治疗原则

目前尚无特效抗肠道病毒药物可用,主要为一般对症和支持治疗。

1. 一般治疗 普通患儿门诊治疗。儿童通过接触被病毒污染的手、毛巾、手绢、牙杯、玩具、食具及床上用品等,均可导致感染,所以应注意手卫生和物品的清洁消毒,避免交叉感染;饮食勿过热,避免因疼痛拒食;还需做好口腔和皮肤护理。应积极控制高热,体温>38.5℃者,可应用退热药物治疗,常用药物为布洛芬或对乙酰氨基酚。

2. 重症早期治疗

（1）保持环境安静,注意休息:惊厥患儿需要及时止惊,可选用地西泮缓慢静脉注射或水合氯醛灌肠抗惊厥。保持呼吸道通畅,必要时吸氧。

液体疗法:重症患儿反复高热,部分进食困难,应确保患儿摄入足够的液体以免脱水。重症患儿有脑炎、脑膜炎或呕吐等颅内压增高表现,应控制液体入量及输液速度,如不能进食或完成生理需要量,应 24 小时匀速补充所需液量,即 2.5~3.3ml/（kg·h）。

（2）根据重症临床表现,若出现脑炎、脑膜炎或呕吐等颅内压增高表现,予 20% 甘露醇降颅内压治疗。

1）糖皮质激素:有脑脊髓炎和持续高热等表现者及危重病例酌情使用。可选用甲泼尼龙 1~2mg/（kg·d）,或氢化可的松 3~5mg/（kg·d）,或地塞米松 0.2~0.5mg/（kg·d）,一般疗程 3~5 日。

2）IVIg:神经系统受累期不建议常规使用 IVIg。有脑脊髓炎和持续高热等表现者,以及危重病例可酌情使用,剂量 1.0g/（kg·d）,连用 2 日。

3. 危重症治疗 需入住儿科重症监护室（pediatric intensive care unit,PICU）,严密进行心肺功能、脑功能及血管等监测,必要时给予生命支持治疗,以及使用血管活性药物。

（二）社区随访

1. 普通型手足口病及疱疹性咽峡炎 均可居家隔离治疗,基层医师随诊应指导家长合理饮食、卫生消毒,以及口腔、皮肤护理。避免进食刺激性强的食物,婴幼儿饮奶可适当放置至室温,避免引起口腔疼痛而拒食。注意保护皮肤,避免抓挠后继发感染。

2. 随诊期间观察指标 应当注意重症患儿的观察指标和早期识别,包括询问发热情况、指导家长监测每日体温、注意观察进食情况、确认是否有神经系统受累的表现。手足口病临床为急性过程,因此需密切关注 7 日内的进展情况,尤其是 3~5 日内病情变化情况。如持续发热不退,或出现神经系统受累表现,应及时安排血常规、CRP、血生化、肌酶学、心肌损害等检查,以便早期发现重症患儿,及时干预或转诊。

3. 社区出现手足口病确诊病例　应注意相关学校、幼托机构、早教机构等儿童聚集场所的筛查与检疫。手足口病及疱疹性咽峡炎患儿的隔离期限一般为 2 周,临床治愈且隔离期满应帮助家长做好患儿复学工作。

（三）转诊时机

1. 病例发现　普通型手足口病及疱疹性咽峡炎皮损表现不典型或无法临床诊断时,需要转诊至专科医疗机构进行病原学检查。

2. 重症病例早期识别　不具备隔离观察及检验条件的社区医疗机构,一旦发现年龄在 3 岁以下,尤其是 1 岁以内婴儿手足口病患儿,并伴有发热症状,均应转诊至专科医疗机构。具备隔离观察及检验条件的医疗机构,首次筛查后若发现为具有重症手足口病可疑表现但未满足重症手足口病诊断标准者,可在基层住院治疗随访,但应密切观察病情变化。随访期间一旦出现重症表现,或前述危重症表现之一,以及达到重症、危重症诊断标准,都需立即转诊。

七、疾病预防、筛查和管理

（一）预防

1. 建议接种疫苗　我国研制的预防重症手足口病的疫苗,共 2 针,间隔 1 个月,适用于 6 月龄~5 岁儿童,鼓励在 1 岁前完成接种。

2. 避免接触　尤其不要接触明确诊断的手足口病患儿。不与其共用玩具、餐具及洗浴用品。注意手卫生。手足口病可以通过接触皮疹疱液、呼吸道飞沫、唾液传播,用肥皂或洗手液以"七步洗手法"洗手可以减少手足口病的传播。

（二）筛查

若患儿有疾病暴露史,如同一个家庭或同一个班级中,有手足口病患儿,则在注意隔离防护的同时,应指导家长注意观察患儿有无发热和/或皮疹、食欲减退、流涎等表现,若有上述表现,应及时就诊,便于早期发现病例,及时诊治。

（三）管理

普通型者可采取居家隔离、加强护理、给予软食或流质等适宜饮食、控制体温、保持患儿舒适、注意液体平衡等措施;注意观察和识别患儿有无重症临床特征,若患儿持续高温不退,或出现神经系统受累等重症表现,注意及时转诊至上级医院进一步诊治。少部分神经系统损害的重症或危重症患儿可能遗留后遗症,如弛缓性瘫痪。应在社区随访,并在上级医院的指导与支持下完成康复治疗。

（郭琴　朱渝）

第四节　流行性腮腺炎

一、概述

流行性腮腺炎是由腮腺炎病毒引起的急性呼吸道传染病,临床特征为非化脓性腮腺(包括颌下腺和舌下腺)肿胀、疼痛和发热,可并发脑炎、脑膜炎、胰腺炎、睾丸炎和卵巢炎等,属于我国法定丙类传染病。本病在全球各地均有发生,好发于儿童和青少年,全年均可发病,晚冬至早春为发病高峰期,在人口密集的群体(如学校、军队)中可引起暴发流行。一般预后良好,极少数发生脑炎的重症患儿可致死,也可造成永久性听力损伤。

二、病因

腮腺炎病毒属副黏病毒科腮腺炎病毒属,含有负链单链 RNA,只有一个血清型。对物理和化学因素敏感,加热至 55~60℃,20 分钟后即失去活力,甲醛溶液和紫外线也可将其灭活;但其耐低温,4℃可存活 2 个月以上。人是流行性腮腺炎病毒的唯一宿主,该病患儿和隐性感染者为传染源,可通过呼吸道飞沫、直接接触或接触被病毒污染的食物或物品等传播,腮腺炎出现前 2 日至出现后 5 日通常具有传染性,传染性低于麻疹和水痘。人群对腮腺炎病毒普遍易感,1 岁以内婴儿有来自母体的保护性抗体,因而极少发病,疫苗接种能有效预防本病,自然感染后可获得持久免疫力。孕妇在妊娠早期感染腮腺炎病毒可通过胎盘传递给胎儿导致胎儿感染,但与不良妊娠结局的相关性尚不明确。

三、临床特征

潜伏期 12~25 日,平均 16~18 日,急性起病,呈自限性,15%~20% 的患儿为隐性感染。应当注意的是,并发症可发生于无腮腺炎表现的感染者。

(一) 典型表现

典型病例临床上以腮腺炎为主要表现。病初可有发热(一般为低热,持续 3~4 日)、头痛、肌痛、乏力、食欲减退、恶心及呕吐等非特异性症状,随后数小时至 48 小时以内逐渐出现腮腺肿大;可为单侧或双侧肿大,约 25% 的病例仅单侧受累,多数患儿先出现单侧腮腺肿大,数日内出现对侧腮腺肿大,伴胀痛,进食酸性食物时疼痛加剧。腮腺肿大以耳垂为中心,向前、下、后方向发展,边界不清,触之有弹性,表面皮肤无发红,但皮温可有升高,有压痛,同侧腮腺导管开口处红肿。腮腺肿大一般 1~3 日达高峰,1 周左右消退,整个病程 10~14 日。此外,约 10% 的病例可出现颌下腺和舌下腺受累。

(二) 非典型表现

多见于幼儿,可仅有发热和上呼吸道感染的症状,而无腮腺及其他唾液腺肿大,或仅表现为其他唾液腺(如颌下腺)肿大。

(三) 神经系统并发症

1. 脑膜炎　是流行性腮腺炎病毒感染最常见的神经系统并发症,发生于 1%~10% 的患儿,可发生在腮腺炎发生之前、之后或与之同时出现。临床表现一般有发热、头痛、颈强直,脑脊液改变与其他病毒性脑膜炎相似,偶见脑脊液白细胞计数 >1 000/mm³,症状持续约 1 周,大多数预后良好,不遗留神经系统后遗症。

2. 脑炎　很少见,特别是在疫苗接种广泛普及以后,表现为发热、意识改变、癫痫性发作等。脑脊液改变与其他病毒性脑炎相似,症状通常较重,但多数患儿可完全康复,偶有死亡及遗留神经系统后遗症者。

3. 耳聋　流行性腮腺炎可造成暂时性或永久性听力受损,但发生率很低,且多为单侧受累。

（四）睾丸炎

睾丸炎是青春期后男性患儿的常见并发症,通常出现在腮腺炎发生后 5~10 日,表现为发热、睾丸肿痛,多为单侧受累,约 1/3 患儿为双侧受累。30%~50% 未接种疫苗的流行性腮腺炎睾丸炎患儿会出现睾丸萎缩,但很少发生不育症。

（五）卵巢炎

青春期后女性流行性腮腺炎患儿中约 5% 会发生卵巢炎,表现为下腹痛、压痛和发热,右侧卵巢炎者需注意与阑尾炎相鉴别。目前流行性腮腺炎并发卵巢炎与女性不孕的相关性尚不明确。

（六）胰腺炎

常于腮腺肿大数日后发生,以中上腹疼痛为主要症状,可伴有发热、呕吐、腹胀等,多数为良性病程,发生重症胰腺炎者极少见。由于腮腺炎本身可以引起血、尿淀粉酶增高,故淀粉酶增高不具有诊断价值,行血脂肪酶检测有助于诊断。

（七）其他并发症

流行性腮腺炎少见的并发症包括甲状腺炎、心肌炎、肾炎、关节炎、肝炎、乳腺炎、脑神经麻痹等。

四、辅助检查

1. 血常规　白细胞计数大多正常或稍高,淋巴细胞比例相对升高。

2. 血、尿淀粉酶检测　90% 患儿发病早期有血清和尿淀粉酶升高,且升高程度通常与腮腺肿胀程度相平行。

3. 脑脊液检测　并发脑膜炎或脑炎的患儿脑脊液中白细胞轻度升高,分类以淋巴细胞为主,早期也可能以多形核细胞为主,脑脊液蛋白一般正常或轻度升高,糖和氯化物一般正常。

4. 血清学检测　血清检测出流行性腮腺炎病毒核蛋白的 IgM 抗体阳性可作为近期感染的诊断依据,一般在症状出现 3 日后逐渐升高,部分患儿在症状出现 5 日以后才能检测到。腮腺炎病毒抗原检测结果可作为早期诊断依据,逆转录聚合酶链反应（reverse transcriptase polymerase chain reaction,RT-PCR）检测病毒 RNA,可提高灵敏度。

五、疾病识别要点

（一）诊断标准

典型病例可通过流行病学史、腮腺或其他唾液腺非化脓性肿大的特点,以及血常规提示病毒感染,血清和尿淀粉酶升高,作出临床诊断。病原学确诊:血清中检出腮腺炎病毒 IgM 抗体（排除 1 个月内接种腮腺炎疫苗的影响）是近期感染的证据,RT-PCR 直接检测病毒 RNA,灵敏度高,是早期诊断的最佳检测方式。

（二）诊断思路

对于症状典型者,结合血常规检查结果,血清淀粉酶增高,可临床诊断流行性腮腺炎。不典型病例需完善腮腺炎病毒 IgM 抗体和 / 或病毒 RNA 检测来协助诊断。除腮腺炎以外,还需关注有无神经系统、消化道症状,以及睾丸炎、卵巢炎等表现。

（三）根据临床表现进行初步识别

对于单侧或双侧腮腺、颌下腺、舌下腺肿大、疼痛的患儿（伴或不伴发热、乏力、头痛、肌痛等全身症状),都应警惕流行性腮腺炎;需仔细询问流行病学史及腮腺炎疫苗接种史,如发病前 2~3 周有无腮腺炎患儿接触史、有无群体发病。表现典型者诊断并不困难,不确定病例可完善病原学检测以协助诊断。

（四）疾病演变过程

本病通常呈自限性,多于 2 周内自行缓解,出现并发症者病程可延长,多数预后良好,数周内恢复正常,偶有重症脑炎病例死亡及遗留神经系统后遗症者。

（五）鉴别诊断

1. 化脓性(细菌性)腮腺炎 绝大多数为单侧受累,腮腺部位红肿、压痛明显,挤压可见腮腺导管开口处有脓液流出;全身症状有发热、寒战,感染中毒症状明显,外周血白细胞计数升高,中性粒细胞百分比升高。

2. 其他病毒所致腮腺炎 流感病毒、副流感病毒、柯萨奇病毒、腺病毒、巨细胞病毒、单纯疱疹病毒、EB 病毒、HIV 等可引起腮腺炎,其病情均较轻微,可根据病原学检测结果鉴别。

3. 急性淋巴结炎 肿大淋巴结边界清楚、压痛明显,常有邻近部位(如头面部或口咽部)感染病灶,腮腺导管开口无红肿,外周血白细胞计数和中性粒细胞升高。

4. 唾液腺结石 常表现为疼痛和肿胀,也可为无痛性肿胀,症状时轻时重,可反复发作,影像学检查可明确诊断。

5. 唾液腺肿瘤 罕见,多数为无痛性肿块或肿胀,影像学和细针穿刺抽吸检查有助于诊断。

六、治疗原则、社区随访及转诊时机

（一）治疗原则

本病为自限性,目前尚无特效抗病毒药物,以对症支持治疗为主。急性期应注意休息、清淡饮食、多饮水、保持口腔卫生、避免进食刺激性及酸性食物。住院者应飞沫隔离,直到腮腺肿胀消退。

1. 一般治疗 发热患儿可给予物理降温及退热药物,如布洛芬或对乙酰氨基酚;头痛、腮腺肿痛、睾丸炎疼痛明显者可给予镇痛药。对于腮腺肿痛明显、难以进食的患儿应给予静脉补液治疗。

2. 局部治疗 肿大腮腺可给予局部中药外敷。

3. 并发症的治疗 出现睾丸炎时,局部给予湿冷敷,将肿大阴囊托起。颅内压增高者给予甘露醇降颅内压,惊厥者给予止惊等处理,直到症状好转。若并发胰腺炎,应禁食,给予静脉补液维持营养及水、电解质平衡。

（二）社区随访

1. 发现患儿 对于单侧或双侧腮腺、颌下腺、舌下腺肿大、疼痛的患儿(伴或不伴发热、乏力、头痛、肌痛等全身症状),都应警惕流行性腮腺炎,仔细询问流行病学史及腮腺炎疫苗接种史,如有流行病学史、未完成两剂腮腺炎疫苗接种、临床症状符合、血常规白细胞计数正常或减少、分类以淋巴细胞为主、血清淀粉酶增高,则可临床诊断为流行性腮腺炎,应及时填写传染病报告卡进行上报。

有条件者可完善血清腮腺炎病毒 IgM 检测和 / 或病毒核酸检测,进行病原学诊断。若当地有流行性腮腺炎流行,对于就诊的发热但尚无腮腺炎表现的患儿,也应注意检查腮腺情况,并提醒家长关注腮腺是否肿大。应注意部分患儿可能缺乏明确的流行病学史,腮腺炎疫苗也不能完全预防该疾病的发生,故不应作为排除诊断的依据。

2. 并发症随访 单纯的流行性腮腺炎患儿以对症和局部外敷用药为主,可在基层医院随访。对于腮腺肿痛明显、难以进食、一般情况差的患儿,应收入当地传染病隔离房治疗。随访时注意询问发热及腮腺肿痛的情况,以及有无头痛、呕吐、睾丸肿痛、下腹疼痛、中上腹疼痛、腹胀、意识障碍、抽搐等症状;体格检查注意腮腺肿大及消退情况,睾丸有无肿大、触痛,腹部有无压痛、反跳痛,患儿意识水平,是否有脑膜刺激征、病理征等。

(三)转诊时机

患儿出现严重并发症时,应及时向有条件的上级医院转诊,转诊指征如下。

(1)反复发作的腮腺肿痛,病程超过 2 周仍未缓解;或是发热、腮腺肿痛等症状一度好转而又加重。

(2)出现剧烈头痛、呕吐、脑膜刺激征等脑膜炎表现。

(3)出现意识障碍、抽搐、昏迷、瘫痪等脑炎表现。

(4)明显的睾丸炎和卵巢炎。

(5)出现腹痛、呕吐,中上腹压痛,血脂肪酶升高,考虑并发胰腺炎时。

(6)出现其他严重并发症,如心肌炎、肝炎、肾炎时。

七、疾病预防、筛查和管理

(一)预防

流行性腮腺炎大部分可通过暴露前接种疫苗预防,完成两剂疫苗接种的人相对于未接种者在暴露后的发病风险可降低约 9 成,即使发病,其症状也可能轻微一些,还可降低并发症的发生。若已发生暴露,则之后的疫苗接种和使用免疫球蛋白均不能阻止疾病发生,也不能减轻疾病的严重性和降低并发症风险。疫苗接种获得的免疫力会逐渐消退,故保护作用并不完全。

(二)筛查

对于集体机构中的易感儿暴露后应检疫 3 周。

(三)管理

及时填报传染病报告卡,对住院患儿采取飞沫隔离至腮腺肿胀消退;门诊患儿应居家隔离,独处一室,避免接触他人,直到腮腺肿胀完全消退。本病呈急性经过,恢复后不需要长期随访。

(廖琼 朱渝)

第五节 脓 毒 症

一、概述

脓毒症(sepsis)是指各种感染(细菌、病毒、真菌及寄生虫等)所导致的全身炎症反应综合征,并且可能进展至合并器官功能障碍的严重脓毒症或脓毒症休克的一类综合征或病理生理状态。严重脓毒症是指感染使机体免疫失衡从而导致可能危及生命的器官功能障碍。

脓毒症休克是指在脓毒症的基础上,出现持续性低血压,在充分液体复苏后仍需血管活性药维持血压。

严重脓毒症是重症患儿的常见并发症之一,早期识别与恰当处理可改善其预后。本病以感染导致器官功能障碍为主要特征;具体是以高热或低体温、气促、心动过速、低血压、意识改变,以及急性少尿等多脏器功能障碍为主的临床综合征。

二、病因

各种病原微生物感染后均可导致脓毒症,一般认为,脓毒症区别传统感染性疾病的特征是机体被病原微生物感染后出现稳态失衡,导致多脏器功能障碍,是由病原微生物的直接侵袭作用、全身免疫及炎症反应失控、神经内分泌及各器官功能障碍交互作用所致。

三、临床特征

患儿在感染性疾病或疑似感染性疾病的基础上出现以下表现。

（一）一般表现

体温 >38.5℃的发热或核心温度 <36℃的低体温、呼吸急促、心动过速或心动过缓（表3-4-1),可以出现嗜睡、谵妄、意识模糊,甚至昏迷。

表 3-4-1 各年龄组儿童心率变量 单位:次/min

年龄	心率	
	心动过速	心动过缓
≤1 周	>180	<100
>1 周~1 月龄	>180	<100
>1 月龄~1 岁	>180	<90
>1~6 岁	>140	<60
>6~12 岁	>130	<60
>12~18 岁	>110	<60

注:心动过缓取同年龄儿童正常心率值的第 5 百分位数;心动过速取同年龄儿童正常心率值的第 95 百分位数。

（二）多器官功能障碍

出现原发感染部位不能解释的多脏器功能障碍,全身各个脏器均可受累,最常累及呼吸、肾脏、循环、凝血、肝脏和中枢神经系统。具体表现为未吸氧情况下出现口唇发绀、急性少尿或无尿,非寒冷所致的全身大理石样花斑或低血压,由于凝血功能异常或血小板减少所致的皮肤瘀点瘀斑、鼻出血或消化道出血。伴有肝脏损害者可出现轻重不等的皮肤、巩膜黄染。有的患儿可伴有中毒性肠麻痹。还可因广泛的血管内皮损伤出现明显水肿。

（三）脓毒症休克

早期或代偿期可血压正常,主要出现脑灌注减低所致的表情淡漠、对疼痛等刺激反应迟钝或异常烦躁不安的表现,以及尿量减少、心率及呼吸增快。随着病情进展,进入失代偿期,患儿出现嗜睡,甚至昏迷,四肢冷、毛细血管再充盈时间 >3 秒、少尿或无尿、呼吸急促或呼吸困难、心音低钝、血压下降,甚至心搏骤停、呼吸骤停。

四、辅助检查

脓毒症作为感染所致多脏器功能障碍的一种临床综合征,并无特异性诊断试验,通过以下辅助检查有助于诊断及判断疾病严重程度。

1. 血常规及 C 反应蛋白(CRP) 白细胞计数增加($>12 \times 10^9$/L);或白细胞计数减少($<4 \times 10^9$/L);或白细胞计数正常,伴核左移,有超过 10% 的不成熟白细胞,均有诊断价值。CRP 常升高,超过正常值的 2 个标准差或 >40mg/L 有诊断价值;可伴血小板降低。

2. 血气分析 可以出现氧合指数(PaO_2/FiO_2)降低。乳酸值可升高,并可出现酸中毒。

3. 肝功能、肾功能 可以出现胆红素和转氨酶升高,也可以出现肌酐和尿素氮的升高。

4. 凝血功能 常伴有凝血功能异常,INR 升高。

5. 病原学检查 在不明显延误抗微生物治疗的情况下,建议在抗微生物治疗前,至少采集 2 份血培养(需氧培养及厌氧培养)标本。如患儿体内有留置超过 48 小时的血管导管,应至少 1 份血培养标本经皮穿刺留取,1 份经血管导管留取;不同部位的血培养标本应同时留取。其他培养(适当情况下最好定量培养),如尿液、脑脊液、伤口渗液、呼吸道分泌物或其他可能是感染原的体液,可在不明显延误抗微生物药物使用的前提下,在抗微生物治疗之前留取。

五、疾病识别要点

(一)诊断标准

1. 脓毒症 感染(可疑或证实)伴有以下 3 条表现即可诊断为脓毒症:①发热(直肠温度 >38.5℃)或低体温(直肠温度 <35℃);②心动过速(表 3-4-1),低体温者可无心动过速;③满足意识改变、低氧血症、血乳酸增高、洪脉中的其中一项。儿童患者诊断脓毒症时,体温异常及白细胞计数异常两者必须具备一项。

2. 严重脓毒症 出现脓毒症导致的组织低灌注及以下脏器功能障碍之一,可诊断为严重脓毒症:①脓毒症导致的低血压(表 3-4-2);②乳酸高于正常值上限;③经液体复苏后仍尿量 <0.5ml/(kg·h),且持续时间 >2 小时;④肺部感染时氧合指数降低(PaO_2/FiO_2<200mmHg),或非肺部感染时氧合指数降低(PaO_2/FiO_2<250mmHg);⑤血肌酐 >176.8μmol/L;⑥肠鸣音消失;⑦血浆总胆红素 >34.2μmol/L;⑧血小板计数 <100 × 10^9/L;⑨INR>1.5。

3. 脓毒症休克 经液体复苏仍存在低血压状态,需使用血管活性药物维持循环,即可诊断为脓毒症休克。

表 3-4-2 不同年龄儿童低血压标准   单位:mmHg

年龄	收缩压	年龄	收缩压
≤1 月龄	<60	>1~9 岁	<{70+［2 × 年龄(岁)］}
>1 月龄 ~1 岁	<70	>9 岁	<90

注:低血压标准取正常年龄儿童收缩压的第 5 百分位数;1mmHg=0.133kPa。

(二)诊断思路

脓毒症病情是呈序贯进行性发展的,其从最初的局部或全身感染性疾病,进展至除原发感染病灶以外的多脏器功能障碍。因此在考虑诊断脓毒症时,首先要关注病因,寻找感染病灶与感染原,排除非感染性疾病所致脏器功能障碍,因为创伤、脱水、恶性肿瘤、栓塞、内分泌及代谢性疾病等均可导致发热且伴有多脏器功能障碍的临床表现;然后评估有无原发感染灶以外的脏器功能受损。

(三) 根据临床表现进行初步识别

观察患儿面色,如出现面色苍白或灰暗,评估行为及反应是否异常;如出现异常烦躁或精神萎靡、嗜睡、对疼痛刺激反应下降,需警惕已存在脓毒症早期表现。进一步测定心率及呼吸,如有心率及呼吸增快,且结合患儿病史怀疑为感染性疾病导致上述改变,可初步诊断为脓毒症。

(四) 疾病演变过程

脓毒症是导致儿童死亡的常见原因之一,早期识别及早期治疗可显著改善预后;若进展至脓毒症休克,病死率将明显提高。

(五) 鉴别诊断

应与各种导致发热及多脏器功能障碍的非感染性疾病互相鉴别。

1. 川崎病休克综合征　川崎病患儿在急性期出现低血压等血流动力学不稳定,需要液体复苏及血管活性药物治疗时考虑川崎病休克综合征。具有球结膜充血、口唇皲裂、皮疹、淋巴结肿大等川崎病的典型表现者不难鉴别。但部分川崎病休克综合征患儿症状不典型,甚至以休克为首发症状而较难鉴别,如实验室检查结果提示白细胞计数、红细胞沉降率、ALT 及 CRP 明显升高,白蛋白及血钠降低者需警惕此病,行心脏超声了解有无冠状动脉扩张可协助鉴别诊断。

2. 全身型幼年特发性关节炎　重症患儿发热时伴有寒战、乏力、食欲减退、肝脾肿大、淋巴结肿大、胸膜炎、心包炎等多系统受累的表现,白细胞计数、红细胞沉降率及 CRP 明显升高,需要与脓毒症相鉴别;若患儿出现弛张热、随体温升降而出现的皮疹及关节炎、抗感染治疗无效,有助于鉴别。

六、治疗原则、社区随访及转诊时机

(一) 治疗原则

对于脓毒症,尤其是严重脓毒症患儿,早期识别及恰当处理可显著改善预后。

1. 氧疗　若脓毒症导致呼吸困难、循环障碍和低氧血症,需使用面罩给氧,或(如果需要且可行)使用高流量鼻导管给氧,急性呼吸窘迫综合征时,需进行机械辅助通气。

2. 液体复苏　对脓毒症患儿,如存在组织低灌注,但血压正常,可使用生理盐水维持液体尽快转运到有监护手段的上级医院。如有低血压,可使用生理盐水 10~20ml/kg 进行初始液体复苏,首次液体复苏 5~10 分钟输入;完成初始复苏后应评估血流动力学状态,以指导下一步液体及血管活性药物的使用。然后评估体循环灌注改善情况(意识、心率、脉搏、毛细血管再充盈时间、尿量、血压等),若仍存在低血压,则再第 2 次、第 3 次给予液体,可按 10~20ml/kg 适当减慢输注速度,1 小时内输注液体总量通常不超过 40ml/kg。

经液体复苏后仍然存在低血压和低灌注者,需使用血管活性药物维持血压。在脓毒症休克时,首选去甲肾上腺素,0.05~1.00μg/(kg·min)。去甲肾上腺素通过其缩血管作用而升高血压,对心率和每搏输出量的影响小,可有效改善脓毒症休克患儿的低血压状态。多巴胺主要通过增加心率和每搏输出量来升高血压,对心脏收缩功能受损者疗效更好,但可能引发心动过速,增加患儿心律失常的风险;因此对于心动过缓或无快速性心律失常风险的患儿可用多巴胺替代去甲肾上腺素,通常选择 $5\sim10\mu g/(kg\cdot min)$。

3. 抗感染治疗和控制感染原

(1) 抗感染治疗:抗菌药物在诊断严重脓毒症后应尽快使用(诊断后 1 小时内)。初始经验性抗感染治疗方案应采用覆盖所有可能致病菌的单药或联合治疗。多数情况下,可使用一种碳青霉烯类药物或广谱青霉素与 β- 内酰胺酶抑制剂组合,也可使用第 3 代或更高级别的头孢菌素。对于绝大多数严重感染,应在病原及药敏试验结果明确或临床症状充分改善后,进行降阶梯治疗,即确定致病菌后,可采用有针对性的窄谱抗菌药物治疗;当发现感染不存在时,应立即停止抗菌药物的使用,以避免产生耐药及不良反应。

(2) 控制感染原:对于感染原,处理原则是感染部位的快速诊断和及时处理。对易于清除的感染灶,包括腹腔内脓肿、胃肠道穿孔、胆管炎、胆囊炎、肾盂肾炎伴梗阻或脓肿、肠缺血、坏死性软组织感染和其他深部间隙感染(如脓胸或严重的关节内感染),应在初始复苏后尽快控制感染灶(诊断后 6~12 小时)。当血管内植入装置为疑似感染原时,应该考虑拔除导管。

4. 血制品输注　对于血小板计数 $<10\times10^9/L$ 且无明显出血征象,或血小板计数 $<20\times10^9/L$ 同时存在高出血风险的患儿,建议预防性输注血小板。输注新鲜冰冻血浆可纠正严重脓毒症导致的血栓性血小板减少性紫癜、进行性 DIC、继发性血栓性微血管病。

5. 糖皮质激素　对于严重脓毒症不合并肾上腺皮质功能不全的患儿,不建议使用糖皮质激素。对于存在液体抵抗及血管活性药物抵抗性休克,且怀疑或证实存在肾上腺皮质功能不全的患儿,可及时使用糖皮质激素,氢化可的松起始剂量为 $50mg/(m^2\cdot24h)$。

6. 血液净化治疗　对于严重脓毒症合并急性肾损伤的患儿,可考虑进行连续性血液净化治疗;对于严重脓毒症导致的血栓性血小板减少性紫癜及继发性血栓性微血管病,可考虑血浆置换或新鲜冰冻血浆输注。

(二) 社区随访

患儿可能遗留后遗症,在出院后可在社区随访,定期到上级医院进行康复治疗。随访的内容主要包括以下几方面。

1. 症状　通过问诊患儿或家属了解其有无后遗症,评估是否需要康复治疗。

2. 体征　通过常规体格检查观察患儿恢复情况。

3. 随访　根据患儿既往脏器功能受损情况评估恢复情况。

(三) 转诊时机

脓毒症本质是机体对感染的免疫失调所致的多脏器功能损害,虽然不同患儿累及的脏器及功能障碍程度不同,但是脓毒症仍然是导致患儿死亡的主要原因之一;且大部分脓毒症患儿需要重症监护治疗,因此一旦确诊,应及时向上级医院转诊。

转诊评估及准备,根据患儿一般情况可分为三组:①低危组,患儿精神可,对环境反应正常,面色红润,毛细血管再充盈时间 <3 秒,呼吸及心率稍增快,无吸气性三凹征;②中危组,患儿精神欠佳或烦躁且不易安抚,面色苍白,毛细血管再充盈时间为 3 秒,心率及呼吸增快,达到或接近心动过速的标准,吸气性三凹征阳性,血压正常;③高危组,患儿嗜睡,意识模糊或对疼痛刺激反应降低,有鼻翼扇动或点头样呼吸,面色青灰或口唇发绀,心率较正常水平

加快 30 次 /min 或心动过缓,呼吸明显减慢或伴有呻吟,出现低血压。

1. 低危组转诊　可在告知患儿家长病情及转诊必要性后,由家长带患儿自行前往上级医院就诊。由于此类患儿病情可能进展,应告知患儿家长途中耗时尽量 <1 小时。

2. 中危组转诊　应由医师护送患儿至上级医院,途中应建立静脉通道,以生理盐水维持;配备监护仪、备用复苏囊;根据路程远近使用氧气瓶或氧气枕提供氧疗,维持经皮血氧饱和度在 92% 以上。对患儿的面色、呼吸及心率进行密切监测,一旦出现病情加重,及时采取抢救措施。

3. 高危组转诊　患儿转诊前应立即给予氧疗,使用所能采取的最有效氧疗方式,如面罩吸氧、头罩吸氧或无创呼吸机辅助通气;若患儿口腔有呕吐物或黏稠分泌物,需吸痰清理呼吸道。建立静脉输液通道,进行液体复苏,同时再次评估生命体征,如口唇发绀缓解,维持经皮血氧饱和度在 92% 以上,心率、呼吸较前有好转,可在医师及护士护送下转诊上级医院,并告知家长途中可能存在的风险。途中应配备监护仪、氧疗设备、复苏囊、抢救药品及物品(肾上腺素、生理盐水、10% 葡萄糖溶液)。对患儿的面色、呼吸及心率进行密切监测,一旦出现病情加重,及时采取抢救措施。如给予氧疗及扩容治疗时,评估患儿仍存在呼吸减慢、口唇发绀,需给予气管插管复苏囊正压通气。经上述紧急处理后再次评估患儿情况,生命体征好转后转诊,除上述转运物品外,还需携带负压吸引器及吸痰管,并建立静脉双通道。再次确认气管导管固定稳妥,转运途中避免脱落及异位。

七、疾病预防、筛查和管理

1. 预防　主要是防治各种感染性疾病,平日应注意加强锻炼、合理营养、保持清洁卫生、正规预防接种。

2. 筛查　对于怀疑循环或脏器功能障碍的患儿,应注意识别,并进行必要的实验室检查,争取早期识别,及时转诊。

3. 管理　现有研究认为,脓毒症患儿出院后死亡的概率可能高于同期同龄人,因此社区医师应为患儿建立档案,即使已经治愈,也应坚持定期随访,了解患儿恢复情况。此外,还应加强对遗留后遗症患儿的健康教育,督促定期康复治疗,有感染症状应及时治疗。

(罗黎力　乔莉娜)

第六节　结　核　病

一、概述

结核病是由结核分枝杆菌引起的慢性传染病,全球人口约 1/3(约 20 亿例)被认为有潜伏结核感染,每年约 900 万例从潜伏结核感染进展为活动性结核病,其中约 1/10 为儿童患者,即每年有 50 万 ~100 万例新发儿童结核病例。结核病仍然是全球造成儿童死亡的重要原因之一,每年有超过 7 万例儿童死于结核病。

二、病因

人通常为吸入了含有结核分枝杆菌的飞沫而被感染。呼吸道结核病的部分患儿有传染性,尤其是在痰中可查见结核分枝杆菌(称为痰涂菌阳性)者。人群感染结核的风险主要与暴露于结核分枝杆菌的时间及数量有关。在家庭中密切接触、长期暴露于结核病患者的人患病风险最高。吸入的结核分枝杆菌经气管、支气管后到达肺部,缓慢生长数周后,机体免疫系统被激活,80%以上的感染者,其免疫系统都能杀灭入侵的结核分枝杆菌,并且将之清除,小部分感染者在感染部位周围形成防御的阻隔,但无法杀灭结核分枝杆菌,使其进入休眠状态,这种情况被称为潜伏结核感染,潜伏结核感染者不处于疾病状态,也无传染性。在某些情况下,感染初期结核分枝杆菌就进入了血流,并随血流进入身体的其他部位,如骨骼、淋巴结或脑。如果免疫系统不能建立防御的阻隔或防御失效,潜伏结核感染将在肺内扩散(形成肺结核),或进入胸内淋巴结,或播散到身体其他部位,进展为相应部位的肺外结核病。

三、临床特征

(一)全身症状

儿童结核病症状轻重不一,一般起病较缓慢。由于结核病可以影响全身多个器官系统,因此结核病的症状多种多样,由于缺乏特异性,诊断容易被延误。结核感染中毒症状包括体重下降或不增长、营养不良或消瘦、间断性发热、盗汗。

(二)肺结核

儿童肺结核症状包括慢性咳嗽、咳痰、咯血、反复下呼吸道感染,以及结核感染中毒症状。

1. 原发性肺结核　包括原发综合征和胸内淋巴结核,是年幼儿肺结核的常见类型。由肺原发病灶、肿大的肺门和胸内淋巴结,以及两者相连的淋巴管炎组成。有时原发病灶已被吸收,患儿无明显症状,在体格检查时偶然发现;或是胸内淋巴结持续增大,可压迫支气管引起局部肺气肿或肺不张,表现为婴幼儿喘息。

2. 粟粒型肺结核　多在原发感染后3~6个月以内发生,婴幼儿常见。多为急骤起病,有突然高热,呈稽留热或弛张热,出现呼吸急促、咳嗽。部分患儿可出现全身淋巴结、肝脾肿大,病情进展出现结核性脑膜炎。胸部X线片或胸部CT显示肺部大小、密度、分布一致的粟粒影。

3. 继发性肺结核　常见于青少年。肺部病变为上叶肺的广泛浸润阴影或厚壁空洞。继发性肺结核的儿童和青少年较容易出现发热、食欲减退、体重下降、盗汗、咳痰、咯血等症状,但体格检查缺乏明显阳性体征,与胸部影像学病变程度不一致。

4. 结核性胸膜炎　常见于年长儿,积液常为单侧,也可为双侧。隐匿性慢性起病,疾病初期有一过性胸痛、持续性活动耐力下降、呼吸短促,此期往往不被发现。加重时突起高热、呼吸困难、积液一侧呼吸音明显减弱。胸腔积液检查为渗出液改变,胸膜活检易见肉芽肿炎症病变及抗酸染色阳性。

(三)肺外结核病

伴有结核感染中毒症状的同时,其主要表现取决于感染部位。

1. 结核性脑膜炎　是儿童结核病中最严重的类型,为原发感染灶经血行播散至中枢神经系统,结核分枝杆菌及其代谢产物排入蛛网膜下腔,产生炎症、阻塞和继发的脑皮质梗死。脑干常为病变最严重的部位,该病常损害面神经、舌下神经、动眼神经及展神经,渗出物常导致交通性脑积水,引起颅内压增高。炎症可蔓延至脑实质,少部分发展为脑实质内结核球。

有时炎症蔓延至脊髓,引起脊髓病变。结核性脑膜炎临床起病可快可慢,快速起病者急起高热,迅速进展为脑积水、惊厥和意识障碍。多数患儿起病较慢,病情在几周内进展,可分为三期。

(1) 第一期:约在 1 周,主要表现为发热、头痛、易激惹、嗜睡,还可有性格改变,如少言、懒动、易倦、烦躁、易怒。年长儿自诉头痛,多为轻微或非持续性。婴儿则表现为凝视、嗜睡或发育迟滞。

(2) 第二期:1~2 周,主要表现为昏睡、颈项强直、惊厥、克尼格征和布鲁津斯基征阳性、肌张力增高、呕吐、脑神经麻痹和其他局部神经系统体征。因颅内压增高致剧烈头痛、喷射性呕吐、嗜睡或烦躁不安,出现明显脑膜炎刺激征。婴幼儿则表现为前囟膨隆、颅缝裂开。此期可出现脑神经障碍,如面神经瘫痪、动眼神经和展神经瘫痪。

(3) 第三期:1~3 周,以昏迷为主要特征,出现偏瘫或截瘫、高血压、去大脑强直,阵挛性或强直性惊厥频繁发作,患儿极度消瘦,呈舟状腹,最终因颅内压急剧增高导致脑疝,致使呼吸及心血管运动中枢神经麻痹而死亡。

2. 腹部及肠结核病　表现为腹痛、腹部压痛、厌食和低热,大网膜和腹膜粘连在一起,触诊腹部如揉面样感觉,或板状腹。肠结核典型表现是腹泻或便秘、体重下降伴低热、腹痛。

3. 淋巴结结核　淋巴结常逐渐增大,结实但不太硬,不粘连,无触痛,后可引起多个淋巴结感染而形成高低不平的肿块。常发展为干酪样坏死,形成窦道流脓。一种特殊的淋巴结结核是接种卡介苗后数个月内出现同侧腋下淋巴结肿大。

4. 结核性心包炎　较为少见,早期出现心包积液,表现为低热、活动耐力下降,有心包摩擦音和心音遥远伴奇脉;后期出现心包膜增厚、缩窄。

5. 骨关节结核　儿童较成人更易发生,常见承重关节(髋、膝关节)及脊椎受累。出现骨质破坏、冷脓肿,并形成窦道。局部无发红、皮温升高及触痛等炎症改变,但承重时有剧烈疼痛,表现为强迫体位。

四、辅助检查

(一) 结核感染的检查

以下两项试验可提示暴露于结核病的人是否为潜伏结核感染。

1. 皮肤结核菌素试验(tuberculin skin test,TST)　又称纯蛋白衍化物(purified protein derivative,PPD)皮试采用 5 个单位结核分枝杆菌纯化蛋白衍生物进行皮内注射(通常在左前臂掌侧前 1/3 处),注射后 48~72 小时解读结果。测量硬结直径,结果标注精确到毫米,没有反应要记录为"0mm"。

PPD 皮试主要用于判断是否潜伏结核感染(latent tuberculosis infection,LTBI),判定标准:①卡介苗(Bacille Calmette-Guérin,BCG)接种成功且无免疫缺陷儿童,TST 硬结平均直径≥10mm,判断为 LTBI;②BCG 接种成功,有免疫缺陷或接受免疫抑制剂治疗 >1 个月的儿童,TST 硬结平均直径≥5mm,判断为 LTBI;③与涂片检查阳性的肺结核患儿有密切接触的 5 岁以下儿童,TST 硬结平均直径≥5mm,判断为 LTBI;④BCG 接种未成功且除外非结核分枝杆菌感染的儿童,TST 硬结平均直径≥5mm,判断为 LTBI;⑤TST 结果阴性而不支持 LTBI,但应除外免疫功能受损患儿(如 HIV 感染、重症疾病、原发或继发的免疫功能缺陷症等)、结核菌素试剂失效或试验方法错误导致的假阴性可能。

2. γ干扰素释放试验(interferon-γ release assay,IGRA)　通过检测全血或外周血单个核细胞在结核分枝杆菌特有的早期分泌抗原6和培养滤液蛋白10抗原刺激下产生的γ干扰素水平,从而间接判断受试者是否感染结核。

（二）影像学

儿童结核的肺部影像为慢性炎症性改变,表现为多样性,包括炎症渗出、慢性结节影、粟粒性结节影、钙化、肺门及纵隔淋巴结肿大。原发综合征影像学上以右侧气管旁及右肺门处更为多发。在增强CT上可见肿大的淋巴结通常直径>2cm,非常有特征性。这些淋巴结还可以出现中心低密度影,有外周强化,约2/3的患儿在同侧还伴有肺内的浸润灶,表现为肺外带局部实质影像,尤其是在胸膜下的位置。继发性肺结核具有以下特征病变:干酪样坏死液化,空洞形成,进展性的肺纤维化及结构破坏。通常病变位于肺尖的后段,越往下肺叶病变越少。粟粒型肺结核CT扫描可见直径1~4mm的结节影,这些结节是微小的结核肉芽肿,因血行播散在肺内均匀分布,其形态,甚至大小都非常一致,在肺内广泛地分布,包括胸膜下的位置。

（三）病原学检查

病原学检查包括胃液/痰涂片查抗酸杆菌、抗酸分枝杆菌培养、分子核酸检测。

1. 涂片查抗酸杆菌　儿童痰液中含菌量少,故痰涂片阳性率很低,采用吸痰或胃液来培养可以改善涂片的实用性。除了采集胃液检查以外,还可以使用诱导痰和鼻咽部采集法。

2. 抗酸分枝杆菌培养　阳性率较涂片检查明显提高,尤其是采用液体培养方法,其阳性率接近40%,培养时间明显缩短。

3. X-pert结核分枝杆菌及利福平耐药基因检查　核酸扩增技术在痰涂片阳性的病例中有很高的灵敏度和特异度,但在痰涂片检查阴性的病例中灵敏度和特异度较低。这种技术还能鉴别结核分枝杆菌和非结核分枝杆菌,以及快速鉴定耐药性。

五、疾病识别要点

（一）诊断标准

参考《中华人民共和国卫生行业标准-肺结核诊断》(WS 288—2017),儿童肺结核疑似病例诊断标准为具备肺结核临床症状,以及结核感染筛查阳性或结核病接触史两条的其中一条;临床诊断标准包括满足结核感染筛查阳性、具备肺结核临床症状,以及典型的肺结核几种影像改变;确诊标准需抗酸杆菌涂片、培养或分子检查阳性;病理检查需满足典型的结核病理改变及PCR检测阳性。

（二）诊断思路

儿童活动性结核病容易进展,特别是经血行播散发展为结核性脑膜炎,进而导致预后不佳,因此对儿童结核病及时、准确地诊断十分重要。

在儿童结核病的诊断中,临床症状、胸部影像学检查、结核菌素试验或抗酸杆菌的检出及培养都有一定的局限性;咳嗽、食欲减退及体重下降都是儿童结核病中常见的症状,并不具有特异性,如果单独将临床症状作为诊断依据会导致误诊。实验室检查在儿童结核的诊断阳性率比较低,单纯依靠实验室检查又容易漏诊,并且IGRA、核酸分子诊断的费用昂贵、技术要求高,不能用于普遍的筛查。

因此儿童结核病的诊断思路应为:临床医师对结核感染保持高度警觉,各器官系统感染的病原诊断均要有意识地进行结核感染鉴别,特别是各部位出现炎症,但不满足急性细菌性感染特征或伴有消瘦、体重下降、生长发育落后等结核感染中毒症状者。例如:不明原因淋巴结炎,不伴有红、肿、热、痛的急性感染特征;反复下呼吸道感染或抗菌药物治疗效果不佳的慢性迁延性肺部感染;炎症性浆膜腔积液,细胞以单个核为主,感染中毒症状不明显者。通过这些症状提供儿童结核的线索,进一步筛查结核感染检查及病原检查。

(三) 根据临床表现进行初步识别

首先是反复仔细询问结核病接触史,包括家庭成员、抚育人员,以及其他可能接触儿童的人员。对于小年龄组儿童,甚至可对所有密切接触者进行胸部 CT 筛查,大年龄儿童由于活动范围增大,此种筛查可能无效。

然后要对患儿进行初步结核感染筛查,包括 PPD 皮试及 IGRA 检查,有条件者两者均应进行。筛查项目还应包括影像学检查,尽可能进行胸部增强 CT 检查,其他系统部位按检查的灵敏度可安排 CT 或 MRI 检查。虽然病原学检查目前阳性率均偏低,但一旦发现阳性者就能确诊结核,因此对于高度怀疑结核或无法鉴别是何种感染者,一定要想方设法完成病原学检查,包括前述的各种病原检测,甚至进行手术活检病理检查来帮助诊断。

(四) 疾病演变过程

儿童结核感染通常为原发感染,易造成血行播散,导致结核性脑膜炎,如果未经及时诊断治疗,病死率和致残率均极高。而继发性肺结核、肺外结核虽然引发血行播散的可能小,但可造成器官反复损害,最终导致功能障碍。同时结核感染还会引起儿童生长发育落后,营养不良。

(五) 鉴别诊断

肺结核需注意与其他肺炎相鉴别。

1. 普通的细菌性肺炎　起病急、病程短,且有明显的肺部体征,如固定湿啰音、抗感染治疗有效、不具有典型肺结核的影像学改变。

2. 支原体肺炎　有时可引起肺实变、胸腔积液和胸内淋巴结肿大,需要注意鉴别。支原体肺炎有咳嗽,尤其是干性咳嗽症状剧烈,且其实变影像 CT 值低,主要是实变与气肿组织交错,胸内病变淋巴结主要累及肺门,纵隔淋巴结肿大不明显。支原体抗体检查滴度升高,阿奇霉素治疗有效。

3. 支气管病　以慢性咳嗽或反复呼吸道感染为表现的患儿需注意与支气管异物、支气管肺发育不良相鉴别,胸部增强 CT 及气管三维重建有助于鉴别。

4. 免疫缺陷病　反复呼吸道感染还需与免疫缺陷病鉴别,后者无典型的肺结核影像学改变。

5. 颅内感染　肺外结核,如结核性脑膜炎需与其他颅内感染类型疾病相鉴别,脑脊液的改变及病程进展均有鉴别价值。

六、治疗原则、社区随诊及转诊时机

(一) 治疗原则

儿童结核病诊断与治疗需要在专门的医疗机构专科科室完成。抗结核药物选择强调早期、联合、足量、全程。儿童服药期间进行督导有助于提高服药依从性、及时发现不良反应,以及提高治愈率。

（二）社区随诊

1. 慢性病随诊   儿童结核病在上级医疗机构诊断明确并制订治疗方案后应进行慢性病管理。基层医疗机构随诊可按专科医疗机构制订的方案指导家庭成员防护,督导患儿每日服药,防止漏服;WHO的诊疗指南中指出,儿童结核病不论是强化阶段还是维持阶段都推荐每日用药,其治疗效果均优于隔日给药。

2. 督促复诊   患儿应定期到上级医疗机构复诊及监测,治疗可能的不良反应。

（1）强化阶段口服药物多为异烟肼（10~15mg/kg,最大剂量300mg）、利福平（10~20mg/kg,最大剂量600mg）、吡嗪酰胺（30~40mg/kg,小年龄儿童剂量应偏大）、乙胺丁醇（15~25mg/kg,最大剂量300mg）,持续用药2~3个月,1次/d,药物应清晨空腹顿服。

（2）维持阶段通常为异烟肼、利福平,疗程4~10个月。应每月监测患儿体重,如果体重有明显增加,需要联系专科医师调整药物剂量。还应当监测原有病症,如咳嗽、消瘦、食欲减退等的恢复情况。同时还应监测服药后恶心、食欲减退、呕吐等药物不良反应的情况,患儿应每月监测1次肝功能、血尿酸等生化指标。

强化期结束前及全治疗周期结束前均需要督促患儿及其家属前往专科医院复诊确认治疗效果。

（三）转诊时机

基层医疗机构应熟练掌握前述儿童结核病症状发病情况,积极进行结核感染的筛查,当满足儿童结核的疑诊标准或临床标准时及时转诊专门的医疗机构。对于病情较危重有疑似线索的患儿应及时启动转诊。

1. 发现病例   基层医疗机构是发现儿童结核病的第一道关口,故应掌握早期识别患者的技巧并转诊至专科医疗机构,这将非常有助于儿童结核病的早发现、早诊断、早治疗,对提高治愈率及降低病死率、致残率,改善预后有很大的作用。

在结核病高流行地区,如我国中、西部地区,基层儿科医师对咳嗽时长>2周,且经规范抗感染治疗效果不佳,有体重下降或消瘦的患儿需保持警惕;另外不明原因发热的患儿也需警惕结核病;故而需要进行PPD皮试的初筛,详细询问患儿与家庭成员及周围结核病患儿的接触史、卡介苗接种史,并认真记录在转诊的病情介绍上。

对于胸膜炎的患儿,也需要保持警惕,进行结核的鉴别,有条件者建议迅速完成相关浆膜腔液体的采集检验、性质分析,并尽可能完善结核X-pert等病原学检查。如没有条件,应尽早转诊至具有儿童感染专业及儿童结核病诊疗经验的上级医疗机构。

影像学发现高度疑似粟粒型肺结核,以及脑膜炎高度疑似结核感染者,应立即联系专科医疗机构进行转诊。

2. 潜伏结核筛查   目前我国学校及幼托机构已逐步开展结核感染的无症状儿童筛查,如果发现了PPD皮试阳性或肺部影像有病变者,都应转诊至专科医疗机构就诊。另外对与确诊结核病患者有密切接触的儿童,都应该进行PPD皮试检测,阳性者及5岁以下儿童均应转诊至专科医疗机构就诊。在结核病高流行地区,接受免疫抑制剂治疗前应常规接受PPD皮试及胸部影像学检查,PPD皮试阳性或肺部影像有病变者,均应转诊至专科医疗机构就诊。

3. 治疗随诊   当结核病患儿随诊期间出现并发症、合并症或药物不良反应,以及治疗效果不佳时,应转诊至专科医疗机构就诊。

七、疾病预防、筛查和管理

(一) 预防

在许多结核病高发的国家,推荐在新生儿期接种卡介苗,可以预防严重的经血播散的结核病,如结核性脑膜炎。

(二) 筛查

目前我国学校及幼托机构已逐步开展结核感染的无症状儿童筛查。根据 WHO《潜伏性结核感染的管理指南》,与肺结核患者有接触史的儿童、合并 HIV 感染者,以及进行抗肿瘤坏死因子治疗、血液透析、器官或骨髓移植等的人群为高风险人群,是潜伏结核筛查的重点对象。

(三) 管理

儿童结核病应全程实施管理,督导服药,并监测治疗效果及不良反应。应建立专门档案,与防疫部门协同,以达到使患儿治愈复学的目的。党中央、国务院高度重视结核病防治工作,制定了《"十三五"全国结核病防治规划》。为推进健康中国建设,履行全球 2035 年终止结核病的国际承诺,2018 年八部门联合制定了《遏制结核病行动计划(2019—2022 年)》。

(朱渝)

第七节 流行性感冒

一、概述

流行性感冒(简称"流感")是流行性感冒病毒(简称"流感病毒")引起的一种急性呼吸道传染病,严重危害人群健康。儿童是流感的高发人群及重症病例的高危人群。在温带地区,流行性感冒呈现每年冬、春季的季节性流行,好发于 5~9 岁儿童,5 岁以下儿童流感相关住院率最高、2 岁以下儿出现重症和死亡的概率最高。

二、病因

流感由流感病毒感染所致。流感病毒属于正黏病毒科,是单股、负链、分节段的 RNA 病毒,对热、酸、碱和紫外线均敏感,通常 56℃下 30 分钟即可被灭活。流感病毒外层有包膜,对消毒剂和乙醚、氯仿、丙酮等有机溶剂均敏感;75% 乙醇或 1% 碘酏作用 30 分钟也可以灭活流感病毒。目前人类易感的主要是甲型流感病毒中的 H1N1、H3N2 亚型及乙型流感病毒中的 Victoria 系和 Yamagata 系。

流感患儿和隐性感染者是主要传染源,主要通过打喷嚏和咳嗽等飞沫传播,经口腔、鼻腔、眼睛等黏膜直接或间接接触感染。患儿从潜伏期末到急性期都有传染性,潜伏期为 1~4 日,平均 2 日。甲型流感病毒在上气道检出的高峰时间为发病的 24~48 小时,通常在感染后 5~10 日从鼻咽部检测到很低的病毒复制量或检测不出病毒复制。乙型流感病毒在上气道检出的时间呈现双峰的特点,即在症状出现前的 48 小时及症状出现后的 24~48 小时。

三、临床特征

流感病毒感染后的临床表现因年龄和既往流感病毒感染经历等的不同而不同。在大年龄儿童,往往全身症状突出,表现为突然发热,体温可达 39~40℃,伴畏寒、寒战、头痛、肌肉和关节酸痛、乏力、食欲减退;局部症状可有咳嗽、咽痛、鼻塞、流涕、结膜轻度充血等。幼儿难以表述症状,多以发热为主,可出现热性惊厥,通常胃肠道症状较明显,表现为恶心、呕吐、腹泻和食欲不佳。少数患儿仅表现为发热、不适。

四、辅助检查

(一)血常规

在流感患儿发病早期,外周血白细胞计数和分类、CRP 均为非特异性指标,而单核细胞增多在早期诊断中意义更大。患儿白细胞可总数正常或减少、淋巴细胞计数及百分比增高;CRP 可正常或轻度升高;合并细菌感染时,白细胞和中性粒细胞总数增多;若出现淋巴细胞减少,应警惕发生重症流感。

(二)病毒学检测

从呼吸道或肌肉等标本培养分离出流感病毒是诊断流感的"金标准",症状出现后24~72 小时病毒检出量大,阳性率高。

病毒抗原检测速度快,但灵敏度低,抗原阳性支持流行性感冒诊断,但阴性不能排除流感。相比抗原检测,应优先选择分子分析(如 RT-PCR),病毒核酸检测的灵敏度和特异度很高,且能区分病毒类型和亚型。

五、疾病识别要点

(一)诊断标准

流行性感冒需要结合流行病学史、临床表现及病原学检查来进行诊断。

1. 流感样病例　在流感季节,无论流感免疫状态或本季的前次流感发作症状如何,出现以下症状时,都需考虑为流感病毒感染,应进行流感的实验室筛查。

(1) 发热的婴儿。

(2) 发热伴呼吸道症状急性发作的儿童(包括住院期间发作者)。

(3) 发热伴基础肺部疾病加重的儿童。

(4) 有社区活动性发热性肺炎的儿童。

(5) 发热(体温≥37.8℃)伴咳嗽和 / 或咽痛的儿童,且已知流感病毒在社区传播,同时排除其他病原菌。

2. 确诊流感病例　符合疑似流感病例诊断标准,有以下 1 项或 1 项以上实验室检测阳性者,可以确诊流感。

(1) 流感病毒核酸检测阳性(可采用 RT-PCR)。

(2) 流感病毒快速抗原检测阳性,结合流行病学史判断。

(3) 恢复期较急性期血清抗流感病毒特异性 IgG 抗体水平升高≥4 倍正常值。

3. 重症流感判断标准　出现下列 1 项或 1 项以上情况者为重症流感病例。

(1) 呼吸困难和 / 或呼吸频率增快:5 岁以上儿童 >30 次 /min;1~5 岁儿童 >40 次 /min;

2~12 月龄幼儿 >50 次 /min；2 月龄以下新生儿 >60 次 /min。

（2）出现呼吸系统以外的表现：神志改变、反应迟钝、嗜睡、烦躁、惊厥等；严重呕吐、腹泻，出现脱水表现。

（3）实验室检查指标异常：$PaO_2 < 60mmHg$ 或氧合指数（PaO_2/FiO_2）$<300mmHg$；胸部 X 线片显示双侧或多肺叶浸润影，或入院 48 小时内肺部浸润影扩大超过 50%。

（4）原有基础疾病明显加重，出现脏器功能不全或衰竭：如少尿，儿童尿量 $<0.8ml/$（$kg·h$），或婴幼儿 $<200ml/m^2$，学龄前儿童 $<300ml/m^2$，学龄儿童 $<400ml/m^2$，14 岁以上儿童 $<17ml/h$；出现急性肾衰竭；肌酸激酶、肌酸激酶同工酶水平迅速增高。

（二）诊断思路

在流感季节，对于有发热、头痛、肌肉和关节酸痛、乏力、食欲减退的全身症状，或有咳嗽、咽痛、鼻塞、流涕、结膜轻度充血等局部症状，或消化道症状明显的小婴儿，结合流行病学史或已确认有聚集性发病，需警惕流感病毒感染，应进行流感病毒的实验室筛查。

（三）根据临床表现进行初步识别

在流感季节，对于出现发热、呼吸道症状急性发作、获得性社区性肺炎或原有肺部基础疾病加重的患儿，需警惕流感病毒的感染。

（四）疾病演变过程

对于无其他疾病的患儿，流感通常为急性自限性，约 1 周逐渐恢复，但咳嗽、疲乏的症状可持续更长时间。对于年龄 <5 岁，尤其是 <2 岁，或有基础 / 代谢疾病，或免疫力降低的患儿，出现并发症的风险增加。最常见的并发症是流感性肺炎，一般病情轻微，持续时间短。10%~50% 的患儿会并发中耳炎，通常在流感症状发作后 3~4 日。有流感样疾病的患儿在 1~2 周后再次出现发热，需考虑合并细菌感染可能，合并金黄色葡萄球菌或肺炎链球菌感染时，病情严重、快速、甚至致命，需引起重视。流感患儿很少出现中枢系统并发症，其中多为热性惊厥、无菌性脑膜炎、急性脑炎、急性小脑性共济失调、吉兰 - 巴雷综合征等。少数患儿可并发急性肌炎（常见于小腿肌肉）、心肌炎等。

（五）鉴别诊断

1. 普通感冒　轻症流感常与普通感冒表现相似，需予以鉴别。流感有相应接触史，由流感病毒引起，具有传染性，全身症状更重，可出现严重并发症。

2. 呼吸道合胞病毒感染　流感局部呼吸道症状明显时，需与呼吸道合胞病毒相鉴别。流感有相应接触史，具有传染性；呼吸道合胞病毒好发于 1 岁以下婴儿，憋喘症状明显，双肺可闻及哮鸣音，病原学呼吸道合胞病毒抗体或核酸检测阳性。

六、治疗原则、社区随访及转诊时机

（一）治疗原则

1. 治疗指征　实施抗病毒治疗不一定需要实验室检查确诊，发生严重流感或出现并发症高风险的患儿，应根据临床表现和当地流行情况，尽快开始治疗。抗病毒治疗指征如下。

（1）任何确诊为流感的住院儿童。

（2）确诊或疑似流感，且病情严重、伴有并发症或病情进展的儿童。

（3）并发症发生风险高的、各种程度流感儿童，无论流感免疫接种的状态如何。

（4）既往体健但医师认为有必要缩短临床症状持续时间的流感患儿，特别是能在发病后

48 小时内启动治疗的情况下。

2. 治疗时机　当有临床指征时,抗病毒治疗应在症状出现后尽快开始(最好是在 48 小时内),无论患儿是否接受过季节性流感疫苗的接种,都应进行治疗。即使采用了病毒培养或 PCR 检测等手段进行确诊,也不应延迟抗病毒治疗。快速诊断性试验结果呈阴性并不能排除流感。

3. 治疗用药物

(1) 奥司他韦:口服奥司他韦仍然是流感的首选治疗方式,疗程推荐 5 日。

1) 1 岁以下儿童推荐剂量:①0~8 月龄,每次 3.0mg/kg,2 次 /d;②9~11 月龄,每次 3.5mg/kg,2 次 /d。

2) 1 岁及以上儿童推荐剂量:①体重 <15kg 者,每次 30mg,2 次 /d;②体重 15~23kg者,每次 45mg,2 次 /d;③体重 23~40kg 者,每次 60mg,2 次 /d;④体重 >40kg 者,每次 75mg,2 次 /d。疗程 5 日,重症患儿疗程可适当延长。

肾功能不全者要根据肾功能调整剂量。

(2) 扎那米韦(吸入喷雾剂):适用于成人及 7 岁以上青少年,每次 10mg,2 次 /d(间隔 12小时),疗程 5 日。慢性呼吸系统疾病患儿用药后发生支气管痉挛的风险较高,应慎用。

(3) 帕拉米韦:①30 日龄以下新生儿,6mg/kg;②31~90 日龄婴儿,8mg/kg;③91 日龄 ~17岁患儿,10mg/kg。静脉滴注,1 次 /d,疗程 1~5 日,重症患儿疗程可适当延长。

(二) 社区随访

流感的传染性极强,社区随诊首先应指导居家隔离,家庭成员间呼吸道隔离,高危人群应口服抗病毒药物预防。应当密切关注有高危因素和 / 或小年龄的患儿,尤其是 2 岁以下的患儿,密切随访病情变化,观察病情转归。奥司他韦的临床研究证实其耐受性良好,不良反应少,但少数患儿可出现胃肠道反应,服药过程中需观察随访。

(三) 转诊时机

1. 临床疑诊　当临床疑诊流感而社区无法进行筛查,或抗原筛查阴性但临床表现高度疑似,与检查结果不符合时,应及时转诊至专科医疗机构进行核酸检测。

2. 症状反复　对于病程中症状有反复者,需警惕合并细菌感染、出现并发症等情况。有高危因素的患儿和 / 或小年龄的患儿,尤其小于 2 岁的患儿,密切随访病情变化,一旦符合重症标准,或出现病情危重表现之一,应当及时转诊。

3. 治疗效果欠佳　对于流感抗病毒治疗效果欠佳者,需警惕耐药的情况,应转诊至专科医疗机构。

七、疾病预防、筛查和管理

(一) 预防

1. 一般预防　保持良好的呼吸道卫生习惯,勤洗手,保持环境清洁和通风。在流感流行季节尽量减少到人群密集场所活动,避免接触流感患儿。

2. 疫苗接种　每年接种流感疫苗是预防流行性感冒最有效的手段,可以显著降低接种者罹患流感和发生严重并发症的风险。我国现已批准上市的有三价和四价灭活流感疫苗。首次接种流感疫苗的 6 月龄 ~8 岁儿童应接种 2 剂次,间隔≥4 周,接种 2 剂次比 1 剂次能提供更好的保护作用,9 岁及以上儿童和成人仅需接种 1 剂。通常接种流感疫苗 2~4 周后,可产生具有保护水平的抗体,接种 1 年后血清抗体水平显著降低,故流感疫苗需要每年接种。

3. 抗病毒药物预防 有发展为重症流感的高危因素的人群,在无防护接触流感患儿后可口服抗病毒药物预防,如奥司他韦,预防剂量同治疗单次剂量,1 次 /d,共 10 日。

(二) 筛查

在流感流行季节,社区医疗机构应当开展流感病毒的筛查,以便发现病例。应保持对流行性感冒的警惕性,按照前述临床疑诊筛查方案进行筛查。

(三) 管理

对于已确诊流感者,应指导居家隔离,家庭成员间呼吸道隔离。若社区出现流感确诊病例,应注意相关学校、幼托机构、早教机构等儿童聚集场所的筛查与检疫。流感临床治疗过程中,家长也应做好患儿复学准备。

(李怡沅 朱渝)

第五章

消化系统疾病

第一节 鹅 口 疮

一、概述

鹅口疮(thrush)又称口腔念珠菌病(oral candidiasis),是口腔黏膜由于白念珠菌感染引起的口炎,也称急性假膜型念珠菌口炎或雪口。临床表现为口腔黏膜,甚至其邻近部位附着的凝乳状白色假膜,主要见于新生儿和婴幼儿,以及营养不良、腹泻、长期使用广谱抗菌药物或类固醇皮质激素、有免疫功能缺陷的患儿。

二、病因

病原菌为白念珠菌(白假丝酵母菌),属于条件致病菌,通常可存在于健康人的皮肤、口腔、上呼吸道、肠道及阴道等部位。人类血清中含有抗真菌的成分,能抑制白念珠菌的生长。新生儿、婴儿体内此成分的含量低于成人,出生后 6~12 个月时达到成人水平。白念珠菌在婴儿的口腔中的检出率较高,出生后 1 个月的婴儿可高达 82%,出生后 8 个月降为 60%。所以新生儿和 6 个月以内的婴儿最易患此病。

妊娠期间阴道白念珠菌的感染率明显增高,分娩是使新生儿受感染的重要环节。乳头和哺乳用具等被白念珠菌污染时也常致婴儿娇嫩的口腔黏膜发生感染。加之婴儿缺乏维持真菌生态平衡的过氧化物酶,唾液分泌又少,综合导致其口腔环境适合白念珠菌的生长。

三、临床特征

婴幼儿时期患儿多表现为假膜型,感染好发于唇、舌、颊、软腭与硬腭等处黏膜。免疫功能低下者若不及时治疗,黏膜病变可蔓延至咽喉部、食管、气管及肺等部位,此时可危及患儿生命。最初,受损黏膜充血、水肿;随后表面出现散在的白色凝乳状斑点,并逐渐扩大而相互融合,形成色白微凸的片状假膜。假膜由纤维蛋白、脱落的上皮细胞、炎症细胞等构成,内含菌丛,假膜与黏膜粘连,不易拭去,周围无明显炎症反应,若强行剥离假膜则可见鲜红色糜烂面,并可见溢血。患儿全身反应多不明显,部分婴儿可稍有体温升高、哭闹不安等症状;重症患儿可出现拒食、吞咽困难等。使用抗菌药物可能加重病情,促使黏膜病变蔓延。

四、辅助检查

1. 假膜涂片镜检　在病变处刮取少许假膜放于载玻片上,加 10% 氢氧化钠 1 滴,在显微镜下可见真菌的菌丝和孢子。

2. 真菌培养　取病变处标本进行真菌培养及药敏试验。

五、疾病识别要点

(一) 诊断标准

鹅口疮的诊断相对容易,根据临床表现通常不难作出临床诊断,必要时可结合假膜涂片镜检或真菌培养结果来确诊。

(二) 诊断思路

根据患儿口腔黏膜有不易拭去的凝乳状白膜、偶有发热等表现常可作出诊断,同时需注意患儿除口腔黏膜外的咽、喉等部位是否有假膜覆盖。询问患儿喂养情况、平素健康状况、有无长期使用广谱抗菌药物或皮质激素等病史,以及家族疾病史,尤其是免疫缺陷相关疾病史,寻找可能的病因。

(三) 根据临床表现进行初步识别

口腔黏膜出现不易拭去的凝乳状白膜的婴幼儿需考虑鹅口疮,同时需注意患儿有无全身症状。

(四) 疾病演变过程

鹅口疮患儿绝大多数预后良好。一般仅需要局部药物治疗。重症患儿多有基础疾病如营养不良、免疫缺陷疾病等,而鹅口疮疾病本身又可加重这些基础疾病,互相促进而威胁患儿生命。

(五) 鉴别诊断

鹅口疮的口腔黏膜白膜不易拭去,首先需判断白膜是否为病理改变,还是仅为奶汁等食物附着,可用湿润棉签擦拭后再次观察。同时鹅口疮需与下列疾病鉴别。

1. 疱疹性口腔炎　为单纯疱疹病毒 I 型感染引起。好发于颊黏膜、齿龈、舌、唇内及邻近口周皮肤等。破阵周围有红晕,迅速破溃后形成溃疡,有黄白色纤维素性分泌物覆盖,多个溃疡可融合成不规则的大溃疡,有时可累及软腭、咽部等部位黏膜。起病时多伴有发热,体温可达 38~40℃,在 3~5 日后恢复正常,病程 1~2 周。治疗主要以对症处理为主。

2. 溃疡性口腔炎　一般由细菌感染等引起。表现为口腔黏膜充血、水肿、出现疱疹,后发展为大小不等的糜烂或溃疡,创面可见灰白色或黄色假膜,边界清楚,易拭去。

六、治疗原则、社区随访及转诊时机

(一) 治疗原则

主要以局部治疗为主,一般不需要口服抗真菌药物。

用 2% 碳酸氢钠溶液在哺乳前后擦洗口腔,操作轻柔,使口腔保持碱性环境,从而抑制白念珠菌生长。局部黏膜涂抹 100 000~200 000U/ml 制霉菌素鱼肝油混悬溶液,3 次 /d。顽固患儿还可用两性霉素混悬液局部涂抹,每毫升溶液内含 100mg 两性霉素,4 次 /d。

重症患儿可口服克霉唑,给药剂量为每次 10~20mg/kg,3 次 /d。另外可口服肠道微生态制剂以抑制真菌生长。

在药物治疗的同时,应注意口腔卫生。婴儿用具要清洗消毒。母乳喂养者应注意清洁乳头,勤换内衣,清除感染原。

(二) 社区随访

鹅口疮患儿一般全身症状轻微。经治疗的患儿在社区随访时需注意观察其体温、进食情况,评估口腔假膜的变化情况,同时加强对患儿家长的喂养指导。

(三) 转诊时机

若患儿有明显营养不良、平素健康状况差,建议转至有条件的上级医院进行进一步检查。若口腔假膜累及范围较广,尤其是累及咽喉部、食管、气管等部位时,建议及时转至有条件的上级医院就诊。

七、疾病预防、筛查和管理

(一) 预防

本病的预防主要是要加强对家长的健康教育,注意口腔卫生及食具消毒,加强营养,乳母需要注意哺乳卫生。

(二) 筛查

对于不明原因哭闹、拒食伴低热的患儿,需注意观察口腔黏膜的情况。若发现口腔黏膜假膜存在,且累及范围广,或病情反复迁延不愈,需考虑存在其他基础疾病的可能,并应行相关检查。

(三) 管理

加强对患儿家长的喂养指导及相关护理,治疗过程中若出现病情变化,应及时到医院就诊。同时社区医师应为患儿建立健康档案,随访患儿疾病恢复情况。

(肖国光)

第二节　胃食管反流

一、概述

胃食管反流(gastroesophageal reflux,GER)及胃食管反流病(gastroesophageal reflux disease,GERD)是指胃内容物,包括十二指肠液逆流至食管。其中 GER 是由于食管下括约肌(lower esophageal sphincter,LES)间断性松弛所致的一种正常生理现象,超过 2/3 的健康婴儿都曾有过反流症状,其主要表现为反流及呕吐。GERD 是由于食管下括约肌功能障碍,导致其压力降低而出现的反流;与胃食管反流相比,胃食管反流病会引起一系列不良反应及并发症,进而影响生活质量。在婴儿和儿童中,由于各种潜在症状的存在,加之缺少一种简单、可靠、能广泛使用的诊断性检测工具,区分 GER 及 GERD 较为困难。

二、病因

抗反流屏障功能低下、食管清除能力降低、食管黏膜的屏障功能破坏,以及胃、十二指肠功能异常是 GERD 的病因。

以下因素可能增加 GERD 的发生率,当其与胃食管反流的症状并存时,应高度警惕 GERD。这些因素包括患儿存在神经发育障碍、肥胖、已修补的先天性膈疝、已修补的先天性食管闭锁、早产、贲门失弛缓症、慢性呼吸道疾病,如支气管肺发育不良、特发性肺间质纤维化、囊性纤维化和患儿父母有烧心或反酸病史。

此外,在年长儿及青少年中,高脂饮食、吸烟、饮酒、喝咖啡等因素与 GERD 的发生呈正相关,而体育锻炼和高纤维饮食可能为 GERD 的保护因素。

三、临床特征

详细的病史询问及体格检查对于 GER/GERD 的正确诊断、鉴别及治疗非常重要。

(一) 临床症状

GER 与 GERD 症状有所不同,且不同年龄段的 GERD 临床表现各异,采集病史时需注意此特点。除消化道症状外,应注意询问有无非典型症状(如年长儿胸骨后疼痛)和消化道外症状(如龋齿、慢性咽喉炎、中耳炎、鼻窦炎、反复呼吸道感染、哮喘、早产儿和小婴儿窒息或呼吸暂停);GERD 与不良生活习惯有关,故还需询问饮食习惯,婴幼儿需询问有无过敏史。

1. GER 婴儿的主要症状为反流及呕吐,其反流不费力、无痛苦表情,呕吐以溢乳为主,多发生在餐时或餐后短时间内,睡眠时较少发生,患儿生长发育正常,无或仅有轻微激惹症状。

2. GERD 患儿除反流、呕吐外,还存在其他消化道症状或消化道外症状及全身症状。在不同年龄段,GERD 的主要症状有所差异(表 3-5-1)。

表 3-5-1 不同年龄段胃食管反流病(GERD)常见症状

新生儿/婴儿	1~5 岁	6~18 岁
消化道症状		
反复呕吐	上腹痛和/或烧心	烧心
进食时哽噎、咳嗽或干呕	反复呕吐	上腹痛
进食时哭闹	吞咽困难(吞咽疼痛)	反胃/呕吐
	牙侵蚀症	胸痛
		夜间疼痛(腹部、胸部)
		吞咽困难(吞咽疼痛)
		反酸、嗳气、反胃、口臭
		牙侵蚀症

续表

新生儿 / 婴儿	1~5 岁	6~18 岁
呼吸道症状		
上呼吸道感染、喘息	喘息或呼吸困难	夜间咳嗽
	反复发作的肺炎	喘息
	慢性鼻窦炎或中耳炎	反复发作的肺炎
	慢性咳嗽、声音嘶哑	清嗓、咽喉痛、声音嘶哑
		慢性鼻窦炎或中耳炎
		喉炎
全身症状		
喂养困难(如拒食)	睡眠异常、疲倦、烦躁、行为异常、注意力不集中	睡眠异常、疲倦、易怒、行为异常、注意力不集中
体重增长不良	体重减轻	
易激惹	拒食	
睡眠障碍		
背部拱起(特别是进食时)		

注:反流指胃内容物在无恶心和不用力的情况下涌入咽部或口腔的感觉,含酸味或仅为酸水时称反酸,如胃内容物进入食管,但未进入口腔或临床上未出现可观察到的反流症状称为隐匿性反流;烧心是指胸骨后或剑突下烧灼感,常由胸骨下段向上延伸。烧心和反流常在餐后 1 小时出现,卧位、弯腰或腹压增高时可加重,部分患儿烧心和反流症状可在夜间入睡时发生;胸痛由反流物刺激食管引起,发生在胸骨后,严重时可为剧烈刺痛,可伴或不伴烧心和反流。

新生儿 / 婴儿 GERD 以全身症状为主,年长儿 / 青少年 GERD 以消化道症状为主,呼吸道症状次之。在消化道症状中,反流是各年龄 GERD 共有的症状,而年长儿 / 青少年 GERD 最常见的典型症状是烧心,其次为上腹痛、胸痛、嗳气等,胸痛患儿需先排除心肺疾病后方行胃食管反流评估。

（二）体格检查

消化道检查一般无特殊,但需注意消化道外(口腔、耳鼻咽喉、心脏、呼吸道)器官的检查及全身情况(贫血、营养不良)的评估(表 3-5-2)。

表 3-5-2　不同年龄段胃食管反流病（GERD）阳性体征

年龄	体征
≤1 岁	咽部充血、扁桃体红肿、声音嘶哑
	斜颈和 / 或弓背(桑迪弗综合征)
	哽噎、干呕、呼吸暂停
	腹胀
	激惹
	体重、身高、头围异常

续表

年龄	体征
>1 岁	咽部充血、扁桃体肿大、声音嘶哑、吞咽异常
	哽噎、干呕、咳嗽、嗳气
	口臭、牙侵蚀症、后磨牙或舌面黑点
	腹胀、腹痛或胸痛
	烦躁或行为异常
	肺部闻及湿鸣或喘鸣

注:描记生长曲线图并查看变化趋势,贫血征为有助于诊断的阳性体征。桑迪弗综合征(Sandifer 综合征),GERD 的部分患儿会在反流发作时表现为一种类似斜颈样的特殊"公鸡头样"姿势,这是一种保护性姿势,有助于保持气道通畅及减轻反流所致的疼痛,患儿可伴有杵状指、蛋白丢失性肠病及贫血。

四、辅助检查

对于 GER 婴儿不需要检查;对 GERD 的诊断非单一检查所能确诊,可选用的检查方法如下。

(一) 胃食管反流问卷

胃食管反流问卷是诊断及评估 GERD 最简单、有效的工具。

1. 婴儿 GER 问卷

(1) 婴儿 GER 问卷(infant gastroesophageal reflux questionnaire,I-GERQ)见表 3-5-3。

表 3-5-3 婴儿胃食管反流(GER)问卷表(I-GERQ)

问题	回答	评分
小孩多久呕吐 1 次?	1~3 次 /d	1
	3~5 次 /d	2
	>5 次 /d	3
小孩通常每次呕吐多少?	5~15ml	1
	15~30ml	2
	≥30ml	3
小孩呕吐时看起来不舒服吗?	是	2
	否	0
小孩是否会拒绝进食,甚至在饥饿时?	是	1
	否	0
小孩是否存在体重增长困难?	是	1
	否	0
小孩是否在进食时或进食后大哭?	是	3
	否	0

续表

问题	回答	评分
您认为小孩哭闹或烦躁不正常吗？	是	1
	否	0
每日小孩哭闹或烦躁多长时间？	1~3 小时	1
	≥3 小时	2
您认为小孩比大多数小孩打嗝更多吗？	是	1
	否	0
小孩是否有头颈后仰的姿势？	是	2
	否	0
小孩有睡眠中呼吸暂停而惊醒、呼吸困难或发绀吗？	是	6
	否	0
总分		25

注：结果判断：总分 25，积分 >7 分者诊断 GERD 的灵敏度及特异度分别为 74%、94%。

(2) GSQ-I 量表（适用年龄 1~11 个月）

1) 调查症状：弓背、哽噎 / 干呕、打嗝、激惹 / 易怒、拒食、呕吐 / 反流，根据最近 7 日每种症状发生的次数和严重度得出各症状的单一评分（an individual score for each symptom，ISS）及综合症状评分（an overall or composite symptom score，CSS）。由轻到重计为 1~7 分：1 分，一点也不严重；7 分，最严重。

2) 结果判断：CSS>27 分时，诊断 GERD 的灵敏度及特异度分别为 90%、83%；CSS>16 分时，诊断 GERD 的灵敏度及特异度分别为 95%、74%。

2. 幼儿 GERD 诊断症状问卷（GERD symptom questionnaires the for young children，GSQ-YC）（适用年龄 1~4 岁）

(1) 调查症状包括：(上)腹痛、嗳气、餐时哽噎、吞咽困难、拒食、呕吐 / 反流，其余内容同 GSQ-I 量表。

(2) 结果判断：CSS>8 分时，诊断 GERD 的灵敏度及特异度分别为 85%、81.5%。

3. GERD 问卷（GERD Q）（适用于年长儿及青少年），可同时用于评价 GERD 对患儿生命质量的影响及治疗效果（表 3-5-4）。

表 3-5-4　胃食管反流病（GERD）问卷

问题		症状评分 / 分			
		0 日	1 日	2~3 日	4~7 日
A. 阳性症状	您胸骨后出现灼烧感(烧心)	0	1	2	3
	您感觉有胃内容物(液体或食物)上反至您的喉咙或口腔(反流)	0	1	2	3
B. 阴性症状	您感到上腹部中央疼痛	3	2	1	0
	您感到恶心	3	2	1	0

续表

问题		症状评分 / 分			
		0 日	1 日	2~3 日	4~7 日
C. 阳性影响	由于您的烧心和 / 或反流而难以获得良好夜间睡眠	0	1	2	3
	除医师告知服用的药物外,您额外服药(如碳酸钙、氢氧化铝)以缓解烧心和 / 或反流	0	1	2	3

注:本问卷询问患儿就诊前 1 周内以下相关症状出现的日数;阳性症状指支持 GERD 诊断的症状;阴性症状指不支持 GERD 诊断的症状;阳性影响指阳性症状对患儿的影响;对于初诊患儿,A+B+C≥8 分,则提示胃食管反流病(GERD);C≥3 分,提示 GERD 影响生命质量。用于监测 GERD 治疗效果时,A 与 C 任何一项评分≤1 分,提示治疗有效;A 与 C 任何一项评分≥2 分,提示治疗方案需调整。

(二) 食管钡剂造影

不推荐用于 GERD 的诊断,也不能用于评估 GERD 的严重性,主要用于排除贲门失弛缓症、中肠扭转等梗阻性疾病及食管裂孔疝等解剖结构异常疾病(图 3-5-1),此外可用于反流术后有症状儿童的状况评估。

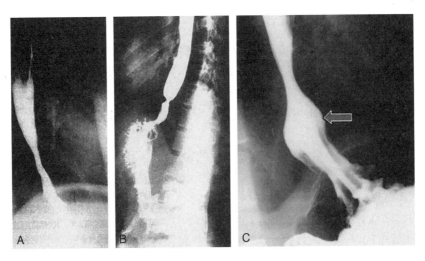

图 3-5-1 食管钡餐检查
A. 食管长段狭窄;B. 短段狭窄;C. 食管裂孔疝(箭头所示为疝到胸腔内膈肌上方的胃)。

(三) 超声检查

不推荐用于 GERD 的诊断,超声检查主要用于评估、鉴别其他类似 GERD 的疾病,特别是肥厚性幽门狭窄。

(四) 质子泵抑制剂试验

在成人,合并典型反流症状拟诊 GERD 或疑有反流相关食管外症状的患者,尤其是上消化道内镜检查阴性时,可采用质子泵抑制剂(proton pump inhibitor,PPI)试验诊断性治疗。对表现为食管症状的患者,服用标准剂量 PPI,如奥美拉唑,20mg、2 次 /d,疗程 2~4 周,治疗的最后 1 周如症状完全消失或仅有 1 次轻度的反流症状,则可诊断为 PPI 试验阳性。对表现为食管外症状的患者,一般疗程至少 4 周,PPI 试验阳性的判断标准目前尚无共识。

对于儿童,2018 年北美及欧洲小儿胃肠病、肝病和营养协会儿童胃食管反流及胃食管反流病临床指南建议如下:①不应将 PPI 试验用于婴儿 GERD 的诊断;②对存在典型症状(烧心、胸骨后疼痛或上腹痛)的患儿可行 4~8 周的 PPI 试验,作为 GERD 的诊断测试;③不应将 PPI 试验用于诊断表现为食管外症状的 GERD 患儿。

需要注意的是,PPI 可能对部分 GERD 无效,故 PPI 试验阴性并不能完全排除 GERD。

（五）24 小时食管 pH 监测

如不能行食管 pH 阻抗监测时,可考虑该检查,主要可用于:①判断持续的不适症状与 GERD 中酸反流事件的相关性;②证实酸反流是否为食管炎及其他类似 GERD 症状体征的病因;③明确抑酸治疗的作用。该手段的缺点是无法识别弱酸反流及非酸反流等。

（六）食管 pH 阻抗监测

食管 pH 阻抗(multichannel intraluminal impedance,pH-MII)监测作用优于单独食管 pH 监测,是目前监测 GERD 相对敏感的方法,但仍不能作为诊断婴儿和儿童 GERD 的"金标准"。pH-MII 监测可用于:①判断持续的不适症状与 GERD 中酸反流、弱酸反流及非酸反流事件的相关性;②证实酸反流、弱酸反流及非酸反流是否为食管炎及其他类似 GERD 症状体征的病因;③明确抑酸治疗的作用;④鉴别内镜检查正常的非糜烂性胃食管反流病、食管高敏及功能性烧心。

（七）上消化道内镜检查

上消化道内镜检查(+/- 活检)不推荐用于婴儿及儿童 GERD 的诊断,主要用于评估 GERD 的并发症及排除其他疾病导致的反流,活检用于鉴别其他食管病变,如嗜酸细胞性食管炎等。

注意:60%~80% 的 GERD 患儿镜下无异常发现,故镜下所见正常不能排除 GERD。

（八）食管测压

食管测压不推荐用于婴儿及儿童 GERD 的诊断,在疑诊食管动力障碍疾病时可考虑使用。

（九）具体选择

GER 的诊断没有"金标准",选择何种检查取决于患儿所处临床状况及可使用的医疗资源。一般来说,可按以下方式选择:①当反流症状典型且无报警症状时,可先行经验性治疗而不需要检查;②当考虑存在 GERD 消化道并发症时,推荐行上消化道内镜检查及食管黏膜活检;③当反流症状不典型或仅存在消化道外症状而该症状可能与反流有关时,应选择 GERD 证据的检查,如食管 pH 监测、pH-MII 监测等;④当提示存在解剖结构异常时,应选择食管钡餐造影。

五、疾病识别要点

（一）诊断标准

1. 婴儿 GER 的诊断标准　根据罗马Ⅳ标准,3 周 ~12 月龄其他方面健康的婴儿,满足以下 2 项条件可诊断为 GER。

（1）每日反流 2 次或以上,持续 3 周或更长时间。

（2）无恶心、呕血、误吸、呼吸暂停、生长迟缓、喂养或吞咽困难、姿态异常。

2. GERD 的诊断标准　满足以下第一条加其他任意一条可诊断为 GERD。

（1）具有 GERD 的临床表现。

（2）pH-MII 监测或食管 pH 监测等检查证实存在病理性反流。

（3）有内镜检查指征，且内镜下发现有反流性食管炎，并能排除其他原因所致的食管病变。

（4）拟诊 GERD，PPI 经验性治疗后症状消失的年长儿或青少年患儿。

3. 并发症　诊断 GERD 后，应评估有无并发症。

（1）反流性食管炎（上消化道出血、食管狭窄）。

（2）复发性吸入性肺炎。

（3）频发性中耳炎（如 6 个月内发作 >3 次）。

（4）牙侵蚀症（存在神经发育障碍，特别是脑性瘫痪的患儿）。

（二）诊断思路

年龄 1 岁以内，表现为反流及呕吐，无其他异常者，多为 GER，可按 GER 处理并随访；如出现反流、呕吐外其他报警征象，应警惕 GERD 或其他疾病。

（三）根据临床表现进行初步识别

1. 存在 GERD 危险因素者　应警惕 GERD 的可能。

2. 需注意识别报警征象　报警征象是问诊、体格检查中的重点注意内容，其存在常提示患儿为 GERD 或 GERD 以外的其他疾病，需行相关检查明确或排除。当患儿出现干呕、呕血、烧心、胸痛、上腹痛、吸入性肺炎、睡眠呼吸暂停、发育障碍、喂养或吞咽困难、异常姿势时，需考虑 GERD 可能。

3. 诊断困难病例　对存在病因不明、久治不愈的消化道外（口腔、耳鼻咽喉、心脏、呼吸道）或全身（如贫血、营养不良）临床表现的患儿，需注意是否存在 GERD，如伴有反流和 / 或烧心症状者更需警惕。

（四）疾病演变过程

1. GER 病程　通常在 2 月龄前出现，4 月龄是反流高峰期（67%），6~7 月龄时反流开始下降（21%），10~12 月龄时逐渐消失（5%）。

2. GER 患儿预后　个体差异较大。据报道：症状初发年龄 <5 岁、误诊、初诊时使用抑酸剂，尤其是同时使用 PPI 及 H_2 受体拮抗剂（H_2 receptor antagonist，H_2RA）可能导致不良预后，但结论欠可靠。对 GERD 患儿，在遵循规范化诊疗的同时，还应强调个体化治疗，定期随访可改善预后。

（五）鉴别诊断

GER 需与反刍鉴别。反刍是将咽下的食物返回到咽喉、口腔，吐出或咀嚼后再次咽下。鉴别点如下。

（1）发病年龄：GER 多为 3 周 ~12 月龄，反刍为 3~8 月龄。

（2）症状的可控性：GER 是一种被动过程，睡眠仍可有发作，而反刍是一种主动过程，睡眠时或与周围其他人交流时不发作。

（3）按反流治疗效果：前者有效，后者按 GERD 和反流治疗均无效。

GERD 的鉴别诊断见表 3-5-5。

表 3-5-5　胃食管反流病（GERD）的鉴别诊断及处理建议

年龄段	症状	治疗
婴儿		
胃窦或十二指肠隔膜	呕吐、腹胀、黑便、呕血（隔膜孔 >1cm 不会引起梗阻症状）	手术治疗
幽门狭窄	体重减轻、食欲增加、脱水、便秘、出生后 2~3 周出现喷射性非胆汁样呕吐、呕血，右上腹扪及橄榄样包块	急诊手术
十二指肠闭锁	呕吐胆汁、腹胀、黄疸	手术治疗
肠旋转不良（肠扭转）	烦躁、精神萎靡、呕吐胆汁、腹部压痛、便血、心动过速、脱水、发热	手术治疗
先天性巨结肠症	出生后 48 小时不能排出胎粪、生长缓慢、进食差、慢性便秘、呕吐、爆破性排便排气	手术治疗
过食	呕吐、烦躁、腹胀、气胀、体重增加	少量多次喂养
食物蛋白过敏	腹胀、腹痛、腹泻、气胀、呕吐、便血	回避过敏食物
先天性肾上腺皮症增生症	发育不良、反复呕吐、脱水、低血压、低钠血症、高钾血症、外阴性别不明、休克	内分泌医师诊治（需要终生服药）
半乳糖血症	体重增长不良、嗜睡、黄疸、呕吐、凝血功能障碍、大肠埃希菌脓毒症	出生第 1 年喂食豆基配方粉，饮食中剔除半乳糖
做作性障碍（孟乔森综合征）	前后矛盾的症状、常规治疗反应欠佳、患儿父母急切地要求更多检查、多方寻求关注、与医务人员发生冲突	确保患儿安全，治疗其已有疾病，尽可能与患儿父母沟通
儿童/青少年		
腹型偏头痛	呕吐、腹痛、恶心、腹泻、嗜睡、烦躁、胎儿体位	小儿消化科或神经科
哮喘	夜间咳嗽、胸闷、气喘、呼吸急促、呼吸困难	病情平稳在初级卫生保健机构评估并治疗，否则急诊
食物蛋白过敏	呕吐、腹泻、湿疹、荨麻疹、喘息、过敏性休克	回避过敏食物
胃肠炎	呕吐、腹泻、发热	对症治疗
食管裂孔疝	胸痛、反流、间歇性呕吐（可能血性）、咳嗽、声音嘶哑、发绀、呼吸异常	儿外科
肝炎	黄疸、右上腹痛、嗜睡、呕吐、恶心、腹泻	小儿消化科
肠易激综合征	腹痛、腹泻、便秘、黏液便、排便不畅	小儿消化科
脑膜炎	发热、恶心、呕吐、腹泻、嗜睡、颈阻抗	急诊紧急处理
肾小管性酸中毒	耳聋、贫血、智力低下、生长发育迟缓、肾结石、疲乏、无力、腹痛或背痛、基础代谢异常	小儿肾脏科
泌尿道感染	呕吐、腹痛、背痛、排尿困难、发热、烦躁不安	小便培养、抗菌药物、小儿肾脏科

六、治疗原则、社区随访及转诊时机

(一) 治疗原则

1. 治疗目标

(1) GER：平稳地度过反流期，实现自我改善。

(2) GERD：缓解症状、治愈食管炎、提高生命质量、预防复发和并发症。

2. 治疗原则

(1) GER：通常不需要任何药物治疗，饮食及生活方式的调整是其一线治疗方案。

(2) GERD：饮食及生活方式的调整仍是治疗的基础，同时根据病情评估选择合理的药物治疗，必要时行抗反流手术。

(二) 社区随访

GER 及低风险 GERD 患儿可在社区随访，主要随访内容为：①全面询问病史及体格检查，评估病情变化；②询问报警征象，评估潜在风险及排筛潜在疾病；③了解生活方式改善情况、药物使用情况及治疗反应，评估用药依从性，监测药物不良反应；④根据随访内容给出建议，安慰家长 / 患儿。

(三) 转诊时机

出现如下情况，需进行转诊：①存在报警征象，已行相关检查、治疗，但仍诊断不明或治疗无效者；②诊断为 GERD，但经验性治疗无效者；③怀疑有并发症，如上消化道出血、食管狭窄、复发性吸入性肺炎、频发性中耳炎者；④存在危及生命并发症者需紧急转诊。

七、疾病预防、筛查和管理

(一) 预防

1. 针对一般人群 普及防病知识，宣传健康生活方式，节制饮食，如过重或肥胖需减轻体重，避免辛辣酸甜等刺激性食物，避免增加腹压的因素。

2. 针对存在 GERD 危险因素的高危人群 应定期进行儿童保健或社区筛查，对危险人群进行监测，积极控制危险因素。

3. 针对患儿 积极调整生活方式，指导合理用药。

(二) 筛查

具有反流 / 呕吐报警征象的患儿应仔细筛查鉴别，尤其是存在消化道外和 / 或全身症状者。

(三) 管理

1. GER 管理

(1) 教育并安慰家长：始终应把对父母的教育、指导及支持作为治疗的一部分。重点是告知父母：GER 是一种生理现象，调整体位及饮食常可缓解症状并最终自行终止，不需要检查及药物干预。

(2) 调整饮食

1) 喂养评估，超重者减少进食总量；非超重者试行少量多餐喂养（在保证喂养总量适当的情况下，根据年龄和体重调整喂养量和频率），避免过饱和强迫进食。

2) 给予增稠食物：适龄儿可添加谷物、玉米、马铃薯淀粉或增稠剂，如每 28.35g（1 盎司）

配方奶中可加入 4g(约 1 勺)干米粉。

注意:上述方法可能引起其他健康问题,使用仍须慎重。有报道称增稠食物与早产儿坏死性小肠炎相关,还有报道称母乳中的消化酶可分解米粉中的淀粉,使奶稀释。

(3) 体位指导:进食后保持直立位,睡眠时采用仰卧位,不建议其他体位(如头部抬高、侧卧或俯卧位)。

注意:俯卧位有助于减轻反流,但可能增加猝死的风险。

(4) 对于上述调整无效且不排除牛奶蛋白过敏者,母乳喂养儿可母亲回避食物中奶及奶制品,配方奶喂养儿可换用低敏配方 2~4 周,如症状明显缓解或消失,通过食物激发试验明确诊断并给予合理的后续处理。

(5) 避免吸烟环境。

2. GERD 管理

(1) 婴儿 GERD 的管理

1) 教育并安慰家长:告知父母诊断、治疗选择、副作用、并发症及预后等信息,让父母学会识别潜在的风险。

2) 饮食和生活方式调整:无论年龄,改变生活方式都是治疗 GERD 的基础,而且应贯穿于整个治疗过程中。主要包括:①参见前述 GER 建议;②对生活方式调整无效者应转诊给小儿消化科医师管理,需同时处理 GERD 并发症。

3) 药物:①抑酸剂(表 3-5-6),PPI 推荐作为并发反流相关糜烂性食管炎的 GERD 婴幼儿的一线治疗选择,不推荐用于其他方面健康婴儿的哭闹、疼痛及可见的反流。在不能获得 PPI 或存在 PPI 使用禁忌的情况下,可在婴幼儿中使用 H_2RA 治疗反流相关糜烂性食管炎。但需要注意的是,在使用 H_2RA 的前 6 周内可能产生快速耐受,并有发生肝病及男性乳房发育的风险。②促动力药,无足够证据支持其用于婴儿。③抗酸剂,不建议婴儿长期使用。

表 3-5-6 婴儿胃食管反流病(GERD)常用的抑酸剂

药物	类型	剂量
西咪替丁	H_2RA	婴儿,10~20mg/(kg·d),2 次 /d 或 4 次 /d
雷尼替丁	H_2RA	1~12 月龄,4~10mg/(kg·d),2 次 /d(最大剂量 300mg/d)
法莫替丁	H_2RA	1~3 月龄,0.5mg/(kg·次),1 次 /d;3~12 月龄婴儿 0.5mg/(kg·次),2 次 /d
尼扎替丁	H_2RA	6~12 月龄,5~10mg/(kg·d),2 次 /d
埃索美拉唑	PPI	在婴儿,超过 6 周的安全性及剂量 >1.33mg/(kg·d)超过 6 周尚未有研究;12 月龄时,若体重 <20kg,10mg,1 次 /d;若体重 >20kg,10~20mg,1 次 /d

注:美国食品药品监督管理局不推荐奥美拉唑、兰索拉唑、雷贝拉唑用于 1 岁以下儿童;需定期评估 GERD 婴幼儿长期抑酸治疗的需求。

H_2RA,H_2 受体拮抗剂;PPI,质子泵抑制剂。

4) 抗反流手术:有危及生命的并发症时可采用。

(2) 儿童 / 青少年 GERD

1) 改变生活方式:①超重或肥胖患儿应减轻体重;②戒烟、避免二手烟、戒酒;③避免暴饮暴食、减少碳水化合物摄入;④增加饮水量以降低食管中酸的浓度;⑤避免降低 LES 压力的食物,如含咖啡因食物、咖啡、碳酸饮料、巧克力、薄荷、辛辣食物、含西红柿食物、柑橘及油炸/高脂食物;⑥睡前 2~3 小时不再进食;⑦餐后 3 小时保持直立体位,忌斜躺;⑧改变睡眠习惯,抬高床头 15~20cm(如在床头下放置木块)或 15°~20° 并取左侧卧位;⑨减少引起腹压增高的因素,如肥胖、便秘,同时避免穿紧身衣、长时间弯腰等;⑩餐后咀嚼无糖口香糖可减少反流发作。

2) 药物:主要包括抑酸剂及促动力药。①抑酸剂:推荐初始治疗 4~8 周后视治疗反应调整处置方案,如要长期抑酸治疗需定期评估其必要性(表 3-5-7)。PPI:抑酸起效迅速、作用持久,是 GERD 治疗首选药物,适用于中重度患儿;H_2RA:易受饮食影响,抑酸作用短,易快速耐受,适用于轻症患儿。②促动力药:无足够证据支持其用于儿童 GERD。③抗酸剂:可中和食管/胃中的胃酸以缓解烧心症状,并有利于食管受损黏膜的愈合;不建议在 GERD 患儿长期、大剂量使用含铝制剂,因其可能引起骨质减少、佝偻病、小细胞性贫血及神经毒性。

表 3-5-7 儿童及青少年胃食管反流病(GERD)常用抑酸剂

药物	类型	剂量
西咪替丁	H_2RA	20~40mg/(kg·d),4 次/d
雷尼替丁	H_2RA	4~10mg/(kg·d),2 次/d(≥16 岁,150mg,2 次/d 或 300mg 1 次/d,睡前使用)
法莫替丁	H_2RA	0.5mg/(kg·次),2 次/d(最大剂量 40mg/d)
尼扎替丁	H_2RA	1~11 岁,5~10mg/(kg·d),2 次/d(最大剂量 300mg/d),≥12 岁,150mg,2 次/d
奥美拉唑	PPI	体重 5~10kg,5mg,1 次/d;10~20kg,10mg,1 次/d;≥20kg,20mg,1 次/d
兰索拉唑	PPI	1~11 岁(体重 <30kg),15mg,1 次/d;1~11 岁(体重 >30kg),30mg,1 次/d;12~18 岁,15mg,1 次/d,连用 8 周;1~18 岁期间,最大剂量 30mg,1 次/d
埃索美拉唑	PPI	1~11 岁(体重 <20kg)10mg,1 次/d;1~11 岁(体重 >20kg)10~20mg,1 次/d;12~18 岁 20~40mg,1 次/d
雷贝拉唑	PPI	1~11 岁(体重 <15kg)5mg,1 次/d;1~11 岁(体重 ≥15kg)10mg,1 次/d;12~18 岁 20mg,1 次/d
泮托拉唑	PPI	5~11 岁 20~40mg,1 次/d;12~16 岁 20~40mg,1 次/d(不用于 5 岁以下儿童)

注:PPI,早餐前半小时吞服,勿压碎或咀嚼,小年龄患儿可将颗粒溶于水后饮入。

3) 抗反流手术:指征如下。①存在危及生命的并发症(如心肺衰竭);②难治性 GERD 并已排除其他潜在疾病;③患有 GERD 并发症高风险的慢性病(如神经系统受损、囊性纤维化);④需要长期药物治疗者。

(3) 婴儿及儿童/青少年 GERD 管理流程见图 3-5-2、图 3-5-3。

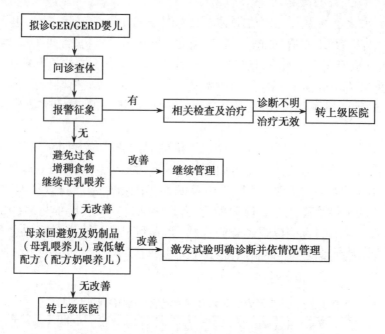

图 3-5-2 婴儿胃食管反流 / 胃食管反流病（GER/GERD）管理流程

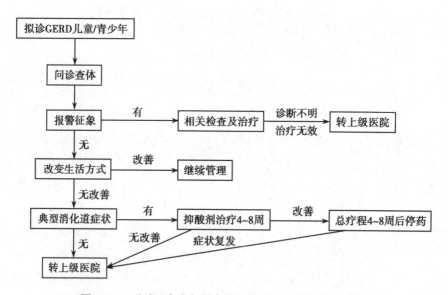

图 3-5-3 儿童 / 青少年胃食管反流病（GERD）管理流程

（汪志凌 赵敏）

第三节 肠 套 叠

一、概述

肠套叠（intussusception）是指一部分肠管及其肠系膜套入邻近肠腔所致的一种肠梗阻，

为婴幼儿时期最常见的急腹症之一,是3月龄~6岁期间引起肠梗阻最常见的病因。60%患儿年龄在1岁以内,但新生儿罕见。男孩发病率较高,男女之比为(2~4):1。健康肥胖儿中多见。常伴发于胃肠炎或上呼吸道感染等疾病。

二、病因

肠套叠分为原发性和继发性两种。

(一)原发性肠套叠

婴幼儿肠套叠几乎均为原发性,其确切病因尚未完全明确,可能与下列因素相关。

1. **局部解剖因素** 是婴幼儿易发生肠套叠的结构性因素。婴幼儿回盲部较游离,活动度较大,回盲瓣呈唇样突入盲肠,若回肠蠕动出现异常,即可牵拉肠壁形成套叠。

2. **饮食改变和辅食刺激** 婴幼儿肠蠕动节律变化大,添加辅食或食物性质改变及环境气温等改变可引起肠蠕动节律改变,易发生肠蠕动紊乱,诱发肠套叠。

3. **肠道病毒感染等因素** 小儿腺病毒或轮状病毒感染可引起末端回肠集合淋巴结增生,局部肠壁增厚、突起而形成套叠起点,加之肠道蠕动增强,促进肠套叠发生。

4. **免疫功能不完善** 婴幼儿肠道局部免疫功能尚不完善,易受周围环境、感染等因素影响出现蠕动紊乱,进而可能诱发肠套叠。

(二)继发性肠套叠

继发性肠套叠多为年长儿,多因肠壁或肠腔内器质性病变,如肠息肉、肠肿瘤、肠重复畸形、腹型紫癜致肠壁肿胀增厚、梅克尔憩室等翻入肠腔牵拉肠壁作为起点而引起肠套叠。腹部手术后可发生小肠套叠,且常发生在腹部手术后5日内。继发性肠套叠发病率为2%~5%。

肠套叠一般是顺行性的,即多为近端肠管套入远端肠腔内,而逆行性肠套叠(即远端套入近端)较罕见。绝大多数肠套叠为单发,偶见多发性肠套叠。肠套叠一旦形成,仅有很少部分的小肠套叠可以自行复位,而对于套入结肠的或复套的则一般不能自行复位。肠套叠随疾病进展会出现局部静脉和淋巴管瘀滞,导致肠壁水肿,进一步发展可引起肠缺血、坏死、穿孔和腹膜炎。

三、临床特征

儿童肠套叠的典型表现首先表现为突发间歇性、剧烈、进行性加重的腹部绞痛,伴辗转不安和无法安抚地大声哭闹,部分患儿病前可有腹泻。

1. **腹痛** 表现为突然发作剧烈的阵发性绞痛。患儿哭闹不安、屈膝缩腹、面色苍白,同时拒食,持续数分钟至数十分钟后腹痛缓解,之后安静或入睡,间歇数十分钟后又反复发作。少数年龄小的患儿以面色苍白、精神萎靡、嗜睡起病,随后即进入休克状态,哭闹、腹痛等症状反而不明显,表现为无痛型肠套叠。

2. **呕吐** 腹痛发作后不久即可出现呕吐,初为乳块、乳汁或食物残渣,后可带有胆汁,晚期则呕吐粪便样液体,提示存在肠管梗阻。

3. **血便** 病初的几小时粪便可正常,6~12小时后即可出现解暗红色血便或血黏液混合物,即"果酱样"黏液血便。偶有患儿以排大量血便及休克为初始表现而就诊。部分婴儿就诊时未出现血便,而肛门指检时可发现血便。

4. **腹部包块** 多数患儿在右上腹季肋下可触及有轻微触痛的套叠肿物,呈"腊肠样",

光滑而不太软,稍可移动。晚期患儿发生肠坏死或腹膜炎时可出现腹胀、腹腔积液、腹肌紧张和压痛,此时不易扪及包块,有时腹部扪诊和直肠指检双合诊检查可触及肿块。

5. 全身情况　疾病早期患儿一般情况尚可,无明显全身中毒症状。随病情进展并发肠坏死或腹膜炎时,患儿可出现高热、嗜睡、严重脱水及休克等症状。

慢性肠套叠多见于年长儿,病程较长,有时可达 10 余日。多继发于肠管器质性病变,如肿瘤、息肉、梅克尔憩室等。主要表现为腹部肿物,偶有部分性肠梗阻症状。除阵发性腹痛外偶有部分性肠梗阻症状,便血少见且发生较晚。年长儿肠腔较宽阔,因此肠管不易发生坏死。

四、辅助检查

1. 腹部超声检查　是诊断肠套叠的一种敏感手段,可作为诊断肠套叠的首选方法。在套叠部位横断扫描可见"同心圆"或"靶环状"肿块图像,纵向扫描可见"套筒征"。超声还可用于评估肠套叠还纳是否成功。

2. 腹部 X 线检查　该检查诊断肠套叠的灵敏度和特异度不足。主要目的是排除肠穿孔或 X 线片可能识别的其他腹部疾病。对于慢性肠套叠难治性病例可考虑钡灌肠检查。

3. 腹部 CT 检查　可发现肠套叠,并有助于发现套叠原因。因辐射量大,通常用于其他影像学检查方式无发现的情况,或用于其他腹部疾病的鉴别诊断。

4. 超声监视下水压灌肠　在超声监视下利用 Foley 管将 37~40℃等渗盐水匀速推入肠内,可见靶环状块影退至回盲部,"半岛征"由大到小最后消失,超声下可见"套筒征"或"同心圆"消失,明确诊断的同时也可完成治疗。

5. 空气灌肠　在 X 线透视下由肛门注入气体,可见肠道内杯口影,能清楚看到套叠头的块影,同时可进行复位治疗。

五、疾病识别要点

(一) 诊断标准

目前暂时还没有统一的肠套叠的相关临床诊断标准。日本儿童急救医学会(Japanese Society of Emergency Pediatrics)为早期诊断肠套叠提出了一套诊断标准,可供参考(表 3-5-8)。

表 3-5-8　小儿肠套叠的诊断标准(日本儿童急救医学会)

标准	临床表现
标准 A	腹痛或烦躁
	便血(包括灌肠检测到血便)
	腹部肿块或腹胀
标准 B	呕吐
	苍白
	昏睡
	休克
	腹部 X 线片提示异常肠气影
标准 C	通过造影、超声、CT 或 MRI 结果提示肠套叠的典型影像学表现

1. 疑诊　满足以下任何一种标准：①满足一个标准 A（腹痛或烦躁）并有该症状间歇性发作；②满足两个标准 A；③满足一个标准 A 加一个标准 B；④满足三个标准 B。

2. 确诊　疑诊加上一个标准 C。

（二）诊断思路

婴幼儿有典型肠套叠症状者一般不难诊断。临床上有阵发性腹痛或无法安抚的阵发性哭闹、呕吐、血便和扪及腹部"腊肠样"肿物即应考虑肠套叠。怀疑肠套叠而早期未排出血便者应进行直肠指检。腹部超声检查可作为肠套叠的首选辅助检查。疑难病例可结合腹部 CT 检查协助诊断。

作出肠套叠诊断后，需注意判断患儿病情轻重及有无全身其他脏器并发症存在，以指导后续治疗。日本儿童急救医学会推荐的下列评估病情严重程度的标准可供参考（表 3-5-9）。而后还需注意寻找引起肠套叠的可能原因，尤其需注意年长儿病例有无肠壁或肠腔器质性病变存在。

表 3-5-9　小儿肠套叠病情严重程度评估标准（日本儿童急救医学会）

病情严重程度	评估标准
重度	一般情况很差或具有一条下列提示肠坏死征象：
	① 脓毒症休克
	② 腹膜炎
	③ 腹部 X 线片提示气腹
中度	一般情况稳定，但具有一条下列提示可能存在肠道缺血：
	① 症状持续时间超过 48 小时
	② 3 月龄及以下婴儿
	③ 肠套叠顶端位置超出脾曲
	④ 回结型肠套叠
	⑤ 白细胞计数 >20×10^9/L，C 反应蛋白升高 >10mg/dl
	⑥ 腹部 X 线片提示小肠梗阻
	⑦ 超声提示肠道血流减少、套叠肠壁间有截留的液体及肠管原发病变
轻度	一般情况稳定，并排除上述"中度"和"重度"判断标准

（三）根据临床表现进行初步识别

反复腹痛或烦躁，尤其是伴有呕吐、血便者容易考虑到肠套叠诊断。而仅有反复腹痛或烦躁者有时诊断困难，应注意是否存在肠套叠，需仔细询问病史并注意腹部触诊，及时进行相关的影像学检查协助诊断。

（四）疾病演变过程

5%~8% 患儿肠套叠可复发。复发性肠套叠中，原发性肠套叠非手术治疗的灌肠复位者复发率较高，手术治疗者复发率为 2%~3%；继发性肠套叠复发率约 20%。婴幼儿原发性肠套叠如能早期诊断并及时应用灌肠复位等方法治疗均可治愈。如病程超过 2 日，尤其是合并严重脱水、休克等后，其病死率显著提高，可达 2%~5%。

（五）鉴别诊断

1. 细菌性痢疾　多在夏季发病。表现为排便次数增多、解黏液脓血便、里急后重，多数伴有高热及全身感染中毒症状。粪便常规检查可见大量白细胞、脓细胞成堆。粪便细菌培养结果阳性。需要注意的是，细菌性痢疾也可引起肠套叠，两者可同时存在或肠套叠继发于细菌性痢疾。

2. 梅克尔憩室　可有大量血便，常为无痛性，可反复出现，也可并发肠套叠。

3. 过敏性紫癜　有阵发性腹痛、便血，有时甚至在左右下腹部可扪及肿块，但患儿多有双下肢对称分布的紫癜样皮疹，可伴有关节肿痛，部分病例有蛋白尿或血尿。由于肠功能紊乱和肠壁肿胀，该病亦可并发肠套叠。

4. 蛔虫性肠梗阻　也可出现腹痛、呕吐、腹部扪及包块而与肠套叠症状相似，但该病很少发生在婴儿期，且早期没有便血，腹部肿物多于脐区或脐下扪及。

慢性肠套叠还需与蛔虫性肠梗阻及结肠肿瘤等相鉴别。

六、治疗原则、社区随访及转诊时机

（一）治疗原则

急性肠套叠是急腹症，很难自行复位，套叠时间越长肠管受损往往越严重，病情进展可危及患儿生命。套叠复位是紧急的治疗措施，一旦确诊须立即进行。诊断肠套叠后须禁食，并注意补液等治疗，同时尤其是针对病情危重的患儿，需加强对症支持等治疗。待肠套叠复位后再逐步恢复饮食。

1. 非手术治疗

（1）适应证：凡病程在 48 小时内，全身情况良好，无明显脱水及电解质紊乱，无腹胀、完全性肠梗阻及腹膜刺激征阴性者，均可予非手术治疗，即灌肠疗法。

（2）禁忌证：①病程已超过 48 小时，全身情况差，有高热、脱水、精神萎靡、休克等，尤其是 3 个月以下婴儿；②高度腹胀，腹膜刺激征阳性，腹部 X 线片可见多个液平面；③套叠头部已达脾曲，肿物硬且张力大；④多次复发疑有器质性病变；⑤小肠型肠套叠。

（3）治疗方法：①超声监视下水压灌肠；②空气灌肠。

（4）灌肠复位成功的表现：①拔出肛管后排出大量带臭味的黏液血便和黄色粪水；②患儿不再哭闹及呕吐，很快入睡；③腹部平软，触不到原有的包块；④灌肠复位后给予 0.5~1.0g 活性炭口服，6~8 小时后应有黑色炭末排出。

2. 手术治疗　肠套叠时间超过 48~72 小时，或虽时间不长但病情严重，疑有肠坏死或穿孔者，或小肠型肠套叠，均需手术治疗。根据患儿全身情况及套叠肠管的病理变化可选择进行肠套叠复位术、肠切除吻合术或肠造瘘术等。

（二）社区随访

肠套叠复位或术后仍需密切观察患儿腹部及全身情况。

1. 症状　主要包括体温、精神状况、呕吐及便血缓解情况等。

2. 体征　注意观察腹胀缓解情况、肠鸣音情况。术后需注意观察患儿手术切口愈合情况。

3. 其他　部分原发性肠套叠治疗后可复发，故随访观察需注意患儿有无再次出现肠套叠相关症状包括哭闹不安、呕吐、腹胀、血便等，有上述症状时需再次复查超声等协助诊断。

（三）转诊时机

对于具有典型肠套叠临床表现、高度怀疑肠套叠诊断的患儿,须立即转诊至有条件的上级医院小儿外科积极处理。肠套叠诊断尚不明确但有下列表现者建议及时转诊。

1. 全身表现　反复高热、皮肤花斑明显、肢端凉。

2. 神经系统　伴反应差、嗜睡,甚至抽搐。

3. 消化系统　腹胀进行性加重、肠鸣音消失、呕吐频繁、呕吐胆汁样物或粪便样液体、反复大量便血,甚至失血性休克。

4. 其他　尿量明显减少,以及不明原因的呼吸、心率明显增快等。

七、疾病预防、筛查和管理

1. 预防　婴幼儿由于其肠道发育的特点而易患肠套叠。预防本病主要是靠合理喂养、饮食清洁、减少肠道感染等疾病的发生,以及积极治疗其他肠道疾病,如肠息肉、肠肿瘤等。

2. 筛查　对于出现哭闹不安、腹胀、呕吐、便血等症状的患儿,需注意有无肠套叠的发生,可行超声检查等协助诊断。

3. 管理　为患儿建立健康档案,随访后续病情变化情况。指导患儿家长进行合理喂养,注意预防感染。加强患儿家长的健康教育,出现病情变化时及时就医。

（肖国光）

第四节　腹　泻　病

一、概述

腹泻病(diarrhea diseases)是一组由多病原、多因素引起的以排便次数增多和粪便性状改变为特点的消化道综合征。6 月龄 ~2 岁婴幼儿发病率高,1 岁以内者约占半数,是我国婴幼儿第二常见多发病(仅次于呼吸道感染),同时也是全球引起婴幼儿死亡的第二大病因(仅次于肺炎),是造成小儿营养不良、生长发育障碍的主要原因之一。

二、病因

引起小儿腹泻病的病因分为感染性及非感染性两种。

（一）感染因素

1. 肠道内感染　可由病毒、细菌、真菌、寄生虫等引起,以前两者多见,尤其是病毒。

(1) 病毒感染:寒冷季节的婴幼儿腹泻 80% 由病毒感染引起,主要为轮状病毒(rotavirus),其次是星状病毒(astrovirus)、诺沃克病毒(Norwalk virus)、札幌病毒(sapovirus);此外,引起腹泻的肠道病毒还有柯萨奇病毒(coxsackie virus)、埃可病毒(echo virus)、肠道腺病毒(enteric adenovirus)等。

(2) 细菌感染(不包括法定传染病):是夏季 5 岁以上儿童常见的病因。

1) 常见的有致腹泻大肠埃希菌,已知菌株包括 5 大组:肠致病性大肠埃希菌、肠产毒性大肠埃希菌、肠侵袭性大肠埃希菌、肠出血性大肠埃希菌、黏附 - 集聚性大肠埃希菌。

2) 空肠弯曲菌、耶尔森菌、沙门菌(主要为鼠伤寒和其他非伤寒、副伤寒沙门菌)、嗜水气单胞菌、艰难梭菌、金黄色葡萄球菌、铜绿假单胞菌、变形杆菌等均可引起腹泻。

(3) 其他病原:致腹泻的真菌有念珠菌、曲菌、毛霉菌,婴儿以白念珠菌多见。寄生虫感染虽不常见,但目前仍可见蓝氏贾第鞭毛虫、阿米巴原虫和隐孢子虫等引起腹泻的散发病例报道。

2. 肠道外感染　如患中耳炎、上呼吸道感染、肺炎、泌尿道感染、皮肤感染或急性传染病时,可由于发热、感染原释放的毒素、抗菌药物治疗、直肠局部激惹(膀胱感染)作用而并发腹泻。有时病原体(主要是病毒)可同时感染肠道。

3. 使用抗菌药物引起的腹泻　除一些抗菌药物可降低糖类转运和乳糖酶水平之外,肠道外感染时长期、大量地使用广谱抗菌药物可引起肠道菌群紊乱、肠道正常菌群减少,而耐药性金黄色葡萄球菌、变形杆菌、铜绿假单胞菌、艰难梭菌或白念珠菌等可大量繁殖,引起药物较难控制的腹泻,称为抗菌药物相关性腹泻(antibiotic-associated diarrhea,AAD)。

(二) 非感染因素

1. 饮食因素

(1) 喂养不当可引起腹泻,多为人工喂养儿,原因为喂养不定时、饮食量不当、突然改变食物品种,或过早喂给大量淀粉或脂肪类食品;果汁特别是含高果糖或山梨醇的果汁,可导致高渗性腹泻;肠道刺激物(调料、富含纤维素的食物)也可引起腹泻。

(2) 过敏性腹泻,如对牛奶或大豆等食物过敏而引起腹泻。

(3) 原发性或继发性双糖酶(主要为乳糖酶)缺乏或活性降低,肠道对糖的消化吸收不良而引起腹泻。

2. 气候因素　气候突然变化、腹部受凉使肠蠕动增加;天气过热、消化液分泌减少或由于口渴饮奶过多等,都可能诱发消化功能紊乱而致腹泻。

三、临床特征

不同病因引起的腹泻常各具不同临床特点和临床过程。连续病程在 2 周以内的腹泻为急性腹泻;病程 2 周~2 个月为迁延性腹泻;病程 2 个月以上为慢性腹泻。国外学者亦有将病程持续 2 周以上的腹泻统称为慢性腹泻或难治性腹泻。

1. 腹泻的共同临床表现

(1) 胃肠道症状:排便次数增多;粪便呈黄色或黄绿色稀便、水样便、蛋花样便;含有黏液、血样便。可伴有呕吐、腹痛、食欲减退等消化道表现。

(2) 水、电解质、酸碱平衡紊乱

1) 脱水:由于吐泻丢失体液和摄入量不足,使体液总量,尤其是细胞外液量减少,导致不同程度(轻、中、重度)脱水。由于腹泻患儿丧失的水和电解质的比例不尽相同,可造成等渗、低渗或高渗性脱水,以前两者多见。出现囟门、眼窝凹陷,尿少、泪少,皮肤、黏膜干燥且弹性下降,甚至血容量不足引起的末梢循环的改变(图 3-5-4)。

2) 代谢性酸中毒:可出现精神萎靡、口唇樱红、呼吸深大、呼出气有丙酮味等症状,但小婴儿症状可以很不典型。

3) 低钾血症:精神萎靡、无力、腹胀、心律失常、碱中毒等。

4) 低钙血症和低镁血症:输液后出现震颤、抽搐,补钙治疗无效时应考虑有低镁血症可能。

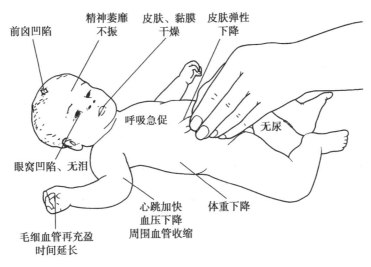

图 3-5-4 婴幼儿脱水特征性症状及体征

（3）全身表现及其他脏器损害：感染中毒症状，如发热、精神烦躁或萎靡、嗜睡，甚至昏迷、休克；还可合并肝功损害、心肌损害，以及神经系统损害。

2. 几种常见类型腹泻的临床特点

（1）轮状病毒腹泻：是秋、冬季婴幼儿腹泻最常见的病原，故曾被称为秋季腹泻，呈散发或小流行，经粪-口传播，也可以气溶胶形式经呼吸道感染而致病。潜伏期 1~3 日，多发生在 6~24 月龄婴幼儿，4 岁以上者少见。起病急，常伴发热和上呼吸道感染症状，无明显感染中毒症状。病初 1~2 日常发生呕吐，随后出现腹泻。排便次数多、量多、水分多，黄色水样或蛋花样便带少量黏液，无腥臭味。常并发脱水、酸中毒及电解质紊乱。轮状病毒感染亦可侵犯多个脏器，可产生神经系统症状，如惊厥等；有的患儿表现为血清心肌酶谱异常，提示心肌受累。本病为自限性疾病，数日后呕吐渐停，腹泻减轻，自然病程 3~8 日，少数较长。粪便显微镜检查偶有少量白细胞，感染后 1~3 日即有大量病毒自粪便中排出，最长可达 6 日。血清抗体一般在感染后 3 周上升。病毒较难分离，有条件者可直接用电镜检测病毒，或用 ELISA 法检测病毒抗原和抗体，或 PCR 及核酸探针技术检测病毒抗原。

（2）诺沃克病毒性腹泻：主要发病时间为每年 9 月至来年 4 月，多见于年长儿和成人。潜伏期 1~2 日，起病急慢不一。可有发热、呼吸道症状。腹泻和呕吐轻重不等，排便量中等，为稀便或水样便，伴有腹痛。病情重者体温较高，伴有乏力、头痛、肌痛等。本病为自限性疾病，症状持续 1~3 日。粪便及周围血常规检查一般无特殊发现。

（3）产毒性细菌引起的腹泻：多发生在夏季。潜伏期 1~2 日，起病较急。轻症仅排便次数稍增多，性状轻微改变。重症腹泻频繁、量多，呈水样或蛋花样且混有黏液，镜检无白细胞。伴呕吐，常发生脱水、电解质和酸碱平衡紊乱。本病为自限性疾病，自然病程 3~7 日，亦可较长。

（4）侵袭性细菌（包括侵袭性大肠埃希菌、空肠弯曲菌、耶尔森菌、鼠伤寒杆菌等）引起的腹泻：全年均可发病，多见于夏季。潜伏期长短不等。常引起志贺菌性痢疾样病变。起病急，伴高热，甚至可以发生热性惊厥。腹泻频繁，粪便呈黏液状，带脓血，有腥臭味。常伴恶心、呕吐、腹痛和里急后重，可出现严重的中毒症状，如高热、意识改变，甚至脓毒症休克。粪便显微镜检查有大量白细胞及数量不等的红细胞。粪便细菌培养可找到相应的致病菌。

1）空肠弯曲菌：常侵犯空肠和回肠，且有脓血便，腹痛十分剧烈，易误诊为阑尾炎，亦可并发严重的小肠结肠炎、败血症、肺炎、脑膜炎、心内膜炎和心包炎等。另有研究表明，吉兰-巴雷综合征与空肠弯曲菌感染有关。

2）耶尔森菌：可引发耶尔森菌小肠结肠炎，多发生在冬季和早春，可引起淋巴结肿大，亦可产生肠系膜淋巴结炎，症状可与阑尾炎相似，也可引起咽痛和颈淋巴结炎。

3）鼠伤寒沙门菌：可引发鼠伤寒沙门菌小肠结肠炎，分胃肠炎型和败血症型。新生儿和<1岁婴儿尤易感染，新生儿多为败血症型，常引起暴发流行，可排出深绿色黏液脓便或白色胶冻样便。

（5）出血性大肠埃希菌腹泻：伴腹痛，排便次数增多，开始为黄色水样便，后转为血水便，有特殊臭味。粪便显微镜检查有大量红细胞，常无白细胞。少数患儿可伴发溶血性尿毒综合征和血小板减少性紫癜。

（6）抗菌药物诱发的腹泻

1）金黄色葡萄球菌肠炎：多继发于使用大量抗菌药物后，病程与症状常与菌群失调的程度有关，有时继发于慢性疾病。表现为发热、呕吐、腹泻、不同程度中毒症状、脱水和电解质紊乱，甚至发生休克。典型粪便为暗绿色，量多带黏液，少数为血便。粪便显微镜检查有大量脓细胞和成簇的革兰氏阳性球菌，培养有葡萄球菌生长，凝固酶阳性。

2）假膜性小肠结肠炎：由艰难梭菌引起。除万古霉素和胃肠道外用的氨基糖苷类抗菌药物外，大部分抗菌药物均可诱发本病。可在用药1周内或迟至停药后4~6周发病。亦见于外科手术后或患有肠梗阻、肠套叠、巨结肠等病的体弱患儿。是因此菌大量繁殖，产生毒素A（肠毒素）和毒素B（细胞毒素）而致病。临床表现为腹泻，轻症每日排便数次，停用抗菌药物后很快痊愈；重症为频泻，黄绿色水样便，可有假膜排出，其为坏死毒素致肠黏膜坏死所形成的假膜。黏膜下出血可引起粪便带血，可出现脱水、电解质紊乱和酸中毒。伴有腹痛、腹胀和全身中毒症状，甚至发生休克。对可疑患儿可行结肠镜检查。粪便厌氧菌培养、组织培养法检测细胞毒素可协助确诊。

3）真菌性肠炎：多为白念珠菌所致，2岁以下婴儿多见。常并发于其他感染，或肠道菌群失调时。病程迁延，常伴鹅口疮。排便次数增多，黄色稀便，泡沫较多且带黏液，有时可见"豆腐渣样"细块（菌落）。粪便显微镜检查有真菌孢子和菌丝，如芽孢数量不多，应进一步以沙氏培养基进行真菌培养来确诊。

3. 迁延性和慢性腹泻　病因复杂，感染、物质过敏、酶缺陷、免疫缺陷、药物因素、先天性畸形等均可引起。以急性腹泻未彻底治疗或治疗不当、迁延不愈最为常见。人工喂养、营养不良婴幼儿发病率高，持续腹泻又会加重营养不良，两者互为因果，最终引起免疫功能愈发低下，继发感染，形成恶性循环，导致多脏器功能异常。

四、辅助检查

（一）急性腹泻

1. 粪便常规　初步判定腹泻病因。

2. 粪便病原学检查　细菌培养、病毒抗原等以明确病因。

3. 粪便隐血　了解肠黏膜损伤情况。

4. 血气分析及电解质 确定有无酸碱平衡紊乱及电解质紊乱。

(二) 迁延性、慢性腹泻

1. 粪便检查 粪便常规、肠道菌群分析,粪便酸度、还原糖检查,以及细菌培养。

2. 十二指肠液检查 分析其中 pH、胰蛋白酶、糜蛋白酶、肠激酶及血清胰蛋白酶原,以判断蛋白质的消化吸收能力;测定十二指肠液的脂酶、胆盐浓度,以了解脂肪的消化吸收状况;还可进行寄生虫抗原和寄生虫卵的检测。

3. 小肠黏膜活体组织检查 是了解慢性腹泻病理生理变化的最可靠方法。

4. 其他 必要时还可进行蛋白质、碳水化合物和脂肪的吸收功能试验,以及 X 线、结肠镜等检查,以综合分析判断。

五、疾病识别要点

(一) 诊断标准

腹泻病的临床诊断通常应包括病程、病情(严重程度)和病因(估计可能的病原)等,但腹泻的病因多种多样,特别是慢性腹泻,往往是多种病因综合作用的结果,故病因诊断非常困难。

1. 病程诊断

(1) 急性腹泻:连续病程在 2 周以内。

(2) 迁延性腹泻:连续病程 2 周 ~2 个月。

(3) 慢性腹泻:连续病程在 2 个月以上。

2. 病情诊断

(1) 轻型:常由饮食因素及肠道外感染引起。起病可急可缓,以胃肠道症状为主,无脱水及全身中毒症状或其他脏器功能损害,多在数日内痊愈。

(2) 重型:多由肠道内感染引起。常急性起病,也可由轻型逐渐加重、转变而来,除有较重的胃肠道症状外,还有较明显的脱水、电解质紊乱和全身感染中毒症状,如发热、精神烦躁,或萎靡、嗜睡,甚至昏迷、休克,以及累及其他脏器功能,如肝脏、心脏、神经系统等。

3. 病因诊断 根据粪便性状、发病季节、发病年龄,以及流行情况可初步估计病因。但病因诊断通常很困难,尤其是迁延性、慢性腹泻。从临床诊断和治疗需要等方面考虑,可先根据粪便常规检查有无白细胞将腹泻分为以下两组。

(1) 粪便无或偶见少量白细胞者:为侵袭性细菌以外的病因,如病毒、非侵袭性细菌,以及寄生虫等肠道内、外感染;另外,乳糖酶缺乏、葡萄糖 / 半乳糖吸收不良、失氯性腹泻、原发性胆酸吸收不良或喂养不当等也可有腹泻表现。多为水样泻,有时伴脱水症状。

鉴别诊断:"生理性腹泻"多见于 6 个月以内婴儿,外观虚胖,常有湿疹,出生后不久即出现腹泻,除排便次数增多外,无其他症状,食欲好,不影响生长发育。近年来发现此类腹泻可能为乳糖不耐受的一种特殊类型,添加辅食后,粪便即逐渐转为正常。

(2) 粪便有较多的白细胞者:表明结肠和回肠末端有侵袭性炎症病变,常由各种侵袭性细菌感染所致,仅凭临床表现难以区别,必要时应进行粪便细菌培养,细菌血清型和毒性检测。过敏性肠炎患儿的粪便常为稀便、血便,粪便常规可查见较多的白细胞,甚至可查见脓细胞及吞噬细胞,故常被误诊为侵袭性细菌感染性腹泻。

(二) 诊断思路

根据粪便性状改变和 / 或排便次数较平日增多,腹泻的诊断并不困难,在诊断腹泻的同时应给出病因、病情及病程诊断,其中首先需要在尽量短的时间内作出病情诊断,对急性腹泻而言,病情诊断的主要内容是评估有无脱水和脱水的程度。

(三) 根据临床表现进行初步识别

粪便的性状及次数改变是诊断腹泻的重要依据,及时进行脱水及全身情况评估有助于早期识别重型急性腹泻,结合粪便性状、全身情况、发病季节、发病年龄、流行情况及家族史等可判断腹泻病因并作出鉴别诊断。

(四) 疾病演变过程

急性腹泻多注意维持水、电解质平衡,合理使用口服补液盐、锌制剂及抗菌药物,病情多可在数日至 2 周内恢复;不规范,甚至是错误的诊治可能导致病情迁延、造成营养不良、生长发育障碍,严重者可导致死亡。

(五) 鉴别诊断

应注意与坏死性肠炎相鉴别,其中毒症状较严重,有腹痛、腹胀、频繁呕吐、高热,粪便暗红色糊状,渐出现典型的"赤豆汤样"血便,常伴休克。腹部立、卧位 X 线片呈小肠局限性充气扩张、肠间隙增宽、肠壁积气等。

六、治疗原则、社区随访及转诊时机

(一) 治疗原则

调整饮食、预防和纠正脱水、合理用药、加强护理、预防并发症。不同时期的腹泻病治疗重点各有侧重,急性腹泻应多注意维持水、电解质平衡及抗感染。

1. 急性腹泻的治疗

(1) 饮食疗法

1) 强调继续饮食,以满足生理需要、补充疾病消耗,从而缩短腹泻后的康复时间。母乳喂养儿继续母乳喂养;6 月龄以下的人工喂养儿继续原有配方奶喂养;6 月龄以上的人工喂养儿继续食用已经习惯的日常食物。

2) 严重呕吐者可暂时禁食 4~6 小时(不禁水),好转后继续喂食,由少到多,由稀到稠。

3) 病毒性肠炎多有继发性双糖酶(主要是乳糖酶)缺乏,对疑似病例可给予去乳糖整蛋白配方奶粉喂养,以减轻腹泻、缩短病程;若无条件获取去乳糖配方奶,也可改为淀粉代乳品或发酵奶。

4) 避免喂食含粗纤维的蔬菜和水果,以及高糖食物。

5) 腹泻停止后逐渐恢复营养丰富的饮食,并每日加餐 1 次,共 2 周。

(2) 纠正水、电解质紊乱及酸碱失衡(见第一篇第二章第三节)。

1) 口服补液:①口服补液的指征,腹泻一开始就要及时给予足够的液体以预防脱水,并应及时纠正轻、中度脱水。②口服补液的配方,母乳喂养儿继续母乳喂养,增加喂养频次、延长单次喂养时间;混合喂养儿在母乳喂养基础上给予口服补液盐(ORS)Ⅲ(低渗 ORS);人工喂养儿补液首选 ORS Ⅲ。③口服补液用量,预防脱水用量建议为每次稀便后补充一定量的 ORS Ⅲ,直至腹泻停止。6 月龄以下者,每次 50ml;6 月龄~2 岁者,每次 100ml;2~10 岁者,每次 150ml;10 岁以下者,能喝多少给多少。治疗轻、中度脱水用量建议为 50~75ml/kg,4 小时内服完。

若出现下列情况,提示口服补液可能失败,需调整补液方案:①持续、频繁、大量腹泻:

10~20ml/(kg·h);②口服补液盐溶液用量不足;③频繁、严重呕吐,近 4 小时仍有脱水表现。

2)静脉补液:适用于新生儿,以及重度脱水、休克、心肾功能不全,或有其他严重并发症、呕吐和腹泻严重、腹胀的患儿。静脉输液的液体宜采用含碱的糖盐混合液,输注溶液的成分、量和滴注持续时间必须根据不同的脱水程度和性质决定,同时要注意个体化,结合年龄、营养状况、自身调节功能而灵活掌握。

第 1 日补液总量、溶液种类等如下。

① 总量:包括补充累积损失量、继续损失量和生理需要量。轻度脱水为 90~120ml/kg,中度脱水为 120~150ml/kg,重度脱水为 150~180ml/kg,对少数合并营养不良、肺炎,以及心、肾功能不全的患儿,还应根据具体病情,分别作较详细的计算。

② 溶液种类:输注溶液中,电解质溶液与非电解质溶液的比例应根据脱水性质(等渗性、低渗性、高渗性)分别选用,一般等渗性脱水用 1/2 张含钠液,低渗性脱水用 2/3 张含钠液,高渗性脱水用 1/3 张含钠液。若临床判断脱水性质有困难,可先按等渗性脱水处理。

③ 输液速度:主要取决于脱水程度及继续损失的量和速度。对重度脱水且有明显周围循环障碍者,应先快速扩容,选择 20ml/kg 等张含钠液,30~60 分钟内快速输入,改善循环和肾脏功能,扩容后重新评估脱水情况,如仍处于休克状态,则可重复使用等张液 1~2 次。累积损失量(扣除扩容液量)一般在 8~12 小时内补完,每小时补充 8~10ml/kg。脱水纠正后,补充继续损失量和生理需要量时速度宜减慢,于 12~16 小时内补完,每小时补充 5ml/kg。若吐泻缓解,可酌情减少补液量或改为口服补液。

④ 纠正酸中毒:因输入的混合溶液中已含有一部分碱性溶液,输液后循环和肾功能改善的同时,酸中毒即可纠正;也可根据临床症状结合血气测定结果,另加碱性液纠正。对重度酸中毒者,可用 1.4% 碳酸氢钠溶液扩容,其兼有扩充血容量和纠正酸中毒的作用。

⑤ 纠正低血钾:若患儿有尿或来院前 6 小时内有尿,即应及时补钾;溶液中钾浓度不应超过 0.3%,每日静脉补钾时间不应少于 8 小时;切忌将含钾盐的溶液静脉推入,否则会导致高钾血症,危及生命;一般静脉补钾要持续 4~6 日。能口服时可改为口服补充。

⑥ 纠正低血钙、低血镁:出现低钙血症时可用 10% 葡萄糖酸钙溶液(每次 1~2ml/kg,最大用量≤10ml)加葡萄糖稀释后静脉注射。低血镁者用 25% 硫酸镁溶液,按每次 0.1mg/kg 深部肌内注射,每 6 小时 1 次,3~4 次/d,症状缓解后停用。

第 2 日及以后的补液:经第 1 日补液后,脱水和电解质紊乱已基本纠正,第 2 日及以后主要是补充继续损失量(防止发生新的累积损失)和生理需要量,应继续补钾,并供给能量。一般可改为口服补液。若腹泻仍频繁或口服量不足者,仍需静脉补液。补液量需根据吐泻和进食情况估算,并供给足够的生理需要量,用 1/5~1/3 张含钠液补充;继续损失量是按"丢多少补多少""随时丢随时补"的原则,用 1/3~1/2 张含钠溶液补充;将这两部分相加,于 12~24 小时内均匀静脉滴注。同时要注意继续补钾和纠正酸中毒的问题。

3)鼻饲管补液:应用于无静脉输液条件的中、重度脱水患儿,液体选择 ORS Ⅲ,20ml/(kg·h),总量不超过 80ml/kg。每 1~2 小时评估脱水情况。

4)补锌治疗:WHO 与联合国儿童基金会建议,对于急性腹泻患儿,能进食后即予补锌治疗,可缩短病程。6 月龄以上的患儿,给予元素锌 20mg/d;6 月龄以下婴儿,给予 10mg/d,疗程均为 10~14 日。元素锌 20mg 相当于硫酸锌 100mg、葡萄糖酸锌 140mg。

5）药物治疗

①控制感染：水样便腹泻患儿（约占70%）多为病毒及非侵袭性细菌所致，一般不用抗菌药物或抗病毒药物治疗，应合理使用液体疗法，选用微生态制剂和黏膜保护剂。对于伴有明显中毒症状而不能用脱水解释者，尤其是对重症患儿、新生儿、小婴儿和衰弱患儿（免疫功能低下），应选用抗菌药物治疗。

黏液、脓血便患儿（约占30%）多为侵袭性细菌感染，应根据临床特点，针对病原经验性选用抗菌药物，再根据粪便细菌培养和药敏试验结果进行调整。大肠埃希菌、空肠弯曲菌、耶尔森菌、鼠伤寒沙门菌所致感染常选用抗革兰氏阴性菌抗菌药物以及大环内酯类抗菌药物。若诊断为金黄色葡萄球菌肠炎、假膜性肠炎、真菌性肠炎，应立即停用原来使用的抗菌药物，根据症状可选用万古霉素、甲硝唑或抗真菌药物治疗。见表3-5-10。

表3-5-10　儿童急性感染性腹泻各病原菌的抗菌药物推荐意见

病原菌	抗菌药物	剂量	推荐意见
大肠埃希菌	磷霉素	口服：50~100mg/（kg·d），分3~4次 静脉滴注：100~300mg/（kg·d），分2~4次	选择
	头孢噻肟	50~100mg/（kg·d），分2~4次静脉滴注	推荐
	头孢唑肟	40~150mg/（kg·d），分2~3次静脉滴注	推荐
	头孢曲松	20~100mg/（kg·d），单次或分2次静脉滴注	推荐
	头孢他啶	30~100mg/（kg·d），分2~3次静脉滴注	推荐
	头孢克肟	5~10mg/（kg·d），分2次口服	推荐
	头孢哌酮	50~200mg/（kg·d），分2~3次静脉滴注	推荐
	阿米卡星	首剂10mg/kg，继以每12小时7.5mg/kg，或每24小时15mg/kg的剂量肌内注射或静脉滴注	选择
	亚胺培南*	30~60mg/（kg·d），重症可增至100mg/（kg·d），每日总量不超过2g，分3~4次静脉滴注（每6~8小时）	推荐
空肠弯曲菌	红霉素	40~50mg/（kg·d），分3~4次口服，总疗程5~7日，重症感染者疗程延至3~4周	选择
	阿奇霉素	10mg/（kg·d），口服或静脉滴注（>6月龄患儿，体重<45kg），1次/d，每周3日为一疗程；或采用5日疗法：首日10mg/（kg·d），后4日5mg/（kg·d）。一般一个疗程即可，严重者需要治疗2~3个疗程	推荐
鼠伤寒沙门菌	头孢噻肟	50~100mg/（kg·d），分2~4次静脉滴注	选择
	头孢曲松	20~100mg/（kg·d），单次或分2次静脉滴注	选择
	头孢他啶	30~100mg/（kg·d），分2~3次静脉滴注	选择
	头孢哌酮	50~200mg/（kg·d），分2~3次静脉滴注	选择
	哌拉西林-他唑巴坦	60~150mg/（kg·d），分3~4次静脉滴注	选择
	亚胺培南*	30~60mg/（kg·d），重症可增至100mg/（kg·d），每日总量不超过2g，分3~4次静脉滴注（每6~8小时）	强烈推荐

续表

病原菌	抗菌药物	剂量	推荐意见
肺炎克雷伯菌	头孢哌酮 - 舒巴坦	80~160mg/(kg·d),分 2~3 次静脉滴注	选择
	亚胺培南*	30~60mg/(kg·d),重症可增至 100mg/(kg·d),每日总量不超过 2g,分 3~4 次静脉滴注(每 6~8 小时)	强烈推荐
金黄色葡萄球菌	首先需停用原有抗菌药物		
	万古霉素	20~40mg/(kg·d),每 12 小时或 8 小时静脉滴注	推荐
	利奈唑胺	10mg/(kg·d),每 8 小时静脉滴注	选择
艰难梭菌	首先需停用原有抗菌药物		
	甲硝唑	30mg/(kg·d),分 4 次口服	推荐
	万古霉素	20~40mg/(kg·d),分 4 次口服	推荐
白念珠菌	制霉菌素	5 万 ~10 万单位 /(kg·d),分 3 次口服	选择
	氟康唑	3mg/(kg·d),单次口服	选择
	克霉素	25~50mg/(kg·d),分 2~3 次口服	选择
	酮康唑	3~5mg/(kg·d),单次或分 2 次口服	选择

注:*,药物不作为儿科临床抗菌的首选药物,仅用于针对超广谱 β- 内酰胺酶大肠埃希菌及多重耐药的鼠伤寒沙门菌。

②肠道微生态疗法:有助于恢复肠道正常菌群的生态平衡,抑制病原菌定植和侵袭,控制腹泻。益生菌治疗儿童急性感染腹泻病的疗效是中度的,具有菌株和剂量依赖性(需剂量需超过 10^{10}~10^{11} 菌落形成单位),特别是对某些病毒导致的水样腹泻效果更好。推荐益生菌应用于急性水样腹泻,并在疾病的早期给予益生菌治疗。对侵袭性细菌导致的炎性腹泻不推荐应用。对急性水样腹泻,强烈推荐布拉酵母菌、鼠李糖乳杆菌,其次为其他乳杆菌(保加利亚乳杆菌、罗伊乳杆菌、嗜酸乳杆菌),以及双歧杆菌联合乳杆菌、嗜热链球菌,可选择性使用酪酸杆菌。对于抗菌药物相关性腹泻,推荐应用布拉酵母菌。

③肠黏膜保护剂:如蒙脱石散,其能吸附病原体和毒素,维持肠细胞的吸收和分泌功能,与肠道黏液糖蛋白相互作用可增强其屏障功能,阻止病原微生物的攻击。

④避免用止泻剂:如洛哌丁醇,因为其有抑制胃肠动力的作用,会增加细菌繁殖和胃肠道对毒素的吸收,这对于感染性腹泻者有时是很危险的。

(3)迁延及慢性腹泻:应注意肠道菌群失调及饮食疗法。

(4)家庭治疗:无脱水征或仅有轻度脱水征的患儿可居家治疗,医务人员应向家长进行健康宣教,使家长在实施急性腹泻病家庭治疗时掌握以下几条原则。

1)给予患儿足够的液体以预防脱水。

2)补锌治疗。

3)尽早恢复饮食。

(二)社区随访

1.及时就诊　针对家庭治疗的患儿,务必向家长告知,若病情未好转或患儿出现下列任何症状,必须及时至急诊或门诊就诊。

(1) 腹泻剧烈,排便次数多或腹泻量大。

(2) 不能正常进食进饮。

(3) 频繁呕吐、无法口服给药。

(4) 高热:年龄 <3 月龄,体温 >38℃;年龄 >3 月龄,体温 >39℃。

(5) 脱水体征明显:明显的小便减少、口渴、眼窝凹陷、烦躁易激惹、精神萎靡。

(6) 便血。

(7) 年龄 <6 月龄、有慢性病史、有合并症状。

2. 定期门诊随访　针对门诊及出院患儿,需在 1~2 周后再次门诊就诊。内容建议如下。

(1) 调整治疗方案,如抗菌药物、锌制剂、益生菌等治疗疗程。

(2) 喂养建议。

(3) 健康宣教,预防再次发生腹泻。

(三) 转诊时机

1. 重型腹泻　①全身症状重者;②合并其他脏器损伤者;③经液体疗法治疗后脱水、电解质紊乱、酸碱平衡紊乱未纠正者。

2. 迁延性、慢性腹泻　特别是腹泻原因不明者。

3. 特殊病原感染　在基层医院不能获得相应治疗者。

若患儿病情危重,务必在转诊过程中确保患儿生命体征平稳。

七、疾病预防、筛查和管理

(一) 预防

1. 合理喂养　提倡母乳喂养,及时添加辅助食品,每次限一种,逐步增加,适时断奶。人工喂养者应根据具体情况选择合适的代乳品。

2. 生理性腹泻　对于生理性腹泻的婴儿,应避免不适当的药物治疗,不要由于婴儿便次多就怀疑其消化能力,避免因此而不按时添加辅食。

3. 养成良好的卫生习惯　注意乳品的保存和奶具、食具、便器、玩具和设备的定期消毒。

4. 感染性腹泻　尤其是大肠埃希菌、鼠伤寒沙门菌、轮状病毒肠炎的传染性强,集体机构如有流行,应积极治疗患儿,作好消毒隔离工作,防止交叉感染。

5. 避免长期滥用广谱抗菌药物　对于即使无消化道症状的婴幼儿,在因败血症、肺炎等肠道外感染而必须使用抗菌药物,特别是广谱抗菌药物时,亦应加用微生态制剂,防止由于难治性肠道菌群失调所致的腹泻。

6. 轮状病毒疫苗接种　是预防轮状病毒肠炎的理想方法,口服疫苗已见诸报道,保护率在 80% 以上,但持久性尚待研究。

(二) 筛查

对于排便次数增多、性状改变的患儿,社区医疗机构应行粪便常规检查。

(三) 管理

应为迁延性、慢性腹泻的患儿建立档案,并定期随访。合并营养不良的患儿,即使腹泻治愈,也应该坚持定期随访其喂养和生长发育情况。此外,应加强对患儿的带养人及患儿本人(婴幼儿除外)的健康教育,包括:①合理喂养,提倡母乳喂养,及时添加辅助食品;②养成良好的卫生习惯;③避免不适当的药物治疗,避免长期滥用广谱抗菌药物等。

(高珊)

第五节　便　　秘

一、概述

便秘(constipation)是指以粪便干硬、排便困难,甚至排不出,排便时间间隔长等一系列症状为临床表现的疾病,是儿童时期的常见病与多发病。在全球范围,儿童便秘的发病率为0.7%~29.6%,我国内地为4.73%。便秘可对儿童造成程度不等的身心伤害,而慢性顽固性便秘会严重影响儿童及其家庭成员的身心健康和生活质量。

粪便形状可根据布里斯托粪便分类法(Bristol stool scale)进行分类(图3-5-5,见文末彩色插图)。

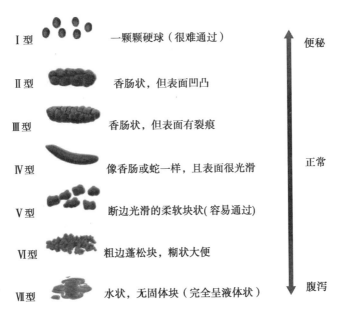

图 3-5-5　布里斯托粪便分类法

Ⅰ型、Ⅱ型表示有便秘,Ⅲ型、Ⅳ型是理想的便形,尤其Ⅳ型是最容易排便的形状,Ⅴ~Ⅶ型则提示有腹泻。

二、病因

分功能性和器质性两大类。

(一) 功能性便秘

功能性便秘(functional constipation),占90%~95%,其常见原因为婴儿期饮食结构的改变(如母乳转奶粉或添加固体食物)、幼儿期排便训练不当、学龄期在学校期间节制排便。

（二）器质性便秘

器质性便秘（organic constipation），占 5%~10%，需重点掌握，主要涉及三类疾病。

1. **肠道疾病**　机械性肠梗阻（如先天性巨结肠、直肠狭窄、肛门闭锁、胎粪性肠梗阻、直肠/乙状结肠术后狭窄、盆腔包块等，2 月龄以内发病者需高度警惕）、肛裂、肛周脓肿、结肠肿瘤、憩室、直肠膨出、直肠脱垂、肛瘘、假性肠梗阻等。

2. **内分泌和代谢性疾病**　甲状腺功能减退症、糖尿病、甲状旁腺功能亢进症、多发内分泌腺瘤、重金属中毒（如铅中毒）、高钙血症、高镁或低镁血症、低钾血症、卟啉病、尿毒症等。

3. **神经肌肉疾病**　脑性瘫痪、脊髓病变（脊膜膨出、脊髓炎、占位、损伤）、肌无力综合征、皮肌炎、硬皮病、肉毒杆菌中毒等。

三、临床特征

（一）常见表现
粪便干硬、排便困难、排便时间间隔长是便秘的常见表现。

（二）病史询问与体格检查
对有便秘表现的患儿，应详细进行病史询问和体格检查，这是诊断的关键。

1. **需要询问的病史**

（1）便秘发生的时间及持续的时间：发生时间越早，尤其是出生 2 月龄内发病，器质性便秘的可能性越大；病程中如未经干预就曾有便秘症状持续缓解，则功能性便秘的可能性较大。

（2）粪便的特点

1）粗大、团块状的粪便：常提示病变部位在直肠肛门。

2）坚果样小球状的粪便：常提示结肠动力异常。

3）变细呈扁条状的粪便：应注意有无直肠肛门狭窄或肿物压迫。

（3）伴随症状：明确有无易激惹、食欲减退和/或早饱，有无腹胀、呕吐胆汁/粪汁、营养不良、尿潴留等，对于鉴别器质性或功能性便秘很重要。上述症状中易激惹、食欲减退和/或早饱同样会发生于功能性便秘患儿，但不严重，并且在排出大量粪便后这些症状会迅速消失；如排便后易激惹、食欲减退和/或早饱症状不消失，或存在腹胀、呕吐胆汁/粪汁、营养不良、尿潴留等，应高度警惕器质性便秘。

（4）喂养史：喂养方式（母乳/人工/混合）、饮食成分是否均衡（是否添加辅食，是否有挑食、偏食习惯，食物中纤维素含量是否合适）、食物摄入量是否充足。

（5）控制排便行为：具有诊断意义，其存在提示器质性便秘的可能性小。但控制排便行为常以较为隐匿的形式呈现，其外在表现多为踮脚站立、手扶家具、双腿并紧，比较害羞的小孩还会躲在一个角落里，因此控制排便行为很容易被家长忽略。

（6）大便失禁/污粪：便秘患儿可能出现假性或充溢性大便失禁，此更准确的称谓是"污粪"。污粪在便秘患儿中并不多见，均发生于长期、顽固性便秘者，是评价功能性便秘严重程度和监测治疗有效性的客观指标。对以大便失禁/污粪就诊的患儿，询问有无便秘症状是必要的。

2. **体格检查**　包括肛门直肠检查、腹部及全身检查等，但最重要的是肛门直肠检查。

（1）肛门直肠检查：可初步排除肛门直肠疾病，检查中需了解有无肛裂、肛周脓肿、痔疮、直肠脱出、肿物及粪块。

如患儿在检查中表现出极度的排斥、恐惧提示其多为功能性便秘。为避免患儿对家长和医师产生抵触情绪进而影响治疗效果,建议:如功能性便秘症状典型,可仅观察肛门外观,暂不行直肠检查。但以下几种情况,需行直肠检查。

1) 只有部分表现符合,尚不能确诊功能性便秘者。

2) 存在便秘的报警征象者。

3) 诊断功能性便秘,但初期治疗失败者,尤其是顽固性便秘者。

(2) 报警征象:在问诊、体格检查的过程中,一定要仔细询问及识别有无报警征象,报警征象的存在高度提示器质性便秘的可能。便秘的报警征象主要如下。

1) 胎粪排出时间延迟(>出生后 48 小时)或出生后 1 个月内出现便秘。

2) 严重腹胀。

3) 频繁呕吐,尤其是呕吐胆汁,甚至粪汁。

4) 粪便带血。需排除粪便干硬所致的直肠黏膜损伤或肛裂出血,如考虑此可能,可使用通便药及温盐水坐浴 1~2 周观察疗效。

5) 肛门异常:异位、瘢痕,无肛门反射或提睾反射缺如。

6) 生长迟缓。

7) 下肢肌力、肌张力、反射异常。

8) 其他,如脊椎后背毛发、臀裂偏移、骶骨窝形成等。

四、辅助检查

拟诊功能性便秘不需要检查,疑诊器质性便秘可行必要检查。

(一) 血电解质、甲状腺功能

明确是否甲状腺功能减退症、电解质异常所致的便秘。

(二) 腹部 X 线片

可了解结肠或直肠内有无粪便潴留及潴留程度,更重要的是可评估有无肠梗阻。

(三) 腰骶椎 X 线片

对大便失禁者可用。

(四) 钡灌肠造影

是判断器质性便秘的重要检查,主要明确有无梗阻性疾病,包括先天性巨结肠症、先天性消化道发育畸形。

(五) 肛管直肠测压

了解直肠肛门的生理功能是否异常,指导生物反馈治疗,术前病情评估及术后疗效判断。

(六) 内镜检查

可直接了解结肠、直肠的结构改变。

(七) 超声检查

可了解肛门括约肌及盆底肌肉的发育、分布状态,有助于判定便秘的解剖学异常。

(八) 脊髓 CT 或 MRI 检查

对于神经病变所致便秘有诊断价值,对便秘合并尿潴留者,建议行脊髓 MRI 检查。

（九）注意事项

上述检查均不能辅助诊断功能性便秘,因此对拟诊功能性便秘的患儿,不需要将其作为常规检查项目,仅用于疑诊器质性便秘的患儿。

对疑诊器质性便秘者,需根据病情,合理选择相应检查。

五、疾病识别要点

（一）诊断标准

目前国际上通用的诊断标准是 2016 年颁布的罗马 Ⅳ 标准,标准中以 4 岁年龄为界,分为新生儿 / 婴幼儿组,以及儿童 / 青少年组。

1. 对年龄 <4 岁的儿童

（1）至少符合以下 2 项条件,持续时间达 1 个月:①每周排便≤2 次;②大量粪便潴留史;③有排便疼痛和排便费力史;④排粗大粪便史;⑤直肠内存在有大量粪便团块。

（2）对于接受排便训练的儿童,以下条件也作为选项:①能控制排便后,每周至少出现 1 次大便失禁;②粗大粪便曾堵塞抽水马桶。

2. 对年龄≥4 岁的儿童　便秘每周至少发生 1 次,时间持续 1 个月以上,且符合以下 2 项及以上条件,但肠易激综合征的诊断依据不足。

（1）4 岁以上儿童每周在厕所排便≤2 次。

（2）每周至少出现 1 次大便失禁。

（3）有粪潴留姿势或过度克制排便病史。

（4）有排便疼痛或困难的病史。

（5）直肠内存在大粪块。

（6）粗大粪块曾堵塞抽水马桶。

经过适当评估,症状不能用其他疾病来完全解释。

3. 功能性便秘的分型　根据肠道动力及肛门直肠功能改变的特点,功能性便秘可分为三型:慢传输型便秘、排便障碍型便秘、混合型便秘。分型可有助于对初始治疗无效,尤其是顽固性便秘者制订个体化治疗方案。但分型主要靠的是胃肠动力学等检查,临床特点只能作初步判断;而在临床特点中,患儿对便秘的主观感受是重要的判断依据,儿童对此却难以准确描述。基于上述缘由,本书不对分型进行详细阐述。

（二）诊断思路

若患儿存在粪便干硬、排便困难、排便时间间隔长,经问诊、体格检查、便秘报警征象识别后,如无报警征象且符合功能性便秘的诊断标准,可诊断为功能性便秘并行相应治疗及随访;如存在便秘报警征象,应警惕器质性便秘,需根据病情选择适宜的检查以寻求病因,并在确诊后对因治疗。

（三）根据临床表现进行初步识别

功能性便秘诊断不困难,器质性便秘的识别关键仍是便秘报警征象的仔细询问及识别。

（四）疾病演变过程

40% 的儿童便秘起始于婴儿期,约 1/3 患儿的症状会持续至成人期,部分患儿可表现为慢性顽固性便秘。研究证实,早期专科就诊、必要的维持治疗、全程定期随访、适时调整治疗方案的综合治疗策略可明显降低便秘患儿症状持续至成人期的发生率。

（五）鉴别诊断

功能性便秘需与器质性便秘鉴别。

功能性便秘也需与其他功能性胃肠病鉴别。

（1）婴儿期功能性便秘需与婴儿排便困难相鉴别：二者皆可表现为排便用力、排便时间间隔长、无其他健康问题，但二者排出的粪便性状不同，前者粪便干硬或粗大并因此导致排便困难，甚至肛裂出血、肛门疼痛，后者粪便为正常或较为黏稠的黄色糊状便，排便困难是婴儿腹腔内压力的增高与盆底肌肉松弛的不协调所致，此为主要鉴别点。

（2）学龄期及更大年龄的功能性便秘需与便秘型肠易激综合征鉴别：二者皆以便秘为主要表现，鉴别点如下。

1）肠易激综合征的便秘症状多为发作性，可伴腹泻或便秘腹泻交替；功能性便秘的便秘症状多为持续性或发作后持续较长时间，可伴大便失禁，但无腹泻。

2）便秘与腹痛的关系：几乎所有肠易激综合征患儿都有不同程度腹痛，腹痛是肠易激综合征的核心症状。腹痛与便秘症状相伴随，其程度可随未排便时间的延长而加重，并多于排便或排气后缓解；功能性便秘可有腹胀，少有腹痛，腹胀可在排便后缓解。

二者如无法准确鉴别可按照便秘进行治疗，如果腹痛和/或腹部不适症状随着便秘的好转而缓解，诊断为功能性便秘；如果不缓解，则诊断为便秘型肠易激综合征。

六、治疗原则、社区随访及转诊时机

（一）治疗原则

1. 功能性便秘的治疗原则

（1）早期干预：对功能性便秘而言，症状持续的时间越短，治疗成功的可能性越大。

（2）综合治疗：以基础治疗为主，药物为辅，必要时可同时使用一些辅助治疗手段。

（3）个体化：主要针对初期治疗无效者，尤其是顽固性便秘者。

2. 器质性便秘的治疗原则　对因治疗为主，对症治疗为辅。

3. 儿童便秘的治疗流程　见图 3-5-6。

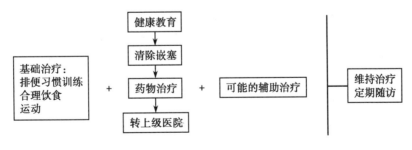

图 3-5-6　儿童便秘的治疗流程

（1）健康教育：健康教育是功能性便秘治疗的第一步，也是所有儿童功能性胃肠病治疗的第一步。

1）教育的对象：患儿及家长。

2）教育的必要性：便秘的形成与患儿与家长的心理以及环境因素有关，排便训练、维持、随访均需患儿及家长配合,而治疗需时较长,过程中可能有波折、反复,家长需有思想准备。

3)教育的目的:帮助教育对象减轻焦虑、增强信心、配合治疗。

4)教育的内容:便秘的发病机制、各项治疗措施的目的及操作指导、如何应对污粪,必要时心理辅导。

(2)清除嵌塞

1)目的:保证基础治疗效果,也是维持治疗效果的关键。

2)时机:基础治疗前或维持治疗过程中存在直肠粪便嵌塞时,不能常规使用。

3)方法:①直肠栓剂(如开塞露);②灌肠(如温盐水);③聚乙二醇口服[1.0~1.5g/(kg·d), 连续 3~6 日]。

4)注意:不推荐使用肥皂水和高渗盐溶液灌肠。

(3)基础治疗:所有便秘患儿均需要进行,是最重要的治疗措施,包括排便习惯训练、合理饮食,以及适当运动。

1)排便习惯训练:

①目的:由反射性排便转变为意识性排便。

②方法和技巧指导

a. 年龄:开始训练年龄为 18 月龄,强化训练年龄为 27 月龄。

b. 定时:晨起或晚餐后 30~60 分钟,1 次 /d。

c. 坐便器的选择及高度:高度应适宜,入座后双膝水平稍高于臀部,两脚能着地;色彩、外观方面,可让患儿自行选择。

d. 环境:婴幼儿不强制在卫生间如厕,但强调如厕环境安静,目的是集中注意力,减少外界因素的干扰。

e. 主动尝试:学会用力及协调,尝试深呼吸后屏气同时向下推进,反复训练,幼儿可让同性别家庭成员示范。

f. 时间:5 分钟,不超过 10 分钟。

g. 奖励:排便成功后。

③特别提醒:训练过程中需保证患儿无痛排便。对儿童而言,无痛排便是训练成功的前提。保持如厕 5~10 分钟内注意力集中,幼儿不听故事及歌曲,年长儿不看书报及听歌。训练失败时切忌训斥。

2)合理饮食

①原则:分析便秘产生的可能原因,结合小孩情况(年龄、身体状况、现有的喂养方式、饮食结构等)进行调整;选择适于患儿所在年龄段的均衡饮食,保持适量的纤维素进食与水分摄入。

②乳类

a. 母乳喂养:继续母乳喂养。

b. 混合或人工喂养推荐选择:不加棕榈油(POP 结构)、添加益生元的配方粉。

c. 如考虑便秘与牛奶蛋白过敏相关:母乳喂养儿由母亲回避奶及奶制品,人工喂养儿换用低敏配方奶粉,使用 2~4 周后如症状明显缓解或消失,再行食物激发试验以明确诊断。

③膳食纤维

a. 作用：增加粪便量、刺激肠蠕动、缩短粪便的肠通过时间。

b. 富含膳食纤维的食物包括：麦麸、谷类(高粱米、玉米)、蔬菜(菠菜、韭菜、胡萝卜、茄子、青椒、蘑菇)、水果(梨、桃、香蕉、柿子、杏、枣)、豆类(红小豆、芸豆、黄豆)。

c. 摄入量：适量(并非越多越好)。

d. 推荐摄入量：(年龄 +5)g/d 或 0.5g/(kg·d)。

④水分

a. 适量：不能少于每日正常需要量，但饮水太多只能增加尿量，并不能起到软化粪便和增加排便的作用。

b. 不同年龄段参考饮水量见表 3-5-11。

表 3-5-11 不同年龄段水分摄入、排出量

水分摄入、排出	年龄				
	<1 岁	~4 岁	~7 岁	~13 岁	>13 岁
需水量 /ml·(kg·d)⁻¹	110~155	100~150	90~110	70~85	50~60
经消化道排出水分 /ml·(kg·d)⁻¹	11.0~15.5	10.0~15.0	9.0~11.0	7.0~8.5	5.0~6.0
补充饮水量 /ml·(kg·d)⁻¹	14	12	10	8	5
参考饮水量 /(ml·d⁻¹)	50~100	100~150	150~200	200~300	300~500

注：饮水量应随季节、气温及运动量适度调节，以经常排Ⅳ型粪便为宜。

3) 适当运动：①对婴幼儿一般不强调；②对学龄期及更年长儿童，要求每日 1 小时以上的体育运动。

(4) 药物治疗

1) 药物的作用：无痛排便是训练成功的前提，在形成规律排便前，需要药物来保证无痛排便，以利于正确排便习惯的建立。

2) 药物的使用时间：基于上述原因，药物需要使用至正确的排便习惯建立后方能逐渐减停。

3) 可供选择的药物：通便药、促动力药、益生菌、局部用药等。

①通便药：使用最广，可分为三类。

a. 容积性泻药：通过留住粪便中的水分，增加粪便的含水量进而增加粪便的容积来起作用；因此，服用容积性泻药时应补充足够的液体。这类药物包括麦麸、非比麸、欧车前等。

b. 渗透性泻药：询证医学证据等级及推荐水平最高。服用后在肠腔内形成高渗状态，使得水分顺渗透压梯度进入肠腔进而增加粪便体积，并可刺激肠道蠕动。这类药物包括聚乙二醇、不被吸收的糖类(如乳果糖)和盐类泻药(如硫酸镁)等。其中聚乙二醇、乳果糖是推荐使用的一线维持药物，具有高效、安全、无依赖性等优点，多在使用 1~2 日后见效，如 2 日后未见明显效果，可考虑加量，此后可根据患儿情况酌情增减剂量。

聚乙二醇：起始剂量 0.4~0.75g/(kg·d)。乳果糖：婴儿起始剂量及维持剂量均为 5ml/d；1~6 岁起始剂量：5~10ml/d，维持剂量：5~10ml/d；7~14 岁起始剂量：15ml/d，维持剂量：

10~15ml/d。硫酸镁：过量使用可引起电解质紊乱，目前主要用于中毒的导泻。

c. 刺激性泻药：作用于肠神经系统，通过刺激肠道蠕动及黏液分泌起作用，包括番泻叶、大黄、酚酞、蓖麻油、双醋苯啶等。由于其可能出现的严重副作用，如不可逆的肠神经损害及结肠黑变病，建议儿童仅作为二线用药，并在直肠粪便嵌塞时间歇性短期使用。

②促动力药：作用是增加肠道动力，可用于结肠动力障碍（慢传输型便秘）患儿。但由于促肠动力药物的不良反应或药物说明书限制，儿童目前无合适选择。

③灌肠药和栓剂：粪便嵌塞时使用，因可产生依赖性，不宜长期使用。

④润滑剂：如液状石蜡。但婴幼儿可能因胃食管反流或吞咽不协调，致液状石蜡吸入而引起脂质性肺炎，故不推荐用于婴幼儿。

⑤益生菌和益生元：目前尚无足够的循证医学证据支持。

⑥其他新兴药物：如鲁比前列酮、利那洛肽、甲基纳曲酮等尚未在儿童患儿中开展试验研究。

（5）辅助治疗

1）心理行为治疗：婴幼儿心理行为问题主要与排便疼痛有关，因此解决问题的关键是保证无痛排便；较大龄儿童的心理行为与便秘常互为因果，合并污粪者心理行为问题可能更为突出，必要时可给予心理专科治疗。

2）推拿：是治疗婴幼儿便秘的有效手段，但需掌握好适应证。①功能性便秘；②年龄：1月龄~5岁；③人群范围：患有便秘的小儿，除外先天性巨结肠、肛门狭窄、脊柱裂、甲状腺功能减退症、肿瘤等器质疾病所致的便秘；④病情程度：轻至重度便秘。

3）生物反馈治疗：用于治疗盆底肌功能障碍者，适用 4~6 岁及以上儿童。

4）体表电刺激：有多种方法，其中经腹部电刺激（transabdominal electrical stimulation, TES），尤其是家庭便携式 TES 在国外有较多报道可用于治疗儿童慢传输型便秘，报道的最小使用年龄为 3 岁。

（6）手术治疗：适用于长期顽固性便秘形成结、直肠解剖及功能明显异常者。

（二）社区随访

维持治疗有效的便秘患儿可在社区随访，随访内容如下。

（1）询问及识别报警征象，继续评估有无器质性便秘。

（2）强调排便习惯训练、合理饮食及适当运动的重要性，并给予指导。

（3）根据随访期患儿排便情况调整药物。

（4）鼓励患儿及家长保持积极的态度。

此外，社区医务工作者应开展便秘的预防工作，通过定期进行健康教育，提高社区对本病的认识水平、重视度及自我保健意识，通过对高危人群的重点预防来实施健康保护。

（三）转诊时机

出现以下情况可向有条件的上级医院转诊。

（1）疑诊器质性便秘，已行相关检查、治疗，但仍诊断不明或治疗无效者。

（2）诊断功能性便秘，但经验性治疗无效者。

（3）难治性便秘患儿。

（4）家长、患儿存在明显心理行为问题者。

七、疾病预防、筛查和管理

(一) 预防

本病的预防主要是建立良好的排便习惯、合理饮食及适当运动,医疗专业人员需定期进行健康教育。

(二) 筛查

可在社区、儿童保健科、幼儿园及中小学校进行便秘患儿的筛查。

(三) 管理

对所有排便异常的患儿可在筛查异常之日起建立全生命周期管理。

(汪志凌 赵敏)

第六节 食物过敏

一、概述

近年来儿科疾病谱发生了改变,过敏性疾病与自身免疫性疾病持续增加,其中过敏性疾病累及约 25% 的儿童。发达国家儿童食物过敏患病率为 3%~6%,美国近 10 年来食物过敏的儿童患病率上升至 18%。虽然我国目前尚无儿童食物过敏的全国发病率资料,但食物过敏的发病率有逐年上升的趋势。

食物不良反应(adverse reaction to food)是指由食物或食物添加剂引起的所有临床异常反应,包括食物过敏、食物不耐受和食物中毒,前两者合称为食物的非毒性反应。食物过敏(food allergy)是免疫机制介导的食物不良反应,即食物蛋白引起的异常或过强的免疫反应,表现为疾病症候群,症状可累及皮肤、呼吸、消化、心血管等系统,如牛奶蛋白过敏。食物不耐受(food intolerance)是非免疫介导的食物不良反应,包括机体本身代谢异常(如乳糖酶缺乏)或是机体对食物内某些成分(如久置奶酪中含的酪胺)的易感性增高等,如乳糖不耐受。

二、病因

(一) 发病机制

食物过敏是由于接触或摄入食物后出现异常的免疫反应而出现的一系列临床症状,根据免疫机制的不同可将食物过敏分为 IgE 介导(速发型)、非 IgE 介导(迟发型)、IgE 和非 IgE 混合介导(迟发型)三类,但具体发病机制并不明确。

(二) 常见过敏原

90% 的食物过敏与牛奶、鸡蛋、大豆、小麦、花生、鱼、虾、坚果类这 8 种食物有关,其中对鸡蛋和牛奶过敏的最常见。

(三) 危险因素

1. 遗传因素 与其他过敏性疾病相同,遗传因素仍然是食物过敏的易感因素。若个体的父母或同胞患有花生过敏,其患病的概率将增加 7 倍;若同卵双生儿之一患花生过敏,另一子患病风险较正常人群高 10 倍。因此,特应性疾病(包括哮喘、变应性鼻炎、特异性皮炎、食物过敏)家族史阳性者(至少 1 位一级亲属患过敏性疾病)和曾发生食物或环境过敏原致敏的儿童,均视为高危儿。

2. 环境因素　剖宫产、过早或过晚引入固体食物、过多摄入维生素制剂、烟草烟雾暴露等,可能会增加食物过敏的发病风险。

三、临床特征

儿童食物过敏最常受累的器官为皮肤、胃肠道、呼吸道及黏膜,且临床表现常无特异性,故容易误诊或漏诊。症状反复出现或常规治疗无效(如反复不明原因腹泻)时,应考虑排除食物过敏。食物过敏的临床表现与免疫机制、受累器官、食物抗原的不同有关,轻者仅表现为皮肤、胃肠道症状;重者可出现呼吸循环系统改变,甚至休克、死亡(表 3-5-12)。

表 3-5-12　食物过敏免疫机制及累及的靶器官

免疫机制	发生时间	累及的器官系统		
		消化系统	皮肤	呼吸系统
IgE 介导(速发型)	摄入或接触食物后数分钟到 2 小时内	口腔过敏综合征 严重过敏反应	荨麻疹 血管性 水肿	鼻结膜炎 支气管痉挛
非 IgE 介导(迟发型)	摄入食物后数小时或数日后	食物蛋白诱导的肠病(FPIE) 食物蛋白诱导的小肠结肠炎综合征(FPIES) 食物蛋白诱导的直肠结肠炎(FPIP) 乳糜泻	疱疹样 皮炎	含铁血黄素 沉着症
IgE 和非 IgE 混合介导(迟发型)	摄入食物后数小时或数日后	嗜酸细胞性食管炎(EoE) 嗜酸细胞性胃肠炎(EG)	特应性 皮炎	哮喘

由于 60% 儿童食物过敏累及消化系统,严重者可导致生长发育迟缓、贫血和低蛋白血症,因此目前对食物过敏相关消化道疾病提出了规范化诊断与管理的要求。其疾病主要包括口腔过敏综合征(oral allergy syndrome,OAS)、严重过敏反应、食物蛋白诱导的肠病(food protein-induced enteropathy,FPIE)、食物蛋白诱导性小肠结肠炎综合征(food protein-induced enterocolitis,FPIES)、食物蛋白诱导的直肠结肠炎(food protein-induced proctocolitis,FPIP)、乳糜泻、嗜酸细胞性食管炎(eosinophilic esophagitis,EoE)、嗜酸细胞性胃肠炎(eosinophilic gastroenteritis,EG)等。

(一)口腔过敏综合征

OAS 是 IgE 介导的过敏反应。患儿进食几分钟或数小时后,口咽部(唇、舌、上腭)和咽喉部出现不适感觉,如舌部麻木、运动不灵敏、蚁走感、疼痛、肿胀或痒感,以及上唇和 / 或下唇的肿胀等。少数患儿可同时出现全身过敏症状,多在 24 小时内消失,口唇水肿消失后不留痕迹。常见的过敏原是蔬菜、水果,因为桦树类花粉与水果或蔬菜间有交叉反应性,所以本病多发生于花粉症患儿;首发为 OAS 的患儿,以后发生花粉症的风险更高。

（二）严重过敏反应

严重过敏反应是 IgE 介导的过敏反应。暴露于食物后数分钟至 2 小时起病，出现皮肤、呼吸道症状以及低血压。消化道症状相对较少出现，可有呕吐、腹痛、腹泻等。常见的过敏原是鸡蛋、牛奶、花生和其他豆科植物、坚果、胶乳等。对胶乳过敏者还会对多种蔬菜、水果过敏。还有一些患儿，在食入特殊食物后随着运动出现过敏反应，这种情况被称为食物依赖运动诱发过敏反应（food-dependent exercise-induced anaphylaxis，FDEIA）。

（三）食物蛋白诱导的肠病

FPIE 大多数是非 IgE 介导的过敏反应。症状多在 1 岁内出现，摄入可疑食物数小时或数日后出现呕吐及慢性腹泻，可合并脂肪泻和乳糖不耐受。还可出现蛋白丢失性肠病表现，如低蛋白血症、水肿等。常见的过敏原是牛奶蛋白，还有大豆、鸡蛋、鱼、鸡和米等。

（四）食物蛋白诱导性小肠结肠炎综合征

FPIES 大多数是非 IgE 介导的过敏反应，FPIES 首次发作常在 2 岁以内，腹泻常伴有呕吐，粪便呈水样便或稀便，如病变累及结肠则可出现血便，不伴有皮肤或呼吸道症状，不伴发热或低体温。回避过敏食物，症状缓解，重新引入过敏食物，症状再现。FPIES 常急性发病，腹泻可出现在摄入食物后 2~6 小时内，严重病例可出现脱水、低血压、嗜睡、苍白、肌张力低下，甚至休克。少数可表现为慢性腹泻、呕吐、易激惹、腹胀、吸收障碍、生长发育迟缓、低蛋白血症等。常见过敏原是牛奶，其他有鸡蛋、大豆、南瓜、豆类蔬菜、燕麦、米、大麦、马铃薯、鱼、鸡、火鸡等。

（五）食物蛋白诱导的直肠结肠炎

FPIP 大多数是非 IgE 介导的过敏反应，60% 患儿是母乳喂养儿，可在出生后第 1 周，甚至出生后几小时内发病，出生后 6 个月内发病最为常见。主要临床表现为腹泻，粪便性状变化较多，有时为正常便，有时为黏液便、血便（从便中带有少量血丝到以较多血为主的粪便）。患儿一般情况好，无体重减轻，常伴有湿疹。常见过敏原有豆类、鱼、鸡蛋、小麦、牛奶。

（六）乳糜泻

发生在遗传易感个体（HLA-DQ2，HLA-DQ8 基因表型），非 IgE 介导。

（1）2 岁以内婴幼儿以消化道症状为主，常有慢性腹泻、腹胀、厌食、肌肉萎缩、易激惹、生长发育迟缓等，1/3 患儿伴呕吐。

（2）儿童主要为肠外表现，如皮肤疱疹样改变、青春期延迟、身材矮小、缺铁性贫血、骨质缺乏、自身免疫性疾病（甲状腺炎、1 型糖尿病等）。30% 的患儿出现牙釉质发育不良。

有些患儿可出现暴发性水样便、腹胀、脱水、电解质紊乱，甚至出现昏迷，称为乳糜泻危象。疾病发生与摄入麦胶蛋白（小麦、大麦、黑麦、燕麦）等有关。

（七）嗜酸细胞性食管炎

EoE 是一种与免疫相关，以嗜酸性粒细胞浸润食管壁为特征的慢性炎症性疾病。其临床表现多样，婴儿患儿通常存在喂养困难、哭闹、呕吐、生长发育迟缓等。青少年及儿童主要表现为胃灼热、腹痛、呕吐、体重不增、进食梗阻、吞咽困难、食物嵌塞等。常见的并发症包括食管狭窄、感染和食管穿孔。诊断主要包括以下三点：①食管功能异常相关的症状；②食管的嗜酸性粒细胞性炎症，即食管黏膜多点活检标本嗜酸性粒细胞数量≥15 个 / 高倍镜视野；③排除其他一些食管嗜酸性粒细胞增多的原因。

(八) 嗜酸细胞性胃肠炎

EG 是一种以胃肠道嗜酸性粒细胞异常浸润为特征的比较少见的胃肠道疾病,食物过敏是其发病原因之一。可伴有周围血中嗜酸性粒细胞增高。根据嗜酸性粒细胞浸润胃肠壁的深度,分为以下三型:①Ⅰ型(黏膜病变型),最常见(50% 以上),以腹痛、腹泻为主要症状,因肠上皮细胞绒毛受损,可导致失血、吸收不良和肠道蛋白丢失等;②Ⅱ型(肌层病变型):较少见,浸润以肌层为主,胃肠壁增厚、僵硬,可引起幽门及肠道的狭窄或梗阻;③Ⅲ型(浆膜病变型),罕见,患儿浆膜增厚并可累及肠系膜淋巴结,可出现渗出性腹水及腹膜炎,腹水中可有大量的嗜酸性粒细胞。以上三型可单独或混合出现。

诊断标准:有腹痛、腹泻或腹胀等消化道症状;胃肠道黏膜活检或腹腔积液中嗜酸性粒细胞浸润;病理检测证实胃肠道多处组织嗜酸性粒细胞浸润(嗜酸性粒细胞≥20 个 / 高倍镜视野);除外其他引起嗜酸性粒细胞增高疾病。

四、辅助检查

(一) 口服食物激发试验

口服食物激发试验(oral food challenge,OFC)包括双盲安慰剂对照食物激发试验(double-blind,placebo-controlled food challenge,DBPCFC)(诊断的"金标准")、单盲食物激发试验、开放性食物激发试验等,是食物过敏诊断的主要方法。通过回避可疑食物 2~4 周,待症状缓解后,逐步添加可疑食物来激发症状出现的方法,观察食物与临床症状之间的相关性。由于婴幼儿多表现为客观临床症状,基本不受心理因素影响,故可用开放性食物激发试验确诊。

以口服牛奶激发试验为例,牛奶初始量以不能引起症状的小剂量开始,通常将 1 滴牛奶滴在嘴唇;激发量逐渐增加为 0.5、1.0、3.0、10.0、30.0、50.0、100.0、200.0ml。每次增量间隔时间应根据病史或怀疑的过敏类型来确定,一般为 20~30 分钟。激发过程中监测并记录相关症状,当激发试验诱发出症状,即可确诊牛奶过敏。若未能诱发出症状,医师应指导家长离院后继续观察儿童表现 1~2 周,并仔细记录症状,以免漏诊迟发型牛奶蛋白过敏。

1. 适应证　怀疑食物过敏的患儿,需要确定过敏的食物种类;需要确定食物的交叉过敏的存在。高敏患儿添加易过敏的新食物时,为安全起见先进行 OFC。

2. 禁忌证　皮肤点刺试验强阳性、特异性 IgE>95% 阳性预测值、有其他急慢性疾病、严重湿疹、中度至重度营养不良、畸形、先天性皮肤疾病。

(二) 皮肤点刺试验

皮肤点刺试验(skin prick test,SPT)是比较方便、简单、快速、重复性好、阳性率高的试验,试验可以判断 IgE 介导的过敏反应,测得每个过敏原的反应强度,为进行免疫治疗和过敏原回避提供依据。但是多数研究表明,SPT 阳性预报正确率 <50%,但 SPT 阴性预报正确率在 1 岁后的幼儿中 >95%,因此目前 SPT 仍被认为是排除 IgE 介导的食物过敏的较好方法;也就是说皮肤点刺试验阴性可基本排除 IgE 介导的过敏疾病,而阳性尚不能确诊,需排除假阳性以及致敏状态。

进行 SPT 需设阳性对照(组胺液 10mg/ml)及阴性对照(生理盐水)。若阳性对照丘疹平均直径≥3mm,阴性对照丘疹平均直径 <3mm,食物抗原 SPT 反应的丘疹平均直径较阴性对照丘疹直径大 3mm 为阳性。以 0~(++++)表示 SPT 结果为定性记分不够客观,可靠性差,已

不在临床使用。因 SPT 为体内试验,故在测试前必须准备急救药品,如苯海拉明、地塞米松、肾上腺素等。对病史中曾有明确高度过敏症状发生者(如过敏性休克),可考虑进行体外检测(如食物特异性 IgE 测定)。

（三）食物特异性 IgE 检测

特异性 IgE 可协助了解 IgE 介导的食物过敏的机体致敏情况,但值得注意的是,结果判断会因年龄、过敏原、检测方法不同而不同。特异性 IgE 检测临床常以≥350IU/L 为阳性界值。阳性仅表示机体对该食物致敏,是否发生过敏性疾病,仍需结合临床。研究显示,体外测定血清中特异性 IgE 水平可以提供更有效的阳性和阴性预报率;但特异性 IgE 值 <350IU/L 时,少数亦可出现过敏反应(即假阴性)。因此,当临床疑诊食物过敏时,即使特异性 IgE 结果为阴性,仍应进行食物激发试验。

（四）斑贴试验

斑贴试验(patch test,APT)是将标准过敏原制成的贴剂,贴于皮肤表面,在 48 小时后移刮去,观察皮肤的变化及是否有其他临床表现。对非 IgE 介导的,特别是小麦导致的食物过敏有一定诊断价值。

（五）内镜检查

1. 不需要内镜检查 ①IgE 介导的食物过敏相关消化道疾病常有明确的食物暴露史,容易诊断,如 OAS、严重过敏反应等;②已经明确症状或疾病与食物摄入有关,且回避饮食后症状明显好转的,如 FPIES、FPIP。

2. 必须进行内镜和黏膜组织病理检查 ①疾病与食物摄入有关,但经过回避饮食 4 周,症状仍不缓解;②病情需要进一步诊断和鉴别诊断;③需要明确 EG、EoE、FPIE 和乳糜泻诊断。

（六）其他实验室检查

1. 血常规 部分食物过敏患儿会出现外周血嗜酸性粒细胞升高。

2. 乳糜泻特异性抗体检测 AGA、EMA 和人抗组织转谷氨酰胺酶抗体 IgA 阳性,提示乳糜泻可能性大。

3. 血清食物 IgG 检测 由于食物蛋白进入人体后都会诱导机体产生食物特异性 IgG 抗体,故临床上不能以食物特异性 IgG 检测作为筛查和诊断食物过敏的方法。

4. 肺功能检查 肺通气功能测定是确定儿童哮喘诊断、评估疾病严重度并指导控制药物治疗强度的主要手段,哮喘患儿存在可逆性通气功能受限,表现为阻塞性通气功能障碍。应尽可能对所有怀疑哮喘的适龄儿童进行此项检查,并定期复查。

五、疾病识别要点

（一）诊断标准

对 IgE 介导的速发型反应,如患儿存在过敏相关临床表现且皮肤点刺试验和/或食物特异性 IgE 检测值大于 95% 阳性预测值可作出诊断,否则需食物回避 - 激发试验确诊;非 IgE 介导的食物过敏需食物激发试验确诊。

确诊后需要对症状的轻重进行评估,如有以下情况之一,则考虑病情为重度:①症状持续存在;②有生长发育障碍;③对多种过敏原过敏;④症状累及多个器官。

（二）诊断思路

患儿存在食物过敏相关临床表现（多为消化道、皮肤、呼吸道），尤其是存在多系统受累者，需警惕食物过敏；对大多数患儿而言，通过食物激发试验方能确诊或排除。

（三）根据临床表现进行初步识别

过敏性疾病的临床症状缺乏特异性（表3-5-13），尤其是食物过敏，可同时具有多器官系统过敏的症状，故询问症状发生的时间、诱因、频率、持续时间、前期治疗效果及排除其他疾病后，应高度怀疑过敏的可能。

表3-5-13　儿童过敏性疾病警示征象

疾病	常见症状	特殊症状
消化道过敏	反复出现或持续存在：痉挛性腹痛、腹泻、便血、呕吐、反流、肛周发红、便秘、拒食等	伴或不伴有生长发育障碍
特应性皮炎	进食后2小时出现水肿性红斑、风团，或口周、眼周、阴茎等部位肿胀等速发皮肤表现；或于进食6~48小时后原好发部位出现红斑、渗出、结痂、苔藓样变等；伴瘙痒等表现时，需警惕食物过敏可能	无
过敏性鼻结膜炎	经常或每年固定时间出现的阵发喷嚏、鼻痒（揉鼻、挖鼻）、鼻塞（张口呼吸、打鼾）、鼻涕；眼痒、流泪、眼红和灼热感等	变应性敬礼、变应性皱褶、变应性暗影
过敏性哮喘	反复发作的喘息、咳嗽、胸闷、气促，持续至3岁以后；支气管舒张剂治疗有效；抗哮喘药物治疗有效，停药后复发	非病毒感染导致的间歇性夜间咳嗽

注：变应性敬礼为用手指或手掌向上方揉擦鼻子；变应性皱褶为由于变应性敬礼所致鼻梁处水平皱纹；变应性暗影为因下眼睑肿胀导致静脉回流障碍而出现的下睑暗影。

还应详细询问膳食史和过敏史。

（1）家长记录患儿饮食日记（母乳喂养的婴幼儿还需要记录母亲的每日饮食）。

（2）明确食物过敏与消化道症状之间的关系，有以下病史者，需要明确疾病是否与食物过敏有关。

1）有消化道症状反复出现或持续存在，如腹泻、便血、呕吐、反流、喂养困难等，伴或不伴生长发育障碍。

2）消化道症状出现可能与某种食物摄入有关。

3）症状不能用其他疾病解释。

（四）疾病演变过程

婴幼儿时期的食物过敏可能按照过敏历程发展，即早期表现为皮肤、消化道受累，随年龄增长逐渐发展至呼吸道，表现为变应性鼻炎及哮喘，采取干预措施可能阻断此自然发展进程。

（五）鉴别诊断

食物过敏因其累及系统较多且症状无特异性，需要与一些疾病鉴别。

1. 以水样便性迁延性或慢性腹泻为主者　应与乳糖不耐受、乳糜泻、小肠淋巴管扩张症、先天性或获得性免疫缺陷、微绒毛包含病、先天性簇绒肠病、先天性失氯性腹泻、先天性失钠性腹泻、内分泌肿瘤等鉴别。

2. 以黏液血便为主者　需要与侵袭性细菌感染、寄生虫感染、炎症性肠病、肠结核、肠贝赫切特综合征等鉴别。

3. 以便血为主要表现者　需要与肠息肉、肠套叠、肛裂、胃肠道血管畸形、消化性溃疡等相鉴别。

4. 以便秘为主要表现者　需要与先天性巨结肠、结肠冗长症、先天性脊柱裂等鉴别。

5. 以呕吐和喂养困难为主要表现者　需要与胃肠道畸形、胃食管反流、先天性遗传代谢疾病鉴别。

六、治疗原则、社区随访及转诊时机

(一) 治疗原则

虽然食物过敏多数会随年龄增长而出现耐受,但早期的治疗对于改善预后具有重要意义。管理原则包括:①回避致敏食物,以阻止过敏症状的发生;②必要时给予相应药物治疗;③监测患儿营养状态和生长发育状况,母乳喂养的患儿需要评估母亲营养状态;④注意各种营养素的补充,如维生素 A、维生素 D、维生素 E 的补充。食物过敏治疗需要多专业协作,如消化科、儿童保健科、营养师、皮肤科、呼吸科等医师参与。若食物过敏症状严重,应及时转诊至相关科室,由专科医师进行治疗。

1. 饮食管理

(1) 回避致敏食物:是目前治疗食物过敏唯一有效的方法。所有引起过敏的食物应从饮食中排除,同时选用可保证婴幼儿正常生长发育的其他食物进行替代。为避免长期回避造成儿童营养不良或过早接触致敏食物,建议每 6 个月重新评估 1 次,以调整回避性饮食治疗时间。对有过敏性休克家族史、坚果或海产品过敏、曾发生严重过敏症状的儿童,饮食回避的时间应适当延长。

(2) 食物替代品:牛奶是婴儿的营养必需品,对于患有牛奶蛋白过敏的婴幼儿,需进行恰当的食物替代(图 3-5-7)。人乳喂养的牛奶过敏婴儿,建议继续人乳喂养,但母亲应回避含牛奶蛋白的食物。由于牛奶回避可能影响母亲的营养素摄入,故回避饮食期间应注意补充钙剂(1 000mg/d),并定期进行营养评估。非人乳喂养的牛奶过敏婴儿,可选用深度水解蛋白配方(extensively hydrolyzed protein formula,eHF)或氨基酸配方(amino acid formula,AAF)。

1) eHF 是将牛乳蛋白通过加热、超滤、水解等特殊工艺使其形成二肽、三肽和少量游离氨基酸的终产物,显著降低了抗原性;是轻、中度牛奶蛋白过敏患儿的首选配方。

2) AAF 不含肽段、完全由游离氨基酸按一定配比制成,故不具有免疫原性。对于牛奶蛋白合并多种食物过敏、非 IgE 介导的食物蛋白肠病、生长发育障碍、严重牛奶蛋白过敏、不能耐受深度水解蛋白配方者,推荐使用 AAF。

不推荐采用未水解的驴乳、羊乳等进行替代治疗。由于大豆与牛奶间存在交叉过敏反应且其营养成分不足,一般不建议选用大豆蛋白配方进行治疗,经济确有困难且无大豆蛋白过敏的 6 月龄以上患儿可选用大豆蛋白配方。

2. 药物治疗　由于食物过敏可能发生严重过敏反应而危及生命,迅速处理十分重要。

(1) 肾上腺素:是治疗严重过敏反应的一线药物。一旦发生,需立即使用 10% 肾上腺素肌内注射,必要时 5~10 分钟可重复 1 次;具体计量:6 月龄 ~6 岁,0.15mg;6~12 岁,0.3mg;12 岁以上,0.5mg。

(2) 其他:还可用白三烯受体调节剂、肥大细胞膜稳定剂、抗组胺药等进行治疗。益生菌

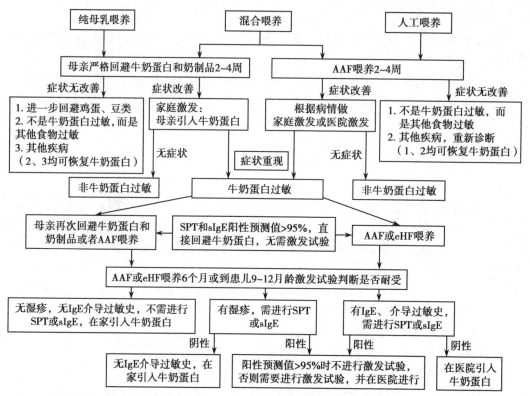

AFF. 氨基酸配方；eHF. 深度水解蛋白配方；SPT. 皮肤点刺试验；sIgE. 特异性IgE；IgE. 免疫球蛋白E。

图 3-5-7　牛奶蛋白过敏患儿诊治流程

及益生元治疗目前对过敏性疾病疗效仍不明确。

3. 食物的再引入和辅食添加

(1) 家庭再引入食物适应证:轻度症状者;过去 6 个月无过敏反应者;SPT 或特异性 IgE 显著降低(IgE 介导)者。

(2) 医院内再引入食物适应证:中、重度过敏反应者(包括 FPIES);微量食物暴露出现严重反应者;常规哮喘预防性治疗者;多种过敏原过敏或过敏累及多个器官者;患儿父母无法理解激发试验方案者。

(3) 家庭食物重新引入,以牛奶蛋白过敏患儿为例:患儿予低敏配方喂养 6 个月或到患儿 9~12 月龄可考虑再引入牛奶蛋白,每 6~12 个月评估 1 次(如果是 IgE 介导的,需重测 SPT 或特异性 IgE),从引入致敏性低的烘烤后的牛奶蛋白开始,采用牛奶梯度方法逐步引入牛奶蛋白。

第一步:给予少许每块牛奶蛋白 <1g 的饼干,逐渐增加至整块饼干,至超过 5 周。

第二步:其他含牛奶蛋白的烘烤产品,如饼干、蛋糕、华夫饼、苏格兰饼、黄油、人造奶油、调味的奶酪粉等。

第三步:含熟奶酪或加热的全奶成分的食物,如奶油冻、芝士酱、披萨、大米布丁、巧克力、巧克力包被的食品、发酵甜品、酸奶等。

第四步:鲜奶制品。

如果出现过敏,应返回上一步。

（4）辅食添加：食物过敏的患儿添加辅食可先加含铁米粉、蔬菜等，逐步过渡到肉类食物、鸡蛋、海产品。如果同时需要进行从 AAF 到 eHF 的转换，则暂停添加新辅食，先进行转换。对于非 IgE 介导的过敏患儿，鼓励尽量尝试多种食物。

（二）社区随访

对于轻度食物过敏患儿，可在基层医院管理及随访，内容如下。

（1）定期儿童保健，监测患儿生长发育情况。

（2）根据情况选择实验室检查，主要包括血常规、粪便常规和隐血、肺功能检测、维生素 D、骨密度、食物特异性 IgE 或 SPT 等。

（3）母亲营养及心理情况（母乳喂养患儿），并进行饮食指导。

（三）转诊时机

对于以下情况者建议转上级医院：①虑为中、重度食物过敏患儿；②需要行消化内镜检查者并活检的患儿；③通过回避饮食后症状不能缓解，诊断不明者；④诊断明确，疾病管理后出现新的症状；⑤其他情况，如无检测条件或无食物替代品等。

七、疾病预防、筛查和管理

（一）预防

过敏性疾病预防主要针对过敏高危儿，而高危儿是指有过敏性疾病（包括哮喘、变应性鼻炎、特应性皮炎、食物过敏）家族史阳性者（至少 1 位一级亲属患过敏性疾病）和曾发生食物或环境过敏原致敏的儿童。因食物过敏的发病机制尚不明确，故预防的效果不确定。

1. 母亲妊娠及哺乳期干预　目前的研究显示，母亲在妊娠及哺乳期回避常见的过敏饮食（如花生）并不会减少儿童过敏性疾病的发生。为避免母亲、胎儿营养不良，目前尚不推荐控制母亲妊娠及哺乳期饮食。

2. 纯母乳喂养　至少持续到 4~6 月龄；有条件的配方奶喂养者建议选择部分水解配方。

3. 固体食物引入　4~6 月龄后常规引入固体食物，不应晚于 1 岁；每次只引入一种新食物且持续 3~5 日或 5 日以上；食物应逐渐多样化，保持日常摄入以维持其耐受性。

4. 其他　添加益生菌仅能用于预防湿疹；不能母乳喂养者建议添加含有益生元的配方粉；不建议采用其他免疫调节性营养食物（如 ω-3 脂肪酸、维生素 D）来预防过敏性疾病。

（二）筛查

对无过敏症状的患儿，不需要进行常规过敏原检查；对于有症状的患儿（特别是过敏高危儿），怀疑食物过敏时，可进行相应的辅助检查（表 3-5-14）。

表 3-5-14　儿童过敏性疾病检查项目选择

疾病类型	血嗜酸性粒细胞	皮肤点刺试验或特异性 IgE	特异性 IgG	激发试验	肺功能	内镜
食物过敏	±	+	−	+	−	±
特应性皮炎	+	+	−	±	−	−
过敏性鼻炎	±	+	−	±	−	−
哮喘	−	+	−	+	+	−

（三）管理

1. 主要家族成员患有过敏性疾病　该儿童应作为过敏性疾病高危儿进行管理。

2. 确诊的食物过敏患儿　除了注意疾病管理外，还要注意教育管理及预防接种管理。

（1）教育管理：健康教育在过敏性疾病的防治体系中具有十分重要的意义，治疗依从性往往决定了治疗的效果。世界过敏组织提出，对过敏性疾病患儿的健康教育可以分为3个方面：首诊教育、强化教育（随诊教育），以及家庭和看护人员教育。其主要内容如下。

1）过敏知识的普及和指导，让患儿及家长了解过敏性疾病的病因、危险因素、自然进程，以及疾病可能造成的危害性。

2）告知患儿及其家长均衡营养及随访的重要性。

3）指导患儿进行良好的环境控制，避免接触或尽可能少接触过敏原。告知减少经皮肤致敏的方法，培养正确的洗护及穿衣习惯。

4）告知患儿过敏原检查的必要性和主要检测方法。

5）介绍药物治疗和特异性免疫治疗的作用、效果、疗程和可能发生的不良反应，指导患儿用药方法，以及剂量和种类的调整。

（2）预防接种：罹患过敏性疾病、有特应性体质及有过敏家族史的儿童，只要既往不对疫苗或其成分过敏，且所患过敏性疾病与疫苗成分无关，均可按计划常规进行疫苗接种。接种时机一般选择过敏缓解期或恢复期，且应在有抢救设施的单位进行。建议鸡蛋过敏患儿正常接种麻疹、风疹和部分狂犬病疫苗；但在接种流行性感冒疫苗后，应观察至少60分钟。

乙型肝炎和人乳头瘤病毒疫苗中含有酵母，麻风腮、百白破、水痘、带状疱疹、黄热病、狂犬病、流行性感冒、流行性乙型脑炎疫苗均含凝胶成分，建议对酵母或凝胶过敏的患儿，接种前进行皮试，若结果为阳性，则采用分级剂量注射方案，并观察至少60分钟；如果皮肤试验为阴性，则常规接种后观察至少60分钟。

（王丽媛　赵敏）

第六章

呼吸系统疾病

第一节　急性上呼吸道感染

一、概述

急性上呼吸道感染（acute upper respiratory infection，AURI）是各种病原导致的鼻、咽部及喉部感染，常被简称为"感冒"，是儿童最常见的疾病。根据主要感染部位可以分别诊断为急性鼻炎、急性咽炎、急性扁桃体炎等。普通感冒即急性鼻咽炎，是上呼吸道感染最常见的类型。鼻咽部感染常出现并发症，可能累及邻近器官而发生鼻窦炎、中耳炎、咽后壁脓肿、气管炎、支气管肺炎等。

急性上呼吸道感染以冬、春季多发。可发生于任何年龄，尤其以幼儿期发病率最高，年均每人可达5~7次。

二、病因

病毒和细菌均可引起急性上呼吸道感染，但以病毒感染为主，其中以鼻病毒（rhinovirus，RV）最常见，其次为冠状病毒、呼吸道合胞病毒、副流感病毒、腺病毒及肠道病毒等。肺炎支原体、肺炎衣原体等非典型病原体在上呼吸道感染中所占的比例近年来逐渐升高。细菌感染较少见，但在病毒感染后，上呼吸道黏膜抵抗力下降，可并发细菌感染。引起上呼吸道感染的细菌多属于A组乙型溶血性链球菌、肺炎链球菌、流行性感冒嗜血杆菌及葡萄球菌。

致病病毒一般通过飞沫或直接接触传播，偶尔可通过肠道传播。

三、临床特征

一般年长儿症状较轻、婴幼儿症状较重。潜伏期多为2~3日或更久。

（一）一般类型急性上呼吸道感染

急性起病，以鼻咽部卡他症状为主，可有喷嚏、鼻塞、流清水样鼻涕、咽部充血等症状,2~3日达到高峰,症状多可持续7~10日。年长儿全身症状轻,可能主诉咽痒、咽痛和咽部烧灼感,发热不明显或仅有低热,可因耳咽管阻塞出现听力减退,也可有流泪、味觉迟钝、呼吸不畅、咳嗽和少量咳痰等症状。婴幼儿往往全身症状较重而鼻咽部卡他症状不明显,可骤然起病,表现为高热、咳嗽、食欲减退,伴有呕吐、腹痛、腹泻等,甚至发生热性惊厥。

病变主要累及扁桃体时,诊断为急性扁桃体炎:①病毒感染导致者可在扁桃体表面见到斑点状白色渗出物,软腭及咽后壁可见小溃疡,双侧颊黏膜充血伴散在出血点;②由链球菌引起者,起病时常有全身症状,如畏寒、高热、呕吐、腹痛等,伴咽痛,可能有吞咽困难,扁桃体弥漫性红肿或同时有滤泡性脓性渗出物,可伴有颌下淋巴结肿大、压痛。可能并发鼻窦炎、中耳炎和颈淋巴结炎。

(二) 特殊类型急性上呼吸道感染

1. 疱疹性咽峡炎　多突发高热、咽痛、拒食、流涎。体格检查见咽部充血明显,咽腭弓、软腭、腭垂等处见多个直径2~4mm大小的疱疹,周围有红晕,疱疹破溃后形成小溃疡。病程1周左右。多由柯萨奇A组病毒引起。

2. 咽结合膜热　以发热、咽炎、结膜炎为特征,多表现为高热、咽痛和眼部刺痛。体格检查可见咽部充血,一侧或双侧滤泡性眼结膜炎,可伴有球结膜出血,可有颈部、耳后及颌下淋巴结肿大。病程1~2周。多由腺病毒3型、7型引起。

(三) 并发症

以婴幼儿多见,可并发中耳炎、鼻窦炎、咽后壁脓肿、扁桃体周围脓肿、颈淋巴结炎、喉炎、支气管炎及肺炎等。当细菌感染合并血流感染时,可导致化脓性感染,如皮下脓肿、脓胸、心包炎、腹膜炎、关节炎、骨髓炎、脑膜炎、泌尿道感染等。年长儿感染如果由A组乙型溶血性链球菌感染,可引起急性肾小球肾炎和风湿热。由于感染和变态反应对机体的影响,还可发生肝炎、心肌炎、紫癜、类风湿病和其他结缔组织病。

四、辅助检查

病毒感染者外周血白细胞计数正常或偏低,中性粒细胞百分比减少,淋巴细胞计数相对增高。细菌感染者外周血白细胞计数可增高,中性粒细胞增高,严重患儿白细胞计数可能减低,但中性粒细胞百分比仍高,甚至出现核左移现象。

病毒学检查多用于流行病学研究,临床一般不需要开展普通感冒的病毒学检查。

五、疾病识别要点

(一) 诊断标准
具有典型的临床症状,排除其他疾病即可诊断。

(二) 诊断思路
1. 具有典型的临床症状和体征　初步诊断急性上呼吸道感染。
2. 综合分析　结合传染病的流行病学、接触史、实验室检查等进行综合分析,排除可能与急性上呼吸道感染表现类似的其他疾病及传染病,并密切观察病情演变来加以鉴别。
3. 结合辅助检查　根据血常规等检验结果,判断上呼吸道感染的病原,并判断是否存在并发症。

（三）根据临床表现进行初步识别

由于多种感染性疾病的早期临床表现可能与上呼吸道感染表现相似，因此，需要尽早识别，以避免误诊或延误治疗。可通过伴随症状和病史寻找来识别线索。

1. **传染性疾病**　如患儿在发热的同时出现肌痛、全身不适、乏力等表现，而鼻咽部卡他症状不明显时，需要警惕流行性感冒等疾病。如出现皮疹，需警惕麻疹、水痘、猩红热等疾病；一旦怀疑，应注意询问有无接触史、皮疹的性状和出疹时间及顺序，以早期识别。

2. **颅内感染**　常伴有神经系统症状和体征，如精神萎靡、反应差、喷射性呕吐等，神经系统体格检查阳性，如前囟膨隆及张力增高、颈阻阳性、病理征阳性等。对于此类患儿，需要注意神经系统体格检查。

3. **心肌炎**　常伴有乏力、恶心、面色苍白等症状，年长儿可诉心悸、心累、心前区不适等，体格检查可发现第一心音低钝、心律失常、闻及奔马律、心界扩大等。

（四）疾病演变过程

本病通常为自限性，多于 1~2 周内痊愈。如饮食、精神如常者，多数预后良好。若为精神萎靡、多睡或烦躁不安、面色苍白者，需要警惕并发症的发生，如出现并发症，病程可能延长。

（五）鉴别诊断

1. **流行性感冒**　有较强的传染性，由流感病毒引起，有明显的季节性。潜伏期一般为 1~7 日，多为 2~4 日。年长儿表现与成人相似。急性起病，主要表现为发热、头痛、肌痛和全身不适，体温可达 39~40℃，可有畏寒、寒战，多伴有全身肌肉关节酸痛、乏力等，并出现咽痛、流涕、结膜充血、流泪、干咳、胸骨后不适等。乙型流行性感冒患儿常以呕吐、腹痛、腹泻为主要表现。一般鼻咽部症状较全身症状轻。体格检查可见颜面潮红、球结膜轻度充血、局部淋巴结肿大等，肺部可能出现粗啰音。流感病毒抗原、核酸检测阳性可支持诊断。

2. **急性细菌性鼻窦炎**　常由肺炎链球菌、金黄色葡萄球菌等感染引起，秋、冬季和春季好发。常有鼻窦部疼痛、鼻塞、流脓涕、嗅觉减退等表现，病程常超过 10 日。鼻窦引流物培养可见致病菌。

3. **过敏性鼻炎**　非感染性，可呈季节性发病或全年发病，常在接触过敏原后发作。以喷嚏、流清水样鼻涕、鼻塞和鼻痒为主要表现；体格检查可见鼻黏膜苍白、水肿，鼻腔有水样分泌物，可见过敏性黑眼圈、"过敏性敬礼"、过敏性皱褶。常有对尘螨、动物毛发、花粉等过敏史及家族史。2 个或以上典型症状、典型的鼻部体征、至少 1 种皮肤过敏原点刺试验阳性和 / 或血清特异性 IgE 阳性可诊断。鼻分泌物涂片可见嗜酸性粒细胞增多，在白细胞中比例 >5% 为阳性。

4. **急性阑尾炎**　伴腹痛者需要鉴别。腹痛常先于发热，以右下腹为主，疼痛为持续性，有固定压痛点、反跳痛及肌紧张，血常规提示白细胞计数和中性粒细胞百分比均增高。

5. **急性传染病早期**　如麻疹、流行性脑脊髓膜炎、猩红热、手足口病等，应根据临床表现、实验室检查及流行病学资料进行分析。

（1）麻疹：前驱期为 2~4 日，多有不适、咳嗽、鼻部卡他症状明显，伴结膜炎、流泪及发热，体温可高达 40℃以上；还可有打喷嚏、眼睑水肿、畏光等表现。此时皮疹尚未出现，但口唇内侧和整个颊黏膜发红、粗糙，常在颊黏膜第二磨牙处出现麻疹黏膜斑（Koplik 斑，柯氏斑），直径 0.5~1mm，为白色或蓝白色斑点；皮疹出现后，麻疹黏膜斑会很快消失。出疹期全身症状加重,体温可高达 40℃ 以上,咳嗽加剧,并出现麻疹的典型皮疹。皮疹首先在发际、颈侧和耳后出现,随后向面部、颈部、躯干及四肢蔓延,最后到达手掌与足底。皮疹初为红色斑丘疹,疹间皮肤正常,不伴痒感,以后可融合成片。出疹 3~4 日后皮疹按出疹的先后顺序开始消退,遗留棕褐色色素沉着伴糠麸样脱屑。

(2) 猩红热:多见于 3 岁以上儿童,潜伏期 1~7 日,平均 3 日。急性起病,具有发热、咽痛等急性扁桃体炎的表现,在起病 24 小时内出现皮疹并在 24 小时内蔓延至全身。典型的皮疹似"鸡皮疙瘩",在皮肤充血的基础上有猩红色弥漫细小斑丘疹,抚摸有砂粒感。同时出现面部皮肤充血而口、鼻周围不充血,形成口周苍白圈;在腋下、肘部及腹股沟的皮肤皱褶处皮疹密集、色深红,呈横线状,间或有出血点,形成巴氏线。

上呼吸道感染与有上呼吸道感染症状的部分疾病鉴别要点见表 3-6-1。

表 3-6-1　上呼吸道感染与有上呼吸道感染症状的部分疾病鉴别要点

疾病	主要病原	季节性	主要症状	体征	平均病程 /d	实验室检查
普通感冒	鼻病毒、冠状病毒等	不明显	鼻咽部卡他症状、咳嗽、发热	一般无异常体征	7	血常规:病毒感染者外周血白细胞计数正常或偏低,淋巴细胞百分比相对增加,部分患儿白细胞总数和淋巴细胞计数下降
疱疹性咽峡炎	柯萨奇病毒 A 组、肠道病毒 71 型	好发于春、夏季	高热、咽痛、流涎、厌食、呕吐	咽部充血,咽腭弓、软腭、悬雍垂的黏膜上可见灰白色疱疹和小溃疡	7	同普通感冒
咽结合膜热	腺病毒 3 型、7 型	秋、冬季	高热、咽痛、眼部刺痛,有时伴消化道症状	咽部充血、可见白色点块状分泌物,周边无红晕,易于剥离;一侧或双侧滤泡性眼结膜炎,可伴球结膜出血;颈及耳后淋巴结增大	7~14	同普通感冒
流行性感冒	流感病毒	明显季节性	年长儿起病急骤,有高热、畏寒、头痛、肌痛、全身不适、疲乏等,伴咽痛、干咳、流涕、眼结膜充血、流泪等;婴幼儿表现不具特异性。乙型流行性感冒的儿童常以呕吐、腹痛、腹泻为主要表现	颜面潮红、眼球结膜轻度充血、局部淋巴结肿大、肺部可出现粗湿啰音	5~10	外周血白细胞总数一般不高或降低,重症者淋巴细胞计数明显降低

续表

疾病	主要病原	季节性	主要症状	体征	平均病程 /d	实验室检查
急性细菌性鼻窦炎	肺炎链球菌、金黄色葡萄球菌等	秋、冬季和春季	鼻窦部疼痛、鼻塞、流脓鼻涕、嗅觉减退、发热等	鼻窦部压痛	>10	鼻窦引流物培养可见致病菌
链球菌性扁桃体咽炎	A 组乙型溶血性链球菌为主	冬、春季	咽喉痛、吞咽困难、发热、身体不适	扁桃体肿大,猩红热样皮疹	7	咽扁桃体拭子培养可见 A 组乙型溶血性链球菌
过敏性鼻炎	非感染性	季节性或全年	鼻塞、鼻及咽部发痒、流清水样鼻涕、打喷嚏	鼻黏膜苍白、水肿或呈紫色	不定	鼻分泌物涂片可见嗜酸性粒细胞增多

六、治疗原则、社区随访及转诊时机

(一) 治疗原则

多数急性上呼吸道感染具有一定自限性,症状较轻者不需要药物治疗,症状明显影响日常生活则需服药,以对症治疗为主,并应注意休息、适当补充水、避免继发细菌感染等。如继发细菌感染或出现并发症,应加用抗菌药物针对并发症治疗。

1. 一般治疗　注意休息,多饮水,清淡饮食,保持鼻、咽及口腔卫生。防止交叉感染和并发症的发生。药物治疗首选口服途径,避免盲目静脉补液。静脉补液仅用于以下情况。

(1) 因感冒导致患儿原有基础疾病加重,或出现并发症而需要静脉给药。

(2) 因患儿严重腹泻或高热导致脱水、电解质紊乱。

(3) 因胃肠不适、呕吐而进食很少。

2. 抗感染治疗

(1) 抗病毒治疗:急性上呼吸道感染多数为病毒感染,单纯的病毒性上呼吸道感染为自限性疾病,对症治疗或早期给予抗病毒治疗即可痊愈。部分中药制剂有一定的抗病毒疗效。若为流感病毒感染,可用神经氨酸酶抑制剂,如磷酸奥司他韦,用药剂量如下。

1) 1 岁以下儿童推荐剂量:0~8 月龄,每次 3.0mg/kg,2 次 /d;9~11 月龄,每次 3.5mg/kg,2 次 /d。

2) 1 岁及以上年龄儿童推荐剂量:体重 <15kg 者,每次 30mg,2 次 /d;体重 15~23kg 者,每次 45mg,2 次 /d;体重 23~40kg 者,每次 60mg,2 次 /d;体重 >40kg 者,每次 75mg,2 次 /d。

(2) 抗菌药物治疗:对于病毒性急性上呼吸道感染,应避免滥用抗菌药物。对于细菌性急性上呼吸道感染或继发细菌感染者,可以使用抗菌药物治疗。常用青霉素类、头孢菌素类或大环内酯类药物。

3. 对症治疗

(1) 减充血剂:收缩鼻黏膜血管,可以减轻鼻充血,用于缓解鼻塞、流涕、打喷嚏等症状。

减充血剂连续使用不宜超过 7 日,以避免药物性鼻炎和鼻黏膜充血反弹。伪麻黄碱是儿科最常用的口服鼻腔减充血剂。

(2) 抗组胺药:通过阻断组胺受体抑制小血管扩张,降低血管通透性,用于消除或减轻普通感冒患儿的打喷嚏和流涕等症状。第 1 代抗组胺药同时具有抗胆碱作用,故有助于减少鼻咽分泌物、减轻咳嗽症状;第 2 代抗组胺药则无抗胆碱的作用。因此,第 1 代抗组胺药(如马来酸氯苯那敏)及减充血剂(如伪麻黄碱)常以经典复方制剂被推荐用于普通感冒早期的对症用药。

(3) 解热镇痛药:常用对乙酰氨基酚、布洛芬等,通过减少前列腺素合成来产生周围血管扩张、出汗散热而发挥退热作用,可针对普通感冒患儿的发热、咽痛和全身酸痛等症状。常用剂量:布洛芬口服,5~10mg/(kg·次);对乙酰氨基酚口服,10~15mg/(kg·次);2 次用药的最短间隔时间为 4 小时,24 小时内不超过 4 次。但应注意,诊断不明者应慎用解热镇痛药,以免掩盖病情而影响诊断。过量使用解热镇痛药物可能损伤肝脏和消化道黏膜。不主张在普通感冒发热时使用阿司匹林制剂。不推荐尼美舒利作为儿童退热药物。

高热时还可采用冷敷。如发生热性惊厥,可予镇静、止惊等处理。

(4) 镇咳药:禁用具有成瘾性的中枢镇咳药,如可卡因及含可待因的复方制剂。可用非依赖性镇咳药,如右美沙芬。

(5) 祛痰药:普通感冒患儿后期可有少量痰液,可配合使用祛痰药物,如右美沙芬、溴己新、氨溴索等。

1) 溴乙新的儿童常规剂量:<5 岁以下,每次 4mg,2 次 /d;≥5 岁,每次 4mg,3~4 次 /d;口服给药。

2) 氨溴索的儿童常规剂量:2 岁以上,每次 7.5mg;2~5 岁,每次 7.5mg;>5~12 岁,每次 5mg;>12 岁,每次 30mg。每日 2~3 次,口服溶液形式餐后服用,长期服用者可减为 2 次 /d。

4. 中药治疗　中医治疗的原则是辨证施治,感冒有风寒、风热、内伤型等,应用中药时注意:①对其组分应充分了解;②选择最适宜的中药方剂或中西医混合药物,避免错误用药;③需重视理化性质的配伍,避免形成难溶性物质、有毒化合物或酸碱中和等而造成的疗效下降;④注意药理作用的配伍,避免引起生物效应的拮抗作用。

(二) 社区随访

本病多为自限性,多不需要随访。但如果症状持续无缓解或出现其他症状,应注意随访,并及时进行相关检查,如血常规、CRP 等,必要时行胸部 X 线片等检查。若全身症状重、精神萎靡,或已经发生 / 怀疑发生并发症,如咽后壁脓肿、扁桃体周围脓肿、骨髓炎、支气管肺炎、心肌炎、脑膜炎等时,应及时转诊。

(三) 转诊时机

1. 患儿持续高热,体温 >39℃,且经常规治疗 3 日无效。

2. 小婴儿出现拒乳、反应差、精神萎靡等。

3. 患儿存在上气道梗阻,有窒息的风险。

4. 短时间内出现呼吸或循环系统衰竭症状及体征者。

5. 出现风湿病、肾小球肾炎或病毒性心肌炎等严重并发症者。

6. 一般情况差、患有严重基础疾病(如先天性心脏病、免疫缺陷等)或长期使用免疫抑制剂者。

7. 发生或怀疑可能发生需要专科处理的并发症,如咽后壁脓肿、扁桃体周围脓肿、中耳炎、骨髓炎、支气管肺炎、心肌炎、脑膜炎等。

8. 怀疑传染病可能时,如麻疹。

七、疾病预防、筛查和管理

(一) 预防

主要是积极锻炼以增强抵抗力,如经常户外活动和体育锻炼;提倡母乳喂养;避免被动吸烟;防治佝偻病及营养不良;避免发病诱因;避免交叉感染。

(二) 筛查

既往健康的患儿在病程早期不需要进行特殊检查。治疗后症状持续无缓解者、有免疫缺陷者、怀疑为传染病者,需及时进行血常规、胸部 X 线、尿常规筛查及传染病相关检查。

(三) 管理

本病不需要建立档案。

(钟琳)

第二节　急性感染性喉炎

一、概述

急性感染性喉炎(acute infectious laryngitis)是喉部黏膜的急性弥漫性炎症,冬、春季多发,多见于婴幼儿,以犬吠样咳嗽、声音嘶哑、喉鸣、吸气性呼吸困难等为临床特征。

二、病因

本病由病毒、细菌或混合感染引起,可并发于其他疾病,如支气管炎、肺炎、百日咳等。常见的病毒包括流感病毒、副流感病毒、腺病毒、鼻病毒等。常见的细菌病原包括链球菌、金黄色葡萄球菌、流行性感冒嗜血杆菌等。婴幼儿喉腔狭小,软骨软弱,黏膜血管及淋巴组织丰富,黏膜下组织松弛,炎症时易充血水肿,极易出现喉梗阻表现。

三、临床特征

本病起病急、发展迅速,可有不同程度发热、流涕、鼻塞等上呼吸道感染症状,以犬吠样咳嗽、声音嘶哑、喉鸣、吸气性呼吸困难为主要临床特征。出现喉梗阻时,可有不同程度缺氧表现,出现烦躁不安、面色苍白、发绀、气促、三凹征、鼻翼扇动、心率增快等。严重喉梗阻可危及生命,造成患儿窒息死亡。体格检查可见咽充血,喉镜检查可见喉部、声带不同程度充血、水肿。根据病情严重程度,可分为 4 度喉梗阻(表 3-6-2)。

四、辅助检查

本病无特殊检查,可行血常规、CRP 等检测来明确炎症程度,提供病原线索。Ⅱ度及以上喉梗阻时须行血气分析,评估缺氧程度,指导治疗。

表 3-6-2　喉梗阻分度

病情	Ⅰ度	Ⅱ度	Ⅲ度	Ⅳ度
意识状态	无改变	无改变	缺氧导致烦躁不安、惊恐万状	衰竭、昏睡
呼吸系统	活动后出现吸气性呼吸困难、呼吸音无改变	安静时出现吸气性呼吸困难,可闻及喉传导音或管状呼吸音	安静时出现吸气性呼吸困难,呼吸音降低	呼吸无力、面色青灰,呼吸音消失或仅有气管传导音
心脏体格检查	心率无改变	心率增快	心率增快、心音低钝	心律失常,心音弱、低钝

五、疾病识别要点

(一)诊断标准

根据声音嘶哑、犬吠样咳嗽、吸气性呼吸困难等特点可作出临床诊断。

(二)诊断思路

需注意与急性喉气管支气管炎、白喉、喉水肿、喉部异物、喉部新生物等其他原因导致的类似症状鉴别。

(三)根据临床表现进行初步识别

临床上接诊到有犬吠样咳嗽、声音嘶哑的患儿时,须警惕本病;结合病史进一步搜索病因,排除了过敏、吸入等因素后可考虑本病。

(四)疾病演变过程

Ⅲ度及以上喉梗阻患儿可进展出现呼吸衰竭,甚至需要机械辅助通气等治疗,治愈后一般无后遗症。

(五)鉴别诊断

1. 喉部新生物　如喉乳头状瘤、声带息肉等可出现声音嘶哑、咳嗽等症状,一般无呼吸道前驱感染表现,按照喉炎常规治疗效果欠佳者,需考虑本组疾病,喉镜检查可确诊。

2. 喉部异物　患儿可有异物呛入病史,常规抗炎治疗效果差,喉镜检查可确诊。

六、治疗原则、社区随访及转诊时机

(一)治疗原则

本病发展迅速,易并发喉梗阻,需积极治疗。

1. 抗感染治疗　尽早选用适当抗菌药物控制感染,Ⅰ～Ⅱ度喉梗阻患儿可选择口服抗菌药物,Ⅲ度及以上喉梗阻患儿建议输液治疗,包括但不限于:阿莫西林,10mg/(kg·次),3次/d;头孢克洛,7~10mg/(kg·次),3次/d;头孢地尼,3~6mg/(kg·次),3次/d。

2. 糖皮质激素　Ⅱ度及以上喉梗阻并发呼吸困难者均可使用,可给予吸入糖皮质激素,如布地奈德,1mg/次,雾化治疗;口服泼尼松,1mg/kg;地塞米松 2~5mg/次,静脉滴注;氢化可的松,5~10mg/(kg·次),静脉滴注。

3. 其他治疗　对症处理包括退热、止咳等。对Ⅲ度喉梗阻治疗无减轻或Ⅳ度喉梗阻患儿,应立即气管插管,甚至气管切开。根据病情,酌情选用退热、氧疗、呼吸支持等治疗。

（二）社区随访

确诊本病后需注意随访患儿一般情况、精神状态，以及有无呼吸困难、缺氧等，评估喉梗阻程度，同时进行相关健康教育及科普居家观察要点。

（三）转诊时机

初诊急性感染性喉炎但治疗效果差者、病情进展成为Ⅲ度及以上喉梗阻需进一步呼吸支持甚至气管切开者，需及时转诊至上级医院救治。

七、疾病预防、筛查和管理

1. 预防　减少呼吸道感染，加强体育锻炼，注意清洁卫生、合理营养、进行预防接种。
2. 筛查　出现声音嘶哑、犬吠样咳嗽的患儿需警惕本病，Ⅲ度及以上喉梗阻患儿需进行血气分析检测，排除呼吸衰竭，指导气管插管或切开治疗。
3. 管理　Ⅲ度及以上喉梗阻接受过机械通气辅助治疗的患儿应建立档案，随访后续呼吸状况，进行相关健康教育，预防再次罹患本病。

（钟琳）

第三节　急性支气管炎

一、概述

急性支气管炎（acute bronchitis）是一种可同时累及气管、支气管的急性下呼吸道炎症，故也称为急性气管支气管炎（acute tracheobronchitis）。本病是婴幼儿时期的常见病、多发病，往往继发于上呼吸道感染，也可为某些传染病的一部分。临床以咳嗽伴或不伴咳痰（支气管分泌物增多）为特征，可伴发热。

二、病因

引起急性支气管炎的病因众多，包括感染、物理或化学因素刺激、变态反应等。免疫功能低下或特应性体质，如营养不良、佝偻病、咽炎、慢性鼻炎等均可为急性支气管炎的诱因。

（一）感染

感染是引起支气管炎的主要病因。病原包括病毒、细菌和支原体等。病毒感染中，以流感病毒、腺病毒、呼吸道合胞病毒、副流感病毒为主。细菌感染以流感嗜血杆菌、肺炎链球菌、葡萄球菌等为主；近年来由支原体或衣原体感染引起者逐渐增多。病毒和细菌可以直接感染气管-支气管，也可先侵犯上呼吸道，继而引起本病。

（二）物理、化学因素刺激

吸入冷空气、粉尘、刺激性气体或烟雾（如二氧化硫、二氧化氮、氨气、氯气、臭氧等）等可以引起气管-支气管黏膜的急性炎症。

（三）变态反应

常见的吸入性过敏原包括花粉、有机粉尘、真菌孢子等；或对细菌蛋白质过敏，引起气管-支气管炎症反应。

三、临床特征

急性感染性支气管炎往往先有急性上呼吸道感染的症状,如流涕、鼻塞、低热、咽痛等,其后出现咳嗽。开始时为干咳、无痰,随后逐渐出现支气管分泌物,咳嗽一般持续7~10日,有时迁延2~3周,或反复发作。咳痰可为黏液或黏液脓性痰。婴幼儿不会咳痰,多经咽部咽下或口角溢出。明显的脓痰多提示细菌感染。部分病例可出现发热,以低、中度发热为主,一般持续3~5日。部分患儿可伴感觉疲劳,食欲、睡眠变差,甚至出现呕吐、腹痛、腹泻等消化道症状;年长儿可诉头痛、胸骨后烧灼样痛,且咳嗽时加重。

体格检查时可在胸部闻及干啰音、湿啰音(以不固定的中等水泡音为主)。无合并症的急性支气管炎几乎无肺部体征。

四、辅助检查

胸部X线片显示正常,或肺纹理增粗,肺门阴影加深,无渗出、实变、肺不张、胸腔积液等表现。血常规一般正常,细菌感染所致者CRP、PCT可明显升高。

五、诊断要点

(一) 诊断标准

根据患儿咳嗽、咳痰表现,结合肺部不固定的干啰音、湿啰音可诊断。

(二) 诊断思路

本病可完全依据临床表现进行诊断,一般不需实验室检查。除非为了鉴别是否合并肺炎或肺不张,一般不需进行胸部X线检查。症状持续或反复发生时,需注意其他疾病的可能,如支气管哮喘、气道异物等。

(三) 根据临床表现进行初步识别

当患儿在上呼吸道感染后出现明显咳嗽,伴或不伴咳痰、喘息,胸部体格检查无固定湿啰音、临床无缺氧表现时,需考虑本病。

(四) 疾病演变过程

本病多数患儿治疗效果良好,少数患儿治疗不彻底可发展为肺炎、迁延性细菌性支气管炎、慢性化脓性肺疾病等。

(五) 鉴别诊断

1. 支气管肺炎　是需与本病进行鉴别的主要疾病。鉴别的要点主要为本病无缺氧表现,无气促、三凹征、鼻翼扇动、呼吸困难等,肺部啰音不固定;胸部影像学无肺炎征象。

2. 某些传染病　如麻疹、百日咳、白喉等,可出现急性支气管炎的症状和体征,但是患儿多数有传染病接触史,可根据流行病学史、接触史和相应病种的临床表现来鉴别,如麻疹的典型皮疹、百日咳的咳嗽特征等。

六、治疗原则、社区随访及转诊时机

(一) 治疗原则

1. 一般治疗　注意休息,发热期间应鼓励患儿饮水,必要时给予解热镇痛药,婴儿须经常变换体位,使呼吸道分泌物易于排出。

2. 对症治疗 咳嗽频繁到影响休息时可进行止咳,应避免给予异丙嗪或含有阿片、可待因等成分的镇咳药物。如果气道分泌物多,可给予祛痰药物。若发生支气管痉挛,可给予支气管扩张药物。

3. 抗菌药物治疗

(1) 经验性用药:持续发热、体温过高、血白细胞升高、CRP 增高者可用抗菌药物。根据常见病菌分布选药:阿莫西林,10mg/(kg·次),3 次 /d;头孢克洛,7~10mg/(kg·次),3 次 /d;头孢地尼,3~6mg/(kg·次),3 次 /d;头孢曲松,50mg/(kg·d),1 次 /d;头孢呋辛,50~100mg/(kg·d),分 3 次输注。

(2) 当症状持续或复发,或病情异常严重时,应行痰涂片和细菌培养。然后根据优势病原菌及其药敏试验结果选择抗菌药物。如致病原为肺炎支原体或肺炎衣原体,可给予大环内酯类药物,如阿奇霉素,10mg/(kg·d),连续服用 3 日治疗。

(二) 社区随访

本病患儿经过治疗后多数预后良好。需要随访患儿有无出现发热不退、气促、呼吸困难等,如果病程迁延、久治不愈或病情加重出现感染扩散等表现,需要进一步处理。

(三) 转诊时机

一般病例可在当地医院接受诊疗,但如果患儿咳嗽迁延不愈、合并肺炎、呼吸困难,甚至发生呼吸衰竭,应及时将患儿转诊至有诊疗条件的医疗机构。

七、疾病预防、筛查和管理

1. 预防 减少上呼吸道感染,须注意环境控制,要护理得当,保持均衡营养,积极进行预防接种等。

2. 筛查 对上呼吸道感染后出现持续咳嗽、喘息等症状的患儿,须考虑本病,必要时行胸部 X 线检查来确诊。

3. 管理 对反复出现支气管炎的患儿,应该建立档案,警惕后续出现迁延性细菌性支气管炎、慢性化脓性肺疾病等可能,加强健康教育,指导护理及喂养,及时治疗。

(陈莉娜)

第四节 支气管肺炎

一、概述

支气管肺炎(bronchopneumonia)又称小叶性肺炎,是按照肺炎病理改变来进行的命名,炎症主要累及支气管壁和肺泡,是儿童最常见的肺炎类型。

二、病因

造成不同年龄儿童肺炎的常见病原体不同。病原包括细菌、病毒、肺炎支原体等,少见病原包括结核分枝杆菌、真菌等,也可以由多种病原体混合感染。肺炎链球菌是 28 日龄以上不同年龄儿童社区获得性肺炎最常见的致病细菌,其他常见病原菌包括流行性感冒嗜血杆菌、卡他莫拉菌、金黄色葡萄球菌、大肠埃希菌等。造成儿童支气管肺炎的病毒主要有呼吸道合胞病毒、鼻病毒、腺病毒、流感病毒及副流感病毒等。儿童支气管肺炎的病毒检出率常高于细菌。

三、临床特征

患儿的临床症状与病情严重程度相关,一般有流涕、喷嚏、鼻阻等上呼吸道感染症状,其后出现发热、咳嗽、咳痰、喘息等表现,新生儿及小婴儿咳嗽可不明显,仅表现为呻吟、口吐白沫、吐奶、呛奶等。体格检查可见呼吸频率增快,WHO 推荐判断标准为 2 月龄以下,呼吸频率 >60 次 /min;2~12 月龄,呼吸频率 >50 次 /min;12 月龄以上,呼吸频率 >40 次 /min;但需排除发热、哭闹等因素对呼吸的影响。肺部听诊闻及固定、持续的细湿啰音。

重症肺炎患儿除上述表现外,可有意识改变,如哭闹不安、激惹或嗜睡、昏睡;有缺氧及呼吸困难表现,如发绀、鼻翼扇动、三凹征、氧饱和度降低、呼吸节律改变;也可伴其他器官系统功能障碍,如心律失常、休克、酸碱平衡及电解质紊乱、凝血功能障碍、肝功能和肾功能损伤。严重患儿病情发展可并发胸腔积液、肺不张、肺脓肿、气胸等。

四、辅助检查

(一)胸部影像学检查

是诊断支气管肺炎最重要的客观检查,胸部 X 线片可有肺纹理增多、模糊、斑片影,尤其是中下肺野、中内带、近心缘处明显,重症肺炎可继发肋膈角变钝、胸腔渗出等改变。重症及怀疑有并发症的患儿可行胸部 CT 检查。

(二)血液学检查

细菌感染时血白细胞计数、炎性指标(如 CRP、红细胞沉降率)升高。病毒性肺炎通常白细胞计数正常或降低,分类以淋巴细胞为主,有时可见异型淋巴细胞。重症肺炎可出现 ALT、γ- 谷氨酰转肽酶(γ-glutamyl transpeptidase,γ-GT)等转氨酶升高,出现低钠血症、低钾血症、凝血功能障碍等。

(三)病原学检查

可采集相应标本(如血清、咽拭子、痰液、肺泡灌洗液)进行涂片、染色镜检或细菌培养、病毒抗原检测以确定病原体。也可采用 ELISA 查血液中肺炎支原体、衣原体抗体。PCR 方法可用于检测呼吸道病毒、肺炎支原体、结核等。

五、疾病识别要点

(一)诊断标准

根据咳嗽、咳痰、喘息、发热、肺部固定持续的细湿啰音,结合胸部影像学检查发现肺部渗出影、斑片影等可诊断。

(二)诊断思路

1. 类似支气管肺炎的临床表现　需注意许多疾病可出现类似支气管肺炎的临床表现,如喘息、气促、呼吸困难等,尤其是出生后不久就出现这些症状,需警惕呼吸系统先天发育异常,如声门下狭窄、声门下血管瘤等,避免误诊、漏诊。

2. 正确判断病原　须正确判断支气管肺炎的病原体,3 岁以下儿童应尤其重视病毒感染,避免过度使用抗菌药物。

3. 反复支气管肺炎　如果临床上发现反复支气管肺炎的患儿,需要进一步搜索潜在病因,如营养不良、护理不当、气道异物、奶汁或其他食物反复吸入、免疫缺陷、结构异常等。

(三) 根据临床表现进行初步识别

当患儿有咳嗽、咳痰、呼吸增快、呼吸困难、口唇发绀等表现时,需考虑本病。应注意婴幼儿肺炎症状可不典型,可表现为吐沫、呛奶、饮奶量降低、精神差等;体格检查时须注意观察呼吸频率、呼吸节律及动度,避免漏诊。

(四) 疾病演变过程

大多数社区获得性支气管肺炎患儿预后良好,少数重症肺炎患儿可遗留肺不张、闭塞性细支气管炎等后遗症,需要定期随访。

(五) 鉴别诊断

1. 支气管炎　与支气管肺炎主要的鉴别点是肺部啰音不固定,无缺氧表现。

2. 支气管异物　有异物呛入史,其后出现呛咳、喘息,甚至呼吸困难、发绀等缺氧表现;可继发支气管肺炎,胸部影像学可发现肺气肿、肺不张、气道连续性中断、气道内高密度影等特点,有助于鉴别。

3. 支气管哮喘　本病咳嗽、喘息症状反复出现,发作时可闻及呼气相延长、双肺弥漫性哮鸣音,同时患儿具有过敏性疾病及家族史;抗哮喘治疗有效有助于鉴别。

六、治疗原则、社区随访及转诊时机

(一) 治疗原则

1. 一般治疗　包括保持呼吸道通畅,适宜的温度(20℃)、湿度(60%),注意翻身拍背、吸痰、震动排痰等。

2. 对症治疗　血氧饱和度 <92% 时需给氧,可采用鼻导管、面罩、头罩给氧;缺氧、呼吸窘迫不能缓解可采用经鼻高流量或呼吸机辅助通气治疗。体温超过 38.5℃者,给予布洛芬或对乙酰氨基酚。咳嗽剧烈者,给予止咳药物,如福尔可定口服治疗。有喘息者,可给予支气管舒张剂,如丙卡特罗口服或沙丁胺醇雾化治疗。痰液黏稠不易咳出者,可给予祛痰药物,如氨溴索口服、乙酰半胱氨酸雾化治疗。饮入欠佳者,可适当补液,常给予1/5~1/4 张含钠液,60~80ml/(kg·d)静脉滴注。注意纠正水、电解质与酸碱平衡紊乱。

3. 抗感染治疗

(1) 抗菌药物治疗

1) 使用指征:为明确细菌感染,或病毒感染继发细菌感染者。

2) 使用原则:①首选安全性高、疗效确切的药物。②在使用抗菌药物前,需采集合适的标本,如呼吸道分泌物、血液、胸腔穿刺液等进行细菌培养和药敏试验,以便明确病原菌,进而指导治疗;在未获培养结果前,可根据患儿流行病学特点、年龄、病程、辅助检查结果、临床表现等评估可能的病原,并根据病情轻重经验性选择敏感药物。③选用的药物在肺组织中有较高浓度。④轻症患儿可选择口服抗菌药物治疗,重症肺炎或因呕吐等致口服难以吸收者,可考虑胃肠道外抗菌药物治疗。⑤适宜剂量、合适疗程,兼顾有效性和安全性。⑥重症患儿宜经静脉途径给药,甚至联合用药。

3) 常用药物:应根据不同病原体,有针对性地选择抗菌药物(表 3-6-3)。

表 3-6-3　根据不同病原体针对性选择抗菌药物

病原体	抗菌药
肺炎链球菌	青霉素敏感者,首选青霉素或阿莫西林;青霉素中介者,首选大剂量青霉素或阿莫西林;青霉素耐药者,首选头孢曲松、头孢噻肟,备选万古霉素、利奈唑胺;青霉素过敏者,选用大环内酯类或其他非 β- 内酰胺类抗菌药物
金黄色葡萄球菌	甲氧西林敏感者可选苯唑西林钠或氯唑西林钠,第一、二代头孢菌素耐药者(MRSA)选用万古霉素、利奈唑胺或替考拉宁
流行性感冒嗜血杆菌、卡他莫拉菌	首选阿莫西林 / 克拉维酸、氨苄西林 / 舒巴坦;备选第二、三代头孢菌素或新一代大环内酯类药物
大肠埃希菌、肺炎克雷伯菌	产超广谱 β- 内酰胺酶细菌轻、中度感染者,首选替卡西林 / 克拉维酸、哌拉西林 / 他唑巴坦;重症感染或不产超广谱 β- 内酰胺酶细菌感染者,应依据药敏试验结果选药,首选第三 / 四代头孢菌素或哌拉西林等广谱青霉素,备选替卡西林 / 克拉维酸、哌拉西林 / 他唑巴坦 其他抗菌药物治疗效不佳时选用厄他培南、亚胺培南、美罗培南和帕尼培南
铜绿假单胞菌	首选替卡西林 / 克拉维酸、头孢哌酮 / 舒巴坦、头孢吡肟、头孢他啶,也可选碳青霉烯类抗菌药物亚胺培南、美罗培南或非 β- 内酰胺类抗菌药物,如氨基糖苷类
肺炎支原体、肺炎衣原体	首选大环内酯类如阿奇霉素、红霉素及罗红霉素;年长儿也可选用米诺环素等四环素类药物或呼吸喹诺酮类如氧氟沙星

疗程通常为 7~10 日,应持续至体温正常后 3~5 日,或临床症状基本消失后 3 日。肺炎支原体肺炎疗程平均 10~14 日,个别病例需更长。葡萄球菌肺炎易复发及发生并发症,疗程宜长,甲氧西林敏感的金黄色葡萄球菌肺炎疗程 14 日左右,耐甲氧西林金黄色葡萄球菌肺炎宜延长至 21~24 日。

(2) 抗病毒治疗:目前有肯定疗效的抗病毒药物较少。对 A 型、B 型流感病毒所致的支气管肺炎,可采用神经氨酸酶抑制剂,如奥司他韦、扎那米韦或帕那米韦治疗;巨细胞病毒所致的可采用更昔洛韦治疗。

(3) 其他:如果病原为真菌、结核分枝杆菌或其他,则需针对性用药治疗。

4. 其他治疗

(1) 糖皮质激素治疗:使用指征如下。①严重喘憋或呼吸衰竭者;②合并全身炎症反应综合征、脓毒症休克者;③中毒性脑病、脑水肿者;④胸腔短期有较大量渗出者。上述情况可短期(3~5 日)使用激素,常用泼尼松 / 泼尼松龙 / 甲泼尼龙 1.0~2.0mg/(kg·d) 或琥珀酸氢化可的松 5.0~10.0mg/(kg·d) 或地塞米松 0.2~0.4mg/(kg·d)。有细菌感染者必须在有效抗菌药物使用的前提下加用糖皮质激素。

(2) 丙种球蛋白:具有抗炎、免疫调节等作用,重症肺炎可使用,尤其是难治性支原体肺炎、重症腺病毒性肺炎推荐使用,剂量为 300~500mg/(kg·d),连用 3~5 日。

(3) 支气管镜介入治疗:反复肺炎、迁延不愈、病原体不清、合并肺不张或怀疑塑形性支气管炎的患儿可酌情采用支气管镜检测及支气管肺泡灌洗治疗,对清理呼吸道、进行病原体检测效果显著。

(4) 外科治疗:如果有大量胸腔积液或气胸,可予胸腔穿刺或闭式引流;对脓胸、肺不张等,必要时可予胸腔镜或开胸手术治疗。

（二）社区随访

反复罹患支气管肺炎的患儿可在社区进行随访,寻找潜在危险因素,指导患儿家属合理喂养及护理。并发肺不张、闭塞性细支气管炎的患儿需要定期随访,有条件的单位可监测肺功能等,以指导患儿肺康复。

（三）转诊时机

患儿初始经验性治疗疗效不佳或进展成为重症肺炎,如出现反复高热、气促、呼吸困难、发绀、肝功能和肾功能损害、凝血功能障碍等时,应及时转诊至上级医院救治。

七、疾病预防、筛查和管理

1. 预防　应注意营养均衡、护理得当、环境控制,积极进行疫苗接种,减少上呼吸道感染。

2. 筛查　出现高热、咳嗽、喘息等呼吸道感染症状的患儿,应行必要的检查,如胸部 X 线检查等,做到早诊断、早治疗。

3. 管理　对反复出现支气管肺炎的患儿,应建立档案、定期随访、筛查危险因素,进行相关健康教育,维护患儿健康。

（陈莉娜）

第五节　支气管哮喘

一、概述

支气管哮喘(bronchial asthma)简称哮喘,是儿童时期最常见的慢性呼吸系统疾病,其为一种以慢性气道炎症和气道高反应性为特征的异质性疾病,以反复发作的喘息、咳嗽、胸闷、气促为主要临床表现,常在夜间和/或凌晨发作或加剧。呼吸道症状的具体表现形式和严重程度具有随时间变化的特点,并常伴有可变的呼气气流受限。近年来,我国儿童支气管哮喘的发病率逐年增高,流行病学调查显示,2010 年全国 0~14 岁城市儿童支气管哮喘的发病率达 3.02%,哮喘反复发作会严重影响儿童的健康和生长发育,也会给家庭和社会带来沉重的经济和精神负担。

二、病因

导致支气管哮喘的病因众多,炎症细胞(如嗜酸性粒细胞、肥大细胞、T 淋巴细胞、中性粒细胞等)、结构细胞(如气道平滑肌细胞、上皮细胞等)、炎症介质和细胞因子(如 IL-4、IL-5、IL-10、IL-13 等)等共同参与了哮喘发病。此外,体液免疫和细胞免疫也参与哮喘的发病,其中辅助性 T 细胞 1 与辅助性 T 细胞 2(Th1/Th2)比例失衡,Th2 细胞过度活化是哮喘发病及炎症持续存在的主要免疫学基础。变应性体质、气道神经受体功能失调、气道反应性增高、多基因遗传、神经信号转导等也参与了哮喘的发病。

三、临床特征

1. 典型哮喘　主要是反复发作的喘息、咳嗽、胸闷、气促,症状具有以下特征。

(1) 诱因多样性：常有上呼吸道感染、过敏原暴露、剧烈运动、大笑、哭闹、气候变化、接触物理或化学刺激因素等诱因。

(2) 反复发作性：当遇到诱因时突然发作或呈发作性加重。

(3) 时间节律性：常在夜间及凌晨发作或加重。

(4) 季节性：常在秋、冬季或换季时发作或加重。

(5) 可逆性：支气管舒张药物通常能够缓解症状，也可以自行缓解，可有明显的缓解期。同时患儿可伴鼻痒、流涕、喷嚏、流泪、眼痒等黏膜过敏症状，或有哮喘、过敏性鼻炎等过敏性疾病家族史。

2. 严重病例临床表现　典型哮喘发作时，患儿可有烦躁不安、呼吸增快、呼吸困难、鼻翼扇动、发绀、呼气相延长，双肺可闻及弥漫或散在的以呼气相为主的哮鸣音，严重患儿可出现心率增快、奇脉、胸腹部矛盾运动；若气道广泛阻塞，哮鸣音反而可能消失，称为"沉默肺（silent lung）"，是哮喘最危险的体征。

3. 咳嗽变异性哮喘（cough variant asthma，CVA）　部分患儿仅表现为长期慢性或反复咳嗽而无喘息，无呼吸道感染征象，体格检查肺部无阳性体征，经较长时间抗菌药物治疗无效而抗哮喘药物诊断性治疗有效，支气管激发试验阳性，此类被称为 CVA。

4. 哮喘持续状态　哮喘发作时经常规药物治疗后仍有严重或进行性呼吸困难者，称为哮喘持续状态，除哮喘常见症状外还有大汗淋漓、意识障碍、端坐呼吸、严重发绀、心肺功能不全等表现。若支气管阻塞未及时缓解，可迅速发展为呼吸衰竭，甚至威胁生命，故应立即处理。

四、辅助检查

(一) 肺通气功能检测

典型支气管哮喘患儿表现为阻塞性通气功能障碍，主要判断标准为一秒率降低（FEV_1/$FVC<92\%$）、用力肺活量（forced vital capacity，FVC）正常（$\geqslant 80\%$）、伴或不伴第 1 秒用力呼气量（forced expiratory volume in first second，FEV_1）降低（$<80\%$）。CVA 患儿常规肺通气功能可能正常。对疑诊哮喘的儿童，如出现 FEV_1 降低至 $<80\%$ 时，可进行支气管舒张试验，评估气流受限是否可逆；如果肺通气功能未见异常，则可考虑进行支气管激发试验，评估其气道反应性。

(二) 过敏原检测

过敏原检测可了解患儿的过敏状态，协助哮喘诊断；帮助发现导致哮喘发生及加重的个体危险因素，制订环境干预措施和过敏原特异性免疫治疗方案。可采用过敏原皮肤点刺试验（SPT）或血清过敏原特异性 IgE 测定等方法进行检测。需注意，过敏原检测阴性不能排除哮喘的诊断。

(三) 胸部影像学检查

胸部影像学检查主要用于鉴别诊断，对反复喘息、咳嗽的儿童怀疑哮喘以外的其他疾病如呼吸道慢性感染（如肺结核）、气道异物及其他有影像学检查指征的疾病时，根据临床线索选择进行胸部 X 线片或 CT 检查。

(四) 其他

气道炎症指标检测（儿童常采用呼出气一氧化氮检测）、支气管镜检查等对哮喘的鉴别诊断、治疗反应评估等有临床价值，可根据情况酌情选择。

五、疾病识别要点

（一）诊断标准

1. **典型哮喘**　2016 年中华医学会儿科学分会呼吸学组制定的我国儿童支气管哮喘诊断标准如下。

（1）反复喘息、咳嗽、气促、胸闷，多与接触过敏原、冷空气、物理或化学性刺激，以及呼吸道感染、运动、过度通气（如大笑和哭闹）等有关，常在夜间和 / 或凌晨发作或加剧。

（2）发作时双肺可闻及散在或弥漫性的、以呼气相为主的哮鸣音，呼气相延长。

（3）上述症状和体征经抗哮喘治疗有效，或自行缓解。

（4）除外其他疾病所引起的喘息、咳嗽、气促和胸闷。

（5）临床表现不典型者（如无明显喘息或哮鸣音），应至少具备以下 1 项。

1）证实存在可逆性气流受限：①支气管舒张试验阳性，吸入速效 β_2 受体激动剂（如沙丁胺醇压力定量气雾剂 200~400μg）后 15 分钟 FEV_1 增加≥12%；②抗炎治疗后肺通气功能改善，给予吸入糖皮质激素和 / 或抗白三烯药物治疗 4~8 周，FEV_1 增加≥12%。

2）支气管激发试验阳性。

3）呼气流量峰值（peak expiratory flow，PEF）日间变异率（连续监测 2 周）≥13%。

符合第（1）~（4）条或第（4）、（5）条者，可诊断为哮喘。

2. **咳嗽变异性哮喘**

（1）咳嗽持续 >4 周，常在运动、夜间和 / 或凌晨发作或加重，以干咳为主，不伴有喘息。

（2）临床上无感染征象，或经较长时间抗菌药物治疗无效。

（3）抗哮喘药物诊断性治疗有效。

（4）排除其他原因引起的慢性咳嗽。

（5）支气管激发试验阳性和 / 或 PEF 日间变异率（连续监测 2 周）≥13%。

（6）个人或一、二级亲属有过敏性疾病史，或过敏原检测阳性。

以上第（1）~（4）条为诊断基本条件。

3. **哮喘的分期**　根据哮喘临床表现可分为三期。

（1）急性发作期：突然发生喘息、咳嗽、气促、胸闷等症状，或原有症状急剧加重。

（2）慢性持续期：近 3 个月内不同频度和 / 或不同程度出现过哮喘症状。

（3）临床缓解期：未经治疗或经过治疗后，症状、体征消失，肺功能恢复到急性发作前水平，并持续 3 个月以上。

（二）诊断思路

临床接诊到出现反复咳嗽、喘息等症状的儿童均需考虑支气管哮喘的可能，患儿家长及非专科医师常仅处理发作时症状而忽略患儿的长期管理。诊断哮喘最重要的依据是病史特点及抗哮喘治疗的反应，对高度怀疑支气管哮喘的患儿，若无行肺功能检测的条件又不能转诊至上级医疗机构，可先诊断性治疗，通过治疗反应明确诊断并制订治疗方案。

（三）根据临床表现进行初步识别

年长儿反复发作咳嗽、喘息、胸闷、气促等表现时，应首先考虑本病。年幼儿童，尤其是 3 岁以下婴幼儿，由于不能配合进行肺功能等检查，诊断难度较大，可采用哮喘预测指数

(asthma predictive index,API)进行管理,如果 API 阳性,则按哮喘治疗原则进行处理。

API 适用于≤3 岁伴喘息发作 4 次以上的儿童,如果出现 1 项主要因素或 2 项次要因素则为阳性。

1. 主要因素　①父母有哮喘史;②患儿有特应性皮炎史;③患儿有吸入过敏原过敏。

2. 次要因素　①食物过敏史;②与感冒无关的喘息;③过敏性鼻炎;④嗜酸性粒细胞≥4%。

(四)疾病演变过程

儿童支气管哮喘有多种表型,许多患儿经过合理治疗,随着年龄增长,病情可有明显的缓解,但过敏性哮喘可持续至成人期。

(五)鉴别诊断

1. 毛细支气管炎　主要发生于 2 岁以下,尤其是 2~6 月龄婴幼儿,常见病毒性下呼吸道感染,最常见的病因为呼吸道合胞病毒。以流涕、咳嗽、阵发性喘息、气促、三凹征、双肺可闻及哮鸣音及细湿啰音为主要临床表现。患儿一般以上呼吸道感染症状起病,可伴发热,患儿通常年龄小,喘息为首次发生,与支气管哮喘反复喘息发作不同,可鉴别。

2. 气道异物　大多数患儿有异物吸入史,其后出现不同程度喘息、咳嗽、呼吸困难,甚至窒息缺氧等表现;体格检查可闻及喘息、呼吸音降低,继发感染可有湿啰音;胸部影像学主要表现为肺气肿或肺不张,可与支气管哮喘鉴别。

3. 气管支气管软化　多见于 1 岁及以下婴儿,临床表现为反复出现喘鸣,吸气及呼气时均可闻及,吸入糖皮质激素及支气管舒张剂治疗效果欠佳,支气管镜下可见呼气时气管或支气管直径缩窄超过 1/2 即可诊断。没有特殊治疗方法,随着年龄增长症状一般自行缓解。

六、治疗原则、社区随访及转诊时机

(一)治疗原则

1. 治疗原则

(1)支气管哮喘的治疗要坚持长期、持续、规范、个体化的治疗原则。

(2)分期治疗:急性发作期须快速缓解症状,如平喘、抗炎治疗;慢性持续期和临床缓解期应防止症状加重和预防复发,如避免触发因素、抗炎、降低气道高反应性、防止气道重塑,并做好自我管理,并积极处理哮喘危重状态。

(3)药物治疗和非药物治疗相结合。

(4)重视哮喘防治教育和管理。强调基于症状控制的哮喘管理模式,避免治疗不足和治疗过度,治疗过程中遵循"评估 - 调整治疗 - 监测"的管理循环,直至停药观察。

(5)儿童哮喘的长期治疗方案根据年龄分为≥6 岁(图 3-6-1)和 <6 岁(图 3-6-2)儿童的治疗方案,对未经正规治疗的初诊哮喘患儿,根据病情严重程度选择第 2 级、第 3 级或更高级别治疗方案,每 1~3 个月审核 1 次治疗方案,根据病情控制情况进行适当调整;如哮喘得到控制并已维持治疗了 3 个月,可考虑降级治疗,直到可维持哮喘控制的最小剂量;如仅有部分控制,可考虑升级治疗以达到控制;如未控制,可升级或越级治疗直到达到控制。

(6)临床缓解期的处理:通过加强哮喘患儿管理,监测病情变化,坚持规范治疗,避免诱发因素,治疗变应性鼻炎、鼻窦炎等并存疾病,以维持患儿病情长期稳定,提高其生命质量。

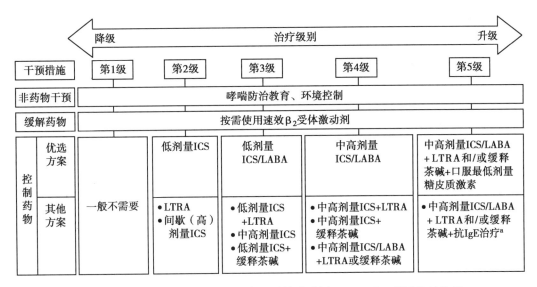

ICS. 吸入性糖皮质激素;LABA. 长效 β_2 受体激动剂;LTRA. 白三烯受体拮抗剂。

图 3-6-1　6 岁及以上儿童哮喘的长期治疗方案

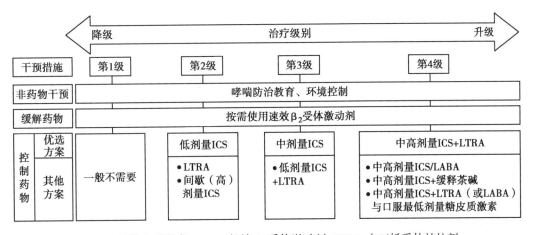

ICS. 吸入性糖皮质激素;LABA. 长效 β_2 受体激动剂;LTRA. 白三烯受体拮抗剂。

图 3-6-2　6 岁以下儿童哮喘的长期治疗方案

2. 治疗方法　目前治疗哮喘最好的方法是吸入治疗。吸入方法及吸入装置因年龄而异,压力定量气雾剂(pressurized metered-dose inhaler,pMDI)适用于 7 岁以上儿童;干粉吸入剂(dry powder inhaler,DPI)适用于 5 岁以上儿童;pMDI 加储物罐及雾化器,各年龄儿童均可使用。不同装置的选择还与病情有关,哮喘严重发作时应借助储物罐吸入 pMDI 或用雾化器吸入。此外,还可以通过口服、静脉、经皮等途径给予相应药物来治疗哮喘。

3. 常用治疗药物　哮喘的药物分为控制药物和缓解药物。

(1)常用的控制药物

1)吸入性糖皮质激素(ICS):如布地奈德混悬液或干粉剂、氟替卡松、丙酸倍氯米松等,是哮喘长期控制的首选药物,常用药物剂量见表 3-6-4。

表 3-6-4 儿童常用吸入性糖皮质激素的每日剂量

药物	低剂量		中剂量		大剂量	
	≤5 岁	>5 岁	≤5 岁	>5 岁	≤5 岁	>5 岁
丙酸倍氯米松 /μg	100~200	200~500	>200~400	>500~1 000	>400	>1 000
布地奈德 /μg	100~200	200~600	>200~400	>600~1 000	>400	>1 000
布地奈德混悬液 /μg	250~500		>500~1 000		>1 000	
氟替卡松 /μg	100~200	100~250	>250~500		>500	

2）长效 β_2 受体激动剂（long acting β_2 receptor agonist，LABA）：如沙美特罗、福莫特罗，该类药不能单独使用，需与其他控制药物（如 ICS）联合使用，儿科临床使用的 ICS+LABA 复合制剂有沙美特罗替卡松干粉剂和布地奈德福莫特罗干粉剂。

3）白三烯受体拮抗剂（leukotriene receptor antagonist，LTRA）：如孟鲁司特钠，不同年龄段儿童用量：2~5 岁，4mg，每晚 1 次；6~14 岁，5mg，每晚 1 次。

4）肥大细胞膜稳定剂，如色甘酸钠。

5）全身性糖皮质激素，常用泼尼松，1~2mg/（kg·d）；氢化可的松，5~10mg/（kg·次）；甲泼尼龙，1~2mg/（kg·次）等。

（2）常用的缓解药物

1）吸入型速效 β_2 受体激动剂，如沙丁胺醇、特布他林，是临床应用最广泛的支气管舒张剂。

2）口服短效 β_2 受体激动剂，如丙卡特罗 1.25μg/（kg·次），2 次 /d。

3）胆碱能受体拮抗剂，如异丙托溴铵。

4）短效茶碱。

（3）特异性免疫疗法（specific immunotherapy，SIT）：是目前唯一的对因治疗，对有花粉、尘螨等过敏的患儿，可在哮喘控制良好的基础上进行，其可能改变哮喘病程。治疗途径包括皮下注射和舌下含服两种方案。

（4）抗 IgE 治疗：国内目前有 IgE 抗体可用于药物治疗难以控制的 6 岁及以上中重度持续过敏性哮喘患儿。

4. 哮喘急性发作期的治疗

（1）一般治疗：主要是对症支持治疗，包括给氧、保证液体量，纠正电解质紊乱等。

（2）药物治疗

1）吸入速效 β_2 受体激动剂：是治疗儿童哮喘急性发作的首选药物。常用雾化吸入沙丁胺醇或特布他林，使用剂量：体重≤20kg 者，每次 2.5mg；体重 >20kg 者，每次 5mg；第 1 小时可每 20 分钟给予 1 次，之后根据治疗反应逐渐延长给药间隔；根据病情，每 1~4 小时重复吸入治疗。

2）糖皮质激素：全身应用糖皮质激素是治疗儿童哮喘重度发作的一线药物，可静脉滴注琥珀酸氢化可的松 5~10mg/（kg·次），每 6~8 小时 1 次；或静脉滴注甲泼尼龙 1~2mg/（kg·次），每 6~8 小时 1 次。此外，可选用雾化吸入布地奈德混悬液，1mg/ 次，可每 20 分钟吸入 1 次，连续 3 次，待病情缓解后，每 6~8 小时雾化吸入 1 次。

3) 胆碱能受体拮抗剂:短效胆碱能受体拮抗剂是儿童哮喘急性发作联合治疗的组成部分,可选用异丙托溴铵治疗,使用剂量:体重≤20kg者,每次250μg;体重>20kg,每次500μg;并加入β$_2$受体激动剂溶液作雾化吸入,每日可用2~3次。

4) 硫酸镁:25~40mg/(kg·d)(最大剂量≤2g/d),分1~2次给予,加入10%葡萄糖溶液20ml缓慢静脉滴注(20分钟以上),酌情使用1~3日。

5) 茶碱:在哮喘急性发作的治疗中,一般不推荐静脉使用茶碱。如经上述药物治疗后仍不能有效控制,可酌情考虑使用,但治疗时需密切观察,并监测心电图、血药浓度,警惕药物副作用。常用氨茶碱,首剂5.0mg/kg,20~30分钟静脉滴注,其后0.7~1.0mg/(kg·h)维持,或5mg/kg,每8小时输注1次。

6) 抗菌药物:哮喘急性发作期若有细菌感染的征象,如发热、脓痰、胸部X线片有阴影或实变等改变,可根据需要应用抗菌药物,应根据痰培养及药敏试验结果合理选用。

(二) 社区随访

支气管哮喘是慢性疾病,需要长期管理,因此社区随访非常必要。随访内容包括进行健康教育和心理辅导,指导患儿及家长识别导致疾病发作的危险因素,进行环境控制,树立战胜疾病的信心,进行病情的评估、监测及治疗方案调整,同时处理哮喘急性发作,帮助患儿达到哮喘控制的目的。

(三) 转诊时机

当临床上出现高度怀疑支气管哮喘而无确诊手段、初始诊断性治疗失败、哮喘控制不佳,以及支气管哮喘急性发作常规治疗无效的情况,或为病情危重者,应及时转诊至有诊疗条件的上级医院。

七、疾病预防、筛查和管理

1. 预防　预防支气管哮喘急性发作的措施包括增强体质、减少呼吸道感染、作好环境控制减少诱发因素、进行规范化治疗,以及病情变化及时使用相关药物,从而减少急性发作及住院。

2. 筛查　临床上反复出现咳嗽、喘息的患儿应注意进行支气管哮喘相关检查及筛查,达到早诊断、早治疗的目的。

3. 管理　社区医师应该为支气管哮喘患儿建立档案,包括患儿的检查结果、用药方案、随访记录、哮喘病情评估量表等。

(陈莉娜)

第六节　气管、支气管异物吸入

一、概述

气道异物可按来源分为内生性异物和外源性异物,如塑型性支气管炎所形成的塑形痰栓(图3-6-3,见文末彩色插图)即属于内生性异物。而外源性异物按照其性状又可分为固态、液态,甚至气态异物等。液态异物包括油脂,如各种动植物油、矿物油的吸入,也包括溺水时所吸入的淡水、海水及污水等。气态异物包括火焰、蒸汽、有毒有害气体等的吸入。

本节讲述的气管、支气管异物吸入(foreign body aspiration)仅指固态的外源性异物吸入,这是儿童常见的急重症之一。在我国,异物吸入占 0~14 岁儿童意外伤害的 7.9%~18.1%,约 80% 的儿科异物吸入发生在 3 岁以下儿童,发病高峰在 1~2 岁。异物的发生具有明显性别、城乡和季节分布特征,男性多于女性,男女比例为 (1.5~2.4)∶1,农村高于城市。异物因阻塞气道而影响通气与氧合,其严重程度往往与气道受阻程度及异物停留时间相关。该病起病急、病情重,甚至可危及生命,尽早诊断和取出异物是减少并发症和降低病死率的关键。虽然近年由于防范意识逐渐增强,气管、支气管异物发病率有所下降,但由于该病临床表现的多样性,在诊断和鉴别诊断上仍有一定的难度,因此漏诊、误诊时有发生。

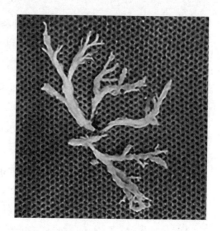

图 3-6-3　塑形痰栓

二、病因

气管、支气管异物吸入的病因与儿童生理心理发育、家庭看护等多种因素有关。其主要原因包括:①牙齿发育不全;②喉保护性反射功能不全;③咳嗽能力较弱;④口含物品的不良习惯(儿童好奇心);⑤进食时哭笑或玩耍;⑥家长对危险物品监管不力等。

食物是婴幼儿最常见的吸入异物,而非食物类物品是年长儿童中更为常见的吸入异物。按异物的性质,植物性异物占比最高,约为所有吸入异物的 92%,其中花生、核桃、瓜子等坚果最为常见,约占 80%;动物性异物约占 3%,以骨头最为常见,其次为肉类;其他异物约占 5%,如塑料珠、笔帽、图钉、纸片等。

三、临床特征

异物吸入后的病理生理反应与异物的性质、大小、形状,异物滞留时间的长短,有无感染,术中麻醉,设备和药物的应用等密切相关。不同性质的异物可对机体造成不同的损伤,所致的病理反应不尽相同,含油脂丰富的植物性异物刺激性强,局部炎性反应渗出明显,可早期出现全身症状;尖锐异物可导致出血、气肿或气胸;腐蚀性异物容易导致气管食管瘘及全身中毒症状等。异物在气道内的长期停留可引起局部肉芽组织增生、肺炎、肺不张、呼吸窘迫、心力衰竭等。有文献报道,气管异物延误诊断超过 24 小时的病例约占全部病例数的 40%,其中 15% 可引起严重并发症。

典型的气管、支气管异物吸入被分为四期。

1. 异物进入期　异物进入气管、支气管后会因为刺激引起剧烈的咳嗽及憋气,甚至窒息。声门下区异物还可伴声音嘶哑及喉鸣。

2. 无症状期　随着异物进入远端支气管,症状可缓解。异物停留在气管或支气管内一段时间内可无症状或仅有轻微咳嗽及喘鸣,特别是异物较小且停留在小支气管内时,可无任何症状。此期时间长短不一,与异物性质、感染程度有关。由于症状不典型,故容易漏诊、误诊。

3. 症状再发期　异物除刺激局部黏膜产生局部炎症炎性反应外,通常会出现继发细菌感染等情况,并引起发复发热、咳喘、呼吸道分泌物增多等症状。

4.并发症期　异物停留于气管、支气管,除并发支气管炎、肺炎等感染性疾病外,尚可出现肺气肿、肺不张、气胸、纵隔或皮下气肿、肺脓肿、咯血、呼吸循环衰竭等并发症。

四、辅助检查

（一）胸部影像学检查

1.直接征象　胸部 X 线片可将异物分为不透 X 线和透 X 线两大类。直接征象是不透 X 线的异物本身显影,多见于金属、鱼刺、骨块等异物。由于密度和空间分辨率的优势,一些不透 X 线的异物在 CT 检查中也可见气管内异物影、高密度影(图 3-6-4)。

2.间接征象　异物不完全堵塞支气管时可表现为纵隔摆动、阻塞性肺气肿、纵隔及皮下气肿等(图 3-6-5);完全堵塞支气管时可表现为肺不张(图 3-6-6);病史较长时可表现为同一部位的反复肺炎。

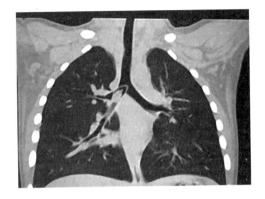

图 3-6-4　右主支气管异物(瓜子,直接征象)

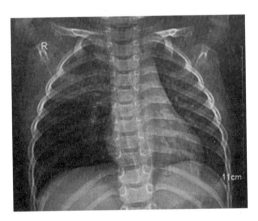

图 3-6-5　右中间支气管异物(局部气肿)

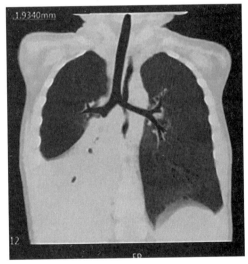

图 3-6-6　右中间支气管异物(右中间支气管连续性中断,右肺中下叶肺不张)

考虑到胸部 X 线片的诊断局限性,建议对怀疑气管、支气管异物吸入的患儿进行胸部CT 检查。近年来多层螺旋 CT 及三维重建、虚拟支气管镜等技术的应用,协助提高了诊断率。但仍有相当一部分气道异物由于没有明确的异物吸入史、典型的临床表现及影像学征象而被延误诊断。

（二）支气管镜检查

支气管镜检查是唯一能直视下获得气道异物图像的检查,软式内镜能探查硬质气管支气管镜不能到达的上叶及远端支气管,从而减少气管、支气管异物的漏诊。通常情况下,异物在支气管镜下呈现出其本身的颜色,异物周围黏膜常伴有充血、水肿,以及肉芽组织形成(图 3-6-7,见文末彩色插图)。支气管腔可有内分泌物堵塞。若为尖锐的异物,可见刺破管壁的表现。

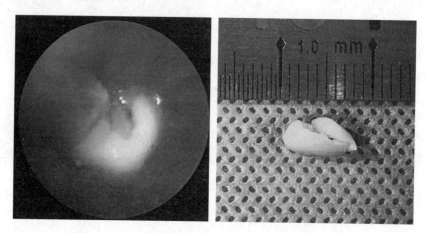

图 3-6-7 右中间支气管异物(松仁),伴肉芽组织形成

(三) 血液检查

继发感染时,血常规检查中白细胞计数和中性粒细胞百分比、CRP、PCT 可增高。

(四) 痰培养

对于异物吸入时间较长,存在继发感染的患儿,需进行痰培养检查,以指导抗菌药物的使用。

五、疾病识别要点

(一) 诊断标准

主要根据异物吸入病史或可疑病史及典型症状,辅以必要的体格检查和影像学检查来确诊;对疑难病例,可行诊断性内镜(硬质或可弯曲内镜)检查来确诊。

(二) 诊断思路

异物吸入史是诊断呼吸道异物最重要的依据,是快速诊断的关键。当病史不确切时,应注意到咳嗽的诊断价值,突然出现的咳嗽或慢性咳嗽、经评估治疗后病情无好转或治疗有效但病情反复,以及同一部位的反复肺炎或肺脓肿,均需注意异物吸入的可能。因此,当出现以下情况时,均需怀疑气管、支气管异物吸入。

(1) 有人目睹发生气管、支气管异物吸入,无论是何种症状。

(2) 有窒息史,随后出现任何症状或可疑的影像学特征。

(3) 幼儿有提示性症状且无其他原因可解释,而影像学上有可疑的特征时。

同时应当注意到因为大多数异物可透过 X 线,所以胸部 X 线片正常不足以排除气管、支气管异物吸入,必要时需行胸部 CT 检查。若气管、支气管异物吸入的特征不明显,则需强调观察的重要性,2~3 日后复诊,如果症状持续或进展,需进一步评估。最终行支气管镜检查以明确诊断。

(三) 根据临床表现进行初步识别

气管、支气管异物依其在管腔内的位置不同而体征各异。当异物位于气管内时,肺部听诊双侧呼吸音粗而对称,可闻及喘鸣音。当异物在气管内活动时,颈部触诊可有拍击感,听诊可闻及拍击音。单侧支气管异物较常见,肺部听诊常有一侧呼吸音减弱,或可闻及单侧哮鸣音。双侧支气管异物不多见,常有双侧呼吸音减低,阻塞程度不一致时,呼吸音也可不对称。气管、支气管异物出现并发症时,则因并发症的不同而出现相应的体征,若并发肺炎,听诊可闻及干湿啰音;若并发肺气肿,叩诊呈鼓音;若并发肺不张,叩诊呈浊音,呼吸音可消失。

(四) 疾病演变过程

如前文所述,典型的气管、支气管异物吸入依其演变过程,被分为异物进入期、无症状期、症状再发期、并发症期四期。

(五) 鉴别诊断

气管、支气管异物主要与具有类似咳嗽及气道梗阻表现的疾病相鉴别。

1. 呼吸道感染性疾病　常见呼吸道感染性疾病,如急性喉炎、支气管肺炎等,有咳嗽、气促、声音嘶哑、喉鸣,甚至呼吸困难等表现,但此类疾病多有呼吸道感染病史,无明显异物吸入史,积极抗炎治疗多可获得满意疗效。胸部影像学检查、支气管镜检查有助于鉴别。

2. 喘息性疾病　喘息性支气管炎、支气管哮喘,反复发作的喘息、咳嗽为主要临床表现,肺部体格检查可闻及哮鸣音、呼吸音减低,影像学表现可有肺气肿。需注意喘息诱因,若经平喘等治疗有效,可以进行鉴别。

3. 呼吸道占位性病变　如喉乳头状瘤、气管及支气管肿瘤、支气管结核等。因呼吸道占位性病变可引起声音嘶哑、喉鸣、气促、吸气性呼吸困难、局限性喘鸣等临床表现,需注意有无明确异物吸入病史,是否有症状逐渐加重。胸部影像学检查、支气管镜检查有助于鉴别。

4. 喉部、气管及支气管结构性畸形　喉蹼、声门下血管瘤、气管及支气管狭窄等先天畸形或继发性瘢痕狭窄均可导致患儿出现声音嘶哑、喉鸣、气促、呼吸困难等症状,同样依赖于病史及胸部影像学检查、支气管镜检查鉴别。

六、治疗原则、社区随访及转诊时机

(一) 治疗原则

1. 手术取出　一旦通过影像学检查和/或软式支气管镜诊断为气管、支气管异物吸入,应尽快取出异物,喉或气管异物尤其需要紧急处理。一般来说,气管、支气管异物通常在全身麻醉下使用硬质或软式支气管镜取出,内镜取出困难者,需采取外科手术方式取出。

2. 并发症处理

(1) 氧疗:对有呼吸困难、低氧血症的患儿,需考虑氧疗。

(2) 吸入糖皮质激素治疗:术前、术后可采用布地奈德雾化吸入治疗,以减轻局部炎症。

(3) 抗感染治疗:如果气管、支气管异物吸入发出生后很快作出诊断并给予治疗,异物对气道或肺实质的损害通常很小。异物滞留时间越长,越有可能出现如肺不张、阻塞后肺炎等并发症。导致慢性或反复性远端感染的异物可引起支气管扩张。往往在异物取出后需继续抗感染治疗,此时可用经支气管镜获得的标本的培养结果指导抗菌药物选择。

(4) 气胸、纵隔气肿及皮下气肿等并发症的处理:按照常规原则进行处理,如闭合性气胸气体量少时自行吸收,气体量多时可胸腔穿刺引流;开放性气胸、张力性气胸需闭式引流。

3. 院前急救　气管、支气管异物的院前急救,对挽救患儿生命,缓解窒息,为异物取出赢得时间,具有重要意义。

（1）海姆立克手法：适用于 1 岁以上的儿童，注意操作的力度，可反复 5~10 次。用力过猛或操作不当有导致腹腔和胸腔脏器损伤的风险。

（2）拍背法：适用于 1 岁以下的儿童，注意头低于身体，可重复多次。

（二）社区随访

气管、支气管异物取出后往往不需随访，但仍需关注并发症的恢复情况。

（三）转诊时机

病情评估后，如无诊疗条件，需将患儿转入上级医院就诊，需对患儿进行转运风险评估，制订转运应急预案（包括转运途中备齐抢救设备和药品），与患儿家长进行病情沟通，以取得家长的理解与配合。根据患儿病情，需注意以下事项。

1. 轻症患儿　可以直接转诊。尽管病情较轻，但须考虑到转诊途中有发生异物移位造成大气道梗阻，进而引发窒息的风险，因此仍建议医护陪同。

2. 重症患儿　不具备转运条件，需采取必要的急救措施，如气管插管、环甲膜穿刺等，暂时缓解窒息状态，待病情稳定后再进行转运。

七、疾病预防、筛查和管理

（一）预防

针对儿童和照护者的教育是预防儿童气管、支气管异物吸入的重要措施。在儿童 6 月龄时，精细运动开始发展，能够拿起小物体并把其放进嘴里，同时也开始哺喂固体食物，此时是进入气管、支气管异物吸入的高危时期。气管、支气管异物吸入的预防包括但不局限于如下几点。

1. 不应给予低龄儿童硬 / 圆的食物　包括硬糖和其他糖果、花生、核桃、苹果块、坚果、爆米花等。

2. 应仅由成人给婴儿喂固体食物　只有当婴儿直立坐位时才喂食；年幼儿童进食时应有成人监督。

3. 教育儿童充分咀嚼食物　避免儿童在进食时哭闹、大笑、呼喊、说话、跑跳。

4. 不要让儿童用嘴含着学习用品或其他小物件　避免给儿童有小零件的玩具，并将其他小的家用物品放在婴幼儿接触不到的位置；儿童在使用细小物件进行精细运动训练时，应有成人监督。

（二）筛查

对怀疑气管、支气管异物吸入的患儿，应进行胸部影像学筛查，必要时转诊。

（三）管理

无。

（丘力）

第七章

心血管疾病

第一节　先天性心脏病

一、概述

先天性心脏病（congenital heart disease）胚胎时期心脏和大血管发育异常所形成的一大类疾病。

二、病因

先天性心血管畸形的发生主要由遗传和环境及其相互作用所致。

（一）遗传因素

遗传因素包括单基因突变、染色体异常、多基因遗传。

（二）环境因素

1. 妊娠早期宫内感染　尤其是风疹、流行性感冒、腮腺炎和柯萨奇病毒感染。

2. 孕母早期有服药史　如锂盐制剂、视黄酸、抗肿瘤药物、抗癫痫药物等或大剂量放射线接触史。

3. 孕母疾病　患代谢性疾病，如糖尿病、高钙血症。

4. 孕母生活习惯　妊娠早期酗酒、吸毒等。

三、临床特征

先天性心脏病种类繁多，根据病理生理学常分为三大类，即左向右分流型、右向左分流型、无分流型。

（一）左向右分流型

常表现两大主要症状。

1. 体循环少血　如生长发育迟滞、多汗等。

2. 肺循环多血 如气促、反复下呼吸道感染表现。

左向右分流型并发症包括心力衰竭、反复下呼吸道感染、感染性心内膜炎、肺动脉高压等。

（二）右向左分流型

常表现为发绀，其并发症常包括栓塞及脑脓肿。

（三）无分流型

无分流型包括左、右心室流出道梗阻性疾病，如肺动脉瓣狭窄、主动脉瓣狭窄等，以及一些先天性瓣膜疾病，如降落伞式二尖瓣，因其病种不同而有不同的临床表现。

先天性心脏病体征主要包括生长发育迟滞、呼吸短促，以及心前区触及震颤，听诊可闻及杂音，肺动脉瓣区第二心音增强或减弱，双肺呼吸音清晰。

四、辅助检查

1. 心电图 可了解心脏的基本节律、有无心律失常、大致了解心脏各腔室大小、初步判断有无肺动脉高压、心肌劳损。

2. 胸部 X 线片 了解肺血增多或减少、心胸比、心脏各腔室大小、有无继发肺部感染。

3. 超声心动图 可确定诊断，并可了解心功能情况。

4. 其他 部分复杂心脏畸形患儿可能需要心脏 CT、心脏 MRI 或胸部 CTA 检查。

5. 心导管检查 必要时行心导管检查以了解心脏解剖及病理生理改变。

五、疾病识别要点

（一）诊断标准

先天性心脏病不能以有无杂音或发绀确定诊断，临床高度怀疑者需超声心动图确诊，超声心动图与临床诊断矛盾时，可能需要心脏 CT、心脏 MRI 或心导管检查。

（二）诊断思路

1. 胎儿时期 超声心动图检查疑似胎儿先天性心脏病，出生后需体格检查有无发绀、呼吸急促、心脏杂音，必要时行心脏超声检查确定有无先天性心脏病。

2. 出生后 对于体格发育迟滞、反复下呼吸道感染、劳力性呼吸困难、活动耐力差、全身发绀的患儿，应高度警惕先天性心脏病。体格检查时尤其需要仔细进行心脏视、触、叩、听检查，必要时需完善上述辅助检查以确定是否为先天性心脏病。

（三）根据临床表现进行初步识别

初步识别的临床表现包括：①就诊时主诉体格发育迟滞、反复下呼吸道感染、劳力性呼吸困难、活动耐力差、全身发绀；②听诊发现心脏杂音；③如因其他原因行胸部 X 线检查发现心影增大，也应警惕先天性心脏病可能。

（四）疾病演变过程

先天性心脏病是一大类疾病，其预后多种多样，预后取决于畸形结构的复杂程度，以及是否有血流动力学改变。例如：左心室发育不良综合征、肺动脉闭锁伴室间隔缺损无肺动脉总汇、梗阻性肺动脉高压者预后不良；常见的先天性心脏病，如室间隔缺损、房间隔缺损、动脉导管未闭、肺动脉瓣狭窄、法洛四联症患儿总体预后良好，甚至部分室间隔缺损、房间隔缺损、动脉导管未闭有自然关闭的可能，但也要警惕这些疾病可导致一些并发症，如反复肺炎、心力衰竭、感染性心内膜炎,尤其要小心肺动脉高压。切忌不能盲目等待自然愈合,否则可能发生梗阻性肺动脉高压,丧失手术机会。

（五）鉴别诊断

常见先天性心脏病鉴别见表3-7-1。

表3-7-1 常见先天性心脏病鉴别要点

鉴别项目		房间隔缺损	室间隔缺损	动脉导管未闭	肺动脉瓣狭窄	法洛四联症
分类		左向右分流			无分流	右向左分流
症状		体格发育落后、多汗、气短、反复下呼吸道感染、晚期肺动脉高压时出现青紫	同房间隔缺损	同房间隔缺损	轻者无症状、重者活动后心悸、气促、青紫	青紫、蹲踞姿势、缺氧发作,可并发脑脓肿
心脏体征	杂音部位	第2、3肋间	第3、4肋间	第2肋间	第2肋间	第2、3肋间
	杂音性质、响度	Ⅱ~Ⅲ级收缩中期喷射样杂音,传导范围小	Ⅱ~Ⅴ级全收缩期反流样杂音,传导范围广	连续性机器样杂音,向颈部传导	Ⅱ~Ⅴ级收缩中期喷射样杂音,向颈部传导	Ⅱ~Ⅳ级收缩中期喷射样杂音,传导范围较广
	震颤	无	有	有	有	可有
	肺动脉瓣区第二心音	增强、固定分裂	增强	增强	减弱	减弱
X线检查	房室增大	右心房、右心室大	左心房、左心室大、大型右心室可大	左心房、左心室大、主动脉节增大	右心室大	右心室大,心尖上翘呈"靴形"
	肺动脉段	凸出	—	—	明显凸出	凹陷
	肺野	多血	凸出	凸出	少血	少血
	肺门舞蹈	有	多血 有	多血 有	无	无
心电图		不完全右束支传导阻滞,右心室肥大	正常,左心室或左、右心室肥大	左心室肥大	右心室、右心房肥大	右心室肥大

六、治疗原则、社区随访及转诊时机

（一）治疗原则

先天性心脏病最终的根治需要介入或外科手术修复,是否需要修复,以及手术的时机与方式取决于该疾病是否造成了患儿血流动力学改变。

1. 一般疗法 无血流动力学改变的患儿不需要治疗,但临床上应定期随访,观察疾病的动态变化。有血流动力学改变者,需预防并发症,如反复下呼吸道感染、感染性心内膜炎、心力衰竭,尤其是要警惕肺动脉高压的发生。

2. 修复性治疗

（1）介入治疗：经外周血管送入器械，不需体外循环，创伤小，并发症少，恢复快。

（2）外科开胸修补术：常需要体外循环。

在此尤其强调手术时机问题，既往认为学龄前期是最佳的手术时机，结果盲目等待却使部分患儿发展为严重肺动脉高压而丧失手术机会，甚至夭折。近年来随着对先天性心脏病病理生理更进一步的认识，以及手术技术及器械的不断改进，先天性心脏病的治疗愈发趋向小龄化。因此先天性心脏病的治疗时机主要取决于是否严重影响生长发育、是否反复出现心力衰竭及下呼吸道感染，以及是否存在肺动脉高压，如出现上述情况，应即时手术治疗。

3. 无手术机会患儿的治疗　包括肺动脉高压的治疗、心力衰竭的纠治、心律失常的治疗、高黏滞综合征的换血治疗等。

（二）社区随访

1. 无血流动力学改变者　可在当地定期随访，观察疾病动态变化。

2. 生长发育评估　及时发现先天性心脏病对患儿生长发育、呼吸等的影响，将患儿转诊至上级医院心脏专科，并进行手术时机的评估。

3. 发现并发症　及时发现先天性心脏病患儿心力衰竭、肺炎等表现，将患儿转诊至上级医院心脏专科治疗。

（三）转诊时机

1. 心脏肥大　胸片或超声心动图显示明显心脏增大者需转至上级医院评估手术适应证。

2. 出现并发症　如肺炎、心力衰竭、肺动脉高压、感染性心内膜炎、反复缺氧发作、严重发绀、高黏滞综合征、心律失常、不明原因发热需上转至上级医院心脏专科治疗。

七、疾病预防、筛查和管理

（一）预防

该病目前分为三级预防。

1. 一级预防　母亲孕前的遗传咨询、疾病预防，以及避免接触有害物质。

2. 二级预防　妊娠期检查，尤其是胎儿超声心动图检查，但这里尤其需要注意的是，除了极其严重的复杂畸形，或出生后预后极端不良的疾病建议终止妊娠外，是否继续妊娠需结合疾病的预后、伦理综合判断。

3. 三级预防　出生后通过体格检查和相应的辅助检查，了解先天性心脏病的种类，患儿病理生理变化、有无并发症，并制订出相应的随访或治疗计划。

4. 先天性心脏病患儿注意事项　应注意口腔卫生，牙科手术前预防性使用抗菌药物（常选择青霉素、阿莫西林，青霉素过敏者可选择大环内酯类抗菌药物），有助于预防感染性心内膜炎。

（二）筛查

对于平时来社区就诊的患儿，要注意其生长发育状况，有无呼吸困难、发绀、活动后乏力，以及有无反复肺炎病史。体格检查要注意呼吸、脉搏，高度怀疑先天性心脏病者要进行全面的心脏检查，必要时行超声心动图检查。

（三）管理

社区医师应为患儿建立档案，坚持定期随访，尤其是警惕有无并发症发生。先天性心脏病矫治术后患儿仍可能出现心律失常、感染性心内膜炎,甚至猝死,社区医师应当继续坚持定期随访并加强对患儿及家属的健康教育,督促定期完成心脏相关随访检查。

(王一斌)

第二节 病毒性心肌炎

一、概述

病毒性心肌炎(viral myocarditis)是病毒侵犯心脏所致的一种以心肌炎性病变为主要表现的疾病。

二、病因

多种病毒可导致病毒性心肌炎(表3-7-2),其中以柯萨奇病毒B组最为常见,近年来导致手足口病的肠道病毒(如EV-71)引起了广大医务工作者的高度重视。感染病毒后是否发生心肌炎取决于被感染者的遗传及免疫因素。

表 3-7-2 导致心肌炎的常见病毒

分类	病毒
RNA 肠道病毒	柯萨奇病毒 A 组、B 组,埃可病毒,肠道病毒 71 型
鼻病毒	鼻病毒
正黏病毒	流感病毒 A、B
副黏病毒	腮腺炎病毒、麻疹病毒、副流感病毒、合胞病毒
披膜病毒	登革热病毒、出血热病毒、风疹病毒
弹状病毒	狂犬病毒
沙粒病毒	淋巴细胞脉络丛脑膜炎病毒
DNA 腺病毒	腺病毒
疱疹病毒	单纯疱疹病毒 1 型、2 型,巨细胞病毒,EB 病毒
痘状病毒	天花病毒、牛痘病毒
未分类	肝炎病毒(甲型、乙型)

三、临床特征

临床表现轻重不一,轻者无症状而未被发觉,极少数重者为暴发的心源性休克,迅速死亡,尤其是某些暴发型心肌炎患儿以胃肠道症状为首发表现,常被漏诊,此点尤应引起注意。

1. 轻型　可无症状或仅有一过性的 ST-T 段改变,或有非特异性症状,如乏力、食欲减退,心界大多正常。

2. 中型　除上述症状外,多有充血性心力衰竭,可表现为呼吸急促、端坐呼吸,面色发绀,心界扩大,心音低钝,奔马律或心律失常,双肺出现啰音,肝大、压痛。

3. 重型　可因严重心律失常，如三度房室传导阻滞、室性心动过速、心室颤动等致阿-斯综合征、心源性休克或猝死。

四、辅助检查

(一) 实验室检查

1. 血常规　可有白细胞计数、嗜酸性粒细胞、红细胞沉降率升高。

2. 酶学检查　磷酸肌酸激酶(CK)及其同工酶 MB(CK-MB)升高，心肌肌钙蛋白(cardiac troponin, cTn)T、cTnI 升高。

3. 血生化　肝功能、肾功能、电解质可能异常。

4. 血气分析　可能异常。

5. 凝血功能　DIC 可能异常。

(二) 心电图

对本病的早期诊断非常重要。在感染的同时或感染后短时间内出现胸闷、乏力、面色苍白、呕吐、腹痛、心功能不全或心律失常者，应及时行相关检查，其中以心电图最为敏感。心电图虽不能确定诊断，但可提供有力的线索。可能出现的异常心电图如下。

(1) 安静时与体温不相称的窦性心动过速。

(2) 低电压为心肌炎常见图形，肢导联上 QRS 波总幅度不超过 5mm。

(3) ST 及 T 波改变，但非特异性。

(4) 异常 Q 波及 QT 间期延长亦可提示心肌受损害。

(5) 各种心律失常，包括异位节律、室性和室上性心动过速、心室颤动、心房扑动、紊乱性房性心动过速、心房颤动等，以及房性期前收缩、室性期前收缩及交界性期前收缩；还包括各种传导阻滞，其中三度房室传导阻滞尤其重要，以及完全性左、右束支传导阻滞和窦房传导阻滞等。

(三) 胸部 X 线片

胸部 X 线片可能发现心影增大、肺淤血、肺水肿，肺血增多可伴有肺部大片阴影。

(四) 超声心动图

超声心动图可能显示心腔扩大，尤其是左心室扩大，左心室射血分数降低，心排血量降低，这些均为心功能减退的表现。也有患儿伴有少量心包积液。

(五) 心脏磁共振

心脏磁共振(cardiac magnetic resonance, CMR)目前已成为无创检查心脏结构、病变和功能的"金标准"。通过延迟钆强化可正确显示心肌病变的部位、模式(斑点状、斑块状、带状、弥漫性)，并可区别心肌充血、水肿、纤维化、坏死等。不但可诊断心肌炎，还可区别急性心肌炎、慢性心肌炎和扩张型心肌病。

(六) 心导管检查

必要时行心导管检查，甚至心肌活检，以了解其解剖及生理改变。

五、疾病识别要点

(一) 诊断标准

1. 主要临床诊断依据

(1) 心功能不全、心源性休克或心脑综合征。

（2）心脏扩大。

（3）血清 cTnI 或 cTnT 或 CK-MB 升高，伴动态变化。

（4）显著心电图改变（心电图或 24 小时动态心电图）。

（5）CMR 呈现典型心肌炎症表现。

在上述心肌炎主要临床诊断依据（4）中，"显著心电图改变"包括以 R 波为主的 2 个或 2 个以上主要导联（Ⅰ、Ⅱ、aVF、V_5 导联）的 ST-T 段改变持续 4 日以上伴动态变化；新近发现的窦房、房室传导阻滞；完全性右束支或左束支传导阻滞；窦性停搏；成联律、成对、多形性或多源性期前收缩；非房室结及房室折返引起的异位心动过速；心房扑动、心房颤动；心室扑动、心室颤动；QRS 低电压（新生儿除外）；异常 Q 波等。

在上述心肌炎主要临床诊断依据（5）中，"CMR 呈现典型心肌炎症表现"指具备以下 3 项中至少 2 项：①提示心肌水肿，T_2WI 显示局限性或弥漫性高信号；②提示心肌充血及毛细血管渗漏，T_1WI 显示早期钆增强；③提示心肌坏死和纤维化，T_1WI 显示至少 1 处非缺血区域分布的局限性晚期延迟钆增强。

2. 次要临床诊断依据

（1）前驱感染史，如发病前 1~3 周内有上呼吸道或胃肠道病毒感染史。

（2）胸闷、胸痛、心悸、乏力、头晕、面色苍白、面色发灰、腹痛等症状（至少 2 项），小婴儿可有拒乳、发绀、四肢凉等。

（3）血清乳酸脱氢酶（lactate dehydrogenase，LDH）、α- 羟丁酸脱氢酶（α-hydroxybutyrate dehydrogenase，HBDH）或天冬氨酸转氨酶（AST）升高。

（4）心电图轻度异常。

（5）抗心肌抗体阳性。

在上述心肌炎次要临床诊断依据（3）中，若在血清 LDH、α-HBDH 或 AST 升高的同时，亦有 cTnI、cTnT 或 CK-MB 升高，则只计为主要指标，该项次要指标不重复计算。

在上述心肌炎次要临床诊断依据（4）中，"心电图轻度异常"指未达到心肌炎主要临床诊断依据中"显著心电图改变"标准的 ST-T 段改变。

3. 心肌炎临床诊断标准

（1）心肌炎：符合心肌炎主要临床诊断依据≥3 条；或主要临床诊断依据 2 条加次要临床诊断依据≥3 条；并除外其他疾病，可以临床诊断心肌炎。

（2）疑似心肌炎：符合心肌炎主要临床诊断依据 2 条；或主要临床诊断依据 1 条加次要临床诊断依据 2 条；或次要临床诊断依据≥3 条；并除外其他疾病，可以临床诊断疑似心肌炎。

凡未达到诊断标准者，应给予必要的治疗或随诊，根据病情变化，确诊或除外心肌炎。

在诊断标准中，应除外其他疾病，包括冠状动脉疾病、先天性心脏病、高原性心脏病，以及代谢性疾病（如甲状腺功能亢进症及其他遗传代谢病等）、心肌病、先天性房室传导阻滞、先天性完全性右束支或左束支传导阻滞、离子通道病、直立不耐受、β 受体功能亢进或药物引起的心电图改变等。

4. 病毒性心肌炎病原学诊断依据

（1）病原学确诊指标：自心内膜、心肌、心包（活体组织检查、病理）或心包穿刺液检查发现以下之一者可确诊。①分离到病毒；②用病毒核酸探针查到病毒核酸。

（2）病原学参考指标：有以下之一者结合临床表现可考虑心肌炎由病毒引起。①自粪便、咽拭子或血液中分离到病毒，且恢复期血清同型抗体滴度较第 1 份血清升高或降低 4 倍以上；②病程早期血清中特异性 IgM 抗体阳性；③用病毒核酸探针从患儿血液中查到病毒核酸。

5. 病毒性心肌炎诊断标准　在符合心肌炎诊断的基础上，结合病原学诊断依据。

（1）具备病原学确诊指标之一，可确诊为病毒性心肌炎。

（2）具备病原学参考指标之一，可临床诊断为病毒性心肌炎。

（二）诊断思路

1. 因乏力、食欲减退就诊的患儿　尤其是明显腹痛者，要高度警惕心肌炎，此时应观察患儿的面色、精神状态、呼吸、周围循环，尤其是心脏的体格检查。

2. 高度疑似心肌炎患儿　应按急诊重症处理，需留院观察、完善上述辅助检查以确定是否为病毒性心肌炎。

（三）根据临床表现进行初步识别

就诊时如主诉乏力、面色苍白、心悸、胸闷，应仔细体格检查，尤其观察生命体征、周围循环、心率、心律、心音是否有力。此时还需进行常规十二导联心电图检查，如出现异常，应高度怀疑心肌炎，并应留院观察及完善上述辅助检查，以确定是否有病毒性心肌炎的可能。

（四）疾病演变过程

病毒性心肌炎的转归大致分为：①痊愈；②死亡；③慢性活动性心肌炎；④慢性心肌炎；⑤扩张型心肌病。心肌炎的预后与以下因素相关。

（1）首先是发病年龄，新生儿预后不佳；柯萨奇病毒 B 组所致者病死率达 75%，第 1 周病死率最高。

（2）心肌受损的严重程度也是影响预后的重要因素之一。

（3）心电图表现对预后有一定提示意义，呈广泛 ST-T 改变者预后差，室性心动过速、心室颤动者病死率较高。

（4）是否合并多器官损害。

（5）早期诊断、及时救治，特别对三度房室传导阻滞者，及时安装临时起搏器对病情的改善非常重要。

（五）鉴别诊断

应除外风湿性心脏病、中毒性心肌炎、先天性心脏病、结缔组织及代谢性疾病所致的心肌损伤、甲状腺功能亢进症、心肌病、心内膜弹力纤维增生症、先天性房室传导阻滞、心脏自主神经功能异常、β 受体功能亢进或药物引起的心电图改变。

六、治疗原则、社区随访及转诊时机

（一）治疗原则

1. 一般治疗　包括休息、调整体位、给氧，以及水、电解质、酸碱、能量纠正等。

2. 控制心力衰竭　可应用呋塞米，正性肌力药物，但应用洋地黄类的正性肌力药物时须慎重，因其易致中毒，建议使用多巴胺静脉滴注。

3. 纠正心源性休克　①扩容、纠酸治疗：含钠等渗液，10~20ml/（kg·h）；②血管活性药物：多巴胺，5~10μg/（kg·min）；③肾上腺皮质激素：地塞米松 0.5~1.0mg/kg 或甲泼尼龙

10~15mg/（kg·次），每 12 小时 1 次。

4. 抗心律失常 无血流动力学改变的心律失常不需要处理,其随着原发疾病的恢复大多可以消失,但有血流动力学改变的心律失常需及时处理,常见为阵发性室性心动过速、三度房室传导阻滞。若患儿发生了三度房室传导阻滞,且心脑综合征发作,需及时处理,可临时静脉滴注异丙肾上腺素,起始剂量 0.05~0.50μg/（kg·min）,根据病情调整;最好安置临时心脏起搏器。

5. 改善心肌营养 静脉滴注磷酸肌酸,大剂量维生素 C［200mg/（kg·d）］,口服辅酶 Q_{10}。

6. 大剂量丙种球蛋白 2g/kg,2~3 日内静脉滴注。

（二）社区随访

如患儿无血流动力学改变、不出现心力衰竭、无心律失常、呼吸平稳,可在社区随访,但应密切观察上述改变。

（三）转诊时机

原则上,初诊怀疑病毒性心肌炎的患儿应及时转诊至上级医院心脏专科就诊,明确诊断、及时治疗。若出现下列情况,应充分评估转运风险,并在密切监护下,尽快向有心脏高级支持手段的上级医院转诊,包括:①有血流动力学改变;②心力衰竭;③心律失常;④内环境紊乱;⑤有其他并发症。

七、疾病预防、筛查和管理

1. 预防 目前尚无确切的预防措施,避免感染、及时对病毒性疾病预防接种疫苗可能有一定的预防作用。患儿有相关症状应及时就诊,接诊医师应高度警惕,争取早期诊断、及时救治,以预防发生严重后果。

2. 筛查 对于平时来社区就诊的患儿,要注意其有无心慌、乏力、面色苍白;体格检查要注意呼吸、脉搏,高度怀疑病毒性心肌炎者要进行全面的心脏检查;必要时行心电图、CK、cTn、超声心动图检查;可疑患儿应选择恰当的转诊方式,及时转诊至合适的上级医疗机构。

3. 管理 社区医师对已诊断为病毒性心肌炎患儿,包括临床痊愈者,都应建立档案,坚持定期随访,观察患儿心功能状况,尤其是警惕有无扩张型心肌病、严重心律失常发生。

（王一斌）

第八章

泌尿系统疾病

第一节　肾病综合征

一、概述

肾病综合征(nephrotic syndrome, NS)是由于肾小球滤过膜对血浆蛋白通透性增高,大量血浆蛋白自尿中丢失而导致一系列病理生理改变的临床综合征,以大量蛋白尿、低蛋白血症、高脂血症和水肿为主要临床特点,可分为原发性、继发性和先天性三种类型,而原发性 NS 约占小儿时期 NS 总数的 90%。根据国外报道,儿童原发性 NS 年发病率为(2~4)/100 000,患病率为 16/100 000。我国相关研究统计资料显示,原发性 NS 约占同期泌尿系统疾病住院患儿总数的 20.0%。

二、病因

(一) 原发性肾病综合征

病因和发病机制目前尚不明确。可有多种病理改变,各种病理类型所占比例因年龄、病例选择性和肾活检指征而异。儿童原发性 NS 最主要的病理类型是微小病变型肾病,约占 80%,是指肾小球的光镜和免疫荧光检查基本正常,电镜显示足突广泛融合。其次为局灶节段性肾小球硬化、IgA 肾病、系膜增生性肾小球肾炎和膜增生性肾炎。而膜性肾病仅占 1%~2%。

(二) 继发性肾病综合征

常见的原因有紫癜性肾炎、狼疮性肾炎、乙型肝炎病毒相关性肾炎、淋巴瘤或实体肿瘤、药物、感染、Alport 综合征和溶血性尿毒综合征等。

(三) 先天性肾病综合征

先天性 NS 指出生后 3 个月内发病,临床表现符合 NS,并除外继发性因素(如 TORCH 或先天性梅毒感染),包括典型的芬兰型先天性 NS、弥漫性系膜硬化和出生早期发生的原发性 NS。先天性 NS 主要是由构成肾小球滤过屏障的重要分子基因突变或调节这些基因的转录因子突变引起。常见致病基因有 *NPHS1*、*NPHS2*、*WT1*、*LAMB2*、*PLCE1* 和 *COQ2* 等。

三、临床特征

(一) 临床表现

起病隐匿,常无明显诱因。当出现大量蛋白尿时,尿液表面张力增高而出现泡沫。因此,泡沫尿和水肿常是就诊的主诉。NS 水肿常以活动后下肢水肿最明显,也可出现晨起颜面部水肿,以眼眶周围较明显。水肿表现为游走性和重力依赖性,如活动后下肢水肿加重、平卧时腰骶部出现水肿、侧卧时一侧肢体水肿加重等。低白蛋白血症明显时伴有胸腔积液、腹水,甚至心包积液或外生殖器水肿。部分水肿明显的患儿可伴有尿量减少。无并发症的患儿无肉眼血尿,而短暂的镜下血尿见于约 15% 的患儿。大多数患儿血压正常,轻度高血压也见于约 15% 的患儿,严重的高血压通常不支持微小病变型肾病的诊断。约 30% 的患儿因血容量减少而出现短暂肌酐清除率下降,急性肾衰竭少见。

(二) 并发症

1. 感染　是最常见的并发症,也是导致死亡、发病、复发和加重的重要原因,会影响激素或免疫抑制剂疗效。呼吸道感染是最常见的感染类型。需要排除自发性腹膜炎、皮肤感染和蜂窝织炎、泌尿道感染、脓毒症、脑膜炎等相对隐匿的感染。

细菌(如肺炎链球菌、结核分枝杆菌)、病毒(如水痘带状疱疹病毒、巨细胞病毒)、真菌(如卡氏肺孢菌和曲霉菌)、原虫等多种病原体均可致病。约 30% 有病毒或细菌感染史,70% 肾病复发与病毒感染有关。

2. 高凝状态及血栓栓塞　高凝状态可能与低蛋白血症、脂质代谢紊乱、凝血、抗凝与纤溶系统失衡、过度利尿和激素应用等有关。制动(尤其是全身性重度水肿)、感染、中心静脉置管、有遗传性血栓形成倾向都是血栓栓塞的高危因素。

静脉血栓多于动脉血栓。肾静脉血栓最常见,急性者表现为突发的腰痛、血尿、尿蛋白增加或肾功不全;慢性者仅为持续不缓解的蛋白尿。两侧肢体水肿程度差别固定,不随体位改变而变化,多有下肢深静脉血栓,常见于多次股静脉穿刺抽血。若下肢疼痛伴足背动脉搏动消失,应考虑下肢动脉血栓。不明原因的咳嗽、咯血或呼吸困难而无肺部体征时要警惕肺栓塞。突发的偏瘫、面瘫、失语或神志改变等神经系统表现,在排除高血压脑病、颅内感染后,需要考虑脑栓塞。

3. 电解质紊乱和低血容量　常见低钠血症、低钾血症、低钙血症。不恰当地长期禁盐或长期食用不含钠的食盐代用品、过多使用利尿剂,以及感染、呕吐、腹泻等因素均可致低钠血症,临床表现为厌食、乏力、懒言、嗜睡、血压下降,甚至出现休克、抽搐等。由于低蛋白血症,血浆胶体渗透压下降、显著水肿常导致有效血容量不足。部分长期不恰当限盐的患儿,在呕吐、腹泻等急剧体液丢失时,易发生低血容量性休克。

4. 急性肾损伤　感染、低血容量、急性肾小管坏死、抗菌药物或非甾体抗炎药引起的急性过敏性肾小管间质性肾炎,以及药物中毒(如 ACEI 或钙调磷酸酶抑制剂)都可导致肾病患儿的肾小球滤过率下降。原发性肾脏病(如膜增生性肾小球肾炎)或继发性肾脏病(如感染后肾小球肾炎或狼疮性肾炎)都可表现为肾小球损伤引起的急性肾损伤。

5. 肾小管功能障碍　大量蛋白尿的重吸收可导致肾小管(主要是近曲小管)功能损害,

出现肾性糖尿、氨基酸尿，严重者呈范科尼综合征（Fanconi syndrome）。

6. 其他 甲状腺功能异常、营养不良、生长发育迟缓、维生素 D 不足、肾上腺危象、小细胞性贫血、冠状动脉粥样硬化等。

四、辅助检查

（一）尿液分析

1. 随机尿或晨尿蛋白定性检测≥（+++）。

2. 24 小时尿蛋白定量≥50mg/kg。

3. 随机尿或晨尿尿蛋白 / 肌酐（mg/mg）≥2.0。

（二）血清蛋白、胆固醇和肾功能测定

1. 血浆总蛋白下降，白蛋白≤25g/L，白蛋白 / 球蛋白比例倒置。

2. 免疫球蛋白中 IgG 和 IgA 水平下降，IgE 和 IgM 有时升高。

3. 血清胆固醇 >5.7mmol/L，甘油三酯升高，低密度脂蛋白和极低密度脂蛋白增高，高密度脂蛋白多为正常。

4. 血尿素氮和肌酐可升高。

（三）血清补体测定

微小病变型 NS 血清补体水平正常，其他病理类型或肾炎性肾病综合征患儿血清补体可降低。

（四）感染依据的检查

新诊断患儿应进行血清学检查以寻找链球菌感染的证据，还应进行其他病原学检查，如乙型肝炎病毒感染、结核感染等。

（五）系统性疾病的血清学检查

新诊断病例需检测抗核抗体、抗 dsDNA 抗体、SM 抗体等。

（六）高凝状态和血栓形成的检查

1. 大多数原发性肾病患儿都存在不同程度的高凝状态、血小板增多、血浆纤维蛋白原增加、D- 二聚体增加、纤维蛋白裂解产物增高。

2. 影像学检查 对可疑血栓形成者可行彩色多普勒超声检查以明确诊断，有条件者可行 DSA 检查。

（七）经皮肾穿刺组织病理学检查

多数儿童 NS 不需肾活检，NS 肾活检指征为：①激素耐药、频繁复发或激素依赖；②肾炎型肾病或继发性 NS；③病程中病情好转而怀疑有间质性肾炎或新月体形成；④出现缓慢的肾功能减退。

五、疾病识别要点

（一）诊断标准

1. 大量蛋白尿 24 小时尿蛋白定量≥50mg/kg 或晨尿蛋白 / 肌酐（mg/mg）≥2.0，1 周内 3 次晨尿蛋白定性（+++）~（++++）。

2. 低蛋白血症 白蛋白≤25g/L。

3. 高脂血症 血清胆固醇 >5.7mmol/L。

4. 不同程度的水肿。

以上 4 项中,以"1"和"2"为诊断的必要条件。

(二) 诊断思路

1. 水肿 患儿出现不同程度水肿,尤其下肢凹陷性水肿,眼睑水肿晨重暮轻,尿常规提示大量蛋白尿时,要考虑 NS。可通过询问病史和检查,判断是原发性 NS 还是继发性 NS,若 3 月龄以下小婴儿发病,需诊断是否为先天性 NS。

2. 临床分型 诊断为原发性 NS 的患儿再进一步行临床分型,分为单纯型和肾炎型。

(1) 单纯型肾病:只有上述 NS 诊断标准的表现。

(2) 肾炎型肾病:除上述 NS 诊断标准的表现外,尚具有以下四项之一或多项者。

1) 2 周内分别 3 次离心尿镜检红细胞≥10 个 /HP,并证实为肾小球源性血尿。

2) 反复或持续高血压:≥3 次于不同时间点测量的收缩压和 / 或舒张压大于同性别、年龄和身高的儿童 / 青少年的第 95 百分位数 (P_{95}),并除外糖皮质激素等原因。

3) 肾功能异常,并排除由于血容量不足等所致。

4) 持续低补体血症。

3. 治疗反应分型 原发性 NS 给予激素治疗后,再根据治疗反应,可将患儿分为激素敏感型 NS,激素耐药型 NS 和激素依赖型 NS。

(1) 激素敏感型 NS:以足量泼尼松[2mg/(kg·d) 或 60mg/(m² · d)]治疗≤4 周尿蛋白转阴者。

(2) 激素耐药型 NS(steroid-resistant NS):以足量泼尼松治疗 >4 周尿蛋白仍阳性者。又可分为初治耐药和迟发耐药,后者指激素治疗 1 次或多次缓解后,再次激素治疗 >4 周尿蛋白仍阳性者。

(3) 激素依赖型 NS(steroiddependent nephroticsyndrome):对激素敏感,但连续两次减量或停药 2 周内复发者。在判断激素疗效时,注意干扰激素效应的因素,如是否足量,以及是否存在感染、高凝状态和血栓形成。

4. 复发病例 如果患儿在巩固治疗阶段复发,需要判断是非频复发还是频复发。

(1) 复发 NS:连续 3 日 24 小时尿蛋白定量≥50mg/kg,或晨尿的尿蛋白 / 肌酐(mg/mg)≥2.0,或晨尿蛋白由阴性转为(+++)~(++++)。

(2) 非频复发 NS:首次完全缓解后 6 个月内复发 1 次,或 1 年内复发 1~3 次。

(3) 频复发(frequently relapsing)NS:指病程中半年内复发≥2 次,或 1 年内复发≥4 次。

(三) 根据临床表现进行初步识别

早期 NS 患儿典型临床特征未必全部出现,当患儿出现双眼睑水肿或少尿等情况时,可予以尿常规筛查。对于已诊断 NS 的患儿,在进行规律用药治疗期间,如出现呼吸道感染,需要警惕 NS 复发,可根据病情调整激素用量。由于水肿、高血压等原因卧床或少动的患儿,需警惕深静脉血栓形成。

(四) 疾病演变过程

小儿 NS 大多预后良好,单纯型 NS 大多对激素治疗敏感,病理类型多为微小病变型,激素治疗对 90%~95% 患儿有效,但其中 85% 可有复发,尤其是感染诱发;发展成尿毒症者极少。肾炎型肾病病理类型以局灶性节段性肾小球硬化症、膜增生性肾小球肾炎、膜性肾病、膜增生肾炎等多见,多数为激素耐药型,部分有可能发展成慢性肾衰竭,甚至导致死亡。

(五)鉴别诊断

原发性 NS 还需与继发于全身疾病的 NS 相鉴别。儿童部分非典型的链球菌感染后肾炎、紫癜性肾炎、狼疮性肾炎、乙型肝炎病毒相关性肾炎和药源性肾炎等均可有 NS 样临床表现,需要排除继发性 NS 后才能诊断原发性 NS。

六、治疗原则、社区随访及转诊时机

(一) 治疗原则

1. 对症治疗

(1) 一般治疗:除严重水肿、低血容量和并发感染,一般不需要卧床休息。显著水肿和严重高血压者,应短期限制水、钠摄入(摄入钠 1~2g/d);病情缓解后,不必继续限盐。蛋白质摄入 1.5~2.0g/(kg·d),以高生物效价的动物蛋白(如乳、鱼、蛋、禽、牛肉)为主。在应用糖皮质激素的过程中,补充维生素 D 400IU/d 和钙剂 800~1 200mg/d。

(2) 利尿消肿:对于水肿明显者,可适当使用利尿剂。如口服利尿药氢氯噻嗪 1~2mg/(kg·d),分 2~3 次口服;无高血钾状态时加用螺内酯 2mg/(kg·d),分 2~3 次口服。

(3) 降压治疗:ACEI/ARB 不仅可以控制高血压,而且可以降低尿蛋白和维持或延缓肾功能病变进展,尤其适合伴有高血压的 NS。常用药物如卡托普利 0.5~2mg/(kg·d),分 2~3 次口服;依那普利 0.07~0.72mg/(kg·d),一日最大剂量 40mg。若果高钾血症无法控制或血肌酐较基线值升高 30% 以上,应停用 ACEI/ARB。

2. 并发症治疗

(1) 防治感染:加强护理,避免交叉感染。一般不常规预防性使用抗菌药物。一旦发生感染,应及时治疗,避免使用肾毒性药物。

(2) 抗凝溶栓:对于有高凝倾向者,为预防血栓及栓塞,应给予抗凝及抗血小板治疗。抗凝指征:人血白蛋白 <20g/L、纤维蛋白原 >6g/L 或抗凝血酶Ⅲ较正常值 <70%。常用抗凝和抗血小板药物治疗。

1) 肝素:剂量为 1mg/(kg·d),加入 10% 葡萄糖液 50~100ml 中静脉滴注,1 次 /d,2~4 周为 1 个疗程。

2) 尿激酶:对于已发生血栓的患儿,应采取溶栓和抗凝治疗,一般应用普通肝素或低分子量肝素,同时加用尿激酶溶栓,30 000~60 000U/d,加入 10% 葡萄糖液 100~200ml 中静脉滴注,1~2 周为 1 个疗程。在溶栓过程中,应严密监测凝血指标,维持凝血酶原时间在正常值的 1.8~2.0 倍,避免出血(特别是脑出血)的风险。

3) 口服抗凝药物:双嘧达莫,5~10mg/(kg·d),分 3 次餐后服用,6 个月为 1 个疗程。

(3) 降脂治疗:对于有高脂血症的患儿,重点在调整饮食,10 岁以上儿童可考虑给予他汀类药物治疗。该类药物可降低 20%~45% 的血浆总胆固醇浓度,但甘油三酯水平的降低程度较小,常用药物如辛伐他丁,10~40mg/d,晚间顿服。

(4) 甲状腺功能减退症治疗:促甲状腺激素高且 T_3、T_4 低的患儿,可给予合成甲状腺素,如左甲状腺素钠,起始剂量 12.5~25.0μg/d,根据实验室指标和临床应答每 4~6 周增加 12.5~25μg/d,直至甲状腺功能和血清促甲状腺激素水平恢复正常。

3. 糖皮质激素治疗　糖皮质激素的用药原则:选择以生物半衰期 12~36 小时的中效制

剂(如泼尼松);开始治疗时宜足量,分次服用,尽快诱导尿蛋白转阴;尿蛋白阴转后的维持治疗阶段以隔日晨顿服为宜;维持治疗不宜过短,应待病情稳定再停药,以避免复发。

(1) 诱导缓解阶段:足量泼尼松,1.5~2mg/(kg·d),最大剂量 60mg/d,分次口服,尿蛋白转阴后改为每日晨顿服,共 4~6 周。对于足量激素诱导 2 周内尿蛋白转阴患儿,建议诱导缓解的疗程为 4 周;若为足量激素诱导治疗 2 周以上尿蛋白转阴的患儿,建议诱导缓解的疗程为 6 周。

(2) 巩固维持阶段:原足量泼尼松隔日早餐后顿服,最大剂量 60mg/d,维持 4 周;若尿蛋白持续阴性,之后每 2~4 周减 2.5~5.0mg。维持量减至 2.5~5.0mg/kg 时维持 3 个月;之后若尿蛋白仍持续阴性,每 2 周减 2.5~5.0mg 至停药;总疗程 9~12 个月。

(3) 在感染时激素用法:在巩固维持阶段患上呼吸道或胃肠道感染时,改隔日口服激素治疗为同剂量每日口服,连用 7 日,可降低复发率。若未及时更改用药频率而出现尿蛋白阳性,仍可改为同剂量每日顿服,直到尿蛋白转阴 2 周再减量。如尿蛋白不转阴,应重新开始诱导缓解,直至尿蛋白连续转阴 3 日后改为 1.5mg/kg 或 40mg/m²,隔日晨顿服 4 周,然后用 4 周以上的时间逐渐减量。

长期使用泼尼松者,尤其需要警惕颅内高压、白内障、激素性青光眼、股骨头无菌坏死和生长障碍。

4. 频复发 NS 和激素依赖型 NS 的治疗

(1) 糖皮质激素的使用

1) 拖尾疗法:重新诱导缓解后,泼尼松每 4 周减量 0.25mg/kg,给予能维持缓解的最小有效激素量(0.50~0.25mg/kg),隔日口服,连用 9~18 个月。若隔日激素治疗过程中出现病情反复,可用能维持缓解的最小有效激素量(0.50~0.25mg/kg),每日口服。

2) 纠正肾上腺皮质功能不全:对这部分患儿可静脉滴注促肾上腺皮质激素(adrenocorticotropic hormone,ACTH)来预防复发。对激素依赖型 NS 患儿,给予 ACTH 0.4U/(kg·d)(总量不大于 25U/d),静脉滴注 3~5 日,然后激素减量,同时再用 1 次 ACTH 以防复发。每次激素减量均按上述处理,直至停激素。一般 ACTH 用 6 个疗程或激素减停后继续用 ACTH 治疗 2 个疗程。

(2) 加用免疫抑制剂:积极寻找复发诱因,积极控制感染,尤其是隐匿感染(如慢性扁桃体炎、鼻窦炎和龋齿)。部分患儿控制感染后可自发缓解。若仍不缓解,建议行肾活检明确病理类型,并加用免疫抑制剂治疗,常用药物如下。

1) 环磷酰胺:2~3mg/(kg·d),分 2~3 次口服 8 周;或 8~12mg/(kg·d)静脉冲击给药,每 2 周连用 2 日,总剂量≤168mg/kg。

副作用可有胃肠道反应、骨髓抑制、肝功能损害、出血性膀胱炎,少数患儿可发生肺纤维化。注意水化,多饮水及适当补液(增加补液 >20ml/kg,用 1/4~1/3 张液体)。每次冲击治疗前复查血常规和肝功能、肾功能。白细胞计数 <4×10⁹/L、转氨酶升高 3 倍以上时,暂停使用。近 2 周内有过严重感染或用过其他细胞毒性药物者慎用。避免青春期前和青春期用药。

2) 其他免疫抑制剂:可根据患儿病情及可能存在的副作用耐受状态,选择不同免疫抑制剂。

① 环孢素 A:4~6mg/(kg·d),每 12 小时口服 1 次,维持血药浓度谷值 80~120ng/ml,疗程 12~24 个月。

② 他克莫司：0.05~0.15mg/（kg·d），每12小时口服1次，维持血药浓度谷值5~10μg/L，疗程12~24个月。

③ 霉酚酸酯：20~30mg/（kg·d），每12小时口服1次，每次最大量不超过1g，疗程12~24个月。

④ 利妥昔单抗：375mg/（m²·次），每周1次，用1~4次。

（3）左旋咪唑：用于常伴感染的频复发NS和激素依赖型NS。隔日2.5mg/kg，疗程6个月。副作用可有胃肠道不适、流感样症状、血管炎、脑病和中性粒细胞下降，停药即可恢复。

（4）寻找有无其他因素的影响：确认是否存在并发感染、肾小管间质改变、肾静脉血栓形成，或同时服用影响激素效应的药物，如利福平。

5. 激素耐药型NS的治疗

（1）治疗原则：去除可能存在的病因，如隐匿性感染、高凝状态、血栓形成。肾活检明确病理类型。评估肾功能。对可致肾病缓慢进展的因素（如蛋白尿、高血压和高血脂）等进行治疗。

（2）激素和免疫抑制剂治疗

1）激素序贯疗法：对激素耐药型NS患儿可考虑以大剂量甲泼尼龙［15~30mg/（kg·d）］冲击治疗，1次/d，连用3日为1个疗程，最大剂量≤1.0g，冲击治疗结束后继续使用泼尼松2mg/（kg·d），持续11日。甲泼尼龙冲击治疗过程中应注意有无活动性感染、糖耐量降低、高血压、胃肠道溃疡或活动性出血，以及库欣综合征等不良反应。如果尿蛋白阴转，泼尼松应按照巩固维持阶段激素治疗方案进行减量。

2）如尿蛋白仍阳性，建议行肾活检后根据不同病理类型选择免疫抑制剂。在缺乏肾脏病理检查的情况下，采用小剂量泼尼松与钙调磷酸酶抑制剂（如他克莫司、环孢素A等）联合作为首选治疗，疗程至少6个月。如无效，则停止使用。还可选择激素联合大剂量环磷酰胺冲击治疗（同SDNS）。同时泼尼松改为隔日晨顿服2mg/kg（每次最大剂量不超过60mg），随后每2~4周减5~10mg，再以一个较小剂量长期隔日顿服维持，少数患儿可停用。

对于经上述治疗无效的患儿，经评估除外遗传性激素耐药型NS、感染、血栓形成等并发症，可采用多靶点联合治疗，但应考虑不同的药物作用机制，力求增加疗效和避免严重副作用。

（二）社区随访

1. 随访对象

（1）初发及轻度水肿的NS。

（2）诊断和治疗方案明确的NS，无并发症、病情稳定或已经停药。

2. 随访内容

（1）观察身高、体重、血压、水肿、尿量。

（2）定期复查尿常规、血常规、肝功能、肾功能、血脂和电解质、甲状腺功能、维生素D水平。

（3）观察糖皮质激素和免疫抑制剂等药物的疗效和不良反应。如有无尿糖、骨质疏松、激素相关性青光眼等临床表现，评价生长曲线和青春期发育等生长发育情况和骨龄。

（4）依据我国儿童激素敏感、复发/依赖NS诊治循证指南2016，根据患儿治疗反应调整激素等药物剂量，合理预防接种，监测有无感染等并发症。

（三）转诊时机

出现如下情况需要转诊。

（1）有非微小病变型肾病的临床特征（如肉眼血尿、高血压、肾功能不全、低补体血症、年龄 <1 岁或 >12 岁）、难治性肾病等需要行肾活检和加用免疫抑制剂时。

（2）出现高度水肿、严重高血压、少尿等严重临床表现，常规治疗效果不佳。

（3）出现严重感染、血栓、肾上腺危象、急性肾损伤等并发症。

（4）出现不能耐受的副作用，如消化性溃疡、白内障、青光眼、活动性结核等。

七、疾病预防、筛查和管理

（一）预防

1. 积极防治高血压　定期检测血压，遵医嘱服用降压药，严格控制盐的摄取。

2. 谨慎用药　避免使用具有肾毒性的药物。

（二）筛查

1. 机会性筛查　患儿因小便泡沫增多，眼睑水肿或其他医学原因就诊，需要筛查小便常规是否有异常，争取早发现、早诊断和早治疗。

2. 人群普查　对幼儿园、小学生等特殊人群进行尿常规和尿沉渣检查。

（三）管理

1. 指导生活方式

（1）适当活动，预防感染。

（2）水肿严重时采取低盐饮食，避免摄入含钠量高的食物、药物及饮料。

（3）低脂饮食，少食动物油脂，多食植物油（如芝麻油）。

（4）适量优质蛋白饮食，以每日 1.2~1.8g/kg 即可，可选用乳、蛋、鱼、瘦肉等。

（5）适当能量摄入，增加富含可溶性纤维素的摄入。

2. 指导用药

（1）教育患儿出院后及时门诊复诊，由医师确定激素用量。

（2）联合应用免疫抑制剂的患儿，应定期到医院监测相关并发症，如出现免疫抑制剂可疑毒副作用，应及时就诊。

3. 预防接种

（1）灭活疫苗：大剂量激素[≥2mg/（kg·d）或≥20mg/d，持续 2 周以上]或利妥昔单抗治疗的患儿，可接种灭活疫苗，但要根据患儿自身免疫状态，适当加大疫苗的剂量，增加接种次数。

（2）减毒活疫苗：应用大剂量激素和 / 或免疫抑制剂和 / 或生物制剂的 NS 患儿，禁止注射减毒活疫苗。

2020 年改善全球肾脏病预后组织（Kidney Disease：Improving Global Outcomes，KDIGO）指南认为，激素剂量 <1mg/（kg·d）（<20mg/d）或隔日 2mg/kg（隔日 40mg），或细胞毒性药物停药 3 个月以上，或免疫抑制剂停药 1 个月以上时，可行活疫苗（麻疹、腮腺炎、风疹、水痘、轮状病毒）接种。

4. 健康教育　纳入慢性病管理系统。让患儿及其父母更好地了解肾病知识，学会观察泡沫尿，教会其采用试纸条检测尿蛋白，增强治疗依从性。良好的依从性是改善患儿预后的关键,应该定期到医院随诊,如出现病情变化,应及时就诊。此外还要指导患儿及其家属不要偏信单方、偏方,杜绝服用无确切疗效的中草药。

(陶于洪　翟松会)

第二节　泌尿道感染

一、概述

泌尿道感染(urinary tract infection,UTI)是指病原体直接侵入尿路并在尿液中生长繁殖,侵犯尿路黏膜或组织而引起的炎症。上泌尿道感染又称肾盂肾炎,下泌尿道感染包括膀胱炎或尿道炎。临床上难于准确定位,尤其是婴幼儿,故统称为 UTI。

根据年龄、性别、男孩包皮环切术状态以及种族/族群,在小于 2 岁的发热儿童中,UTI的发病率 1%~16%。在有泌尿道症状和/或发热的较大龄儿童中,UTI 的发病率约为 8%。女性 UTI 的发病率普遍高于男性;在新生儿或婴幼儿早期,男孩的发病率高于女孩。

二、病因

UTI 大多数为上行性感染,血行播散感染很少见。UTI 常见的易感因素包括女性、未进行包皮环切的男性、膀胱输尿管反流(vesicoureteral reflux,VUR)、如厕训练、排空障碍、泌尿道梗阻、泌尿道探查、女孩有后向前清洁会阴部、穿紧身内衣、蠕虫感染、便秘、泌尿系畸形、小阴唇粘连、神经源性膀胱、性行为等。

UTI 大多数是由大肠埃希菌引起,其次为克雷伯菌和变形杆菌。革兰氏阳性菌在男性患儿中多见。对于早产儿 UTI,病原体更可能为凝固酶阴性葡萄球菌和克雷伯菌,大肠埃希菌较少见。病毒和真菌是 UTI 的少见病因。真菌感染的危险因素为留置尿管、免疫缺陷,以及使用糖皮质激素、广谱抗菌药物或其他免疫抑制剂。泌尿道梗阻、结构异常、泌尿道结石、VUR 和神经源性膀胱继发的 UTI 可能出现多种病原体混合感染。

三、临床特征

最常见的三种临床表现是肾盂肾炎、膀胱炎和无症状菌尿,肾脓肿少见。

(一) 急性泌尿道感染

1. 新生儿　一般在出生后第 2 周发生。症状与体征是非特异性的。足月儿最常见的表现是发热、生长迟滞、黄疸、呕吐、稀便、喂养困难。早产儿的临床表现与足月儿相似,还包括喂养不耐受、呼吸暂停和心动过缓、嗜睡、呼吸过速、腹部膨隆、缺氧伴氧饱和度下降。

2. 婴幼儿　临床表现不典型,但发热突出。拒食、呕吐、腹泻等全身症状较明显,泌尿道刺激征不明显,可见排尿时哭闹不安、尿布有臭味和顽固性尿布皮炎等。

3. 年长儿　症状与成人相似。急性肾盂肾炎时表现为发热、寒战、腹痛,常伴有腰痛、肾区叩击痛和肋脊角压痛等。尿路刺激征明显,偶见肉眼血尿。急性膀胱炎时无全身发热、腰痛,仅有尿路刺激征和/或血尿。

(二) 慢性泌尿道感染

病程迁延或反复发作大于半年,表现为间歇性发热、腰痛,伴有贫血、消瘦、生长迟缓、高血压或肾功不全。

（三）无症状性菌尿

尿液培养有阳性结果但没有明显症状。女性多见，学龄前和学龄期女性发病率小于 1%，该年龄段男性罕见。病原体多数是大肠埃希菌。多数患儿可自行缓解，不引起肾脏瘢痕形成和肾小球滤过率下降。无症状性菌尿常伴有泌尿道畸形和既往有症状的 UTI。一些女性患儿可能被误认为是无症状性菌尿；然而，事实上她们有继发于 UTI 的白天或晚上的尿失禁和会阴部不适。

四、辅助检查

（一）血液检查

急性肾盂肾炎常有血液中白细胞计数和中性粒细胞百分比明显增高、红细胞沉降率增快、CRP>20mg/L。膀胱炎时上述实验指标多为正常。

（二）尿常规检查

清洁中段尿离心镜检中，白细胞计数 ≥5 个 /HP 提示 UTI，若见白细胞管型，提示肾盂肾炎。肾乳头炎或膀胱炎者可有明显血尿。泌尿道炎症严重者，可有短暂明显的蛋白尿。部分患儿可有血尿或终末血尿。脓尿的定义是新鲜未离心的中段尿或清洁留取的尿液中白细胞计数 >10 个 /μl（女婴白细胞计数 >20 个 /μl）；如果用玻片法，脓尿为白细胞计数 >5 个 /HP。

（三）细菌学检查

尿细菌培养及菌落计数是诊断 UTI 的主要依据。尿细菌培养结果的诊断意义与恰当的尿液标本收集方法有关。通常认为清洁中段尿液培养菌落数 >10^5 个 /ml 可确诊，10^4~10^5 个 /ml 为可疑，<10^4 个 /ml 为污染。但是，结果分析应结合患儿性别、尿液收集方法、细菌种类及繁殖力综合评价其临床意义，具体见表 3-8-1。对于粪链球菌，一般认为菌落数在 10^3~10^4/ml 即可诊断。关于集尿袋所留尿标本，仅在培养结果为阴性时认为有临床价值。对临床高度怀疑 UTI 而尿普通细菌培养阴性者，应行 L 型细菌和厌氧菌培养。有发热的 UTI 患儿还应同时行血培养，4%~9% 的 UTI 婴儿会出现菌血症。

需要注意的是，UTI 早期、致病菌定植于泌尿道，以及感染某些泌尿道病原体（如肠球菌属、克雷伯菌属和铜绿假单胞菌）等情况下，可能出现有意义的菌尿而不存在脓尿。而在尿液中存在抑制细菌的抗菌药物、尿流过快使细菌繁殖时间缩短，以及输尿管的梗阻干扰了细菌排入膀胱等的 UTI 患儿中，可能出现尿液培养假阴性。对于伴有严重尿路刺激征的女性患儿，如果尿中有较多白细胞，中段尿细菌定量培养 ≥10^2/ml，呈致病菌为大肠埃希菌类或腐物寄生球菌等，也可诊断为 UTI。

（四）尿直接涂片找细菌

用一滴均匀新鲜尿液置玻片上烘干，用亚甲蓝或革兰氏染色，在高倍或油浸物镜下每视野若见到细菌 ≥1 个，表示尿内菌落计数 >10^5 个 /ml。尿沉渣涂片革兰氏染色及细菌形态可作为选用药物治疗的参考。

（五）菌尿辅助检查

尿液亚硝酸盐还原试验，可作为过筛检查，阳性率可达 80%。

（六）其他检查

肾小管损伤的其他实验室指标，尿 β_2 微球蛋白、N- 乙酰 -β- 葡萄糖苷酶增高，以及尿渗透压降低提示肾盂肾炎。

（七）影像学检查

影像学检查目的在于辅助 UTI 定位；检查泌尿系有无先天性或获得性畸形；了解慢性肾损害或瘢痕进展情况。

1. 超声检查 最适用于检查解剖异常和肾脏大小。对于抗感染治疗后症状无改善的急性 UTI，泌尿系超声可识别肾周脓肿或肾盂积脓。建议首次发热性 UTI 均行泌尿系超声检查，其目的主要是发现和诊断泌尿系畸形。

2. 锝 -99m- 二巯基丁二酸(^{99m}Tc-dimercaptosuceine acid，DMSA）扫描 诊断急性肾盂肾炎的"金标准"。急性肾盂肾炎时典型表现呈单个或多个局灶放射性减低或缺损区，但无容量丢失，也可呈弥漫的放射性稀疏伴外形肿大。对于发热性 UTI，急性期行 DMSA 检查除有助于 UTI 的定位、明确是否为急性肾盂肾炎外，还对确认是否有扩张型 VUR 具有重要提示作用。

《2016 泌尿道感染诊治循证指南》推荐：对发热性 UTI 的婴幼儿，急性期行 DMSA 检查对于除外扩张型 VUR（Ⅲ ~ Ⅴ级）具有重要作用。急性期 DMSA 检查可应用于评估是否需要进一步进行排泄性膀胱尿路造影（micturating cystourethrography，MCU）检查（即采用自上而下分析法），着重关注 UTI 时肾脏有无受累。DMSA 对肾瘢痕最敏感，并能给出肾皮质功能受损程度。在慢性肾盂肾炎，肾瘢痕形成时，病变部位的 DMSA 摄入更少，且肾外形可因瘢痕收缩而缩小或见楔形缺损区。在急性感染后 6 个月，复查 DMSA 可用以评估肾瘢痕。

3. 排泄性膀胱尿路造影（MCU） 是确诊 VUR 的基本方法及分级的"金标准"。可评价肾脏大小、瘢痕和肾功能。常用方法：通过导尿管将稀释后的造影剂注入膀胱至患儿有排尿感，然后拔出导尿管并待患儿排尿，同时进行摄片。

《2016 泌尿道感染诊治循证指南》推荐：MCU 不应作为首次发热性 UTI 的常规检查项目，应在超声提示肾积水或输尿管扩张除外梗阻性疾病，或 DMSA 提示急性肾盂肾炎、肾瘢痕，或 UTI 复发，以及其他非典型或复杂的临床情况时再完善检查。

值得强调的是，问诊时需要追问患儿既往是否曾有不明原因发热而未行尿液检查的病史。临床一些所谓的"首次"发热性 UTI 患儿，往往可能已经是感染的复发，此时还是建议尽早完善 MCU 检查。对 <5 岁第 1 次患 UTI 的儿童应进行排泄性膀胱造影，以发现膀胱输尿管反流及后尿道瓣膜等诱因。

4. 静脉尿路造影 显示泌尿系统有无先天畸形、肾积水及其程度。

5. 其他 女孩尿道异常时使用直接同位素膀胱显像能减少对性腺的放射剂量。较大儿童可用间接同位素排泄性膀胱显像评价 VUR，以避免膀胱插管。膀胱功能紊乱时，用正规尿道动力学研究显示最佳。

五、疾病识别要点

（一）诊断标准

典型病例根据临床症状和实验室检查诊断，凡符合下列条件者可确诊：①中段尿培养菌落数 >10^5 个 /ml；②离心尿沉渣白细胞计数 >5 个 /HP，或有 UTI 症状。具备 1、2 两条即可确诊，如无第 2 条，应再进行 1 次菌落计数，仍 >10^5 个 /ml 且 2 次细菌种类相同者可确诊。

尿培养应该结合患儿的性别、年龄、有无症状、细菌种类及繁殖力综合评价临床意义。

耻骨上膀胱穿刺获取的尿液培养,只要发现有细菌生长即有诊断意义。离心尿沉渣涂片革兰氏染色找菌,细菌 >1 个 /HP,结合临床 UTI 症状,亦可确诊(表 3-8-1)。

表 3-8-1　尿液标本收集方法与菌落计数

尿液标本收集方法		菌落数 /(个·ml⁻¹)	感染的可能性
清洁中段尿	男童	1 次计数 >10^4	可能诊断
	女童	3 次计数 >10^5	95%
		2 次计数 >10^5	90%
		1 次计数 >10^5	80%
		1 次计数 (5×10^4)~(1×10^5)	可疑,重复尿检
		1 次计数 (1×10^4)~(5×10^4)	症状性:可疑,重复尿检;无症状性:无
		1 次计数 <10^4	无
耻骨上膀胱穿刺		革兰氏阴性菌任何数量	>99%
		革兰氏阳性菌 / 革兰氏阴性菌 >10^3	>99%
导尿管收集尿液		1 次计数 >10^5	95%
		1 次计数 10^4~10^5	可能
		1 次计数 10^3~10^4	可疑,重复尿检
		1 次计数 <10^3	无

(二)诊断思路

1. 临床表现　患儿尿路刺激征典型,如尿频、尿急、尿痛或排尿困难,结合小便检查,不难确诊;小婴儿症状不典型,以不明原因发热为主要表现时,应警惕该病。

2. 病史采集　除临床表现外,还应注意病史采集,如基础疾病、卫生习惯和医源性因素等。

3. 培养病原体　根据临床表现初步诊断后需行尿培养确定病原体,进行药敏试验。

4. 确定本次感染是初发、复发或再感染

(1) 复发性 UTI:上泌尿道感染发作 2 次及以上,或 1 次上泌尿道感染发作加下泌尿道感染发作 1 次及以上,或下泌尿道感染发作 3 次及以上。

(2) 重新感染:治疗后症状消失,尿菌阴性,但在停药 6 周后再次出现真性菌尿,菌株与上次感染不同。

(3) 复发:治疗后症状消失,尿菌转阴后在 6 周内再次出现菌尿,菌种与上次相同且为同一血清型。

(三)根据临床表现进行初步识别

小婴儿 UTI 症状不典型,以不明原因发热或体温不升、不吃不动,阵发性哭吵或烦躁不安,呕吐、黄疸、尿臭、尿液浑浊或颜色加深等为主要表现时,应考虑 UTI 并行尿常规检查。一旦确诊 UTI,还应进一步寻找感染原因,行超声和 DMSA 检查以发现和诊断泌尿系结构或功能异常。

(四)疾病演变过程

UTI 经合理抗菌药物治疗,多数于数日内症状消失、治愈。但有约 50% 患儿可出现复发或再感染。肾瘢痕的形成是影响儿童 UTI 预后最重要的因素。

（五）鉴别诊断

1. 急性肾小球肾炎　在病程中可有暂时性尿白细胞增多，但有血尿、水肿和高血压。

2. 急性间质性肾炎和狼疮性肾炎　可有白细胞尿，可结合临床和相关检查作鉴别诊断。

3. 泌尿道结核　对一般抗菌治疗无效且尿液细菌培养多次阴性者，应结合胸部 X 线片、PPD 皮试、尿沉渣找抗酸杆菌和静脉肾盂造影等排除本病。

4. 急性尿道综合征　临床表现为尿频、尿急、尿痛、排尿困难等尿路刺激征，但清洁中段尿培养无细菌生长或为无意义性菌尿。

六、治疗原则、社区随访及转诊时机

（一）治疗原则

UTI 治疗原则为根除病原体、控制症状、去除诱发因素和预防再发。

1. 急性感染期护理　应卧床休息，多饮水、多排尿。注意外阴清洁，积极治疗蛲虫，防止便秘。男孩应注意包茎的清洁，女孩应注意外阴的清洁。高热、头痛、腰痛者给予解热镇痛药。对尿路刺激征明显者，可用口服碳酸氢钠碱化尿液。

2. 急性 UTI 的抗菌治疗

（1）选用抗菌药物的原则：选用的药物应抗菌能力强、抗菌谱广，最好能用强效杀菌剂，不易使细菌产生耐药菌株。若没有药敏试验结果，对急性肾盂肾炎推荐使用二代以上头孢菌素、氨苄西林 - 棒酸盐复合物。

1）根据感染部位：对急性肾盂肾炎应选择血液浓度高的药物，对膀胱炎应选择尿液浓度高的药物。

2）根据感染途径：全身症状明显或血源性感染者，多选用青霉素类或头孢菌素类。

3）根据尿培养及药敏试验结果：结合临床疗效选用抗菌药物。药物在肾组织、尿液、血液中都应有较高的浓度。

4）对肾功能损害小的药物。

（2）急性肾盂肾炎的治疗

1）患儿≤3 月龄：全程静脉敏感抗菌药物治疗 10~14 日。

2）患儿 >3 月龄：若患儿有中毒、脱水等症状或不能耐受口服抗菌药物治疗，可先静脉使用敏感抗菌药物治疗 2~4 日后改用口服敏感抗菌药物治疗，总疗程 10~14 日（目前尚没有研究给出急性肾盂肾炎的最佳治疗疗程，英国推荐的方案为 7~10 日）。

静脉抗菌药物治疗后继续口服抗菌药物治疗与全程应用静脉抗菌药物治疗相比同样有效和安全，两组在退热时间、复发率等方面均没有差别。

（3）下泌尿道感染的治疗

口服抗菌药物治疗 7~14 日（标准疗程）。口服抗菌药物 2~4 日（短疗程）。短疗程口服抗菌药物治疗和标准疗程口服抗菌药物治疗相比，两组在临床症状持续时间、菌尿持续时间、UTI 复发、药物依从性和耐药发生率方面均无明显差别。因此，我国推荐短疗程治疗。常用抗菌药物如下。

1）复方磺胺甲噁唑：50mg/(kg·d)，分 2 次口服，疗程 1~2 周。注意多饮水防止尿结晶，肾功能不全时慎用,3 月龄以下不推荐。

2) 呋喃妥因:5~7mg/(kg·d),分 4 次口服,3 月龄以下者不推荐。

3) 头孢呋辛:50~100mg/(kg·d),静脉注射,每 8 小时 1 次。

4) 头孢噻肟:50mg/(kg·次),静脉注射,每 8 小时 1 次。

5) 头孢地尼:9~18mg/(kg·d),分 3 次口服。

(4) 疗效评估:在抗菌药物治疗 48 小时后,需评估治疗效果,包括临床症状、尿检指标等。若抗菌药物治疗 48 小时后未能达到预期的治疗效果,需要重新留取尿液进行细菌学检查。如影像学相关检查尚未完成,在足量抗菌药物治疗疗程结束后仍需继续予以小剂量(1/4~1/3 治疗量)的抗菌药物口服治疗,直至影像学检查显示无 VUR 等泌尿道畸形。

3. 无症状性菌尿的治疗　目前有争议。单纯性无症状性菌尿一般不需要治疗。若合并泌尿道梗阻、VUR 或其他泌尿道畸形,或既往感染使肾脏留有陈旧性瘢痕,应积极进行抗感染治疗,疗程 7~14 日。继之给予小剂量抗菌药物长期预防,直至畸形被矫治。

4. 复发性 UTI 的治疗　根据尿培养结果,联合 2 种敏感抗菌药物治疗 10~14 日,也可交替使用 2~3 种敏感抗菌药物,每种使用 10~14 日,然后使用预防性抗菌药物治疗。反复多次感染或肾实质已有不同程度损害者,可延长到 1~2 年。注意排除 VUR 等泌尿系统异常。

5. 复杂性 UTI 的治疗　根据病原体不同和控制感染、去除诱因、预防复发的需求,以及外科手术矫正 VUR 或梗阻等复杂因素,放置双 J 管是治疗医源性泌尿道损伤的有效办法。

6. 矫治泌尿道畸形　肾盂输尿管连接处狭窄或后尿道瓣膜、VUR(V 级)应手术治疗。

(二) 社区随访

1. 住院标准　大部分在 2 月龄以上的 UTI 患儿都可以在门诊随访治疗。对于以下患儿,可能需要住院治疗和/或输液治疗:2 月龄以下、尿源性脓毒症(如感染中毒表现、低血压、毛细血管再灌注不良)、免疫功能低下、有呕吐或不能耐受口服给药、不能很好随访的门诊患儿(如居住地远离医院),以及门诊治疗无效患儿。

2. 院外治疗　对于病情缓解但疗程不足的患儿,多数可以回到社区,进行降阶梯治疗,但需完成足够疗程。

3. 长期治疗和预防复发　对于曾有过发热性 UTI 的婴幼儿,应向患儿家属解释复发性 UTI 的风险,定期随访患儿尿常规、肾功能、泌尿系超声、身高、体重和血压,以便早期发现肾脏瘢痕和肾功能异常。建议在患儿发生发热和/或泌尿系症状时,及时进行小便常规分析及尿培养。

(三) 转诊时机

存在下列情况时,需要及时转到上级医院就诊。

1. 复发性 UTI　一旦出现应及时向上级医院转诊。

2. 不典型 UTI　病情严重、尿流不畅、腹部或膀胱肿块、肌酐增高、败血症、非大肠埃希菌所致的微生物感染,以及抗菌药物治疗 48 小时内无效。

3. 有并发症的 UTI　急性 UTI 经过治疗后,仍有持续高热和血白细胞显著增高,可能产生肾乳头坏死、肾周围炎,进而出现肾周围脓肿、革兰氏阴性杆菌败血症等严重并发症。

4. 复杂性 UTI　一旦出现应及时向上级医院转诊。

七、疾病预防、筛查和管理

(一) 预防

养成多饮水、不憋尿的好习惯,并保持外阴部清洁。严格掌握插置导尿管的指征,尽量避免泌尿道器械检查。2 岁以下婴儿,可给予预防性抗菌药物(表 3-8-2),直至所有进一步的影像学检查完成,建议药物和剂量如下。

1. 甲氧氨苄嘧啶 $1\sim2mg/(kg\cdot d)$,每晚睡前一次性口服。
2. 磺胺甲基异噁唑 $12mg/(kg\cdot d)$,每晚睡前一次性口服,3 月龄以下不推荐。
3. 呋喃妥因 $1mg/(kg\cdot d)$,每晚睡前一次性口服,3 月龄以下不推荐。
4. 头孢克洛 $15\sim17mg/(kg\cdot d)$,每晚睡前一次性口服。

表 3-8-2 预防性应用抗菌药物治疗膀胱输尿管反流(VUR)

分级	年龄/岁	瘢痕形成	初步治疗	疾病复发后的治疗方案
Ⅰ~Ⅱ级	所有年龄	是/否	抗菌药物预防	没有共识
Ⅲ~Ⅳ级	0~5	是/否	抗菌药物预防	手术
Ⅲ~Ⅳ级	6~10	是/否	单侧反流:抗菌药物预防 双侧反流:手术	手术
Ⅴ级	<1	是/否	抗菌药物预防	手术
Ⅴ级	1~5	否	单侧反流:抗菌药物预防 双侧反流:手术	手术
Ⅴ级	1~5	是	手术	/
Ⅴ级	6~10	是/否	手术	/

(二) 筛查

1. **强调尿筛查的重要性** 应及时发现症状,争取早诊断、早治疗。对频繁复发的 UTI 患儿,要进行全面检查,作出诊断评价,须除外泌尿道梗阻及 VUR。

2. **UTI 反复发生的处理** 泌尿道解剖结构正常的儿童,若 UTI 反复发生,需进行如下处理:①保证预防性抗菌药物治疗的依从性;②男童行包皮环切。

3. **发现逼尿肌-括约肌协同失调** 特别是如果有异常排尿、排便病史,可能需要进一步行泌尿系评估,如尿道动力学检查。

(三) 管理

1. **建立档案** 社区医师应该为复杂性 UTI 患儿建立档案,即使治愈后也应该坚持定期随访尿常规。

2. **定期随访** 已有广泛肾瘢痕形成的慢性 UTI 患儿,可能会发展成高血压、进行性肾损害,直到慢性肾衰竭。故应该坚持定期随访尿常规、肾功能、泌尿系影像学检查、血压、身高、体重等。

(陶于洪 郭妍南)

第三节 急性肾小球肾炎

一、概述

急性肾小球肾炎(简称急性肾炎)是指一组病因不一,急性起病,多有前驱感染,以血尿为主,伴有不同程度的蛋白尿、水肿、少尿、高血压或肾功能不全等特点的肾小球疾病。本病曾是儿科最常见的肾小球疾病。近年来,本病发生率呈日益降低趋势。本病多见于5~14岁儿童,小于2岁者少见,男女之比为2:1。

二、病因

该病绝大多数是由A组乙型溶血性链球菌的特异性致肾炎菌株诱发的肾小球免疫复合物性疾病引起。主要的致肾炎抗原为肾炎相关纤溶酶受体和链球菌致热外毒素B。典型病理改变是弥漫性毛细血管内增生性肾小球肾炎,病程早期2~3周内有肾小球基底膜上皮侧散在的圆顶状电子致密物沉积,IgG和C3弥漫性颗粒状沉积在肾小球毛细血管袢。

其他细菌:如葡萄球菌、肺炎链球菌、金黄色葡萄球菌、伤寒杆菌等。病毒:如乙型肝炎病毒、巨细胞病毒、水痘带状疱疹病毒、EB病毒等。真菌、肺炎支原体、立克次体、梅毒螺旋体、寄生虫等也可导致本病。但临床表现不如急性链球菌感染后肾小球肾炎典型。

三、临床特征

临床表现的严重程度不一。80%的患儿表现为亚临床型(无症状性镜下血尿),重者可呈急性肾衰竭。

(一) 前驱感染

90%患儿有呼吸道或皮肤的链球菌前驱感染。前驱期的长短与链球菌感染部位有关,呼吸道感染6~12日;皮肤感染14~28日。临床表现的严重程度不取决于前驱感染的严重程度。

(二) 典型表现

1. 水肿 70%患儿有水肿,常为就诊的首要原因。轻者晨起时眼睑及颜面部水肿或伴有双下肢水肿,重者2~3日遍及全身。水肿常呈非凹陷性,持续1~2周即开始消退,重者可达3~4周。

2. 血尿 50%~70%患儿为肉眼血尿,呈浓茶色或洗肉水样。持续1~2周转为镜下血尿。运动或感染可暂时加重;一般在6个月以内消失,也有持续2年才完全恢复。

3. 蛋白尿 程度不等,约20%患儿达肾病水平。一般病后2~3周尿蛋白转为少量或微量,2~3个月后多消失。持续性蛋白尿是转为慢性肾炎的标志。

4. 高血压 30%~80%患儿有血压增高,多为轻度或中度,与水肿持续时间不完全一致,多在2~4周随着利尿而趋于正常。

5. 尿量减少 尿量可在水肿时减少,持续1~2周后逐渐增加。少数患儿尿量明显减少,甚至无尿。

（三）严重表现

少数患儿在可疾病早期（2 周内）出现下列严重症状，多发生于起病后不注意休息或治疗不当的儿童。

1. 严重循环充血   可逐渐或突然发病，常发生在起病 1 周内。表现为少尿、水肿加重，逐渐出现咳嗽、气急，并出现呼吸困难，患儿不能平卧，肺底闻及湿啰音，还可出现心界扩大、心率加快、第一心音变钝和奔马律，还可有肝大、颈静脉怒张，有时可见少量胸腔及心包积液。症状类似心力衰竭，但心功能正常。病情常危急，经限盐利尿治疗后多可迅速好转。

2. 高血压脑病   指血压急剧增高时出现的以神经系统症状，如头痛、呕吐、抽搐及昏迷为主要表现的综合征。常发生在疾病早期，血压可达 150~160/100~110mmHg 及以上。年长儿会诉剧烈头痛、呕吐、复视或一过性失明，严重者可突然出现惊厥、昏迷。高血压脑病的严重性不仅与血压高低有关，还要与患儿的基础血压和血压上升的速度及程度有关。典型影像学表现是顶枕区后部可逆性白质脑病。

3. 急性肾损伤   常见于疾病初期，出现少尿或无尿、暂时性氮质血症、电解质紊乱和代谢性酸中毒，一般持续 3~5 日，不超过 10 日。随后病情逐渐好转。

（四）非典型表现

主要根据链球菌感染前驱病史及血清补体浓度规律性变化而明确诊断。

1. 无症状性急性肾炎   为亚临床病例，多见于致肾炎菌株感染患儿的密切接触者。仅有镜下血尿或血清 C3 降低，无肾炎临床症状，有轻度局灶系膜增生或弥漫性典型病理病变。极少数报道可以无尿液异常。

2. 肾外症状性急性肾炎   水肿、高血压明显，甚至有严重循环充血、高血压脑病，尿常规改变轻微或正常，易于误诊。有链球菌前驱感染和血清 C3 在 6~8 周内明显降低继而恢复的过程。

3. 以肾病综合征为表现的急性肾炎   约 5% 患儿以急性肾炎起病，但水肿和大量蛋白尿突出，呈肾病综合征表现。该情况恢复过程迟缓，少数进入慢性肾小球肾炎。

四、辅助检查

（一）尿常规

几乎所有患儿都有肾小球源性血尿。60%~85% 患儿可见红细胞管型，其他尚有透明、颗粒管型。尿蛋白(+)~(++)，少数达到肾病水平；与血尿的程度相平行。尿蛋白呈非选择性，以白蛋白为主，持续 3~4 周。疾病早期可见较多的白细胞和上皮细胞，但并非感染。尿液纤维蛋白降解产物含量常增高，尤其是在利尿期。

（二）血液检查

外周血白细胞一般轻度升高或正常。红细胞计数轻度降低，可能与水潴留后血液稀释有关。红细胞沉降率轻度增快，通常 2~3 个月恢复正常。

肾小球滤过率降低，但一般≥50%。部分患儿有短暂的血尿素氮和肌酐升高。肾小管功能正常。尿浓缩功能完好，可有轻度的高氯血症和轻度的高钾血症，因血液稀释可有低钠血症。

（三）血清学检查

在肾炎起病时，前驱的链球菌感染多已经过抗菌治疗，病灶处细菌培养阳性率不高。前驱期为咽炎的病例,ASO 往往增加,10~14 日开始升高,3~5 周时达高峰,3~6 个月后恢复正常。

(1) 咽炎后急性肾炎者,抗双磷酸吡啶核苷酸酶滴度升高。

(2) 皮肤感染后急性肾炎者,ASO 升高不多,而抗脱氧核糖核酸酶 B 和抗透明质酸酶滴度升高。

(四) 血清补体测定

在本病早期,90% 以上的患儿 CH50 及 C3 降低,尤其是 C3 下降明显,C1q、C2 和 C4 正常或轻度下降,备解素明显下降;多数病例 6~8 周补体恢复正常。补体下降程度与疾病严重性和预后无关。若 C3 持续 6~8 周不恢复,提示非链球菌感染后肾小球肾炎。若 8 周后 C3 仍低,则应排除膜增生性肾小球肾炎。

五、疾病识别要点

(一) 诊断标准

1. 血尿　伴或不伴蛋白尿、管型尿。

2. 水肿　一般先累及眼睑及颜面部,继而下行性累及躯干和双下肢,呈非凹陷性。

3. 高血压　30%~80% 患儿出现血压增高。

4. 血清补体 C3　短暂性降低,到病程第 8 周,94% 患儿恢复正常。

5. 3 个月内链球菌感染证据　感染部位细菌培养或链球菌感染后的血清学证据。

6. 不典型的急性肾炎　①临床考虑为不典型的急性肾炎;②临床表现 / 实验室检查不典型;③病情迁延。以上情况出现其一应考虑行肾组织病理检查,典型病理表现为弥漫性毛细血管内增生性肾小球肾炎。

急性链球菌感染后肾小球肾炎满足以上第 1、4、5 条即可诊断,如伴有 2、3、6 任一条或多条,则诊断依据更加充分。

(二) 诊断思路

1. 典型急性肾小球肾炎　在上呼吸道或皮肤感染后 1~3 周出现水肿、尿量减少、血尿、血压升高等典型症状,结合尿常规、抗链球菌溶血素 O 试验、补体 C3 检查,不难确诊。

2. 临床表现不典型者　需根据反复多次尿液检查(血尿伴或不伴蛋白尿、管型尿)及血清补体动态改变(在起病 2 周内下降,6~8 周恢复)来作出诊断。

3. 肾活检指征　如出现大量蛋白尿、显著氮质血症、持续存在少尿、缺乏链球菌感染的血清学证据、血清补体正常或持续性低补体血症(4~6 周及以上)等不典型临床表现的情况下,需行肾活检来明确诊断。

(三) 根据临床表现进行初步识别

上呼吸道感染或皮肤感染后出现镜下或肉眼血尿、水肿或少尿、蛋白尿,怀疑急性肾炎,需要进一步评估病情。

(四) 疾病演变过程

大部分患儿预后好,起病 1~2 周后尿量增多,水肿消退、血压恢复正常,肉眼血尿 1~2 周消失,转为镜下血尿,镜下血尿一般持续 1~3 个月。重症情况较少,多发生在起病 1 周内,因水、钠严重潴留出现严重循环充血、高血压脑病、急性肾损伤表现。

(五) 鉴别诊断

1. 其他病原体感染后的肾小球肾炎　多种病原体可引起急性肾炎。可从原发感染灶及各自临床特点的不同来区别。ASO 和补体多正常。

2. IgA 肾病　以血尿为主要症状,表现为反复发作性肉眼血尿,前驱感染与血尿的间隔时间较短,血尿多在上呼吸道感染后 24~48 小时出现,多无水肿、高血压,血清补体 C3 正常,确诊靠肾活检。

3. C3 肾小球肾炎　少数急性链球菌感染后的肾小球肾炎,其肾脏病理检查中,肾小球以补体 C3 沉积为主[C3 免疫荧光强度较其他免疫分子荧光强度 ≥(++)]。C3 肾小球肾炎的补体旁路途径调节异常导致补体旁路途径过度激活,在该病发病中起主要作用。临床表现为病情迁延不愈,可以检测补体 C3 水平及补体旁路调控因子以助鉴别。

4. 急进性肾小球肾炎　起病常和急性肾小球肾炎相似,2~3 周后病情无好转,反而急剧恶化,并有进行性肾功能恶化,以大量新月体形成为特点。对症状严重、病情急剧恶化者要保持高度警惕,必要时行肾活检以确认。

5. 慢性肾炎急性发作　既往肾炎史不详,无明显前期感染,除有肾炎症状外,常有显著贫血、持续性高血压、肾功能异常、低比重尿,以蛋白尿为主。

6. 原发性肾病综合征　病程变化记录及 ASO、补体 C3 检测有助于鉴别,必要时行肾活检。若患儿呈急性起病,有明确的链球菌感染证据,且补体 C3 降低,则肾脏病理检查有助于鉴别诊断。

7. 系统性疾病引起的肾炎和遗传性肾小球疾病　如紫癜性肾炎、狼疮性肾炎、抗中性粒细胞胞质抗体相关性血管炎和 Alport 综合征,根据患儿全身表现多可鉴别。

8. 非肾小球疾病　如急性肾小管间质性肾炎、溶血性尿毒综合征、急性泌尿道感染等。根据病史、相应疾病的临床表现不难鉴别。

六、治疗原则、社区随访及转诊时机

(一) 治疗原则

急性期以对症治疗为主,防治并发症,保护肾功能,以利于其恢复。

1. 休息　急性期需卧床休息 2~3 周,直到肉眼血尿消失、水肿减退、血压正常,即可下床进行轻微活动。红细胞沉降率正常后可上学,但仅限于完成课堂学业。3 个月内避免重体力活动。尿沉渣细胞计数正常后方可恢复体力活动。

2. 饮食　采取低盐饮食[钠的摄入 <1g/d 或 <60mg/(kg·d)],食物应富含维生素并易消化。严重水肿或高血压者,需无盐饮食。一般不限水分,补液量按照不显性失水[400~500ml/(m²·d)]+ 前 1 日尿量(ml)计算。有氮质血症者应限蛋白,可给予优质动物蛋白 0.5g/(kg·d)。在尿量增加、肾功能恢复正常后,即可恢复正常蛋白质供应。

3. 抗感染　有明确感染灶时,用青霉素 50 000~100 000IU/(kg·d)或链球菌敏感抗菌药物 10~14 日。不需要长期药物预防链球菌感染。如蛋白尿和镜下血尿消除缓慢或有持续倾向,应寻找有无感染病灶(如扁桃体炎、龋齿)。与尿异常相关反复发作的慢性扁桃体炎,可在病情稳定、无症状 / 体征且无急性扁桃体炎时,行扁桃体摘除术。手术前后使用抗菌药物共 2 周。

4. 对症治疗

(1) 利尿:经休息、限盐后,仍有水肿、少尿者,可用氢氯噻嗪,1~2mg/(kg·d),分 2~3 次口服。慎用渗透性利尿剂和保钾利尿剂。尿量增加时,可加用螺内酯,2mg/(kg·d)。无效时,静脉注射呋塞米 1~2mg/(kg·次),1~2 次 /d;但若注射剂量过大,可出现一过性耳聋。

(2) 降血压:经休息、限盐、利尿而血压仍高者,可给予降压药。①硝苯地平,起始剂量 0.25~0.50mg/(kg·d),最大剂量 1mg/(kg·d),分 3 次口服;②卡托普利,起始剂量 0.3~0.5mg/(kg·d),最大剂量 5~6mg/(kg·d),分 3 次口服,与硝苯地平交替使用降压效果更佳,但肾功能下降者慎用。

(3) 糖皮质激素:一般不宜使用,以免加重水钠潴留和高血压。对于表现为持续性肾病综合征或有慢性肾炎趋势者,可短期口服泼尼松,1~2mg/(kg·d),并逐渐减量。肾活检提示有较多新月体,病程呈急进性进展者,治疗同新月体肾炎类似,先用甲泼尼龙 20~30mg/(kg·次)冲击治疗,然后改为泼尼松口服。

5. 严重循环充血

(1) 纠正水、钠潴留,恢复正常血容量,可使用呋塞米注射。

(2) 有肺水肿者,除对症治疗外,可用硝普钠,5~20mg 加入 5% 葡萄糖溶液 100ml,1μg/(kg·min)静脉滴注,严密监测血压,随时调节滴速,不宜 >8μg/(kg·min),以防止发生低血压。针筒、输液管等须避光,以免药物遇光分解。

(3) 对于难治性病例,应进行透析或连续性血液净化。一般不用洋地黄制剂。

6. 高血压脑病 首选硝普钠,用法同上。有惊厥者应及时止痉。持续抽搐者,首选地西泮,0.3mg/kg,总量不大于 10mg,缓慢静脉注射。

7. 急性肾损伤 避免使用可能损害肾脏的药物。对于严重水、钠潴留、难以纠正的高钾血症者,应进行透析或连续性血液净化。

(二) 社区随访

1. 随访对象 若病情稳定、治疗方案确定,则不需要透析、肾活检、使用糖皮质激素或免疫抑制剂;肾功能稳定者可以在社区随访。

2. 随访内容

(1) 症状:观察尿量、小便颜色和水肿情况。

(2) 体征:观察有无水肿和高血压,了解有无活动性感染灶。

(3) 辅助检查:定期复查尿常规、红细胞沉降率、肾功能、ASO、补体 C3 和肾脏超声,直至正常。

(三) 转诊时机

1. 感染后出现相关症状者 上呼吸道感染或皮肤感染后出现血尿、水肿或蛋白尿,怀疑急性肾炎,需要进一步评估病情。

2. 重症急性肾炎 支持性治疗(液体限制和利尿)无效或起效缓慢的容量超负荷、难治性高血压、肾功能严重受损(血清肌酐水平居高或不断升高)。临床可能需要透析或肾活检。

3. 不典型急性肾炎 肉眼血尿、高血压或氮质血症在病程 3 周后持续存在,血尿和 / 或蛋白尿持续 6 个月以上,大量蛋白尿,补体 C3 持续降低。临床可能需要进行透析、肾活检,或使用糖皮质激素及免疫抑制剂。

七、疾病预防、筛查和管理

(一) 预防

减少本病发生最根本的措施就是预防链球菌感染。抗菌药物治疗能否预防或减轻急性肾炎尚无定论。对于链球菌感染者,应在 2~3 周内密切观察小便常规变化,以早期发现本病。

（二）筛查

年长儿若患 A 组溶血性链球菌咽峡炎,注意在上呼吸道感染后 1~3 周到社区行尿常规检查,以及时发现和治疗本病。

（三）管理

本病的近期死亡多与高血压脑病和急性肾损伤有关。尽管神经系统后遗症适当治疗后多可逆,但是严重持续高血压会导致颅内出血。对于持续性少尿、持续性氮质血症、持续性高血压、持续性大量蛋白尿者,需要高度关注和及时处理;且应及时行肾活检,这部分患儿可能是新月体肾炎或重症系膜增生性肾小球肾炎。

对大部分患儿而言,本病预后良好,95% 的患儿能完全恢复,小于 5% 的患儿有持续尿异常。蛋白尿可能需要 3~6 个月才能完全缓解,镜下血尿可持续 1 年。一些患儿在初始发病后长达 10~40 年仍会出现高血压、复发性蛋白尿(尿沉渣结果相对正常)和肾功能不全。近年来认为,这部分患儿也可能是补体旁路途径过度激活所导致的 C3 肾小球肾炎。这些晚期发生的肾脏并发症与肾活检中的肾小球硬化相关。对于发生肾小球硬化者,可以使用 ACEI 预防或减轻肾脏损伤。

社区医师应为患儿建立档案,即使其已经治愈,也应该坚持定期随访检查小便常规。此外,加强对患儿的健康教育也非常重要,包括:①饮食和起居,注意休息和加强家庭护理;②慎用对肾脏有损害的药物;③有感染症状应及时治疗。

（陶于洪　郭慧）

第九章

造血系统疾病

第一节 营养性贫血

营养性贫血是由于铁、叶酸、维生素 B_{12} 等造血所必需的微量矿物质和维生素缺乏所致的一类贫血的统称，临床上以营养性缺铁性贫血（iron deficiency anemia，IDA）和营养性巨幼细胞贫血（MA）最为常见。单纯铜、锌，以及其他维生素缺乏所致的营养性贫血在临床上少见，但贫穷、饥饿或严重疾病、胃肠手术后严重营养不良和吸收不良综合征/肠衰竭综合征为儿童混合性营养性贫血的重要原因；而重要脏器功能和免疫功能降低、继发感染等多种因素又可引起和/或加重贫血，形成恶性循环。本节仅讨论儿童营养性 IDA 和营养性 MA。

一、营养性缺铁性贫血

（一）概述

IDA 是由于铁缺乏影响 Hb 合成所引起的一种小细胞低色素性贫血，为全球最常见的贫血类型。儿童（尤其是 5 岁以下婴幼儿）为 IDA 高危人群。根据 WHO 资料，全球 14 岁以下儿童中 6 亿名儿童存在贫血，其中至少 50% 为 IDA，而不伴贫血的隐性缺铁的患病率估计为 IDA 的 2~3 倍。非洲和东南亚国家儿童贫血现状尤为严峻，5 岁以下儿童贫血患病率超过 60%。大量研究证实，缺铁会影响儿童生长发育、运动和免疫功能，婴幼儿严重缺铁可对认知功能、学习能力和行为发育产生不可逆的不良影响。

（二）病因

1. **先天铁储备不足** 妊娠期铁逆浓度梯度跨胎盘转运至胎儿，为新生儿先天铁储备的唯一来源，与出生体重显著相关。足月新生儿先天铁储备一般可满足出生后 4~6 个月所需。因此，IDA 多于出生 6 个月后发病，但早产儿和低出生体重儿 IDA 可发病早、程度重，为铁缺乏症的高危人群和重点防治对象。

2. **铁摄入不足** 长期纯母乳喂养、食物含铁量低、食物搭配不当等均可导致。母乳的含铁量低，如出生 4~6 个月后仍单纯母乳喂养，将难以满足婴儿快速生长发育对铁的需求。

早产儿先天铁储备不足,更易早期发生缺铁和IDA。

3. **肠道铁吸收障碍**　胃切除术、慢性萎缩性胃炎、胃酸缺乏、幽门螺杆菌感染、小肠吸收不良、炎性肠病、药物影响等。

4. **铁需求量增加**　婴幼儿(尤其是早产儿)和青春期儿童快速生长发育,对铁的需求量也迅速增加,超过日常摄入量则可导致缺铁或IDA。

5. **丢失增加**　慢性失血、月经增多、多次献血和慢性溶血等均可导致。人体任何部位的慢性失血均可引起铁缺乏症,最常见的失血部位为消化道。青春期女性发生IDA,首先应排除月经增多。

铁缺乏症的发生说明机体存在"负铁平衡",发生机制可归纳为铁需求增多、铁吸收减少和铁丢失增多。总体上,铁缺乏症的发生是一个渐进、有序和连续的发展过程,必须经过铁减少期(iron depletion,ID)、红细胞生成缺铁期(iron deficient erythropoiesis,IDE)和IDA三个阶段,各期的铁代谢和血液学特征不同(表3-9-1)。

表3-9-1　各期铁缺乏症铁代谢检查结果的比较

铁代谢相关指标	ID	IDE	IDA
骨髓可染色铁	降低	降低	降低
血清铁蛋白	降低	降低	降低
血清铁	正常	降低或正常	降低
总铁结合力	正常	升高或正常	升高
转铁蛋白饱和度	正常	降低或正常	降低
红细胞游离原卟啉	正常	升高	升高
贫血	无	无	有
小细胞低色素	无	无	有

注:上表包括了不属于铁代谢检查指标的贫血和小细胞低色素改变,目的在于更好地呈现各期铁缺乏症的特点,便于鉴别。IDA,营养性缺铁性贫血;ID,铁减少期;IDE,红细胞生成缺铁期。

(三) 临床特征

6月龄~2岁婴幼儿为IDA高峰发病年龄,多为轻、中度贫血。一般起病隐匿,进展缓慢。早产、长期纯母乳喂养、喂养不当等多种因素所致IDA贫血程度可更严重。如IDA程度过重、发生过快,或见于年长儿而无明确铁摄入/吸收减少等原因,应积极搜寻有无慢性失血。

1. **症状**　常见症状包括面色苍白、乏力、活动后气促、精神萎靡、食欲减退、头晕等,但均无特异性,而异食癖临床上已很难见到。轻度贫血患儿一般无明显临床症状,常因其他原因就诊或血常规检查偶然发现贫血。消化道失血、肺含铁血黄素沉着症等慢性失血所致的IDA,可出现黑便、血便、慢性咳嗽、咯血或痰中带血等表现。缺铁会影响细胞免疫功能,患儿易反复呼吸道感染。

2. **体征**　皮肤、面色苍白为最常见体征。其他体征包括皮肤干燥粗糙、口角炎、舌炎、舌乳头萎缩、毛发稀疏等。反甲很少见。中、重度IDA患儿可出现呼吸加快、心动过速和心前区杂音等。婴幼儿可因髓外造血引起轻度肝脾肿大,但淋巴结肿大少见。

（四）辅助检查

1. 血常规检查 Hb 降低，平均红细胞体积（MCV）<80fl；平均红细胞血红蛋白含量（MCH）<26pg；平均红细胞血红蛋白浓度（MCHC）<0.31g/L，呈典型小细胞低色素性形态特征。缺铁早期红细胞分布宽度（red cell distribution width，RDW）即可增大，为 IDA 的重要诊断线索。Hb 降低程度比红细胞计数减少更显著，也是 IDA 血液学特征之一。网织红细胞计数一般正常或轻度降低，白细胞计数及分类一般正常。部分 IDA 患儿存在轻、中度反应性血小板增多。血涂片可见红细胞体积减小、大小不等、中央淡染区扩大。

2. 骨髓穿刺涂片检查 骨髓增生轻中度活跃，以中、晚幼红细胞增生为主。各阶段幼红细胞体积变小，细胞质发育落后于细胞核，表现为核染色质致密、胞质量少、染色偏蓝。粒细胞和巨核细胞数量的形态大多正常。骨髓铁染色（bone marrow stainable iron）见骨髓可染色铁显著减少，甚至缺如。

3. 铁代谢检查 为确诊铁缺乏症、判断铁缺乏症分期和程度的必要依据。

（1）骨髓可染色铁：反映机体储存铁水平的灵敏和特异指标，为诊断铁缺乏症的"金标准"，但其为一种有创性检查，通常在诊断不明或正规补铁未取得预期治疗反应时才进行。

（2）血清铁蛋白：血清铁蛋白（serum ferritin，SF）与机体存储铁水平具有良好的相关性，测定简单易行，灵敏度高，为临床最常用的铁代谢指标。国内一般以 SF<15μg/L 作为诊断铁缺乏症的界值，但 SF 作为一种急性时相反应物，在感染、炎症、肝病和恶性肿瘤情况下其水平往往会升高。临床上应同时检测 CRP，排除炎症反应对 SF 测定值的影响。

（3）血清铁（serum iron，SI）、总铁结合力（total iron binding capacity，TIBC）和转铁蛋白饱和度（transferrin saturation，TS）：SI 是指血清转铁蛋白结合的铁，诊断铁缺乏症界值为 SI<10.7μmol/L（正常值为 12.8~31.3μmol/L）。转铁蛋白结合位点要完全饱和所需加入的铁的量被称为未饱和铁结合力（unsaturated iron-binding capacity，UIBC）。UIBC 与 SI 之和为总铁结合力（TIBC），而 SI/TIBC 为 TS，TS 的正常值为 20%~50%。应注意的是，SI 的测定值易受进食等多种因素影响，也存在一定昼夜变化。因此，ST、TIBC 和 TS 测定值波动程度较大，临床不能依靠单一指标检查结果诊断 IDA。

（4）红细胞游离原卟啉（free erythrocyte protoporphyrin，FEP）：缺铁时红细胞内原卟啉不能完全与铁结合形成血红素，因而 FEP 升高。SF 降低而 FEP 升高为红细胞生成缺铁期显著铁代谢特征，但 FEP 升高对 IDA 诊断并无特异性，慢性炎症、铅中毒、铁粒幼细胞贫血、先天性原卟啉增多症等情况下也可升高。

应注意的是，为了呈现铁缺乏症不同阶段的差异，表 3-9-1 中包括了不属于铁代谢检查指标的贫血和小细胞低色素改变。

4. 缺铁性贫血病因相关检查 根据临床具体情况选择，目的在于明确缺铁病因或基础疾病。如怀疑消化道慢性失血，应考虑粪便常规和隐血试验、胃肠内镜、胶囊内镜、放射性核素扫描等检查。肺含铁血黄素沉着症应选择痰液或胃液含铁血黄素细胞检查、高分辨率肺部 CT。

（五）疾病识别要点

1. 诊断标准 依据中华医学会儿科学分会血液学组和儿童保健学组《儿童缺铁和缺铁性贫血防治建议》，凡符合下述诊断标准中的第 1 项和第 2 项，结合病史和相关检查排除其他小细胞低色素性贫血者，可拟诊为 IDA。如铁代谢检查结果符合 IDA 诊断标准，也可确诊为 IDA。

(1) Hb 降低:符合相应年龄段儿童贫血诊断标准。

(2) 外周血红细胞呈小细胞低色素性改变:MCV<80fl,MCH<27pg,MCHC<310g/L。

(3) 具有明确缺铁原因:铁摄入不足、吸收障碍、需求增多或慢性失血等。

(4) 铁剂治疗有效:铁剂正规治疗 4 周,Hb 至少上升≥10g/L。

(5) 铁代谢检查结果符合 IDA 诊断标准:应至少满足下述 4 项中 2 项。

1) SF<15μg/L。

2) SI<10.7μmol/L。

3) TIBC>62.7μmol/L。

4) TS<15%。

(6) 骨髓可染色铁:显著减少,甚至消失。

(7) 排除其他小细胞低色素性贫血。

2. 诊断思路

(1) 首先必须满足儿童贫血诊断标准,明确贫血程度。

(2) 典型小细胞低色素性贫血,应从常见病入手,首先考虑 IDA。

(3) 对具有明确缺铁高危因素,且为轻、中度小细胞低色素贫血的婴幼儿,可直接拟诊 IDA,并进行正规补铁治疗;治疗反应是最有价值的诊断标准。如正规补铁未取得预期治疗反应,则必须考虑是否存在诊断错误、持续性失血或未正规服药等因素。

(4) 通常应通过铁代谢检查确定 IDA 诊断。

(5) 积极搜寻 IDA 原因或基础疾病。例如,如 IDA 程度过重、进展过快,或无明确铁摄入减少等危险因素的年长儿,必须搜寻有无慢性失血。青春期女性发生的 IDA,必须首先排除有无月经增多。这类情况下 IDA 本身也成为诊断基础疾病的线索。

3. 根据临床表现初步识别 如存在早产、低出生体重、喂养不当等 IDA 的高危因素,或血常规检查为典型小细胞低色素性贫血、红细胞分布宽度(RDW)明显增加、血涂片检查示红细胞体积减小、中央淡染区明显扩大、红细胞体积大小不等情况,临床首先就应考虑 IDA,必要时铁代谢检查明确诊断。

4. 疾病演变过程 IDA 一般起病隐匿,进展缓慢。如能正规补铁治疗,并摄入富铁饮食,一般能于 1~3 个月内纠正贫血,预后良好。

5. 鉴别诊断 IDA 为临床最常见小细胞低色素贫血,但应与其他小细胞低色素贫血相鉴别,尤其是地中海贫血(thalassemia)和慢性病贫血(anemia of chronic disease,ACD)。

(1) 地中海贫血:也是临床上常见小细胞低色素贫血类型之一。IDA 主要应与轻型地中海贫血鉴别,两者的鉴别要点如下。

1) 病史:IDA 一般具有缺铁原因,地中海贫血可有阳性家族史。

2) 血常规:地中海贫血外周血见小红细胞,平均体积更小,但相对较均一,RDW 正常或轻度升高。因此,MCV 降低伴 RDW 升高提示 IDA。此外,IDA 患儿网织红细胞降低或正常,而地中海贫血患儿则轻度升高或正常。

3) 铁代谢指标:如未合并缺铁,地中海贫血患儿铁代谢指标正常。

4) Hb 电泳:轻型 β 地中海贫血的 HbA2 升高,而 IDA 患儿 Hb 电泳正常。必要时行基因检测可明确诊断。

（2）慢性病贫血（ACD）：是指感染、炎症、恶性肿瘤等情况下发生的一类贫血的总称。ACD 为临床常见贫血类型之一，患病率仅次于 IDA，随着病程进展，可呈典型小细胞色素贫血，且 SI 和 TS 降低，易与 IDA 混淆。IDA 和 ACD 鉴别要点见表 3-9-2，但部分 ACD 可合并IDA。

表 3-9-2　营养性缺铁性贫血（IDA）和慢性病贫血（ACD）的鉴别要点

铁代谢指标	IDA	ACD	ACD 合并 IDA
骨髓可染色铁	显著降低	升高	升高或正常
血清铁蛋白	<30μg/L	>30μg/L	>30~<100μg/L
血清铁	降低	降低	降低
转铁蛋白	升高	降低或正常	降低
转铁蛋白饱和度	降低	降低	降低
总铁结合力	升高	降低	正常或降低
可溶性转铁蛋白受体	升高	正常	正常或升高
炎性细胞因子水平	正常	升高	升高

（六）治疗原则、社区随访及转诊时机

1. 治疗原则　营养性缺铁性贫血应采用综合性治疗策略，除一般性治疗措施外，正规补铁为重要治疗手段，原则上应口服补铁，目的在于纠正贫血，恢复机体铁储备。

（1）一般治疗措施：加强护理、避免感染、均衡膳食；摄入富含铁的食物，促进铁吸收。

（2）病因治疗：纠正不合理饮食搭配和偏食等不良饮食习惯，积极治疗 IDA 的基础疾病，这对于纠正贫血、防止复发极为重要。

（3）补铁治疗：所有 IDA 均应给予铁剂治疗，包括口服和注射铁剂。首选口服铁剂，但应遵循下述口服铁剂的推荐建议。

1）首选二价铁剂口服：肠道吸收的无机铁为二价铁，因此应选择二价铁剂。

2）按元素铁计算补铁剂量：每日元素铁 4~6mg/kg（单次元素铁 1.5~2.0mg/kg），分 2~3 次于餐前空腹服用，不宜与牛奶、茶、咖啡、抗酸剂等同时口服，以免影响吸收。如胃肠反应大，可于两餐间口服。

3）足疗程补铁：应于贫血纠正后继续补铁 6~8 周，补足机体储存铁。

4）间断补铁：如口服铁剂胃肠道反应大，也可间断补铁。WHO 儿童间断补铁指南推荐 5 岁以下和 5~12 岁儿童可分别每周 1 次补充元素铁 25mg 和 45mg，补铁 3 个月后可停止 3 个月，如此交替。

5）评估治疗反应：正规口服补铁应取得预期治疗反应。口服铁剂 1 周左右网织红细胞达高峰，2~3 周降至正常。一般 2 周后 Hb 才开始升高，但正规补铁 4 周 Hb 至少应升高 10g/L，一般 1~2 个月才能纠正贫血。因此，正规补铁前应进行包括网织红细胞计数的基线血常规检查，补铁 2 周内检查 Hb 未升高而判定为"补铁无效"是不恰当的。

6）注射铁剂的选择和输血治疗：儿童 IDA 注射铁剂的适应证必须严格掌握。此外，只有贫血严重，存在明显缺氧表现，甚至血流动力学不稳定时，才考虑输血治疗，但必须选择红细胞制剂成分输血。

2. 社区随访　儿童 IDA 完全可以,也应该在基层医院治疗和随访。应包括以下随访内容。

(1) 评估儿童体格和智力发育变化情况,了解喂养、辅食组成和摄入情况等。

(2) 仔细询问儿童服用铁剂的剂型、剂量、频次、方法和疗程,重点了解有无严重胃肠道反应和是否按医嘱服用的情况。进行健康教育,指导喂养和辅食添加,纠正不良饮食习惯,必要时调整口服铁剂服用时间、剂量,或间断补铁。对慢性失血、月经增多所致 IDA 者,应了解粪便性状和月经情况等。体格检查应重点观察患儿神经精神状况,面色苍白改善情况。

(3) 复查血常规,了解贫血纠正情况和程度,评估治疗反应。

3. 转诊时机　若出现以下情况,建议转诊至上级医院。

(1) 初诊时 IDA 贫血重,一般情况差,临床判断需输血治疗。

(2) 高度怀疑存在慢性失血,或难以与其他类型贫血相鉴别,基层医院实验室检查条件有限而不能明确病因。

(3) 口服补铁未取得预期治疗效果,甚至贫血加重,需调整治疗方案或输血。

(七) 疾病预防、筛查和管理

1. 预防　重点在于妊娠期保健和营养指导,避免多次妊娠分娩,降低早产、(极) 低出生体重儿出生率。定期进行儿童保健,早期发现缺铁和 IDA,及时干预。

2. 筛查　我国《儿童缺铁和缺铁性贫血防治建议》中指出通过 Hb 检测对以下缺铁高危儿童进行筛查。①早产儿、低出生体重儿;②出生 4~6 个月后仍纯母乳喂养儿;③纯牛乳喂养儿。早产儿和低出生体重儿建议 3~6 月龄时检测 Hb,其他儿童 9~12 月龄时检测 Hb。具有缺铁高危因素的幼儿,每年检测 1 次 Hb。青春期儿童,尤其是女性应常规定期进行 Hb 检测。

3. 管理　社区医师应为 IDA 患儿建立档案,强调要加强妊娠期保健和儿童喂养指导,定期进行体格检查和血常规检查。

二、营养性巨幼细胞贫血

(一) 概述

巨幼细胞贫血(MA)是由于叶酸(folic acid)和 / 或维生素 B_{12}(vitamin B_{12}) 缺乏,DNA 合成障碍所致的一组大细胞性贫血,以外周血红细胞体积明显增大、骨髓有核细胞巨幼样变(megaloblastic transformation)为显著形态学特征。

随着我国社会经济发展状况的不断改善,儿童营养性 MA 的发病率已显著降低。除外血液系统临床表现,MA(尤其是维生素 B_{12} 缺乏所致 MA)可具有多种神经、精神症状,可引起运动和神经精神发育落后,甚至倒退。因此,早期诊断、及时干预具有重要临床意义。

(二) 病因

叶酸和维生素 B_{12} 均属水溶性 B 族维生素,食物中的叶酸主要来源于绿色蔬菜、水果和豆类等,而维生素 B_{12} 主要来源于动物性食物,如禽蛋、乳类和肉类。叶酸和维生素 B_{12} 缺乏原因如下。

1. 叶酸缺乏原因　①摄入不足:绿色蔬菜进食少或过度加热、单纯羊乳喂养等;②需求增加:早产、青春期、妊娠、哺乳、慢性溶血、透析、胃肠外营养、恶性肿瘤等;③肠道吸收障碍:热带口炎性腹泻、脂肪泻、麸质过敏症(celiac disease,CD)、炎性肠病等;④药物影响叶酸代谢:广谱抗菌药物、甲氨蝶呤、三甲氧苄氨嘧啶和乙嘧啶、苯妥英钠、苯巴比妥和二甲双胍等;⑤遗传性/先天性叶酸代谢异常:临床罕见。

2. 维生素 B_{12} 缺乏原因 ①摄入不足:单纯母乳喂养、长期素食、动物性食物进食少;②肠道吸收障碍:胃大部切除术后、慢性萎缩性胃炎所致胃酸缺乏和内因子分泌不足、慢性胰腺炎胰酶分泌不足、肠道菌群失调、回肠切除术后和其他原因所致短肠综合征、炎性肠病、多种药物影响维生素 B_{12} 肠道吸收;③先天性维生素 B_{12} 转运和代谢缺陷:临床少见。

维生素 B_{12} 肠道吸收过程远比叶酸复杂,是一个涉及多因素、多环节的过程。临床上儿童单纯叶酸或维生素 B_{12} 摄入不足所致营养性 MA 的发病率已显著降低,但药物和基础疾病所致 MA 并不少见。

叶酸和维生素 B_{12} 为 DNA 合成所必需的物质,其缺乏会影响 DNA 合成及细胞分裂和增殖,导致细胞核发育落后,但细胞质继续发育成熟,即核质发育不同步,细胞体积显著增大而呈典型巨幼样变,可累及骨髓三系细胞,严重情况下可使外周血全血细胞减少。

（三）临床特征

除外血液系统临床表现,MA 还可有多种非血液系统的临床表现,并与发病年龄、病因和基础疾病有关。

1. 发病年龄 儿童营养性 MA 高峰发病年龄为 6~24 个月,一般起病隐匿,进展缓慢,多具有喂养不当等病因。

2. 症状 贫血为共同的临床表现,一般进展缓慢,早期可无症状。如贫血较严重,可出现乏力、活动后气促,以及厌食、恶心、呕吐和腹泻等消化道症状。胃大部切除术后或自身免疫性萎缩性胃炎相关 MA,还可存在消化不良、消瘦,或基础疾病相关的其他临床表现。神经精神症状为维生素 B_{12} 缺乏所致 MA 的突出临床表现,如表情呆滞、反应迟钝、嗜睡等,患儿运动和精神发育落后,甚至倒退。

3. 体征 面色苍白、颜面部水肿、毛发纤细稀疏等。易发生口炎、口角炎、舌炎。婴幼儿可因髓外造血出现轻、中度肝脾肿大,严重者可因血小板减少出现皮肤出血点。维生素 B_{12} 缺乏所致严重 MA 者可出现感觉异常、手足无意识运动、肢体震颤、共济失调,甚至抽搐。

（四）辅助检查

1. 血常规检查 贫血程度轻重不一,呈大细胞性贫血,$MCV>100fl$,$MCH>32pg$,但 MCHC 正常。涂片见红细胞体积和形态不一,以大卵圆形红细胞为主,中央淡染区减小,有时可见嗜碱性点彩红细胞和豪-周小体。贫血严重时,外周血可能出现数量不等的巨幼样变有核红细胞。网织红细胞绝对计数减少。中性粒细胞核分叶增多为 MA 重要诊断线索,白细胞和血小板计数常减少,甚至全血细胞减少。

2. 骨髓涂片检查 骨髓有核细胞增生活跃,以红系增生为主,粒红比例降低。巨幼样变以红系显著,表现为细胞体积增大,核染色质粗大疏松,粒系细胞体积增大,细胞核呈"马蹄形",可见细胞质空泡形成。巨幼样变可累及三系细胞,如巨核细胞核分叶过多和巨大血小板。

3. 血清叶酸和维生素 B_{12} 水平测定

（1）血清叶酸水平降低为叶酸缺乏早期特异性指标。血清叶酸正常值为 5~6μg/L,如 <3μg/L 则表明叶酸缺乏;但该检测受饮食叶酸摄入影响大,并受溶血等因素影响。

（2）血清维生素 B_{12} 正常值为 200~800ng/L,如 <100ng/L 则表明维生素 B_{12} 缺乏,而维生

素 B_{12}>400ng/L 可排除。应注意的是,约 30% 叶酸缺乏所致 MA 病例也存在血清维生素 B_{12} 水平降低。

4. 其他实验室和器械检查　因为骨髓无效红细胞生成和溶血,血清胆红素和乳酸脱氢酶一般升高,血清铁和血清铁蛋白也可升高。应根据临床具体情况,合理选择内镜检查,血清 IF 水平、内因子自身抗体、壁细胞自身抗体、自身免疫性疾病相关自身抗体、甲状腺功能测定,以及影像学检查等。

(五)疾病识别要点

1. 诊断标准　结合早产、喂养不当、严重营养不良、胃肠道手术史和既往疾病史,并依据典型临床表现,如大细胞贫血、骨髓细胞典型巨幼样变,以及血清叶酸和/或维生素 B_{12} 水平降低,可确诊 MA。

2. 诊断思路　MA 的诊断应遵循以下诊断思路。

(1)首先从大细胞贫血入手,仔细分析血常规和血涂片检查结果,获取重要诊断信息,如红细胞体积增大,大卵圆形红细胞数量增多,有时可见巨幼样变的有核红细胞,中性粒细胞核分叶增多,红细胞数量降低较 Hb 降低程度更显著等。

(2)骨髓检查确定有无骨髓细胞巨幼样变,这是 MA 的主要诊断依据,以及其与其他大细胞贫血相鉴别的要点之一。

(3)进行血清叶酸和/或维生素 B_{12} 水平测定,确定 MA 的诊断。应注意,MA 早期血清叶酸和维生素 B_{12} 水平可正常,叶酸检测水平受多种因素影响。必要时可检测代谢前体分子水平。

(4)如无明确叶酸和/或维生素 B_{12} 摄入减少的危险因素,则必须积极寻找病因和基础疾病。

3. 根据临床表现进行初步识别　营养性 MA 的临床表现无特异性,临床上诊断 MA 应首先从大细胞贫血入手,如外周血存在典型的卵圆形红细胞,以及骨髓典型巨幼样变,诊断并不困难。关键在于通过后续相关检查明确 MA 的病因和基础疾病。

4. 疾病演变过程　营养性 MA 的演变过程主要取决于病因、基础疾病和治疗。如能早期诊断和正规治疗,一般预后良好。

5. 鉴别诊断　主要应与其他大细胞贫血鉴别,包括肝病、甲状腺功能减退、再生障碍性贫血、骨髓增生异常综合征和溶血性贫血等(表 3-9-3)。

表 3-9-3　巨幼细胞贫血和其他大细胞贫血的鉴别要点

鉴别要点	巨幼细胞贫血	其他大细胞贫血
病因和基础疾病	叶酸和/或维生素 B_{12} 缺乏、药物影响代谢、自身免疫性疾病、萎缩性胃炎或胃大部切除术相关性恶性贫血	溶血/失血、肝病、甲状腺疾病(甲状腺功能减退)、慢性酒精中毒、再生障碍性贫血、骨髓增生异常综合征等
临床表现	典型临床表现:维生素 B_{12} 缺乏所致者具有特定神经精神症状和体征	主要为基础疾病的临床表现
平均红细胞体积	一般 >110fl	>100fl,但通常 <110fl
红细胞形态	卵圆形大红细胞为主,有时外周血可见巨幼样变有核红细胞	圆形大红细胞为主,无巨幼样变
中性粒细胞	核分叶过多现象	无核分叶过多现象
骨髓巨幼样变	有	无

（六）治疗原则、社区随访和转诊时机

1. 治疗原则 营养性 MA 的关键治疗措施包括对因治疗和替代治疗。

（1）一般疗法：加强护理，注重营养，均衡膳食，改善喂养方式。贫血严重者可酌情成分输血。

（2）病因治疗：针对 MA 基础疾病的对因治疗为关键环节。

（3）叶酸和 / 或维生素 B_{12} 替代治疗：叶酸 1~5mg/d，分 3 次口服，连续数周直至临床症状好转，血常规恢复正常为止。可同时口服维生素 C 促进叶酸吸收。维生素 B_{12} 缺乏所致 MA，单纯补充叶酸不能纠正神经精神症状，反而可能加重症状。因此应尽可能明确病因，如难以鉴别，应同时补充叶酸和维生素 B_{12}。一般维生素 B_{12} 500~1 000μg 单次肌内注射，或每次 100μg 肌内注射，每周 2~3 次，连续数周直至临床症状消失，血常规恢复正常。

2. 社区随访 营养性 MA 推荐于基层医院治疗和随访。随访内容主要如下。

（1）症状：问诊和评估患儿童生长发育和神经精神发育变化情况，了解喂养、血液系统和非血液系统症状。

（2）体征：常规体格检查观察评估一般情况和面色苍白情况。

（3）随访：重点关注治疗后病情的演变，有无缓解或加重。

（4）实验室检查：复查血常规，了解贫血纠正情况和程度，评估治疗反应。

3. 转诊时机 包括：①年长儿 MA，如高度怀疑存在胃肠道疾病和自身免疫性疾病等基础疾病，应转诊至上级医院明确诊断；②受实验室检查条件限制，不能与其他大细胞贫血鉴别，应先转诊至上级医院明确诊断；③贫血程度重，需输血或其他特殊治疗。

（七）疾病预防、筛查和管理

1. 预防 营养性 MA 的预防主要在于合理喂养，预防和早期诊治胃肠道疾病。

2. 筛查 对具有危险因素的儿童，血常规检查为基本筛查手段。

3. 建立档案 社区医师应为营养性 MA 患儿建立档案，不仅要关注贫血纠正情况，也应重点了解神经精神症状等非血液系统表现改善情况。

（林超 高举）

第二节 溶血性贫血

一、溶血性贫血总论

（一）概述

溶血性贫血（hemolytic anemia）是由于红细胞破坏加速、寿命缩短，超过骨髓造血代偿能力所引起的一类贫血的统称。

正常红细胞寿命为 100~120 日，每日约 1% 的衰老红细胞在脾脏被破坏清除，同时骨髓释放出相同数量的新生红细胞进入血液循环。因此，生理情况下红细胞生成与破坏处于动态平衡之中。如红细胞破坏程度未超过骨髓红细胞代偿增生能力，临床并不会出现贫血，称为代偿性溶血。只有红细胞破坏程度超过代偿程度才会引起溶血性贫血。5 岁以下儿童骨髓几乎全部为红骨髓，造血代偿潜能较差，造血需求显著增加时，主要依靠髓外造血代偿。因此，婴幼儿发生急性溶血性贫血时，贫血程度往往较重，也易出现肝、脾、淋巴结肿大等髓外造血表现。

（二）病因

溶血性贫血并非一种独立的疾病，病因和发病机制复杂多样。按急缓程度分为急性溶血性贫血和慢性溶血性贫血；依据红细胞破坏的场所分为血管内溶血和血管外溶血。临床上，一般结合红细胞破坏的原因和机制进行分类，有助于溶血性贫血的诊断和鉴别（表3-9-4）。

表3-9-4　溶血性贫血的发病机制和病因学分类

病因和发病机制	代表性疾病
红细胞内在缺陷	
红细胞膜结构缺陷	遗传性球形红细胞增多症、遗传性椭圆形红细胞增多症、遗传性棘形红细胞增多症、阵发性睡眠性血红蛋白尿
红细胞酶缺乏	葡萄糖-6-磷酸脱氢酶、丙酮酸激酶缺乏
血红蛋白数量或质量异常	血红蛋白病、地中海贫血综合征
红细胞外在不良因素	
免疫性因素	新生儿溶血症、自身免疫性溶血性贫血、药物相关性免疫性溶血性贫血
非免疫因素	感染、物理因素、化学因素、毒素、脾功能亢进、弥散性血管内凝血

红细胞内在缺陷所致溶血性贫血一般为遗传性，而红细胞外在不良因素所致溶血性贫血多为后天获得性。

（三）临床特征

溶血性贫血的临床表现和严重程度差异很大，与病因或基础疾病、溶血场所、贫血程度、发生速率和机体代偿程度密切相关。部分轻度溶血性贫血患儿可无自觉症状，仅因皮肤、巩膜轻度黄疸，或其他原因就诊发现脾大而最终明确诊断。

急性溶血性贫血起病急骤，Hb下降迅速，机体难以完全代偿，往往存在面色苍白、皮肤巩膜黄染、乏力、气促和烦躁不安，可伴寒战、发热、头痛、呕吐、腰背痛、少尿或无尿等临床表现。可出现血红蛋白尿，严重者发生休克和急性肾衰竭。慢性溶血性贫血起病缓慢，通常存在贫血、黄疸和脾大三联征，可并发胆石症等。此外，部分慢性溶血性贫血患儿可因感染、药物等因素诱发溶血急性加重，甚至溶血再生障碍性贫血危象，引起暂时性急性骨髓造血功能衰竭，表现为全血细胞减少、网织红细胞减少、骨髓增生显著降低。

（四）辅助检查

实验室检查的目的在于确定溶血性贫血的诊断和病因，以指导治疗。应紧密结合病史和体格检查，遵照溶血性贫血的诊断程序合理选择初筛试验和确诊检查。

1. 血常规　对于不同程度的贫血，网织红细胞百分比和绝对计数升高，外周血可出现有核红细胞，血涂片可见异形红细胞、红细胞碎片等。白细胞和血小板也可升高。

2. 肝功能、肾功能检查　总胆红素增高，以间接胆红素升高为主，血清LDH增高。肾功能不全时可存在尿素氮、肌酐升高。

3. 尿常规　血管内溶血可见血红蛋白尿及含铁血黄素尿，尿胆原阳性。

4. 骨髓检查　骨髓红系代偿性增生，粒红比例降低，甚至倒置，粒系、巨核系细胞正常。

5. 确诊试验　自身免疫性溶血性贫血患儿库姆斯试验阳性。遗传性球性红细胞增多症时,红细胞渗透脆性试验阳性。β 地中海贫血患儿胎儿型 Hb(fetal Hb,HbF)不同程度升高。葡萄糖 -6- 磷酸脱氢酶(G6PD)缺乏症患儿的 G6PD 活性降低。地中海贫血和其他遗传性溶血性贫血者可进行基因检查。

（五）疾病识别要点

1. 诊断标准　存在支持溶血性贫血的临床表现,如贫血、黄疸、发热、腰疼、脾大等表现。实验室检查有红细胞破坏增多和红系造血代偿性增生的证据,则可初步确立溶血性贫血的诊断。同时应进一步选择针对各种溶血性贫血的特殊检查,确定溶血性贫血的性质和类型。

2. 诊断思路　如前所述,溶血性贫血并非一种独立的疾病,病因和发病机制复杂多样,但红细胞破坏增多超过红细胞代偿增生程度,引起红细胞寿命缩短为共同的病理生理基础。因此,应从查找红细胞破坏增加和红细胞代偿增生两个方面的证据入手,首先确定是否存在溶血性贫血,而其病因诊断往往需依靠特定实验室检查。

（1）红细胞破坏增加的证据

1）贫血:Hb 和红细胞计数不同程度降低,这是溶血性贫血诊断的必要条件,是红细胞破坏增加超过红细胞代偿增生的直接结果。此外,还有网织红细胞百分比和绝对计数升高,外周血可出现有核红细胞,血涂片可见异形红细胞、红细胞碎片等。白细胞和血小板也可升高。

2）黄疸和高胆红素血症:总胆红素升高,以间接胆红素升高为主,临床上可出现黄疸。

3）血清触珠蛋白降低:溶血时触珠蛋白与血液中游离 Hb 结合后其水平显著降低,为溶血性贫血,尤其是血管内溶血性贫血的重要依据。

4）血红蛋白血症和血红蛋白尿症:在溶血程度重、进展快,尤其是血管内溶血情况下,血液中游离 Hb 水平会显著升高,超过触珠蛋白结合能力而从肾脏排出,从而引起游离血红蛋白尿症,临床上出现"葡萄酒样"或"酱油样"小便。

5）尿胆原增加:急性溶血时尿胆原常增加,引起尿色加深,而慢性溶血时可不增加。慢性血管内溶血时,尿含铁血黄素试验阳性。

6）外周血红细胞形态改变:可见各种异形红细胞,其中红细胞碎片增多为溶血的重要证据。

7）红细胞寿命测定:红细胞寿命显著缩短为诊断溶血性贫血最直接的证据,并可判断红细胞破坏的主要部位,但临床常规应用困难。

（2）红细胞代偿增生的证据

1）网织红细胞升高:反映骨髓代偿增生能力的简易指标,临床广泛应用。应注意的是,在溶血再生障碍危象的情况下,网织红细胞数量反而降低。

2）外周血常规:可出现有核红细胞、红细胞碎片。白细胞和血小板可增加,甚至出现类白血病反应。

3）骨髓代偿性增生:骨髓增生明显或极度活跃,以中晚幼红细胞为主,可出现粒红比倒置。

4）髓外造血表现:多见于婴幼儿,表现为肝、脾、淋巴结肿大,脾大为主。

5）骨骼改变:慢性溶血者 X 线摄片常显示骨质疏松、骨皮质变薄、髓腔增宽等改变,多见于重型 β 地中海贫血等慢性遗传性溶血性贫血患儿。

（3）明确溶血性贫血的病因：应充分结合病史和体格检查，但确诊往往需依靠特定实验室检查。以下几点为病因诊断的重要线索，值得高度重视。

1）家族史：儿童遗传性溶血性贫血多见，可有阳性家族史。

2）发病年龄：出生后 3~6 个月发病，贫血进行性加重，在我国南方省份以重型地中海贫血多见。

3）发病季节和药物史：G6PD 缺乏症（蚕豆病）在蚕豆成熟季节发病率高，多有进食蚕豆、药物等诱因，临床以急性血管内溶血为典型临床表现。

4）贫血程度和发生速率：贫血急性进行性加重，数小时至数日内 Hb 成倍下降，如排除急性失血，应考虑急性溶血性贫血。

5）红细胞形态：对提示溶血性贫血的病因具有重要临床价值。例如：外周血小球形红细胞≥20%，结合阳性家族史、黄疸和脾大，应着重考虑遗传性球形红细胞增多症。外周血碎裂红细胞数量增多，同时存在血小板减少，排除自身免疫性溶血性贫血后，应重点考虑微血管病性溶血性贫血。

二、地中海贫血

（一）概述

地中海贫血（thalassemia），又称海洋性贫血或珠蛋白合成障碍性贫血，是由于珠蛋白基因缺陷，导致一种或多种珠蛋白肽链合成数量减少或完全缺乏，肽链间正常平衡被打破，正常 Hb 合成数量降低的一种遗传性溶血性贫血，属于 Hb 数量障碍性疾病，为全球常见的单基因遗传病之一。

地中海贫血主要分布于地中海沿岸国家，以及中东、印度次大陆、东亚和东南亚地区，地理分布主要为热带和亚热带地区，与疟疾流行区重叠。我国地中海贫血高发于长江以南省份，如广东、广西、海南、四川、云南、福建、台湾等。

地中海贫血的遗传缺陷和临床表现具有高度异质性，目前推荐命名为地中海贫血综合征（thalassemia syndrome），但临床上以 α 地中海贫血和 β 地中海贫血最常见。本节主要讨论这 2 种类型。

（二）病因

人类各种具有携氧功能的 Hb 都是由 2 种珠蛋白肽链组成的四聚体。个体发育过程中，各种珠蛋白基因的表达和关闭受到精细调控，呈现高度的协调性和有序性。胎儿期主要为胎儿型 Hb（HbF），珠蛋白构成为 $\alpha2\gamma2$。成人期以成人型 Hb（adult Hb，HbA）为主，珠蛋白构成为 $\alpha2\beta2$，占 97%。另一种成人型 Hb 含量不超过 3%，称为 HbA2，珠蛋白构成为 $\alpha2\delta2$。

1. α 地中海贫血病因　α 珠蛋白基因定位于 16 号染色体，每条染色单体上有 2 个 α 珠蛋白基因。α 珠蛋白基因缺陷引起的 α 地中海贫血以基因缺失为主，少数为基因点突变。由于 α 珠蛋白合成减少或完全缺乏，胎儿期 HbF 合成受到影响，如 α 肽链合成显著减少或缺如，不能与 α 肽链配对的 γ 链将形成 γ 四聚体，即 Hb Barts。同样，HbA 合成也会减少，相对过剩的 β 链自身聚合形成 β 四聚体，即 HbH。此外，HbA2（$\alpha2\delta2$）减少为轻型 α 地中海贫血的重要诊断依据。

α 地中海贫血的基因型是决定临床表型的主要因素。如一条染色单体上的 1 个 α 基因缺失，α 链合成部分受抑制，遗传学命名为 α^+ 地中海贫血；若一条染色单体上 2 个 α 基因均缺失,则 α 链合成完全受抑制,遗传学命名为 α⁰ 地中海贫血。

2. β 地中海贫血病因　β 珠蛋白基因定位于 11 号染色体,每条染色单体上有 1 个 β 基因。β 珠蛋白基因缺陷会引起 β 地中海贫血,常见为 β 基因突变。由于 β 珠蛋白数量减少或缺乏,α 链会与 γ 链结合导致 HbF 水平增高。在重型 β 地中海贫血患儿,大量过剩的 α 链沉积于幼红细胞,形成 α 包涵体,导致幼红细胞在骨髓内凋亡和被破坏,不能发育成熟和释放入血,称为无效红细胞生成,为重型 β 地中海贫血的重要病理生理机制。此外,由于肠道铁吸收增高和反复输血,如未正规进行去铁治疗,重型 β 地中海贫血患儿将发生继发性铁过载,影响重要脏器功能。

同样,β 地中海贫血的临床表现也在很大程度上取决于基因型。如一条染色体上的 β 基因完全失活,不能编码合成 β 珠蛋白肽链,遗传学命名为 β⁰ 地中海贫血;如一条染色体上 β 珠蛋白基因缺陷仅导致 β 珠蛋白肽链合成减少,遗传学命名为 β⁺ 地中海贫血。

（三）临床特征

1. α 地中海贫血

（1）重型 α 地中海贫血:基因型为 α⁰ 纯合子,不能产生 α 肽链,胎儿期不能合成 HbF,Hb Barts 显著升高,引起严重宫内缺氧、贫血和充血性心力衰竭,导致死胎或死产,临床上命名为 HbB 胎儿水肿综合征(Hb Bart's hydrops fetalis)。

（2）中间型 α 地中海贫血:基因型为 α⁰/α⁺ 双重杂合子,也称为血红蛋白 H 病(HbH disease),临床表现差异较大,贫血发生时间和程度轻重不一,多于婴儿期以后出现轻中度贫血,可伴黄疸。部分患儿在感染或药物诱因情况下,可加重贫血,甚至发生急性溶血再生障碍危象,需输血治疗。此外,可因长期慢性溶血并发胆石症。

（3）轻型 α 地中海贫血:无症状或仅轻度贫血,临床易与缺铁性贫血混淆,临床易误诊为缺铁性贫血。

（4）静止型 α 地中海贫血:无临床表现及血液学异常,临床难以诊断。

2. β 地中海贫血　临床表现具有高度异质性。

（1）轻型 β 地中海贫血:一般为 β⁰ 杂合子或 β⁺ 杂合子,也可能为 β⁰/β⁺ 双重杂合子,β 肽链合成轻度减少,但临床多无自觉症状,或仅有轻度贫血。本型不需要治疗,不影响患儿生存期,主要应明确诊断,指导遗传咨询和产前诊断。

（2）中间型 β 地中海贫血:临床表现介于轻型和重型之间,中度贫血,轻、中度脾大。

（3）重型 β 地中海贫血:也称为 Cooley 贫血。一般于出生后 3~6 个月发病,临床表现为慢性进行性加重的贫血,患儿皮肤和面色苍白或苍黄,巩膜可轻度黄染。由于骨髓代偿性增生而导致骨骼改变,可出现典型地中海贫血面容,表现为头围增大、额顶枕部隆起、颧高、鼻梁塌陷、眼距增宽、上颌过度生长和突出、牙齿咬合错位和牙列混乱。多数病例存在肝脾肿大。患儿生长发育显著迟缓、个子矮小、青春期延迟。如不输血,预期生存期一般不超过 5 岁,未规律输血者预期生存期一般也不超过 20 岁。输血但未正规进行去铁治疗的患儿,继发性铁过载和严重器官功能衰竭为主要死亡原因。

（四）辅助检查

1. 血常规检查　典型小细胞低色素性贫血的血涂片检查可见红细胞大小不等,中央浅染区扩大,可查见异形、靶形、有核红细胞,以及点彩红细胞、嗜多染性红细胞、豪-周小体等。网织红细胞不同程度升高。

2. 骨髓检查　重型地中海贫血红系增生明显活跃,粒红比降低,甚至倒置,以中、晚幼红细胞增生为主。

3. Hb 电泳　为地中海贫血重要诊断手段。重型 β 地中海贫血 HbF 显著增加,一般 >40%,为重要诊断依据。轻型 β 地中海贫血 HbA2 升高(3.5%~6.0%),HbF 正常或轻度升高 (2%~7%)。中间型 α 地中海贫血出生时可检出数量不等的 Hb Barts(约 25%)。血红蛋白电泳分离出 HbH 条带为中间型 α 地中海贫血的重要诊断依据。

4. 基因分析　可检出 α 和 β 基因常见缺陷类型,二代测序有助于检出非热点突变。此外,基因检测结果对于遗传咨询、产前诊断具有重要价值。

5. 其他检查　红细胞渗透脆性降低,间接胆红素水平升高。铁代谢检查为地中海贫血和缺铁性贫血鉴别的重要依据,也是诊断和监测继发性铁过载,指导去铁治疗的重要检查。

(五) 诊断要点

1. 诊断标准　根据临床表现、血常规、骨髓象、Hb 电泳、铁代谢检查,以及基因检查,地中海贫血诊断不难。重型 β 地中海贫血临床诊断标准如下。

(1) 临床表现:出生后 3~6 个月出现贫血、肝脾肿大,特殊地中海贫血面容,发育滞后。

(2) 实验室检查:Hb<60g/L,小细胞低色素贫血,外周血异形红细胞和有核红细胞,网织红细胞升高,骨髓红细胞系统极度增生。初诊时 HbF 为 30%~90%。

(3) 遗传学:父母均为 β 珠蛋白生成障碍性贫血。

符合上述条件者可作出临床诊断,但确诊需基因分析。

2. 诊断思路

(1) 出生 3~6 个月起病,贫血进行性加重,典型小细胞低色素贫血,尤其是具有阳性家族史,以及在地中海贫血高发地区,应高度警惕重型 β 地中海贫血。

(2) 轻度贫血或无症状患儿,血常规发现红细胞呈小细胞低色素改变,应结合家族史、喂养史、发病年龄,着重与缺铁性贫血鉴别,必要时行 Hb 电泳和基因检查来明确诊断。

3. 根据临床表现初步识别　高发地区儿童出生后 3~6 个出现进行性加重小细胞低色素贫血,重点应考虑重型地中海贫血,诊断不难,重点在于早期鉴别是否为轻型地中海贫血;应依据病史、血常规、铁代谢指标和 Hb 电泳综合判断。

4. 疾病演变过程　轻型地中海贫血不需要治疗,对患儿出生后治疗和生存并无影响。重型 α 地中海贫血不能存活,而重型 β 地中海贫血的演变过程取决于是否接受正规输血、正规去铁治疗,以及造血干细胞移植等。

5. 鉴别诊断

(1) 重型 β 地中海贫血诊断比较容易,如常规基因检查未发现相关基因缺陷,可进行二代测序明确诊断,或与其他严重遗传性溶血性贫血鉴别。

(2) 轻型地中海贫血应与缺铁性贫血鉴别。缺铁性贫血常存在缺铁原因,除贫血外,一般无肝脾肿大和黄疸。铁代谢检查和铁剂治疗效果有助于两者的鉴别。

(3) 重型和中间型地中海贫血因肝脾肿大、黄疸,易误诊为病毒性肝炎。但地中海贫血可有阳性家族史,肝功能损害不明显;小细胞低色素贫血以血清间接胆红素升高为主,HbF 增高可帮助鉴别。

(六) 治疗原则、社区随访和转诊时机

1. 治疗原则　轻型地中海贫血(轻型 β 地中海贫血,静止型和轻型 α 地中海贫血)不需要治疗,明确诊断目的在于遗传咨询和产前诊断,避免不必要的补铁治疗。中间型地中海贫血和重型β地中海贫血应采用综合性治疗措施,推荐参照相关治疗指南。以下仅介绍重型β地中海贫血的治疗。

(1) 一般措施:避免高铁饮食、避免感染、注意休息、补充叶酸。

(2) 规律输血:保证重型β地中海贫血患儿长期存活,维持生长发育、防止骨骼病变和降低胃肠道铁吸收的重要治疗手段。对确诊的β地中海贫血,如 Hb<70g/L,或 Hb>70g/L 但存在生长发育落后或体重不增,以及特殊地中海贫血面容者,均应开始规律输血。目前推荐大量输血,每 3~5 周规律输血 1 次,维持输血前 Hb 介于 90~105g/L。强调必须给予成分输血,注意观察和处理输血相关不良反应。

(3) 去铁治疗:重型β地中海贫血必需的治疗组成部分,可防止或减缓继发性铁过载损坏实质脏器功能。应根据铁过载发生发展情况和程度,决定去铁治疗时机,合理选择和调整去铁药物种类及剂量,定期动态监测铁过载情况。

(4) 脾切除术:应严格掌握脾切除术指征。①输血量进行性增加,超过每年 200ml RBC/kg;②脾功能亢进;③巨脾引起压迫症状。如需行脾切除,也应尽量推迟至 5 岁以后进行。

(5) 造血干细胞移植:目前重型β地中海贫血唯一的根治性治疗方法。首选 HLA 相合的同胞作为造血干细胞的供者。

2. 社区随访 明确诊断后可在社区或基层医院随访,如无条件输血,应定期至上级医院规律输血。随访内容主要如下。

(1) 症状:通过问诊了解贫血相关症状变化情况,了解有无感染等加重贫血的因素。

(2) 体征:通过体格检查观察面色苍白等贫血情况、肝脾大小等。

(3) 随访:密切注意病情变化,监测生长发育,尽早发现贫血或铁过载造成的生长发育延迟。

(4) 实验室检查:定期复查血常规,评价输血效果。定期监测血清铁蛋白水平,指导去铁治疗时机,调整去铁药物剂量。

3. 转诊时机

(1) 起病时,如因检查条件限制不能明确诊断,应及时转诊。

(2) 规律输血期间如输血效果不佳或复发、输血后出现合血困难,应转上级医院明确原因。

(3) 继发性铁过载需正规进行去铁治疗,如不能在基层医院进行,应转诊。

(4) 随访期间出现严重感染、重要器官功能障碍,以及其他当地难以诊断和处理的临床情况,均应转诊。

(5) 如需造血干细胞移植,应转诊至有条件的上级医院。

(七) 疾病预防、筛查和管理

1. 预防 重点在于避免重型地中海贫血患儿出生。如父母双方均携带地中海贫血致病基因,应产前明确诊断,指导产科处理。

2. 筛查 对小细胞低色素贫血儿童,应筛查是否为地中海贫血。

3. 管理 社区医师应为患儿建立档案,坚持定期随访,指导并督促规律输血和去铁治疗。及时发现地中海贫血基因携带者,提高产前诊断水平。还应加强健康教育,包括饮食指导,注意休息和加强家庭护理,避免摄入含铁高的食物。

三、葡萄糖-6-磷酸脱氢酶缺乏症

(一) 概述

红细胞葡萄糖-6-磷酸脱氢酶(G6PD)缺乏症为临床上最常见的遗传性红细胞酶病(RBC enzymopathy),一般在进食蚕豆、药物和感染等诱因的情况下,发生急性溶血性贫血,而平时多无临床表现。

G6PD缺乏症呈X连锁不完全共显性遗传,绝大部分病例见于男性。本病呈世界性分布,但好发于热带和亚热带地区,与疟疾地理分布相似,我国南方各省多见。

(二) 病因

尽管人体各种组织细胞均表达G6PD基因,但G6PD为红细胞磷酸戊糖代谢途径的限速酶,该代谢途径为红细胞还原型辅酶Ⅱ合成的唯一来源,与还原型谷胱甘肽的生成反应偶联,在对抗生物膜脂质过氧化和Hb分子氧化应激损伤方面发挥关键作用。由于成熟红细胞无蛋白合成能力,G6PD不能得到补充和更新,其酶活性随红细胞衰老进行性降低。G6PD缺乏的红细胞更易受到氧化应激损伤,Hb氧化变性和在红细胞内沉积,形成Heinz小体,红细胞膜损伤和变形能力降低,红细胞破坏增多,引起急性贫血、黄疸、血红蛋白尿等典型临床表现。随着G6PD缺乏的衰老红细胞清除和G6PD活性正常的新生红细胞代偿生成,G6PD缺乏症一般呈自限性临床经过。

(三) 临床特征

G6PD缺乏症的临床表现主要取决于G6PD活性缺乏程度。WHO依据G6PD缺乏程度和临床表现,将G6PD缺乏症分为5型。其中G6PD缺乏症Ⅰ型的酶活性<1%,甚至不能检出,多于新生儿期发生严重黄疸,此后以慢性溶血性贫血、黄疸、脾大为三联症,为一种先天性非球形红细胞性溶血性贫血。本型发病率很低,不再详细讨论。

G6PD缺乏症的酶活性一般<30%,绝大多数患儿平时无临床症状,处于一种"稳态"状况,往往在进食蚕豆、使用特殊药物、感染等诱因下发生急性溶血,据此分为蚕豆病、药物性溶血和感染性溶血(infection-associated hemolysis)3种临床类型,但其发病机制、临床表现和治疗原则并无显著差异,均归属于急性溶血性贫血范畴。G6PD发生急性溶血性贫血时往往具有以下典型的临床表现。

1. 急性溶血性贫血 一般于进食蚕豆、使用特殊药物、感染等诱因下,于数小时或数日内出现急性溶血,尤其是急性血管内溶血,表现为皮肤、面色苍白。贫血可进行性加重,伴烦躁不安、呼吸和脉搏加速等表现,严重时甚至出现休克、贫血性心力衰竭。绝大部分患儿呈自限性临床经过,一般3~6周内Hb可恢复正常。

2. 黄疸 往往在急性贫血发生的同时出现突发性皮肤、巩膜严重黄染。部分患儿可于出生后24~72小时内发生新生儿黄疸,但黄疸程度差异很大,不能单纯依靠临床表现与其他原因所致的新生儿黄疸鉴别。

3. 血红蛋白尿 严重血管内溶血情况下,血液中游离Hb水平显著升高,经肾脏排出而呈典型"葡萄酒样"或"酱油样"小便,为G6PD缺乏症急性溶血时最突出的临床表现之一。

4. 其他症状 包括发热、恶心、呕吐、腹痛和腰背部疼痛等。如发生急性肾衰竭,可出现少尿或无尿等症状。

（四）辅助检查

1. 血常规检查和血涂片检查　急性溶血时多为正细胞正色素性贫血，程度为中、重度，甚至极重度。网织红细胞计数升高，可伴白细胞升高和核左移。涂片可见红细胞大小不等、异形红细胞增多。红细胞内可见变性珠蛋白小体。

2. 尿常规检查　隐血阳性，游离血红蛋白尿，尿蛋白升高，尿胆原阳性。

3. 肝功能检查　总胆红素升高，以间接胆红素为主，乳酸脱氢酶增高。

4. G6PD 活性定量测定　为 G6PD 缺乏的确诊依据，但急性溶血时由于新生红细胞大量代偿性生成，酶活性可正常，甚至升高。推荐采用定量分光光度法测定红细胞内还原型辅酶Ⅱ生成速率作为 G6PD 缺乏的确诊依据。

5. 其他　肾功能检查等。

（五）疾病识别要点

1. 诊断标准　依据以下标准，绝大多数情况下 G6PD 缺乏症的诊断容易明确。

（1）大部分患儿为男性。

（2）多有进食蚕豆、使用特殊药物、感染等诱因。

（3）急性贫血、黄疸、血红蛋白尿等急性血管内溶血的临床表现。

（4）中、重度，甚至极重度急性贫血，网织红细胞升高，以间接胆红素升高为主的高胆红素血症，LDH 显著升高，游离血红蛋白尿症。

（5）红细胞 G6PD 活性降低。

（6）一般呈自限性临床经过。

2. 诊断思路　首先确定具有红细胞破坏增多和红细胞代偿增生 2 个方面证据，然后从急性溶血性贫血诊断和鉴别入手。如具有明确诱因，结合急性贫血、黄疸和血红蛋白尿等典型表现，G6PD 的诊断简单；如有阳性家族史和 / 或既往类似急性贫血病史，更支持诊断。在此临床情况下，G6PD 活性降低只是确诊依据，即使正常或增高也不能排除诊断。临床上一般不需要进行 G6PD 基因突变检测。

3. 根据临床表现初步识别　在存在进食蚕豆等诱因情况下，男性患儿发生急性贫血、黄疸和血红蛋白尿，诊断基本已确定为 G6PD 缺乏症。

4. 疾病演变过程　除外先天性非球形红细胞性溶血性贫血这一特殊类型，一般 G6PD 缺乏症即使反复发作，如及时诊断和治疗，一般预后良好。

5. 鉴别诊断

（1）急性病毒性肝炎：可有显著黄疸，但胆红素升高呈双相性，以转氨酶升高为主，一般无较重的贫血，也无葡萄酒样或酱油样小便。患儿常伴有明显厌食、腹胀等严重消化道症状，以及多种肝外症状，肝炎病毒相关血清学和核酸检测有助于鉴别。值得注意的是，部分肝豆状核变性患儿临床上以急性溶血性贫血作为首发症状，同时存在慢性肝功能损害的实验室检查证据。如临床怀疑，应检测血清铜蓝蛋白水平。

（2）其他遗传性溶血性贫血：G6PD 缺乏症通常存在诱因的情况下才会发生急性发作性溶血性贫血，平时多无临床表现；而重型地中海贫血、重型遗传性球形红细胞增多症一般发病年龄早、贫血程度重，并可进行性加重。但应注意，G6PD 严重缺乏所致的先天性非球形红细胞性溶血性贫血很难单纯依靠临床表现明确诊断，往往需要特殊实验室检查，甚至基因检查才能鉴别和确诊。

（3）自身免疫性溶血性贫血：温抗体型自身免疫性溶血性贫血绝大部分为血管外溶血，无血红蛋白尿，而冷抗体型可发生严重血管内溶血。感染、自身免疫性疾病或恶性肿瘤等基础疾病，以及库姆斯试验有助于鉴别。

（六）治疗原则、社区随访及转诊时机

1. 治疗原则　G6PD 缺乏症平时并无临床症状，不需要特殊处理。发生急性溶血性贫血时，仍以对症支持治疗为主，重点在于评估贫血程度和进展情况，以及心脏和肾脏功能状况，避免严重贫血所致的贫血性心力衰竭和急性肾功能损害，甚至死亡。

（1）控制感染、避免接触诱因：如骨髓红细胞造血代偿充分，大量新生成的红细胞 G6PD 活性正常，理论上即使再次暴露于诱因，也不会诱发或加重贫血，呈现出所谓"抵抗现象"，但仍应消除诱因，避免再次暴露，尤其是重型 G6PD 缺乏症患儿。

（2）输血治疗：轻度贫血不需要输血。下述输血指征可供临床参考：①Hb<70g/L，尤其存在严重缺氧表现和心脏功能不全，原则上应输血治疗；②Hb<90g/L，但存在持续溶血、贫血进行性加重，也应输血治疗；③Hb 70~90g/L，可临床密切动态观察 24~48 小时，一旦病情加重，应随时输血。应选择红细胞制剂成分输血，有条件时可选择 G6PD 活性正常献血者的红细胞。临床医师应密切观察和动态评估，特殊情况下即使 Hb>70g/L 也应考虑输血治疗。

（3）水化和碱化尿液：急性溶血期间注意补充足够水分，维持血流动力学稳定，使用适量碳酸氢钠碱化尿液，防止 Hb 和血红素肾小管沉积，引起急性肾小管坏死和急性肾衰竭。

（4）糖皮质激素：急性溶血性贫血期间可考虑给予短疗程氢化可的松输注。

（5）并发症处理：如发生急性肾衰竭，应按相应治疗指南规范治疗。

（6）其他治疗措施：可给予维生素 E，急性溶血后补充叶酸。

2. 社区随访　G6PD 缺乏者平时可在基层医院随访。随访主要包括以下内容。

（1）症状：问诊了解贫血症状、小便性状。

（2）体征：常规体格检查观察皮肤黄疸、肝脾大小等情况。

（3）随访：密切注意病情演变，防止再次接触可疑药物及食物。

（4）实验室检查：血常规检查和尿常规检查，了解 Hb 恢复和尿检情况。

3. 转诊时机

（1）急性溶血性贫血程度重、进展快，而当地无条件输血，应及时转诊。

（2）急性溶血性贫血发生休克、心力衰竭或急性肾衰竭，应转诊至上级医院。

（3）临床表现不典型，难以与其他遗传性溶血性贫血或其他疾病相鉴别，应转诊至上级医院明确诊断。

（七）疾病预防、筛查和管理

1. 预防　重点在于健康教育，避免进食蚕豆和使用特殊药物，并预防感染。

2. 筛查　G6PD 缺乏症发生率高的地区，G6PD 活性检查应作为新生儿病理性黄疸常规检查项目。不明原因的溶血性贫血，尤其是发作性溶血性贫血，通常也应筛查 G6PD 活性。

3. 管理　社区医师应建立档案，正规定期随访。应加强健康教育，让患儿和家长充分了解疾病相关知识，包括：①每次就诊都应告知接诊医师相关病史；②禁用或慎用某些药物，禁食蚕豆；③感染后应及时就诊和治疗。

（杨雪　高举）

第三节　急性白血病

一、概述

急性白血病(acute leukemia,AL)是一组起源于造血干/祖细胞的恶性克隆增殖性疾病,为儿童期最常见的恶性肿瘤,约占15岁以下儿童恶性肿瘤的30%。儿童白血病分为急性淋巴细胞白血病(acute lymphoblastic leukemia,ALL)和急性髓细胞性白血病(acute myelogenous leukemia,AML),分别占75%~80%和15%~20%。

骨髓白血病细胞恶性克隆性增殖,浸润正常造血组织,影响正常血细胞生成,引起贫血、出血和感染。白血病细胞进入血液,可导致外周血白细胞计数显著升高,出现数量不等的白血病细胞,并可广泛浸润各种器官组织,引起肝、脾、淋巴结肿大和其他器官细胞受累的表现。

近年来,儿童AL,尤其是ALL的预后已得到显著改善。目前国际儿童ALL协作组报道的ALL长期总生存率已接近,甚至超过90%,已是一种公认的可治愈性肿瘤。

二、病因

AL的病因尚未完全阐明,可能的发病因素如下。

(一) 遗传因素

大量研究表明,AL(包括ALL和AML)存在多种再现性克隆性细胞遗传学和/或分子生物学异常,在白血病发生发展方面发挥重要作用,其中部分细胞遗传学异常和基因缺陷已作为白血病分型和靶向治疗的重要依据之一。

某些遗传综合征患儿的白血病风险会显著增高。这类遗传综合征患儿往往存在特定基因胚系突变,可能通过影响DNA稳定性和损伤修复、细胞周期调控等机制促进白血病发生。

(二) 感染因素

已证实人T细胞白血病病毒1型(human T cell leukemia virus type 1)是引起成人T细胞白血病/淋巴瘤的肿瘤病毒,而EB病毒与地方性伯基特淋巴瘤/白血病发生密切相关。目前尚无证据显示其他病毒或微生物感染与白血病发生具有明确相关性。

(三) 物理因素

电离辐射公认为白血病和其他恶性实体肿瘤重要的病因之一,且与辐射量相关。

(四) 化学因素

多种化学物质和药物暴露也被认为与白血病发病相关,包括苯剂、氯霉素等。烷化剂、拓扑异构酶抑制剂已被证实为引发化疗相关第二肿瘤(包括白血病)的重要危险因素。

三、临床特征

AL的临床表现复杂多样,且无特异性。临床上,多数患儿呈急性起病,发热、贫血、出血和器官浸润为最常见的临床表现。

(一) 发热

多数患儿起病时存在发热,如合并感染可出现高热,易发展为脓毒症,甚至危及生命。

（二）贫血

贫血是 AL 患儿常见的临床表现之一，表现为面色苍白、疲乏、活动耐力下降、活动后气促。贫血可进行性加重。

（三）出血

以皮肤和黏膜出血多见，表现为出血点、瘀斑、鼻出血、齿龈出血等。部分患儿可发生消化道出血、血尿，甚至颅内出血。严重出血倾向为急性早幼粒细胞白血病的显著临床特征之一，如未及时诊断和处理，早期死亡风险高。

（四）肝、脾、淋巴结肿大

肝、脾、淋巴结肿大是白血病细胞浸润所致，ALL 患儿更常见，肿大程度不一，一般无触痛。浅表淋巴结肿大可累及颈部、颌下、腋下、腹股沟等多个部位。显著纵隔淋巴结肿大多见于急性 T 淋巴细胞白血病，可引起压迫症状，如面部肿胀、呛咳、呼吸困难和上腔静脉压迫综合征等。

（五）其他器官、组织浸润

1. **骨**　骨关节疼痛也是儿童 AL（尤其是 ALL）较常见的首发症状，易误诊为幼年特发性关节炎或其他骨关节疾病。婴幼儿可因骨关节疼痛而喜欢被抱起、不愿走路或出现跛行。发病时中枢神经系统浸润，但发生率不高，可表现为头痛、恶心、呕吐、视物模糊和嗜睡等。如累及脑神经，可出现相应脑神经麻痹的临床表现。

2. **睾丸**　初诊时睾丸白血病约见于 1% 的 AL 患儿，表现为单侧或双侧睾丸无痛性肿块，确诊依靠病理活检。

3. **髓系肉瘤**　为 AML 的特殊临床表现，可发生于 AML 诊断前、治疗过程中或呈现为 AML 的一种复发形式。牙龈增生多见于急性粒细胞单核细胞白血病和急性单核细胞白血病。皮肤白血病少见。

四、辅助检查

实验室检查在 AL 诊断和分型方面极为重要。

1. **血常规检查**　为 AL 的重要诊断线索和基线检查。多数患儿白细胞计数升高，部分患儿白细胞计数可高达 100×10^9/L 以上，可引起血液高黏滞综合征相关临床表现。外周血可见数量不等的幼稚细胞，贫血和血小板减少也极为常见，但程度差异较大。少部分患儿起病时可存在全血细胞减少，甚至可无幼稚细胞。

2. **骨髓穿刺涂片**　为 AL 的确诊依据，绝大部分情况下可依据骨髓白血病细胞形态和细胞化学染色鉴别 ALL 和 AML。一般骨髓增生明显活跃或极度活跃，幼稚细胞比例显著升高，红系、粒系、巨核系造血被显著抑制。应注意的是，部分 AL 患儿可因骨髓坏死或其他原因，导致骨髓穿刺难以成功（骨髓干抽现象），可考虑骨髓活检以明确诊断。

五、疾病识别要点

（一）诊断标准

1. **ALL 诊断标准**　依据 WHO 的诊断标准，在临床表现和血液学改变基础上，骨髓原始和幼稚淋巴细胞比例≥25% 即可确诊 ALL。法英美协作组根据骨髓淋巴白血病细胞形态学特征，将其分为 ALL-L1、ALL-L2 和 ALL-L3 三种形态学亚型，而 WHO 分类已将 ALL-L3 划归为伯基特淋巴瘤/白血病范畴,属于一种成熟 B 细胞肿瘤,治疗和预后与前体淋巴细胞白血病具有显著差异。

2. AML 诊断标准 结合临床表现,如外周血和/或骨髓幼稚细胞比例≥20% 即可确诊AML,如证实存在重现性克隆性细胞遗传学和/或分子生物学异常,即使骨髓幼稚细胞比例<20%,也应诊断为 AML。

目前国际上强调,应通过骨髓细胞形态学、免疫表型、细胞遗传学和分子生物学相关检查对 AL 进行综合性分型诊断和危险度划分,指导临床个体化分层治疗。相关内容请参考相关专著。

(二)诊断思路

如患儿存在贫血、出血、发热和肝、脾、淋巴肿大等 AL 常见临床表现,首先应完成血常规检查,了解是否存在幼稚细胞、难以解释的贫血、血小板减少或全血细胞减少,但确诊必须依据骨髓细胞形态学检查。

(三)根据临床表现初步识别

基层医师应了解贫血、出血、发热和肝、脾、淋巴结肿大为 AL 的常见临床表现。儿童 AL 诊断强调从临床表现入手,从血常规检查结果中发现或是"挖掘"线索,避免误诊或漏诊。

1. 发热、贫血、出血和肝、脾、淋巴结肿大 为 AL 最常见的临床表现,但仍有部分病例发病时仅存在上述 1 项或 2 项临床表现。应高度重视血常规检查,结合临床综合解读,包括白细胞计数及分类计数,以及是否存在临床表现难以解释的程度过重的贫血或血小板减少。必要时应密切观察和多次复查血常规。

2. 以骨关节疼痛为首发症状 易误诊为幼年特发性关节炎或其他骨关节疾病。应常规进行血常规检查,必要时行骨髓穿刺涂片检查来排除 AL。

3. 以孤立性血小板减少起病 少数 AL 以孤立性血小板减少起病,易误诊为免疫性血小板减少。对临床表现不典型、一线治疗反应不佳的所谓免疫性血小板减少,应警惕 AL。

(四)疾病演变过程

AL 为儿童最常见恶性肿瘤性疾病,如未能早期诊断和规范治疗,一般会进行性加重,导致患儿死亡。目前由于采用基于危险度的规范化分型治疗,儿童 AL 的总体预后也得到显著改善,国际儿童 ALL 协作组报道的 ALL 长期总生存率已接近甚至超过 90%,但仍有部分高危 ALL 治疗失败或复发,为临床亟待解决的难题。

(五)鉴别诊断

1. 再生障碍性贫血 部分 AL 发病时表现为全血细胞减少,尤其应与再生障碍性贫血相鉴别。临床上,急性重型再生障碍性贫血往往同时存在较严重的贫血、出血和感染,常会进行性加重;无肝脾肿大、外周血网织红细胞百分比及绝对计数减低、无幼稚细胞。骨髓穿刺涂片为重要鉴别诊断依据。

2. 免疫性血小板减少 为儿童时期最常见的出血性疾病,常有前驱性上呼吸道感染或疫苗接种史,以皮肤、黏膜针尖样出血点为典型临床表现,外周血常规呈单纯性血小板减少,一般无贫血和肝、脾、淋巴结肿大。但免疫性血小板减少为临床排除诊断,如一线治疗无效,也需骨髓穿刺检查,以排除 AL 和再生障碍性贫血等。

3. 传染性单核细胞增多症 发热及肝、脾、淋巴结肿大,外周血白细胞计数和变异淋巴细胞增多为典型临床表现,易与 AL 混淆。鉴别困难时,应行骨髓穿刺涂片检查。

4. 幼年特发性关节炎 不少儿童 AL 以骨关节疼痛起病,应仔细体格检查以了解有无肝、脾、淋巴结肿大,有无基础疾病难以解释的程度过重的贫血等。必要时行骨髓穿刺涂片检查来鉴别。

5. 类白血病反应 是指在严重感染、应激等情况下,外周血白细胞计数显著增高的一种血液学现象,白细胞计数通常超过 $50 \times 10^9/L$,呈典型核左移现象,可见数量不等的晚幼粒细胞和杆状核粒细胞,严重情况下甚至出现原始粒细胞、早幼粒细胞和中幼粒细胞;白细胞内可见中毒颗粒,但血常规没有"裂孔现象"。此外,类白血病反应一般无严重贫血和血小板减少,基础疾病治愈后血常规恢复正常。

6. 恶性实体肿瘤骨髓浸润 神经母细胞瘤易于早期骨髓转移,甚至外周血出现幼稚细胞,多具有发热、贫血、出血和肢体疼痛等临床表现,易与 AL 混淆。但神经母细胞瘤常可发现腹膜后、肾上腺、后纵隔等部位的原发肿瘤灶,骨髓肿瘤细胞癌通常为巢团样成簇分布,血液儿茶酚胺和神经元特异性烯醇化酶水平可显著升高。

六、治疗原则、社区随访及转诊时机

(一) 治疗原则

1. 综合性治疗方案 AL 采用以化疗为主的综合性治疗方案,早期诊断和基于危险度的分型治疗为基本原则。

2. AL 化疗 通常分为诱导缓解 - 早期巩固 - 髓外白血病预防 - 再诱导和再巩固 - 维持化疗几个序贯阶段。ALL 联合化疗的常用药物包括长春新碱、柔红霉素、门冬酰胺酶、糖皮质激素、甲氨蝶呤、环磷酰胺、阿糖胞苷和巯基嘌呤等。AML 联合化疗一般采用以蒽环类药物、阿糖胞苷、DNA 拓扑异构酶抑制剂为骨架的化疗方案。

3. 高危 AL 包括难治复发病例,造血干细胞移植为重要的治疗选择。

4. 对症支持治疗

(1) 成分输血:初诊和治疗过程中如存在严重贫血、血小板减少,应酌情输注红细胞制剂和血小板制剂。

(2) 感染的预防和治疗:初诊和治疗过程,应积极预防和治疗感染,可参照与血液肿瘤患儿发热、粒细胞减少相关的诊疗指南,选择广谱抗菌药物经验治疗,并依据培养结果进行相应调整。可根据临床具体情况同时给予 IVIg。若持续粒细胞缺乏和发热或临床考虑真菌感染,应合理选择抗真菌药预防和治疗。常规推荐使用复方磺胺嘧啶来预防肺孢子菌肺炎。

(3) 粒细胞集落刺激因子(G-CSF)的应用:化疗后若发生严重粒细胞缺乏,可给予 G-CSF 促进粒细胞生成,缩短粒细胞缺乏的持续时间,预防和减少感染发生风险。AML 合并危及生命的严重感染时,也推荐使用 G-CSF。

(二) 社区随访

1. 随访要求 儿童 AL 建议在具有血液肿瘤专科的医疗机构进行正规治疗和随访。

2. 社区随访重点 联合化疗间隔期间,以及完全缓解后处于维持化疗阶段的患儿,社区随访重点在于健康教育、饮食和营养指导、预防感染。进行常规体格检查,诊断和处理常见病;指导患儿正规维持化疗,定期复查血常规和进行肝功能、肾功能检查,了解有无化疗相关血细胞减少和肝功能、肾功能损害。

3. 疫苗接种 AL 患儿免疫功能低下,原则上在免疫功能恢复前,疫苗接种(尤其是减毒活疫苗）的接种应谨慎,可参考专门针对血液肿瘤和造血干细胞移植患儿疫苗接种的相关指南和推荐意见。

（三）转诊时机

1. 提示 AL　如临床表现和血常规检查提示 AL,应尽快转诊至上级医院,以明确诊断、分型和规范治疗。尽量避免不合理地使用糖皮质激素,避免给后续诊断造成困难。

2. 病情严重患儿　如发病时贫血程度和 / 或出血倾向严重,应首先维持血流动力学稳定,必要时当地医院给予红细胞制剂或血小板输注,待病情稳定后及时转诊。

3. 并发症　社区随访期间如发现患儿严重感染、出血或有其他严重并发症,应及时转诊。

七、疾病预防、筛查和管理

（一）预防

目前尚无公认的 AL 预防策略。原则上,应避免接触苯等化学物质,在医师指导下使用药物,并减少不必要的放射检查。肿瘤患儿结束放化疗后应正规随访,监测第二肿瘤（包括白血病）发生风险。具有白血病 / 肿瘤易感综合征家族史的个体,应正规监测随访。

（二）筛查

应定期进行健康检查和血常规检查,以早期发现白血病诊断线索;儿童 AL 应在设有血液肿瘤专科的医疗中心规范管理和随访。

（三）疾病管理

推荐儿童 AL 在儿童血液肿瘤诊疗中心正规建立档案,并长期正规随访和管理。

（艾媛　高举）

第十章

神经肌肉系统疾病

第一节 癫 痫

一、概述

癫痫（epilepsy）是大脑神经元过度放电导致的一种以反复性、发作性和自然缓解性为特征的中枢神经系统功能障碍。人的整个生命周期中，癫痫发病率呈"倒 U 形"分布，儿童期为癫痫高发年龄段，不仅发病率较成人高，而且还存在多种儿童期特有的癫痫综合征。此外许多儿童期容易出现的其他发作性症状（包括生理性与病理学）易与癫痫混淆，可造成误诊、误治。

二、病因

癫痫的发生是遗传因素和环境因素共同作用的结果，其病因包括遗传性、继发性和病因不明三个方面。国际抗癫痫联盟（International League Against Epilepsy，ILAE）建议将癫痫病因分为六个大类，分别为遗传性、结构性、代谢性、免疫性、感染性、病因不明。

1. **遗传性** 由已知或推测的基因缺陷直接导致。目前已发现癫痫相关基因千余种，涉及单基因遗传和多基因遗传，临床表现中癫痫发作是核心症状，新发突变在遗传性癫痫中占主要病因。

2. **结构性** 由明确的颅内结构异常导致。包括：①先天结构性异常，如局灶皮层发育不良；②获得结构性异常，如脑梗死后导致的局灶改变；③遗传结构性异常，如 *TSC1/TSC2* 基因突变所致的结节性硬化症等。

3. **代谢性** 代谢障碍引起脑功能紊乱所致。代谢异常一般为先天缺陷，常有遗传基因缺陷，也可以伴随颅内结构性异常。如线粒体 DNA（mtDNA）*A8344G* 突变引起的线粒体代谢障碍导致的进行性肌阵挛癫痫，也可以出现颅内结构性的改变。

4. **免疫性** 自身免疫性脑炎及其他免疫异常导致的脑损伤均可引起癫痫。

5. 感染性 颅内各种感染,包括病毒、细菌、结核、真菌、寄生虫等,在急性期可以引起症状性惊厥发作,后期可以出现癫痫后遗症。

6. 病因不明 病因不明者可能其潜在病因未发现。

三、临床特征

癫痫发作虽有多种形式,但反复性、发作性和自然缓解性为其共同临床特征。同时,儿童期具有多种癫痫综合征,应注意识别。

（一）局灶性发作

局灶性发作（partial seizures）是儿童最常见的癫痫发作形式,发作形式多样,可表现为单个肢体抽搐、感觉异常、精神行为异常,以及视、听、嗅觉异常等。

（二）全面性发作

常见的全面性发作（generalized seizures）类型如下。

1. 全面性强直-阵挛性发作（generalized tonic-clonic seizure,GTCS） 既往称为"大发作"。表现为意识丧失、双侧对称强直后紧跟有阵挛,典型的发作分为三期,即强直期、阵挛期、发作后期,通常伴有自主神经受累表现。

2. 失神发作（absence seizure） 分为典型失神、不典型失神、肌阵挛失神和失神伴眼睑肌阵挛等类型,表现为动作突然中止或明显变慢、短暂意识障碍,伴或不伴轻微的运动症状(如阵挛/肌阵挛/强直/自动症等)或其他症状。

3. 肌阵挛发作（myoclonic seizure） 表现为快速、短暂、触电样肌肉抽动,通常为突然点头、快速栽倒的摔跤,可累及全身,也可限于局部肌肉或肌群。

4. 阵挛发作（clonic seizure） 表现为肢体节律性的抽动,伴或不伴意识障碍。

5. 强直发作（tonic seizure） 表现为突然出现的肌肉强烈持续地收缩,肢体僵直,躯体伸展背屈,或前屈,常持续数秒至数十秒,偶尔可达数分钟。

6. 失张力发作（atonic seizure） 表现为头部、躯干或肢体肌肉张力突然丧失或减低,发作之前没有明显的肌阵挛或强直成分。

7. 癫痫性痉挛（spasm） 表现为突然、短暂的躯干肌和双侧肢体的强直性、屈性或伸展性收缩,常表现为发作性点头,肢体上抬屈曲,呈"虾米样抱球状";成串发作,常见于婴儿痉挛症、大田原综合征等特殊癫痫综合征。

（三）癫痫综合征

癫痫综合征具有特定的发病年龄、发作形式、病因、伴随症状、脑电图、家族史、治疗反应及转归等,主要集中在婴幼儿期,不同年龄段均有良性癫痫综合征与癫痫性脑病出现。

四、辅助检查

癫痫的检测可分为癫痫诊断性检查和癫痫病因学检查,包括脑电图、生化、代谢、影像、基因检查等。

（一）脑电图

脑电图是癫痫患儿的常规检查,也是本病最重要的检查,是诊断癫痫、确定发作类型和癫痫综合征分型最重要的辅助手段,早期初诊、中期随访、后期停药均需要脑电图的协助。癫痫脑电图改变主要为暴发性出现的各种波,包括尖波、棘波、尖慢波、棘慢波等,既可以局灶起源,也可以全导起源,波形特征和起源对于协助判断癫痫发作类型和综合征具有重要价值。

（二）CT、MRI 等神经影像检查

头颅 CT 检查在显示钙化或小的出血病变有优势,MRI 对于发现脑部结构性异常（尤其微小病灶）和脑白质改变的价值更高。其他影像学检查,如磁共振波谱、功能 MRI、单光子发射计算机断层扫描、正电子发射断层扫描等,可以协助进行病因、病变性质和癫痫的起源诊断。MRI 技术的进步和提升,增加了结构性异常的检出率,如局灶性皮质发育不良等。

（三）遗传检测

遗传检测包括染色体和基因等不同寻常遗传类型和检测范围所对应的相应检测手段,主要有染色体核型分析、微阵列比较基因组杂交技术、一代测序技术、二代测序技术,以及全外显子测序和全基因组测序技术,应根据患儿的临床综合特征和初步判断,合理选择分子遗传检测技术手段。

（四）血生化检测

血生化检测主要有 2 个目的:①如血氨、血乳酸、血气、电解质等,可为病因初步提供线索;②血常规、肝功能、肾功能等检查则主要为进一步用药作准备。

（五）其他检查

由于癫痫病因复杂多样,应根据患儿具体临床特点提供的线索,选择合适的病因诊断手段。

五、疾病的识别要点

（一）诊断标准

2014 年国际抗癫痫联盟（ILAE）给予的诊断定义为:①至少 2 次间隔 >24 小时的非诱发性（或反射性）发作;②1 次非诱发性（或反射性）发作,并且在未来 10 年内,再次发作风险与 2 次非诱发性发作后的再发风险相当时（至少 60%）;③诊断为某种癫痫综合征,并符合以上任何一种情况即可诊断为癫痫。

（二）诊断思路

癫痫的完整诊断步骤为:①确认发作性事件是否为癫痫发作;②确认癫痫发作的类型;③确认癫痫综合征的类型;④确认癫痫的病因;⑤确认患儿的功能损伤程度。

临床实践中应尽可能完善上述诊断,这将更有利于精准、全面地管理患儿。

（三）根据临床表现进行初步识别

癫痫发作的临床表现形式多样,以惊厥为表现形式的发作容易识别,而非惊厥性发作则容易被遗漏,一线医师应重视患儿的所有发作性出现的异常情况。这些发作常不被医师直接观察到,家长录像能提供直观的发作过程且简单可行。

（四）疾病演变过程

儿童时期大多数癫痫发作持续数分钟即自行停止。关于癫痫持续状态的定义,对于儿童而言,绝大多数专家的意见仍然是发作持续 30 分钟及以上或反复发作但间期意识不恢复。癫痫发作持续时间越长,自行终止的概率越低。部分儿童期癫痫为自限过程,也有部分表现为癫痫脑病,出现退行改变。80% 左右经过正规治疗的患儿可以顺利减停药物,20% 左右患儿成为药物难治性癫痫。

（五）鉴别诊断

儿童时期各种非癫痫性发作事件非常多见，容易与癫痫发作相混淆，在不同年龄段，需鉴别的非癫痫发作事件往往不同。非癫痫发作是指临床表现类似于癫痫发作的所有其他发作性事件，非癫痫发作事件既包括病理性也包括生理性。

1. 屏气发作　婴幼儿期常见，多于5岁前终止发作，每次发作有明确诱因，即在持续哭叫、过度换气后出现，随之以屏气、呼吸暂停、口唇发绀、四肢强直为特点，后期可与癫痫发作完全一致，但脑电图正常。

2. 习惯性擦腿　又名擦腿综合征，为儿童性心理异常性疾病，多于婴幼儿时期起病，在坐、卧时出现，双腿交叉摩擦，可伴发汗、面部发红等兴奋症状，可以被打断，脑电图正常。

3. 睡眠障碍　儿童期常见各种睡眠障碍，包括夜惊、梦魇、睡眠呼吸暂停症、睡行症等，脑电图无痫性放电可以鉴别。

4. 抽动障碍　多见于学龄期儿童，表现为一组或多组肌肉突发、重复和刻板性不随意抽动，多见于面、颈、肩和上肢，非节律性，能被患儿有意识地暂时控制；感冒、情绪紧张、被提醒等可加重发作，放松、睡眠时消失，脑电图无特异性异常发现。

5. 血管迷走晕厥　引起晕厥的常见原因之一，脑电图正常，直立倾斜试验阳性。

6. 发作性运动障碍　发作性运动障碍一般表现为姿势性肌张力不全或舞蹈徐动症，发作时意识清楚，可以有运动、饥饿、饮食、情绪等各种诱发因素，发作间期及发作期脑电图正常。

六、治疗原则、社区随访及转诊时机

（一）治疗原则

癫痫治疗的理想目标是发作完全控制而无药品不良反应，但有时只能尽可能减少发作且尽可能少的药物不良反应，尽量提高生活质量。一旦诊断癫痫，原则上首选药物治疗（特殊情况例外），对于药物难治性癫痫患儿，可以予以生酮饮食、外科手术等治疗。

1. 一般疗法（健康教育）　包括：①癫痫发作时常用的急救处理方法；②癫痫的诱发因素；③癫痫治疗中的注意事项等。让患儿、家属、学校和社会正确认识癫痫，帮助患儿及家属树立信心，坚持正规治疗。

2. 癫痫的药物治疗

（1）治疗时机的选择：治疗时机的选择应根据癫痫的发作特点、脑电特征、病因等，并结合药物不良反应、合并症、经济情况等进行综合分析。一般而言，明确癫痫诊断后应尽早用药。

（2）尽可能单药治疗：原则上首选单药治疗，在单药治疗没有达到无发作时才考虑联合治疗。

（3）抗癫痫药物选择：根据发作类型和综合征，合理选择抗癫痫药物。目前用于抗癫痫治疗的药物较多，包括传统抗癫痫药和新型抗癫痫药。一般而言，新型抗癫痫药与传统抗癫痫药相比，对癫痫的治疗效果没有明显的差异，但新型抗癫痫药的副作用相对较少。

1）传统抗癫痫药：丙戊酸钠、卡马西平、苯妥英钠、苯巴比妥、氯硝西泮、乙琥胺等。

2）新型抗癫痫药：左乙拉西坦、奥卡西平、拉莫三嗪、托吡酯、唑尼沙胺、氨己烯酸、氯巴占、加巴喷丁、非尔氨酯、拉科酰胺、普瑞巴林等。根据发作类型,癫痫患儿的初始单药治疗选择见表 3-10-1 和表 3-10-2。

表 3-10-1　诊断全面性发作癫痫患儿的初始单药治疗选择

全面性发作	首选药物 (评分比例 /%[①])	一线药物	二线药物	不推荐药物
强直-阵挛发作	VPA(86.8)	VPA、LEV、LTG	TPM、OXC、PB、ZNS、CBZ、CZP、PHT、NZP	VCB、ESM
强直发作	VPA(79.2)	VPA、LEV、LTG	TPM、ZNS、PB、CZP、NZP	OXC、PHT、C8Z、VCB、ESM
阵挛发作	VPA(81.1)	VPA、LEV	TPM、LIC、ZNS、PB、CZP、OXC、NZP	PHT、CB2、VGB、ESM
肌阵挛发作	VPA(81.1)	VPA、LEV、TPM	CZP、NZP、LTG、ZNS	PB、ESM、PHT、VGB、OXC、CBZ
失张力发作	VPA(73.6)	VPA	TPM、LEV、LTC、CZP、NZP、ZNS	PB、PHT、VGB、ESM、CBZ、OXC
失神发作	VPA(100.0) ESM(81.4)	VPA、ESM、LTG	CZP、IEV、TPM、NZP	ZNS、PB、PHT、VGB、CBZ、OXC

注:一线、二线药物所列的抗癫痫药排序,其选择强度依次递减。

①:括号中的百分数是指选择最高分值"非常合适(5分)"的专家评分比例。

VPA,丙戊酸;LEV,左乙拉西坦;LTG,拉莫三嗪;TPM,托吡酯;OXC,奥卡西平;PB,苯巴比妥;ZNS,唑尼沙胺;CBZ,卡马西平;CZP,氯硝西泮;PHT,苯妥英;NZP,硝西泮;VGB,氨己烯酸;ESM,乙琥胺。

表 3-10-2　诊断局灶性和特殊发作类型癫痫患儿的初始单药治疗选择

局灶性和特殊 发作	首选药物 (评分比例 /%[①])	一线药物	二线药物	不推荐药物
局灶性发作	OXC(98.1) CBZ(81.1)	OXC、CBZ、LEV、VPA、LTG	TPM、ZNS、PB、PHT	CZP、VGB、NZP、ESM
局灶性继发全面性发作	OXC(88.7) CBZ(62.3)	OXC、CBZ、VPA、LEV、LTG	TPM、ZNS、PB、PHT、CZP、NZP、VGB	ESM
癫痫性痉挛	VPA(54.7)	VPA、TPM、VGB	CZP、LEV、NZP、LTG、ZNS	PB、PHT、OXC、CBZ、ESM
多种类型发作	VPA(77.4)	VPA、TPM、LEV	LTG、CZP、ZNS、NZP、PB	OXC、CBZ、VGB、PHT、ESM
难以分型发作	VPA(73.6)	VPA、LEV、TPM	LTG、CZP、PB、ZNS、NZP、OXC	CBZ、VGB、PHT、ESM

注:一线、二线药物所列的抗癫痫药排序,其选择强度依次递减。

①:括号中的百分数是指选择最高分值"非常合适(5分)"的专家评分比例。

OXC,奥卡西平;CBZ,卡马西平;LEV,左乙拉西坦;VPA,丙戊酸;LTG,拉莫三嗪;TPM,托吡酯;ZNS,唑尼沙胺;PB,苯巴比妥;PHT,苯妥英;CZP,氯硝西泮;VGB,氨己烯酸;NZP,硝西泮;ESM,乙琥胺。

（4）抗癫痫药物疗程：目前推荐在连续 2~4 年癫痫无发作的基础上，脑电图恢复正常后才考虑逐渐减停药物。

（5）个体化治疗，并定期复查。

3. 生酮饮食治疗　是儿童（尤其婴幼儿）难治性癫痫的常用治疗方法，为一种高脂肪、适量蛋白质、低碳水化合物的饮食方式。该方法已经应用了数十年，在这种饮食结构下，机体利用脂肪获取能量，通过肝脏分解代谢的酮体产生酮症，以达到抗癫痫的目的。目前治疗机制未明，一般认为有多种机制参与该治疗作用，但其疗效和安全性已得到了临床普遍认可。

4. 外科治疗　癫痫治疗的重要组成部分，包括颅内手术切除和颅外神经调控方法（如迷走神经电刺激），应根据详细的术前评估结果，选择手术时机、手术方法。手术方法主要有切除性手术、离断性手术、姑息性手术、立体定向放射治疗术等。

5. 病因及精准治疗　针对原发病的治疗，如代谢性脑病合并癫痫，应尽早进行代谢治疗；对于明确基因病因的患儿，目前已有部分针对基因突变结果精准指导的药物治疗，其内容包括首选药物、避免使用的药物（如可能加重癫痫或引起严重药物不良反应）。

（二）社区随访

癫痫患儿应在社区长期随访，但由于儿童癫痫的复杂性，其首次诊断、复发调药、减停药物，以及难治性患儿的治疗均应在具有相应条件的医院进行，社区随访内容如下。

1. 症状　注意有无癫痫的发作，观察发作前、发作时、发作后的具体表现和伴随症状。

2. 体征　观察用药过程中有无皮疹等不良反应。

3. 随访　密切注意病情的演变，有无中枢神经系统其他合并症的发生。

4. 实验室检查　社区或乡镇可进行一些简单的实验室检查，如血常规、肝功能、肾功能、电解质检查等。

（三）转诊时机

若患儿疗效不好或病情发生恶化，应及时向有条件的上级医院转诊，转诊指征如下。

1. 癫痫发作　原有发作再次出现或出现新的发作，或对于新的发作不能鉴别是否为癫痫发作。

2. 药物副作用　如皮疹出现，考虑为药物副作用所致。

3. 出现其他神经发育相关异常　如多动、抽动、行为问题等。

4. 其他　任何怀疑与本病相关或不能判断是否与本病相关的症状和体征。

七、疾病预防、筛查和管理

（一）预防

本病的预防包括病因预防、减少癫痫发作的预防，以及癫痫发作造成意外伤害的预防。

1. 病因预防　癫痫作为一个综合征，其病因复杂，如关于病因的描述，减少各种导致脑损伤的因素是癫痫预防的首要任务。

2. 减少癫痫发作的预防　即预防癫痫的诱发因素，在某些情况下，癫痫发作可能被诱发或可能增加发作频率，如感染、睡眠剥夺、过度兴奋，以及某些药物等，应尽量避免。

3. 癫痫发作造成意外伤害的预防　患儿癫痫发作时，如果在水中或高空等情况下，可能造成意外而发生伤害或生命危险，应根据实际情况进行相应场景下的预防。癫痫发作时，还应侧卧、领口松开,以保持呼吸道通畅,避免窒息等。

(二) 筛查

有家族史、热性惊厥史、发育异常史患儿应密切随访,注意癫痫发作的可能。

(三) 管理

社区医师应为患儿建立档案,即使减停药物,也应该坚持定期随访,加强对患儿的健康教育,避免癫痫的诱发因素加重发作。

(罗蓉)

第二节　急性细菌性脑膜炎

一、概述

急性细菌性脑膜炎(acute bacterial meningitis)也称化脓性脑膜炎(purulent meningitis),是各种易感细菌引起的脑膜(蛛网膜和软脑膜)炎症,部分患儿病变可累及脑实质,导致全脑病变。临床主要表现为发热、脑膜刺激和颅内压增高征,可出现反复惊厥、意识障碍等,脑脊液化脓性改变。儿童,尤其是婴幼儿,由于免疫功能及血脑屏障未发育完善,较成人更易发生细菌性脑膜炎。随着疫苗接种的普及和推广,其发病率呈下降趋势,常见感染菌也相应发生一些变化。急性细菌性脑膜炎临床过程往往凶险,可出现硬膜下积液、脑积水、脑室管膜炎等并发症。及时诊断、正确抗感染治疗和对症干预是降低本病病死率及后遗症发生率的关键。

二、病因

中枢神经系统细菌感染是本病的直接病因,社区获得性感染和医院获得性感染的常见感染菌往往不同;年龄段不同,易感病原菌也往往不同。对于社区获得性感染而言,新生儿期常见病原菌为金黄色葡萄球菌、B 组链球菌、大肠埃希菌和李斯特菌等;婴幼儿期常见病原菌为肺炎链球菌、流行性感冒嗜血杆菌、B 组链球菌等;儿童期常见病原菌为肺炎链球菌、脑膜炎奈瑟菌等。

细菌通过血行播散、邻近部位感染(如鼻窦炎、中耳炎、乳突炎等)扩散、异常通道直接入侵等途径入侵中枢神经。其中血行播散是最常见途径,存在于全身其他部位(呼吸道、消化道、皮肤或新生儿脐部)的局部感染性病灶,经血液循环通过血脑屏障到达脑膜并增殖,引起脑膜及脑组织的炎症性病变。如反复患细菌性脑膜炎,应注意寻找有无邻近器官(眼、耳、鼻等)的局部缺陷,或其他导致血脑屏障破坏的因素,或全身性免疫缺陷。

三、临床特征

急性发热起病,病前常有呼吸道感染症状,随之以脑膜刺激征和颅内高压等中枢神经系统症状为表现。临床表现可典型或不典型,抗菌药物治疗的患儿或婴幼儿(尤其是新生儿)的临床症状、体征,以及脑脊液改变往往不典型。

(一) 典型中枢神经系统表现

常见于较大儿童和青少年。

1. 颅内高压症状　典型表现为剧烈头痛或喷射性呕吐。急性颅内高压时眼底检查一般无特殊发现,视神经盘水肿存在常提示慢性颅内高压。

2. 脑膜刺激征　包括颈项强直、Kernig 征和布鲁津斯基征(Brudzinski 征)往往呈阳性表现。

3. 局灶神经病变症状　约 30% 患儿出现惊厥,10%~20% 患儿出现偏瘫、感觉异常、脑神经麻痹等局灶体征。

(二) 不典型中枢神经系统表现

常见于新生儿及婴幼儿。

1. 颅内高压症状　婴幼儿由于前囟未闭合,其骨缝可裂开,对颅内压有缓冲作用,颅内高压表现出现往往较晚,临床症状不典型,可无头痛、呕吐症状,或仅表现为烦躁、嗜睡、持续低热等;尤其是新生儿及 3 月龄以下的小婴儿,常起病隐匿,临床表现更不典型,如仅表现为体温不升、拒奶、凝视、尖叫、黄疸加重、呼吸节律不规整、心率减慢等非特异性症状、体征。

2. 脑膜刺激征　婴幼儿往往不存在,仅可见前囟紧张或隆起,极易误诊。

(三) 并发症

常见于婴幼儿、治疗延迟、病原菌致病力强、抗感染不够强等情况。临床常表现为治疗效果差或治疗过程中出现新的神经症状、体征等,均应注意排查并发症存在的可能。

四、辅助检查

辅助检查主要包括寻找病原学证据、确认脑损伤改变程度、检查疾病严重程度。其中脑脊液检查是确诊本病最直接、最重要的依据。

1. 脑脊液常规生化检查　典型表现为外观浑浊、压力增高;白细胞计数明显增加,甚至可高达 10×10^9/L 以上,以中性粒细胞分类为主;蛋白含量明显升高,常大于 1.0g/L,糖含量显著降低,脑脊液糖和同期血糖比值常低于 0.4。

2. 脑脊液离心沉渣涂片找细菌　可以早期发现致病菌。

3. 脑脊液细菌培养　确定致病菌的最可靠方法。应在使用抗菌药物前采集脑脊液,并在保温条件下尽早送检,分别进行有氧和无氧培养,以提高细菌培养阳性率。

4. 脑脊液分子检测　宏基因全外显方法检测病原菌,具有较高的阳性率,但也容易出现假阳性,且价格昂贵,不适宜基层医院。

5. 脑脊液致病菌免疫学检查　可通过快速免疫检测抗原来确定致病菌,该结果受抗菌药物治疗的影响较小,但非直接病原证据,对涂片和培养阴性患儿的诊断有参考价值。

6. 外周血　可提供感染存在的线索,白细胞计数增加,分类以中性粒细胞为主。但重症患儿,白细胞计数可反而下降。

7. 血培养　可提供感染存在的证据,但不能确认为中枢感染。对于新生儿而言,血阳性率较高,所有疑似患儿均应予以完成,阳性结果具有间接病原证据价值。

8. 局部病灶分泌物培养、皮肤瘀点涂片　有助于间接病原学诊断,尤其是新生儿脐炎分泌物、皮肤脓疱液等。

9. 脑电图　作为脑功能受损的早期敏感指标,可以动态监测脑功能变化,对脑损伤的评估和预后的判断具有重要价值。

10. 头部 CT　可用于快速协助检测有无颅内高压存在,以及鉴别颅内出血等。

11. 头部 MRI　用于判断是否存在并发症,并协助判断脑损伤范围及程度等。

五、疾病识别要点

（一）诊断标准

急性热性起病,有典型的中枢神经损伤表现,脑脊液检查白细胞计数明显升高,以中性粒细胞为主,糖低、蛋白增高应考虑本病。脑脊液细菌直接病原学证据可确定诊断。

（二）诊断思路

根据急性感染起病,伴随以中枢神经症状,同时脑脊液压力增高和细胞生化的改变,可以考虑中枢神经感染存在。

综合各种直接和间接病原学证据,确认细菌性脑膜炎的存在,并尽量获得直接病原证据。早期患儿或经过治疗的患儿,脑脊液常规检查可无明显异常,需结合病史、症状、体征及治疗过程综合分析,必要时复查脑脊液。

（三）根据临床表现进行初步识别

通常需与单纯呼吸道感染相鉴别。

1. 细菌性脑膜炎　以脑膜刺激征为突出,发热、头痛常是其早期出现的症状,头痛与发热之间的关联性不强,与单纯上呼吸道感染导致的发热、头痛不同。

2. 单纯上呼吸道感染所致头痛　往往在疾病早期出现,持续时间短暂,头痛与发热之间常有明确的关联,热退后头痛往往也会消失。

（四）疾病演变过程

细菌性脑膜炎如果未得到及时治疗,炎症可能波及脑实质乃至全脑,并出现脑积水、脑室管膜炎及脑脓肿等并发症,甚至危及生命。不同病原在不同个体中疾病的严重程度表现不同,早期积极针对病因及对症治疗可以有效降低病死率和减轻后遗症。

（五）鉴别诊断

1. 结核性脑膜炎　易与细菌性脑膜炎混淆。细菌性脑膜炎早期以颅顶受累为主,结核性脑膜炎早期以颅底受累为主,故结核性脑膜炎早期可以出现脑神经受累表现。结核性脑膜炎脑脊液分类以淋巴细胞为主,糖、氯化物降低;细菌性脑膜炎分类以中性粒细胞为主,糖降低。

2. 病毒性脑炎　早期或经过治疗的细菌性脑膜炎容易与病毒性脑炎相混淆,尤其是脑脊液改变,应综合临床总体特征进行鉴别,应注意早期采取病原学检测标本。

3. 真菌性脑膜炎　一般呈亚急性起病,头痛症状多剧烈突出,多数患儿有免疫缺陷相关基础情况存在,可以初步与细菌性脑膜炎相鉴别。

4. 中毒性脑病　往往感染中毒症状较重,脑实质损伤表现更突出,脑脊液除压力增高外,生化常规检查多正常。

六、治疗原则、社区随访及转诊时机

（一）治疗原则

应早期诊断,早期正确地给予足剂量、足疗程的抗感染治疗,对颅内高压者早期积极予以降低颅内压,积极控制惊厥,积极维持水、电解质及酸碱平衡和内环境的稳定,对呼吸障碍患儿应早期积极进行有创或无创呼吸生命支持等其他对症处理。

1. 一般疗法　急性期需卧床休息,密切观察患儿的病情变化和生命体征,注意营养和水、电解质平衡,提供足够的能量。对昏迷的患儿,应保持呼吸道通畅,防止吸入性肺炎;还应勤翻身,防止发生压疮和深部静脉血栓;同时要保证足够的营养供给,采用鼻饲喂养或给予静脉营养等。

2. 抗细菌治疗　由于病原学证据和药敏试验结果的获得需要一定时间,经验性抗菌药物使用成为应对细菌性脑膜炎的必然;一旦获得病原学阳性结果,应根据相应结果进行针对性抗感染治疗。抗菌药物治疗原则是早期、针对病原、静脉给药、足量、足疗程。

(1) 经验性抗菌药物选择:一旦怀疑为细菌性脑膜炎,就应根据患儿年龄、感染发生地点等综合情况经验性早期予以抗菌药物治疗。对于儿童,第三代头孢菌素由于具有较好的血脑屏障渗透性和安全性,常作为经验性选择的一线药物(如头孢曲松);但对于新生儿及小婴儿,一般选择头孢噻肟而非头孢曲松;在细菌耐药突出地区,则选择第三代头孢菌素和万古霉素联合治疗。

(2) 抗菌药物剂量:由于血脑屏障的作用,中枢神经系统感染所使用剂量较其他系统感染更大,例如:头孢曲松的一般推荐剂量为 $50\sim75mg/(kg\cdot d)$,1 次 /d,而在细菌性脑膜炎治疗时,推荐剂量为 $100mg/(kg\cdot d)$,原则上 1 次 /12h;万古霉素的一般推荐剂量为 $20\sim40mg/(kg\cdot d)$,而在细菌性脑膜炎治疗时,推荐剂量为 $60mg/(kg\cdot d)$,1 次 /6h。

(3) 抗菌药物疗程:根据不同细菌感染,推荐疗程不同:①脑膜炎球菌,推荐疗程为 $7\sim10$ 日;②流行性感冒嗜血杆菌、肺炎链球菌,推荐疗程为 14 日;③无乳链球菌、革兰氏阴性需氧菌,推荐疗程为 21 日;④李斯特菌,推荐疗程为 21 日以上。多数情况治疗顺利,临床症状、体征消失,若满足常规推荐疗程的同时脑脊液复查也恢复正常,可以顺利停药,但在治疗延迟、合并症存在等情况下,需要延长抗菌药物疗程。

3. 激素治疗　原则上不选择。国外相关指南推荐:对于 B 型流行性感冒嗜血杆菌脑膜炎和肺炎链球菌脑膜炎患儿,在抗菌药物使用之前或同时,可给予小剂量地塞米松 $0.3\sim0.5mg/(kg\cdot d)$,$3\sim5$ 日,以减少听力损伤的后遗症,但并不降低病死率。

4. 颅内高压处理　一般选用 20% 甘露醇 $0.5\sim2.0g/(kg\cdot次)$,根据颅内压增高的程度选择其他药物,并调整用药间隔。对于循环较差患儿,推荐高渗盐水作为渗透性降低颅内压药物的更好选择。

5. 控制惊厥　按照惊厥或惊厥持续状态相应章节(第二篇第十章)的介绍进行及时处理。

6. 并发症处理　在脑脓肿或脑积水等并发症存在的情况下,应积极外科会诊,必要时外科手术干预。

7. 早期康复干预　一旦生命体征平稳,即可行床旁早期康复介入,有神经后遗症者应坚持后续的长期综合康复治疗。

(二) 社区随访

儿童细菌性脑膜炎预后相关危险因素包括:①患儿发病年龄(年龄越小,预后越差);②感染的病原体(肺炎链球菌预后相对较差);③开始有效抗菌药物治疗的早晚;④脑脊液无菌化的时间;⑤宿主炎症反应强弱等。患儿在急性感染控制,生命体征平稳后,可在基层医院后期康复治疗和随访,每月定期到上级医院随访。随访内容主要包括以下方面。

1. 症状　神经系统后遗症,包括认知、运动、行为等方面的能力和状况,有无癫痫发作及发作特点等。

2. 体征　通过神经体格检查及各种评定量表来判断患儿的神经体征及功能状态。

3. 随访　密切注意病情的演变,病情波动变化者,及时转诊。

4. 实验室检查　有条件的社区或乡镇,可进行一些简单的实验室检查,如炎症相关指标检查等。

（三）转诊时机

若患儿疗效不好或病情发生变化,应及时向有条件的上级医院转诊,转诊指征如下。

1. 癫痫发作　患儿出现新的发作或原有发作增加。

2. 炎症指标反复　包括反复发热或感染指标升高,不能以呼吸道或消化道感染解释。

3. 康复效果不理想　经过康复训练后,患儿功能状况无改善。

4. 昏迷患儿　出现压疮或不能有效进行营养指导。

七、疾病预防、筛查和管理

（一）预防

减少呼吸道及消化道等各种细菌感染是本病的主要预防措施和方法,包括疫苗预防接种及增强机体抗感染的能力等。

（二）筛查

早期意识状态的轻微改变和某些早期特异性表现特征是及时发现的关键,尤其应注意婴幼儿表现特征的不典型性。

（三）管理

具有神经后遗症的患儿,需要长期管理和随访,社区医师应为患儿建立档案,加强对患儿的健康教育,内容如下。

1. 饮食和起居,注意休息和加强家庭护理。

2. 家长参与下的积极康复训练。

3. 有急性症状,包括癫痫发作、非一般感染症状等应及时治疗。

（罗蓉）

第三节　病毒性脑炎

一、概述

中枢神经系统病毒感染以脑实质侵犯为先、为主,故一般称之为病毒性脑炎（viral encephalitis）,但也可仅累及脑膜而导致病毒性脑膜炎（viral meningitis）,或同时累及脑膜和脑实质而导致病毒性脑膜脑炎（viral meningoencephalitis）。儿童病毒性脑炎的发病率为 (10.5~13.8)/100 000,以疱疹类病毒、肠道病毒多见。不同个体、不同病毒感染,其临床病情轻重也不同。

二、病因

引起病毒性脑炎的病毒种类有 130 余种,主要包括疱疹类病毒、肠道病毒、虫媒病毒等。

疱疹类病毒包括单纯疱疹病毒（herpes simplex virus type，HSV）Ⅰ型或Ⅱ型、EB病毒、水痘-带状疱疹病毒（VZV）、巨细胞病毒等；肠道病毒包括柯萨奇病毒A和B组、EV71病毒、埃可病毒等；虫媒病毒感染具有地域性差异，在我国及亚洲其他地区主要为乙型脑炎病毒，而欧洲、北美、非洲、中东等国家或地区则以西尼罗河病毒感染为主。

不同免疫状态的个体所感染的病毒种类也可能不同，如免疫功能正常的患儿一般感染HSV-1，HSV-2常感染新生儿和艾滋病等免疫功能缺陷者。我国儿童以肠道病毒为首要感染病原。多数肠道病毒，如柯萨奇病毒A和B组、埃可病毒等小RNA病毒，导致的脑炎大多症状轻微，男性发病多于女性，好发于夏、秋季；少数肠道病毒感染的脑炎患儿会出现严重临床表现，甚至死亡（如EV71病毒感染者）。从包括成人和儿童在内的全球数据看，导致脑炎最常见的是单纯疱疹类病毒，HSV-1是引起严重病毒性脑炎的重要病原之一，未经治疗的病例约70%进入昏迷，甚至直至死亡。

病毒可通过呼吸道、消化道、皮肤等途径侵入机体，引起第1次病毒血症，患儿出现发热、寒战、腹泻、腹痛、皮疹或关节痛等全身症状。如果病毒扩散到除中枢神经系统外的其他器官，则形成第2次病毒血症，病毒可通过脉络丛或血管内膜侵入中枢神经系统，一方面通过病毒增殖直接破坏神经组织，另一方面通过激发宿主的免疫反应，引起感染后血管及血管周围损害，以及急性脱髓鞘改变，还可以诱发B细胞反应，产生自身抗体引起自身免疫性脑炎。因此，病毒性脑炎除病毒直接入侵中枢神经而致病以外，还可以伴随感染后自身免疫反应。

三、临床特征

各种病毒性脑炎的临床表现差异较大，即使相同病毒所致，病情严重程度也可轻重不一，主要决定于病毒毒力、患儿免疫反应强弱，以及神经系统受累部位等。临床症状主要包括前驱症状、颅内高压，以及脑实质受累症状和体征等。

（一）前驱症状

非特异性全身症状，以及呼吸道、消化道等起始感染部位症状，如发热、头昏、恶心、呕吐、腹泻、肌痛等。

（二）颅内高压

头痛、呕吐、视神经乳头水肿为颅内高压三联征。头痛常在咳嗽、用力时加重，呈弥漫性、持续性。呕吐为与进食无关的喷射性呕吐。婴幼儿因颅缝未闭，颅内压增高症状往往表现不明显，可为前囟饱满或张力增高等。

（三）脑实质受累

脑实质受累是病毒性脑炎突出的脑部表现，可有不同程度的意识和/或性格行为改变、惊厥发作、局灶性神经系统异常表现等。意识改变可表现为烦躁、嗜睡到昏迷等。惊厥发作占病毒性脑炎患儿的15%~80%，以局灶性惊厥为主。

局限性神经损伤症状根据受累部位的不同而异。

（1）边缘系统受累则精神行为症状异常突出。

（2）皮质运动区受累表现为肢体瘫痪。

（3）基底节受累易出现震颤、多动、肌张力改变。

（4）小脑受累一般出现共济失调。

（5）脑干受累可有瞳孔异常、呼吸抑制、休克等。

（四）脑膜受累

表现为剧烈头痛、呕吐，同时可有颈部、后背疼痛等，相对少见。

（五）体格检查

可存在腱反射亢进、巴宾斯基征阳性等病理征，还有共济失调、认知障碍、语言困难、偏瘫等不同部位脑实质损伤的体征等。多数病毒性脑炎的脑膜受累症状并不突出，脑膜刺激征往往不明显。

四、辅助检查

一旦怀疑为病毒性脑炎，在无腰椎穿刺禁忌证的情况下，首先应积极进行脑脊液的检查，并努力获得病原学证据。头部 MRI 在病毒性脑炎诊断和鉴别诊断中具有重要价值，在怀疑病毒性脑炎时，即应开始进行，在病程中必要时应重复检查。病毒性脑炎的其他检查还包括血常规、脑电图等。

1. 脑脊液生化常规　病毒性脑炎的脑脊液外观无色透明，细胞计数$(5\sim500)\times10^6/L$，起病 8~12 小时内分类计数可以多核细胞为主，之后以淋巴细胞为主。蛋白水平正常或轻度增高，糖和氯化物水平正常，脑脊液压力正常或增高。

2. 脑脊液病原学直接检测　PCR 等技术检测脑脊液病毒核酸是目前主要推荐的检测手段，特异性病毒抗体检查对病原学诊断也有较大参考意义，脑脊液中病毒特异性 IgM 抗体阳性或 IgG 抗体在疾病恢复期较急性期有 4 倍以上升高时，具有诊断价值。脑脊液病毒分离和培养也可能找到相关病毒。

3. 外周血病毒病原学检测　中枢神经系统以外的病原学检测具有辅助诊断价值，但不能用于直接诊断中枢神经系统病毒感染。

4. 血常规检测　作为常规检查项目，可初步协助判断感染性质。中枢神经系统病毒感染时，白细胞计数可正常或轻度升高，分类以淋巴细胞为主。

5. 血及脑脊液中自身抗体检测　脑脊液和血清中自身免疫相关抗体（如 N- 甲基 -D- 天冬氨酸受体抗体）检测对于中枢神经系统病毒感染的鉴别诊断具有重要价值，抗体阳性提示自身免疫性脑炎存在。

6. 脑电图检查　脑电图是脑功能变化早期敏感指标，对于脑损伤的存在和严重程度，以及惊厥的发作频率或非惊厥持续状态具有诊断价值，可动态连续监测，但脑电图不能明确感染性质或病原，少数特殊情况下的表现可能有病因诊断的线索价值。病毒性脑炎时，脑电图改变可表现为弥漫性或局限性慢波及痫样放电。

7. 神经影像学检查　MRI 在病毒性脑炎诊断的应用价值比 CT 大，虽然多数病毒性脑炎脑部放射影像学检查常无阳性发现，但少数病毒感染可能出现具有特征性的影像学改变，如乙型脑炎病毒感染常见的丘脑损害、EV71 感染引起的脑干损害，以及 HSV-1 感染常见颞、眶、额叶受累等。病毒性脑炎 MRI 检查的另一重要性在于判断是否存在脱髓鞘改变，具有鉴别诊断价值，可以判断是否合并免疫损伤或鉴别中枢免疫性疾病。

8. 脑活检　作为中枢神经病毒感染是否存在的"金标准"，但临床罕见使用。

五、疾病的识别要点

(一) 诊断标准

具有发热、头痛、头晕、喷射性呕吐、意识障碍、抽搐、共济失调等临床表现,脑脊液改变符合病毒性脑炎的特征,具有病原学证据或排除了其他诊断。

(二) 诊断思路

病毒性脑炎的诊断应根据病史、体格检查、脑脊液常规生化检查、病原学 PCR、血清学检测、头颅影像学检查等综合判断。

1. 诊断的第一步是判断中枢神经感染存在与否,其依据为阳性的感染指标及中枢损伤的证据。

2. 诊断的第二步是寻找病原学证据以确认具体病毒感染的存在,包括脑脊液及血清中直接病原学证据和间接病原学证据。

3. 必要时作出排除诊断,绝大多数病毒性脑炎难以获得准确的病原学证据,因此病毒性脑炎的鉴别诊断就变得很是重要。

(三) 根据临床表现进行初步识别

病毒性脑炎往往首先累及脑实质,除发热以外,不同程度的意识改变则是其早期容易出现的症状表现,临床一线应予以重视。

(四) 疾病演变过程

不同病毒在不同个体上的疾病严重程度表现不同,早期积极进行病因及对症治疗可以降低病死率和减轻后遗症。多数患儿可完全恢复,临床病情重(昏迷时间长等)、全脑弥漫性病变者预后差,且往往遗留惊厥,以及智力、运动、心理行为、视力或听力残疾等后遗症。

(五) 鉴别诊断

1. 急性播散性脑脊髓炎　在未认识到该病之前常被误诊为病毒性脑炎,是中枢神经系统急性脱髓鞘病变,表现为广泛性、多发性白质损害,头部 MRI 检查是关键诊断手段。

2. 细菌性脑膜炎　急性细菌性脑膜炎的早期,或是治疗后的细菌性脑膜炎,其脑脊液改变往往不典型,容易与病毒性脑炎混淆,应注意鉴别。

3. 代谢性脑病　容易被感染诱发,以脑病表现为主,易与病毒性脑炎混淆。血生化乳酸、血氨等代谢指标异常提示可能存在该病,头部影像学改变一般呈对称分布,这些特征可以与病毒性脑炎初步鉴别。

4. 中毒性脑病　分为感染中毒性脑病和非感染中毒性脑病。感染中毒性脑病非常难于与病毒性脑炎鉴别;非感染中毒性脑病无感染相关临床表现和实验指标改变,可以与病毒性脑炎鉴别。

5. 颅内肿瘤　儿童脑肿瘤多见于幕下,头晕、呕吐症状多见,一般隐匿起病,感染症状不明显,头部 MRI 检查呈现阳性发现可以作出诊断。

六、治疗原则、社区随访及转诊时机

(一) 治疗原则

病毒感染多为自限性,绝大多数病毒缺乏相应的特异性抗病毒治疗。病毒性脑炎急性期对症支持治疗是降低病死率和致残率的关键。治疗方案包括一般治疗、对症支持治疗和抗病毒治疗。

1. 一般疗法　急性期需卧床休息,密切观察患儿病情变化和生命体征,注意营养、水、电解质及酸碱平衡,并提供足够的能量。具体包括对昏迷的患儿,应保持呼吸道通畅,防止吸入;还应勤翻身,防止发生压疮和深部静脉血栓;保证足够的营养,采用鼻饲喂养或给予静脉营养等。

2. 抗病毒治疗　大多数情况下,病毒感染无特异性抗病毒药物,但对于疱疹病毒性脑炎,早期、足量、足疗程给予阿昔洛韦抗病毒治疗,可以有效降低病死率和减轻神经后遗症;因此,一旦怀疑病毒性脑炎,应早期积极进行阿昔洛韦抗病毒治疗,并根据后续检查诊断,确认是否继续用药。阿昔洛韦在治疗疱疹病毒性脑炎的用法用量:10mg/(kg·次),1 次 /8h,疗程 2~3 周,如果能获得脑脊液 PCR 检测结果,应在 PCR 阴转后才考虑停药。更昔洛韦对巨细胞病毒性脑炎有效,剂量为 5mg/(kg·次),1 次 /12h。

3. 对症支持治疗

(1) 止惊:按照惊厥或惊厥持续状态进行及时处理。

(2) 降低颅内高压:一般选用 20% 甘露醇 0.5~2.0g/(kg·次),也可根据颅内压增高的程度选择其他药物,并调整用药间隔。

(3) 维持水、电解质、酸碱平衡和内环境的稳定;呼吸障碍患儿应早期积极进行有创或无创呼吸生命支持。

4. 康复治疗　一旦生命体征平稳,即可行床旁早期康复介入治疗,有神经后遗症者应坚持后续的长期综合康复治疗。

(二) 社区随访

后期康复治疗阶段者,可在基层医院随访,每月定期到上级医院随访。随访主要包括以下内容。

1. 症状　患儿神经后遗症,包括认知、运动、行为等能力和状况,以及有无癫痫发作及发作特点等。

2. 体征　通过神经体格检查及各种评定量表判断患儿的神经体征及功能状态。

3. 随访　密切注意病情的演变,病情波动变化者应及时转诊。

4. 实验室检查　有条件的社区或乡镇,可进行一些简单的实验室检查,如常规脑电图检查等。

(三) 转诊时机

若患儿疗效不好或病情发生变化,应及时向有条件的上级医院转诊,转诊指征如下。

1. 癫痫发作　患儿出现新的发作或原有发作增加。

2. 炎症指标反复　包括反复发热或感染指标升高,不能以一般呼吸道或消化道感染解释。

3. 康复效果不理想　经过康复训练后患儿功能状况无改善。

4. 昏迷　出现压疮或不能有效进行营养指导等。

七、疾病预防、筛查和管理

(一) 预防

减少呼吸道及消化道等各种病毒感染是本病的主要预防措施和方法,其措施包括疫苗预防接种及增强机体抗感染能力等。

(二) 筛查

对考虑病毒感染的患儿,应警惕并发病毒性脑炎的可能,特别是感染了易导致脑炎的病毒、疗效欠佳、精神萎靡或有意识障碍的患儿。及时识别早期意识状态的轻微改变和某些特异性早期表现,是及时发现病毒性脑炎的关键。

(三) 管理

具有神经后遗症的患儿,需要长期管理和随访,社区医师应为患儿建立档案,加强对患儿的健康教育:①饮食和起居,注意休息和加强家庭护理;②家长参与下的积极的康复训练;有急性症状,包括癫痫发作、感染症状等应及时治疗。

(罗蓉)

第四节　注意缺陷多动障碍

一、概述

注意缺陷多动障碍(attention deficit hyperactivity disorder,ADHD)是指儿童出现与年龄不相称的注意力不集中、不分场合的过度活动和情绪冲动,是儿童期最常见的发育行为问题之一。儿童 ADHD 发病率为 5%~7%,男女儿童发病比例为 2∶1。ADHD 常见于学龄前及学龄期儿童,其中 70% 的患儿症状持续到青春期,30%~50% 的患儿症状持续到成年期。

ADHD 会对患儿的学习成绩、职业发展、家庭和社会生活造成广泛的不良影响,因此早期识别、早期干预非常重要。

二、病因

ADHD 的病因和发病机制尚不明确,目前认为是由多种生物、心理和社会因素单独或协同所致。研究显示,遗传因素、大脑结构异常、神经递质失调、母亲妊娠期酗酒或吸烟、早产和低出生体重、铅暴露、家庭关系不和睦、父母教育方式、学习压力大,以及摄入加工肉类、零食、动物脂肪和盐过多等多种因素与 ADHD 的发病有关。ADHD 患儿的前额叶皮质和颞叶皮质的脑发育延迟,并存在额叶 - 尾状核 - 边缘系统、额叶 - 顶叶的功能障碍,导致大脑抑制行为、保持注意、控制情绪的功能受损。

三、临床特征

(一) 临床症状

注意力不集中、多动和冲动。症状同时出现在多个场所,家长和老师感到管教困难,同伴不愿意与之交往,影响学习、亲子关系和社会功能。

(二) 维持注意困难和学习问题

不能专心听讲和做作业,易受环境影响,一项活动还没完成又转向另一项;总是记不住嘱咐的话。总是不愿做作业,拖到很晚才开始做,经常做不完,或没有监督就不做,需要家长反复指导;看似聪明但学习成绩差,特别粗心,经常丢三落四。

（三）过度活动

像有马达驱动一样整日动个不停,坐立不安,手、脚动作多,在座位上扭动,在教室或其他需要留在座位上的情况下离开座位,在不恰当的场合跑来跑去或爬上爬下,难以安静地玩或从事休闲活动,说话过多。

（四）行为冲动

在课堂上常不举手就发言,甚至在问题还没说完时答案已冲口而出,结果常说错;没有耐心,想要的东西就立刻要得到,很难等待;经常打断或插入别人的活动,在社会交往、学校或工作场所中带来麻烦。

四、辅助检查

（一）常规检查

血常规、肝功能、肾功能、心电图等,排除用药禁忌。甲状腺功能检查,排除甲状腺功能亢进引起的亢奋、多动。

（二）脑电图

排除癫痫,如失神癫痫引起的发作性意识障碍。

（三）心理评估

1. ADHD 诊断量表父母版　内容包括注意力缺陷、多动、冲动核心症状共 18 个条目,用于评定 ADHD 症状。

2. 斯诺佩评定量表（Swanson, Nolan, and Pelham-Ⅳ Rating Scale, SNAP-Ⅳ 评定量表）父母版及教师版　用于评估 ADHD 的症状、合并症。

3. Conners 父母症状问卷　用于评估 ADHD 的合并症,如品行问题、学习问题、心身问题、焦虑等。

4. Weiss 功能缺陷量表父母版　用于评估社会功能。

5. 中国修订韦氏儿童智力量表　用于智力评定,ADHD 儿童智力一般在正常范围。该量表有助于排除智力低下。

6. 神经心理测验　常用的如持续性操作测验,用于客观评估注意力。

五、疾病识别要点

（一）诊断标准

ADHD 的诊断没有特异性的实验室指标,主要是基于症状的临床诊断。我国主要采用美国第五版《精神疾病诊断与统计手册》（DSM-5）关于 ADHD 的诊断标准（表 3-10-3）。

表 3-10-3　注意缺陷多动障碍（ADHD）诊断标准（DSM-5）

	症状	举例
注意力不集中症状	1. 经常在学习、工作或其他活动中难以在细节上集中注意或犯粗心大意的错误	忽视或注意不到细节、工作粗枝大叶
	2. 经常在学习、工作或娱乐活动中难以保持注意力集中	在演讲、谈话和长时间阅读时难以保持注意力集中
	3. 经常在与他人谈话时显得心不在焉、似听非听	思绪似乎在其他地方,即使没有任何明显分散注意的事物

续表

症状	举例
4. 经常不能按要求完成作业、家务及工作任务	开始任务但很快失去注意力,并容易分心
5. 经常难以有条理地安排任务和活动	难于管理顺序性任务;难于有序保管资料或物品;做事凌乱、无序;糟糕的时间管理;很难如期完成任务
6. 经常不愿或回避进行需要持续动脑筋的任务	学校作业或家庭作业,对较大青少年和成人则为准备报告、完成表格、审阅较长文章
7. 经常丢失学习和活动的必需品	如学习资料、铅笔、书、钱包、钥匙、文书工作、眼镜、移动电话
8. 经常因外界刺激而容易分心	对较大青少年和成人,可包括无关思维
9. 经常在日常生活中健忘	做杂务,跑腿时;对较大青少年和成人:回电话,付账单或保持预约时
多动与冲动症状　1. 经常手脚动个不停或在座位上扭动	—
2. 经常在应该坐着的时候离开座位	如在教室、办公室的地方或其他工作场所离开位置,或其他要求留在原地的情境
3. 经常在不适宜的场合中跑来跑去、爬上爬下	注意:在青少年或成人,可能只有坐立不安的感受
4. 经常很难安静地参加游戏或课余活动	—
5. 经常一刻不停地活动,像被马达驱动一样	在长时间内很难安静或感到不舒适,如在餐馆,会议中;可能让他人感到坐立不安或很难跟上
6. 经常讲话过多、喋喋不休	—
7. 经常在问题尚未问完时就抢着回答	接别人的话;抢着对话
8. 经常难以耐心等候	排队等候时
9. 打断或插入别人的谈话或活动	插入谈话、游戏或活动;可能未询问或得到别人允许就开始用别人的东西;对青少年和成人,可能侵入或接管别人正在做的事情

ADHD 诊断的注意点:①症状必须在 12 岁以前出现。②诊断需要符合注意障碍或多动冲动症状中至少 6 项,持续至少 6 个月。③症状所致的损害必须存在于 2 个或更多的环境中(如学校、家庭、工作场所)。④与发育水平不相称,并对社交、学业 / 职业活动有负面影响。⑤症状并非由心境障碍、焦虑障碍、分离障碍、物质中毒等其他疾病所致。⑥符合注意障碍症状诊断标准但不符合多动与冲动症状诊断标准,诊断 ADHD 注意缺陷为主型;符合多动与冲动症状诊断标准,但不符合注意障碍症状诊断标准,诊断 ADHD 多动 - 冲动为主型;同时符合注意障碍和多动与冲动症状诊断标准,诊断 ADHD 混合型。⑦注意障碍,对年龄较大的青少年和成人,需符合注意障碍症状至少 5 项。⑧多动 - 冲动,对年龄较大的青少年和成人,需符合多动与冲动症状至少 5 项。

(二) 诊断思路

在儿童存在 ADHD 症状的基础上,医师综合临床观察、检查性交谈、体格检查、实验室检查和心理评估的结果,确定患儿满足 ADHD 的诊断标准,并排除其他疾病,最后作出 ADHD 的诊断。ADHD 的诊断遵循以下流程。

1. 全面了解病史　儿童的病史主要由父母或其他照护者提供,还可以请老师、同伴、邻居等补充。

2. 观察　诊断室观察或单向镜观察室观察,评估患儿是否存在 ADHD 症状。

3. 检查性交谈　通过检查性交谈,评估一般表现、认知活动、情感活动和意志行为活动,初步判断患儿的智力水平,有无焦虑、抑郁等情感障碍,以及有无心理应激事件等。

4. 体格检查　常规体格检查和神经系统检查有助于排查导致症状的躯体性病因,如甲状腺功能亢进症、神经系统疾病。

5. 其他　必要的实验室检查;心理学量表评估。

6. 对合并症的评估　ADHD 合并其他障碍的发生率较高,在诊断 ADHD 时,要考虑到合并的其他疾病。反之,在诊断这些疾病时,也要考虑合并 ADHD 的可能性。因此,在接诊 ADHD 患儿时,评估合并症非常重要。常见以下几种合并疾病。

(1) 焦虑障碍:约 1/3 的 ADHD 患儿共患焦虑障碍。研究显示,焦虑障碍最多发生于 ADHD 的注意缺陷为主型和混合型儿童。这类患儿通常有焦虑障碍的家族史。如果患儿频繁出现恐惧、对监护人(尤其是母亲)过分依赖、有焦虑障碍家族史,往往提示有焦虑症状。

(2) 抑郁障碍:约 1/5 的 ADHD 共患抑郁障碍。这类患儿常有抑郁障碍家族史。研究显示,ADHD 的注意缺陷为主型和混合型儿童更多合并抑郁障碍。前文鉴别诊断中已经提到了抑郁障碍的主要症状,另外还需要注意抑郁患儿的自杀观念和自杀风险。ADHD 和抑郁障碍合并症的原因尚不完全清楚,有些 ADHD 儿童是由于在学校人际关系受挫而导致的自尊心下降和不安全感所致。

(3) 抽动症:是在儿童中较常见的,以发声性抽动和 / 或躯体运动性抽动为临床表现的一类疾病。抽动症的特点是快速出现、快速消失,反复发作,具有刻板性和非节律性。运动性抽动常见的表现有眨眼、耸鼻、噘嘴、张口、摇头、点头、转头、耸肩等,甚至可有肢体或躯干的扭动。发声性抽动表现为鼻腔或口腔内发出声音,如吸鼻声、清喉声、咳嗽声、咕噜声、鸟叫声等,甚至出现类似“脏话”样的发声。由于抽动障碍合并 ADHD 的概率较高,在接诊抽动症患儿时,应注意询问有无 ADHD 的相关症状,必要时作进一步评估。对于 ADHD 合并抽动症的患儿,社会、心理损害的程度通常由 ADHD 决定,但是明显的抽动症状也是治疗的目标。有的社区医师会混淆抽动症与 ADHD 的多动,抽动是指一小群肌肉的不自主抽动,而 ADHD 的多动是指小动作多、手足不停、东奔西跑、活动量增多。ADHD 合并抽动症选药时需要注意,中枢兴奋药治疗 ADHD 有可能加重抽动。

(4) 癫痫:是一种具有持久性地产生癫痫发作倾向的慢性脑部疾病。根据病因分类,癫痫常分为特发性、症状性和隐源性。癫痫发作具有突发、反复出现、刻板的特征,发作形式主要有全面和部分发作两大类。脑电图通常能发现棘慢复合波、尖慢复合波等异常放电。治疗方面,可通过服用抗癫痫药物控制癫痫发作。癫痫可以合并 ADHD,使治疗变得更加复杂。ADHD 合并癫痫的患儿选药需要注意:中枢兴奋药有诱发癫痫发作的风险,需要和家长沟通后再选择用药。

(5) 对立违抗障碍和品行障碍:至少 35% 的 ADHD 儿童合并对立违抗障碍。对立违抗障碍的特点:持续针对权威(如家长和老师)出现对抗、逆反、拒绝服从和敌视行为。持续存在的对立违抗障碍常发展成为品行障碍,出现破坏性和攻击性行为。ADHD合并品行障碍的发生率达25%,且其犯罪或自我报告不良行为的发生率很高。

(6) 学习障碍:是指从发育的早期阶段起,由于神经发育延迟,儿童学习技能的发展存在异常,包括阅读障碍、书写障碍、语言学习障碍等。ADHD合并学习障碍的发生率为12%~60%。

(三) 根据临床表现进行初步识别

对于4~18岁的儿童和青少年,如果存在上述临床特征的相关症状,建议进行ADHD筛查及评估。同时,需要对具有高危因素的儿童进行监测和早期识别,重点监测的人群如下。

1. 具有ADHD家族史的儿童 由于遗传易感性,这类儿童罹患ADHD的风险增加。

2. 具有其他高危因素的儿童 如早产儿、低出生体重儿、母亲妊娠期酗酒或吸烟、父母关系不良、父母教育方式不当,以及儿童长期摄入过多的加工肉类、零食、动物脂肪和盐等。

(四) 疾病演变过程

ADHD的病程可以从出生后早期持续至成人期。从幼儿期(2岁左右)开始,表现为过度活泼、高度注意力不集中和情绪障碍。情绪障碍表现为经常发脾气、易怒或容易沮丧。随着年龄增长,ADHD对患儿认知功能、学业、职业和社会功能的不良影响逐渐凸显。学习困难、阅读能力差,留级、休学的比例较高,导致其通常受教育年限短、学历低。因为多动、冲动的症状,难以与同伴建立友谊或遭同伴拒绝,自尊心受挫。成人期虽然能找到工作,但是从事的工作专业技术性不强,社会经济地位低。由于工作表现差,容易被解雇或更频繁地更换工作。婚姻和家庭关系不理想,社交技能缺乏。

进入青春期和成人期,多动症状可能减轻,转变为内心不安的主观体验。部分患儿合并对立违抗障碍、品行障碍、焦虑和抑郁。出现吸烟、酗酒或其他物质依赖,以及出现违法犯罪行为的风险较高。ADHD患儿违章驾车、车祸的发生率高于一般人群。及时治疗能够改善ADHD造成的不利影响,治疗时间取决于临床症状,部分患儿的治疗持续至青春期和成人期。

(五) 鉴别诊断

ADHD的症状与多种精神科或神经科的问题重叠,因此需要特别注意鉴别诊断。

1. 精神障碍性疾病 如焦虑、抑郁。儿童焦虑、抑郁时可出现与ADHD相似的症状,如坐立不安、注意力不集中、易激惹等,鉴别要点是焦虑障碍常有明显的诱因,如考试失利或遭遇挫折等,通过与患儿交谈,可发现其存在焦虑、烦躁、不快乐的主观体验。抑郁障碍通常在12岁以后起病,起病前正常,有明显的起病过程。通过与儿童交谈,可以发现抑郁心境、兴趣下降、烦躁等主观体验,伴有精力缺乏、易疲劳、食欲下降等症状。如上所述,这类疾病也可以是ADHD的合并症。

2. 智力低下 智力低下的儿童可以伴有多动、注意力不集中,ADHD可以导致学习成绩差,给人以智力低下的假象,因此在诊断时容易混淆。鉴别要点是智力低下的患儿常伴有运动、语言发育落后,智力测验智商<70。而ADHD患儿智力测验智商正常。

3. 失神癫痫 儿童失神癫痫发作时,意识丧失,持续数秒至十余秒缓解,无四肢抽搐,可被误认为是注意力不集中。该病通过脑电图可以鉴别。失神癫痫发作期,脑电图为双侧对称同步3Hz棘慢波暴发,过度换气常可诱发发作。

4. 家庭或学校的重大心理应激 如恐吓、欺负等,注意向患儿、老师、照护者充分了解情况。

5. 甲状腺功能亢进症 可导致患儿出现易激惹、急躁、亢奋、注意力不集中,鉴别要点是该病的患儿有多食、多汗、消瘦、心悸、突眼、甲状腺肿大,检查甲状腺功能有助于明确诊断。

六、治疗原则、社区随访和转诊时机

(一) 治疗原则

ADHD 采用药物治疗和行为治疗相结合的综合治疗方法。ADHD 的治疗目的是改善核心症状,达成可实现的、可量化的目标结局,恢复正常功能。目标结局举例:与父母、老师或同伴的关系改善(如在休息时间一起玩耍而未打架)、学习表现进步(如完成功课)、更加遵守规则(如不与老师顶嘴)。在开始治疗前,由患儿、父母和老师共同选定目标结局。

1. 药物治疗　在我国被批准用于治疗 ADHD 的药物有盐酸哌甲酯(控释片)和盐酸托莫西汀。治疗原则是从小剂量开始,逐步增加剂量,目标是使用最小有效剂量,既控制症状,同时也尽量避免出现药物不良反应。症状完全缓解 1 年以上者,可在慎重评估症状、合并症和功能各方面表现后,谨慎尝试减药和停药。

(1) 盐酸哌甲酯(控释片):属于中枢兴奋药,用于 6 岁以上的患儿,起效相对较快。一般从 18mg/d,清晨服用 1 次开始。之后根据病情,可每周 1 次调整剂量,最大推荐剂量:13 岁以下,54mg/d;13 岁以上,72mg/d。必须整片吞服,不可咀嚼、掰开或压碎服用。药物主要的不良反应有食欲减退、腹痛、头痛、失眠、抽动等,偶有幻觉、妄想,对身高发育的影响较小,罕见引起严重心律失常,注意定期复查心电图。

(2) 盐酸托莫西汀:属于非中枢兴奋药,用于 6 岁以上的 ADHD 患儿。起效比中枢兴奋药慢。用法:①对于体重 70kg 以下的患儿,从 0.5mg/(kg·d) 开始,每日清晨单次给药;服用 1 周后根据病情调整剂量,逐步至目标剂量,一般为 1.2mg/(kg·d),最大剂量不超过 1.4mg/(kg·d)。②对于体重 70kg 以上的患儿,初始剂量为 40mg/d,;服用 1 周后逐步调整剂量,一般需要使用 80mg/d,最大剂量不超过 100mg/d。常见的药物不良反应有恶心、呕吐、食欲减退、疲劳、嗜睡等。需要告知家长治疗过程中注意观察有无抑郁、自杀观念,若出现需及时就诊。

2. 行为治疗　是指通过采取恰当的奖惩措施,根据具体的步骤消除个体的不良行为,建立良好的行为。行为治疗的依据是"学习的原则":一个个体的行为,如果受到"正性应答",如鼓励和奖赏,则该行为容易学习并能保持;相反,如果受到"负性应答",如惩罚或获得不快的结果,则该行为不容易保持,甚至可能放弃。由于 ADHD 药物仅能用于 6 岁以上患儿,对于 6 岁以下的患儿通常以行为疗法为主。常用的行为疗法有以下 4 种。

(1) 正性强化法:当儿童表现出良好行为时,给予适当的奖励或优惠,如患儿在规定时间完成作业后,奖励玩喜欢的游戏、食物、代币等。如果使用代币,应事先规定集齐一定数量的代币可以换取相应的奖励。

(2) 暂时隔离法:当儿童出现某种问题行为时,及时将其隔离在一个单独的地方,如在房间的角落面壁静坐。利用隔离的这段时间使儿童安静下来,并懂得被隔离是因为自己的行为所致,需要改变这种问题行为。

(3) 反应代价法:当问题行为出现时,取消已获得的奖励和优惠。如没有完成家庭作业时,取消自由活动时间或扣除已奖励的代币。

(4) 消退法:是指停止对不良行为的正性强化,从而使该行为逐步消失的一种行为治疗技术。例如:ADHD 的儿童发脾气时受到家庭成员的注意而得到了强化,从而出现经常发脾

气。为了消除这一行为,在儿童发脾气时不予理睬,就能使该不良行为逐步消失。消退法通常和正性强化法结合使用,效果更好。

行为治疗分为三个步骤:①确定目标行为,即确定需要建立的良好行为和需要改变的问题行为。②确定具体的行为矫正方法,通常奖赏比惩罚更能促进行为改变;使用行为治疗的过程中需要注意家庭成员对良好行为和问题行为的应答需要一致,如果不一致可能强化问题行为。③实施行为治疗,治疗过程中及时对目标行为进行反馈,即儿童出现良好行为或问题行为时,及时给予奖励或温和的惩罚。在治疗过程中要及时调整目标和策略,使得治疗产生良好的效果。

使用行为治疗首先需要进行家长培训,教会家长行为治疗的原理和具体操作方法。目前国内部分医院儿童专科已开展 ADHD 家长培训。家长在家庭中实施之后,在复诊时反馈治疗效果和存在的问题,医师和培训师再给予进一步指导。

3. 合并症的治疗　ADHD 如果存在焦虑障碍、抑郁障碍、癫痫、学习障碍、对立违抗障碍等合并症的情况,需要转诊至神经科、精神科等专科进行相应疾病的诊治。

(二) 社区随访

对 ADHD 的诊治可以在有诊疗经验和条件的医疗机构进行,或转诊至上级医院的相应专科。对 ADHD 的随访可以由专科医师或有相关经验的社区医师开展。如果在社区开展随访,要求相关医师接受过专业培训,具备独立开展工作的能力。在社区的随访主要内容如下。

1. 依从性　治疗的依从性。

2. 症状变化　治疗后核心症状的变化情况。

3. 目标结局　是否达成目标结局。

4. 实施和效果　行为疗法的实施和效果。

5. 家长和儿童反馈　家长和儿童反映的学习成绩、亲子关系、伙伴关系的情况。

6. 老师反馈　与学校建立联系,通过老师了解儿童在学业、遵守纪律、人际交往等方面的表现。

7. 评估药物不良反应　监测心率、血压、身高和体重,评估有无药物不良反应。

8. 治疗有效性和安全性　综合以上因素评价治疗的有效性和安全性。

9. 复诊　根据情况,建议至专科医师处复诊。

10. 协作管理　确保协作性管理,了解家长和患儿期望,树立家庭和患儿的信心。建立 ADHD 慢病管理档案,对 ADHD 的随访至少 2 年。

除了以上对于 ADHD 诊治方面的随访外,其他能够在社区开展的工作包括:①ADHD 的科普教育,使社会、学校、家庭和学生重视和正确认识 ADHD;②ADHD 的筛查;③对疑似 ADHD 者进行初步评估、干预和转诊;④行为疗法的家长培训。

(三) 转诊时机

以下情况需要转诊至上级医院的对应专科:①ADHD 治疗后,患儿症状无明显改善或曾经改善后再次加重,排除是由于依从性差所致;②出现明显药物不良反应或严重药物不良反应;③出现新的症状,考虑存在既往未诊断和治疗的合并症。

七、疾病预防、筛查和管理

(一) 预防

ADHD 属于发育障碍性疾病,疾病预防要从胎儿期开始,儿童时期也要注意预防。

1. 母亲妊娠期　应注意：①避免酗酒或吸烟、避免感染及接触药物或毒素；②定期正规产检、注意妊娠期营养，避免出现早产和低出生体重儿。

2. 儿童期　应注意防止铅暴露，不要长期过多摄入加工肉类、零食、动物脂肪和盐。

建立和睦的家庭关系，建议父母选择教育方式以鼓励为主，多给儿童一些关心、耐心和陪伴，避免学习压力过大。

（二）筛查

对于有临床症状的儿童或有高危因素的儿童，需进行 ADHD 的筛查。针对家长或教师进行筛查可以使用 SNAP-Ⅳ 父母版及教师版。将筛查阳性的儿童转诊至对应专科，进一步评估和确诊。

（三）管理

ADHD 属于慢性病，其治疗和管理是一个长期的过程，需要医师、家长、儿童、老师协作完成。对疾病的诊断、制订治疗方案是由医师完成的，可通过家长培训来指导家长开展行为治疗，具体治疗的开展和效果观察是在学校和家庭中完成的，对其随访可由专科医师和社区医师共同完成。如果存在合并症，需要神经儿科、精神科、发育儿科等多个专科的协同管理。因此建立医、家、校的合作和联系非常重要。ADHD 的管理流程见图 3-10-1。

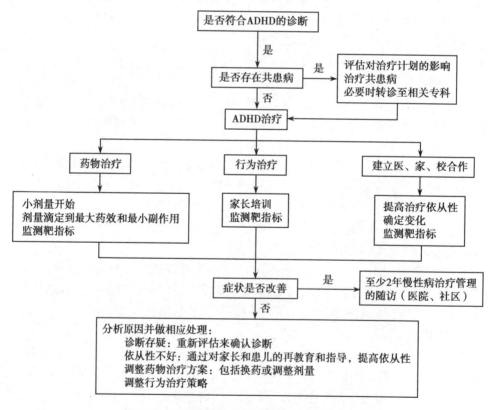

图 3-10-1　注意缺陷多动障碍（ADHD）管理流程

（蔡浅云　罗蓉）

第十一章

内分泌疾病

第一节　身材矮小症

一、概述

身材矮小症(short stature),简称矮小症,是儿童内分泌科门诊最常见的就诊原因之一,可发生于任何年龄,不同国家和地区矮小症患病率差异很大,我国大样本多地区流行病学研究显示目前我国较为发达的城区儿童矮小症的发病率为 3%~4%。导致矮小症的因素甚多,其中不乏交互作用,亦有不少潜在病因尚未阐明,使得该病的病因诊断具有挑战性。随着重组人生长激素(recombinant human growth hormone,rhGH)在临床 30 余年的推广应用,已证实 rhGH 是改善矮小症的有效药物,且安全性相对较高,但并非所有矮小症儿童都需要或适合使用 rhGH 治疗。如何明确矮小原因、选择正确的干预手段、合理和规范化用药,是各级医院儿童内分泌科医师应关注的问题。

二、病因

儿童在生长过程中每一个阶段都受遗传因素和生长环境共同影响,后者包括自然环境、社会环境、营养状况、疾病、精神状态等多种因素,任何一种因素出现异常都可能导致生长速度减慢或停滞,偏离正常轨道,最终导致身材矮小。目前已知导致矮小症的原因很多(表 3-11-1),需注意鉴别是正常生长变异,还是存在如营养不良、内分泌疾病(如生长激素缺乏症、先天性甲状腺功能减退症)、慢性疾病(如慢性肾病、先天性心脏病、炎症性肠病)、骨发育异常(如软骨发育不良、佝偻病)、遗传代谢病等病理因素所导致的生长障碍。通常低于人群平均身高越显著的个体,或合并畸形、身材比例失调,或伴有特定疾病临床表现者,存在病理因素的可能性越大。但仍有相当数量的患儿通过现有诊疗手段不能查明矮小原因,其致病机制尚需进一步探究。

表 3-11-1　已确认可导致矮小症的主要原因

常见原因（包括但不限于）	预估频率
单纯性矮小症（既往也称"正常生长变异"） 　特发性矮小（ISS） 　家族性矮小 　体质性生长和青春期发育延迟（CDGP）	>60%
小于胎龄儿（SGA）	约2%
特纳综合征	约2%（女性）
其他综合征相关矮小症 　努南综合征 　普拉德 - 威利综合征（PWS）	约5%
生长轴相关疾病 　生长激素缺乏症（GHD） 　多种垂体激素缺乏症（MPHD） 　生长激素不敏感症（Laron 综合征） 　颅脑损伤（如围生期损伤、颅底骨折、放射线损伤、颅内感染后遗症等）、脑浸润病变（如肿瘤、朗格汉斯细胞组织细胞增生症）、颅内发育异常（垂体不发育或发育不良、空蝶鞍等）	约2%
其他内分泌疾病 　先天性肾上腺皮质增生症 　先天性甲状腺功能减退症 　性早熟伴骨骺加速生长成熟并提早闭合 　尿崩症	<1%
其他系统慢性疾病 　原发性和继发性营养不良 　慢性肾病（肾衰竭、肾小管酸中毒、肾病综合征） 　胃肠疾病（炎症性肠病、乳糜泻） 　风湿疾病（尤其是全身性幼年特发性关节炎） 　血液病（慢性贫血） 　心脏疾病 　肺部疾病（囊性纤维化） 　肌肉和神经系统疾病，如先天性肌强直	约2%
骨骼发育不良 　软骨发育不全 / 不良 　黏多糖病 　成骨发育不全 　佝偻病	约2%
遗传代谢病 　甲基丙二酸血症 　糖原贮积症	
精神心理性矮小症	<1%

三、临床特征

1. **身材矮小** 可能是部分矮小症儿童唯一的临床表现，即身高（身长）低于同年龄同性别正常儿童平均身高（身长）减去 2 个标准差（$\overline{X}-2SD$）或第 3 百分位数（P_3）以下。

2. **生长缓慢** 大多数矮小症儿童的年生长速度低于同龄儿，生长迟缓标准通常为：①3 岁以下，年生长速度 <7cm/ 年；②3 岁至青春期前，年生长速度 <5cm/ 年；③青春期，年生长速度 <6cm/ 年。

3. **其他表现** 部分患儿合并有原发疾病的相应临床表现，可通过病史采集（表 3-11-2）或体格检查（表 3-11-3）发现，是矮小症儿童病因诊断的重要线索。

表 3-11-2　矮小症儿童病史采集时的可疑发现

分类	可疑病史
妊娠分娩相关	宫内生长发育迟缓、小于胎龄儿、出生窒息史、母亲妊娠期感染或有疾病
家族史	父母矮小、性发育启动晚或其他遗传疾病伴生长障碍
发育史	体重不增、囟门早闭或迟闭、出牙延迟、学习障碍、运动和语言发育迟缓、智力落后、性发育提前或迟缓
饮食情况	喂养困难、食欲减退、厌食、食物不耐受 / 过敏
用药史	长期使用糖皮质激素、抗癫痫药物、抗抑郁药、治疗多动症药物
疾病史	反复的呼吸系统和胃肠道感染、未规律控制的哮喘、慢性腹泻和腹痛、慢性肾病、先天性心脏病、颅脑严重外伤、垂体肿瘤切除术后、反复头痛、视力下降等
其他	被忽视或虐待、精神心理压力过大

表 3-11-3　矮小症儿童查体时的可疑发现

分类	可疑体征
头面部	头围大或小、头颅外观异常、眼距宽、眼裂小、眼裂歪斜、低位耳、小耳、唇腭裂、高腭弓、鼻梁低平、发际线低
颈部	颈蹼、颈短
胸部	桶状胸或漏斗胸、乳距宽、心脏杂音
腹部	肝脾肿大
生殖系统	发育提前或延迟、隐睾、小阴茎、男性乳房发育
神经	肌张力增高或低下
脊柱、骨关节	躯干四肢比例不协调、脊柱弯曲异常、四肢或指 / 趾缺如、多指或并指、掌骨短、"三叉戟"手、肘外翻、膝内翻、膝外翻
皮肤、毛发	多痣、咖啡牛奶斑、蒙古斑、皮肤色素沉着、多毛

四、辅助检查

(一)常规生化检查

血常规、尿常规、血糖、肝功能、肾功能、血脂等用于初步筛查患儿是否存在消化、泌尿、血液等系统慢性疾病;若存在慢性贫血,应进一步完善检查寻找贫血的原因。

(二)内分泌代谢检查

1. 甲状腺功能检测 所有患儿均应进行甲状腺功能检查,以排除甲状腺功能减退症所致的身材矮小。

2. 生长轴相关检查

(1)胰岛素样生长因子-1(insulin-like growth factor-1,IGF_1):是介导生长激素(GH)的效应激素,因无明显脉冲式分泌和昼夜节律,其相对稳定,能较好地反映内源性 GH 分泌状态。IGF_1 降低可提示生长激素缺乏症(growth hormone deficiency,GHD),但仍存在一定局限性:出生后早期的 IGF_1 很低,其正常范围与 GHD 有重叠;除 GHD 外,血清 IGF_1 在其他情况下也会偏低,如营养不良、生长激素不敏感症、甲状腺功能减退症、糖尿病、肾衰竭及癌症等;IGF_1 还受性别、年龄、性发育程度及遗传因素等影响。

(2)胰岛素样生长因子结合蛋白3(insulin-like growth factor binding protein 3,$IGFBP_3$):血循环中大部分的 IGF 与 IGFBP 结合,其中 $IGFBP_3$ 与 GH 关系密切,且与 IGF_1 相似,为非脉冲式分泌,昼夜波动较少,血液循环中的水平比较稳定;$IGFBP_3$ 降低可提示 GHD,但也存在上述局限性。目前认为 $IGFBP_3$ 水平降低对 3 岁以下儿童的 GHD 诊断有帮助,但对 3 岁以上身材矮小儿童无诊断意义。

(3)生长激素激发试验(表 3-11-4):是目前临床诊断 GHD 的重要依据,一般认为 GH 峰值 <10μg/L 即为分泌功能不正常;GH 峰值 <5μg/L 为 GH 完全缺乏;GH 峰值 5~10μg/L 为部分缺乏。由于任何一种激发试验都有假阳性,目前多主张选择作用方式不同的两种药物进行试验:一种抑制生长抑素的药物(胰岛素、精氨酸)与一种兴奋生长激素释放激素的药物(左旋多巴、可乐定)组合;可以分 2 日进行,也可 1 次同时给予(复合刺激)。但需要注意,该试验仍存在一定局限性,难以作为 GHD 诊断的"金标准":激发试验不能反映生理状态下 GH 分泌的情况;该试验重复性及准确性欠佳,且影响因素多,激发药物、检测方法、性发育状态等均可影响结果;GH 峰值的诊断阈值是人为设定的,但实际峰值受年龄、性别、青春期发育,以及激发药物等多因素影响,正常儿童和 GHD 儿童,尤其和 GH 部分缺乏的儿童,GH 峰值存在重叠现象。因此单纯根据生长激素激发试验结果诊断 GHD,易造成误诊或漏诊。

表 3-11-4 生长激素药物激发试验

试验	方法	用药后采血测血糖、生长激素的时间 /min
胰岛素	0.05~0.10U/kg,静脉推注	0、15、30、60、90
精氨酸	0.5g/kg,以注射用水配成 10% 溶液,30 分钟静脉滴注完	0、30、60、90、120
可乐定	0.004mg/kg,1 次口服	0、30、60、90、120
左旋多巴	10mg/kg,1 次口服	0、30、60、90、120

3. 性激素　对于疑诊性早熟的患儿,应进行性激素基础值检测及激发试验;对于 11 岁以上男孩和 10 岁以上女孩,若仍无青春期启动表现,也应在进行生长激素激发试验前先评估性激素水平。

4. 其他　根据患儿疑诊疾病,可能还需完善其他内分泌代谢检查。

(1) 皮质醇增生症:应完善 ACTH、皮质醇、睾酮、17 羟孕酮等检查。

(2) 肾小管酸中毒:应完善电解质、血气分析。

(3) 佝偻病:应完善钙、磷、碱性磷酸酶及维生素 D 检测。

(4) 多种垂体激素缺乏症(multiple pituitary hormone deficiency,MPHD):应评估所有垂体激素水平。

(5) 氨基酸血症、有机酸血症、脂肪酸氧化障碍等遗传代谢病:应完善血串联质谱、尿气相色谱质谱检查。

(三) 影像学检查

1. 左手腕掌指 X 线正位片　用于检测骨龄,是评价生长发育情况的良好指标,目前国内外使用最多的方法是 G-P 法(Greulich-Pyle)和 TW3 法((Tanner-Whitehouse))。正常情况下骨龄与实际年龄差别应在 ±1 岁之间,落后或超前过多(超过 1 岁)即为异常。如果骨龄明显滞后,常提示存在生长激素缺乏可能。骨龄除了可以了解骨骼的成熟度,用于评价儿童的生长发育潜能及性成熟趋势,同时对一些骨发育异常疾病(如佝偻病、软骨发育不全)有诊治意义。

2. 其他骨骼平片检测　若怀疑患儿有骨骼发育异常,应根据实际情况完善颅骨、锁骨、长骨、胸廓或全脊柱平片检查。

3. 垂体 MRI 检查　矮小症儿童均应进行垂体 MRI 检查,以排除先天发育异常和肿瘤(如颅咽管瘤)的可能。

4. 其他影像学检查　根据患儿疑诊疾病,可能还需完善其他影像学检查。

(1) 性腺发育异常:应完善性腺超声检查。

(2) 先天性心脏病:应完善心脏超声检查。

(3) 胸腹部疾病:应完善胸腹部影像学检查协助诊断。

(四) 染色体检查

1. 外周血染色体核型分析　所有原因不明的身材矮小的女孩和有畸形的男孩,均应进行染色体检查以排除特纳综合征和其他染色体异常。

2. 染色体芯片分析(chromosomal microarray analysis,CMA)　可以在全基因组范围内高分辨检测染色体的微缺失和微重复(即拷贝数变异),根据目前文献报道,生长障碍领域致病性即拷贝数变异的发生率约为 13%,尤其是存在发育迟缓、智力障碍或其他重大畸形时,CMA 有助于这些矮小症儿童的病因诊断。

(五) 基因检测

目前已明确的可导致矮小症的单基因遗传疾病超过 1 000 种,这些疾病可分为生长轴缺陷、骨发育异常,以及综合征相关矮小症。少数矮小症患儿可依据其临床表现、辅助检查结果,确定与可疑疾病相关的一个或多个候选基因,通过 Sanger 测序明确病因,如对疑诊软骨发育不全或软骨发育不良的患儿进行 *FGFR3* 基因检测确诊。然而,由于疾病的多样性、临床变异性和罕见性,临床医师常较难根据患儿临床或生化表型选择具体的检测基因,因此对于大部分怀疑单基因遗传病所致的矮小症患儿,需采用二代测序(NGS)查找病因,尤其在患儿有家族史、明确的常染色体显性遗传模式、骨骼异常、综合征表现和严重矮小时,NGS有助于对其进行疾病诊断。

(六) 其他

如疑诊黏多糖病、神经鞘磷脂贮积病等溶酶体贮积症,可行相应酶活性检测协助诊断;若考虑为PWS,需行甲基化特异性多重连接探针扩增明确。

五、疾病识别要点

矮小症可能是某些疾病的主要或唯一的临床表现,其诊断过程实质上是疾病的鉴别诊断过程,需要依靠详细询问病史、仔细体格检查,结合相应的实验室、影像学检查,甚至遗传学检测等为正确诊断提供重要线索。

(一) 诊断标准

在相似生长环境下,同种族、同地区、同性别和年龄的儿童身高(身长)低于参考人群平均身高(身长)减去2个标准差($\bar{X}-2SD$)或第3百分位数(P_3)以下。目前我国现行的儿童生长参考曲线是首都儿科研究所根据2005年对9省(市)9万多名0~18岁儿童生长调研所绘制的。

(二) 诊断思路

1. 仔细询问病史

(1) 了解生长缓慢的开始年龄及持续时间。

(2) 是否伴有其他症状。

(3) 出生史:出生体重、身长、头围、胎龄;母亲妊娠期疾病及用药情况;分娩方式,是否有围生期损伤或抢救史。

(4) 家族史:亲生父母身高及性发育开始时间;父母是否为近亲结婚;了解家族其他成员有无明显身材矮小;了解家族成员有无与患儿其他表型相似者;有无家族遗传疾病史。计算遗传预测身高:

$$女孩身高(cm)=父母平均身高(cm)-6.5cm$$
$$男孩身高(cm)=父母平均身高(cm)+6.5cm$$

通常这个预测值上下浮动不超过10cm。

(5) 饮食及生活情况:婴儿期喂养方式及辅食添加情况,进食量及营养搭配,食物不耐受或过敏史,睡眠及生活规律等。

(6) 疾病史:有无慢性疾病史(如先天性心脏病、哮喘、肝肾疾病、长期腹泻等),反复呼吸系统和胃肠道感染,特殊用药史,头颅外伤、感染、放疗和手术史等。

(7) 其他生长发育情况:性发育开始时间,有无出牙或囟门闭合延迟,有无体重不增或下降,有无精神运动发育迟滞或智力落后,有无学习障碍、心理行为问题等。

2. 全面体格检查

(1) 应准确测量身高、体重,并与同年龄同性别儿童生长曲线进行比较,以了解生长落后程度。

(2) 应检查第二性征和性器官的发育程度。

(3) 对身体比例异常者,还需测量头围、坐高、身材比例和指距等指标。

(4) 儿童的外观特征对诊断有帮助,如身材不匀称,要考虑骨骼发育不良性疾病;合并畸形者可能为综合征相关矮小症。身材匀称伴有幼稚面容,可能提示 GHD。

(5) 除常规检查心、肺、腹部外,还要注意肢体运动的协调能力、肌张力、神经反射,必要时进行简单的智力筛查。

3. 生长曲线 将患儿各次体格检查时得到的身高、体重数值描记成生长曲线,与参考曲线进行比较,以了解患儿生长速度的变化。

4. 适当的辅助检查 由于导致身材矮小的原因很多,因此涉及的诊断方法很多,需要根据病史和全面体格检查提供的线索慎重选择,以免造成受检者的身体痛苦和不必要的过度检查。

(1) 一般常规检查:血常规、尿常规、肝功能、肾功能、血糖、血脂、甲状腺功能、IGF_1、$IGFBP_3$ 及骨龄。

(2) 对身高明显低于 $\bar{X}-2S$、骨龄落后于实际年龄、年生长速度缓慢者,需要进一步进行特殊检查,如生长激素激发试验、垂体其他激素的分泌功能检查、垂体 MRI 检查等。

(3) 所有矮小女孩应常规进行染色体核型分析。

(4) 经过上述检查后仍原因未明的严重矮小儿童,或合并畸形特征、智力落后和 / 或骨发育异常者,或家族史提示遗传病倾向的矮小症儿童,可进一步行遗传学检测(CMA 或 NGS)查找病因。

(三) 根据临床表现进行初步识别

矮小症的初步识别并不困难,定期测量身高,描绘生长曲线,可早期发现儿童存在生长迟缓或达到矮小症标准。

(四) 疾病演变过程

除 CDGP 外,绝大部分矮小症儿童若不及时干预,其成年最终身高将受影响。根据致病因素而异,终身高受损程度不同,部分患儿还可能出现其他并发症的进行性发展,严重时可能危及生命。

(五) 鉴别诊断

1. 生长激素缺乏症(GHD) ①符合矮小症诊断标准;②出生时身长和体重均正常,出生后生长迟缓,年生长速度:3 岁以下 <7cm/ 年、3 岁至青春期前 <5cm/ 年、青春期 <6cm/ 年;③匀称性矮小、面容幼稚;④智力发育正常;⑤骨龄落后于实际年龄;⑥两项药物激发试验 GH 峰值均 <10μg/L;⑦IGF_1 水平低于正常。若颅内肿瘤所致者多有头痛、呕吐、视野缺损等颅内压增高,以及视神经受压的症状和体征。

2. 多种垂体激素缺乏症(MPHD) 除 GHD 表现外,尚有其他伴随症状:①伴有 ACTH 缺乏者易发生低血糖;②伴有 TSH 缺乏者可有食欲减退、活动减少;③伴有促性腺激素缺乏症,性腺发育不全,出现小阴茎,至青春期仍无性器官和第二性征发育等。

3. 家族性矮小症 父母一方或双方身材矮小(男性身高 <160cm、女性身高 <150cm),患儿身高常在矮小临界值或达矮小标准,但其年增长速率及骨龄与年龄相称,智力与性发育均正常,GH 峰值 >10μg/L。

4. 体质性生长和青春发育延迟(constitutional delay of growth and puberty,CDGP) 多见于男孩,可有家族史(尤其父亲一方多见),患儿青春期开始发育的时间比正常儿童晚 3~5 年,青春期前生长发育缓慢,骨龄也相对落后,但身高与骨龄一致,青春发育后其最终身高正常。

5. 特纳综合征 又称先天性卵巢发育不全综合征,是由于 X 染色体数量或结构异常所致,包括单体型(45,X)约占60%、嵌合型(45,X/46,XX 或 45,X/47,XXX)约占25%、X 染色体结构异常[46,Xdel(Xq)或 46,Xdel(Xp)等]。

其临床特点:①患儿为女性表型;②典型者在新生儿期可见颈后皮肤过度折叠及手、足、背发生水肿;③儿童期常见于 3 岁后生长缓慢,青春期无生长加速,未治疗患儿成年身高135~140cm;④青春期无性征发育,原发性闭经,外生殖器呈幼稚型,不育;⑤具有特殊的躯体特征,如颈短、颈蹼、肘外翻、后发际低、桶状胸、乳距宽、多痣等;⑥伴有其他先天性畸形:主动脉缩窄、肾脏畸形、指 / 趾甲发育不良、第 4/5 掌骨短等;⑦大多数患儿智力正常或稍低;⑧通过血细胞染色体核型分析诊断,单体型存活的个体通常具有典型临床特点,嵌合型个体若细胞类型以 46,XX 为主则临床症状较轻,20% 可有月经来潮,部分有生育能力;X 染色体结构异常的个体临床表现可不典型。

6. 先天性甲状腺功能减退症 除有生长发育落后、骨龄明显落后外,还表现为特殊面容、基础代谢率低、智力落后,可有生长激素缺乏,部分晚发病例症状不明显,需借助血游离甲状腺素(free thyroxine,FT_4)降低、TSH 升高等指标鉴别。

7. 软骨发育不全 ①是短肢侏儒症最常见的类型,主要临床特征为不成比例的身材矮小、四肢近端短小;②其他特征包括巨头、前额隆起、面中部发育不良、腰椎前凸、肘关节伸直受限、膝内翻、"三叉戟"手;③严重并发症(5%~10%)有脑积水、颅颈交界区畸形压迫、上呼吸道阻塞等;④患儿运动发育迟缓,智力通常正常;⑤未经治疗者平均成年身高约 122cm;⑥FGFR3 基因突变所致,多为自发突变,呈常染色体显性遗传。

8. 特发性矮小(idiopathic short stature,ISS) 是一个排除性诊断。出生身长、体重在正常范围内,生长速度接近正常或略缓慢,骨龄正常,排除慢性器质性疾病,染色体检查正常,无内分泌功能缺陷,摄食及营养正常,无心理和严重情感障碍,GH 峰值 >10μg/L。

六、治疗原则、社区随访及转诊时机

(一) 治疗原则

矮小症的治疗通常遵循早诊断、早治疗的原则,但对于诊断 ISS 的患儿,国内推荐 rhGH起始治疗年龄为 5 岁,SGA 若 4 岁仍未实现生长追赶则开始治疗。

1. 病因治疗 部分矮小症儿童在相关病理因素消除或原发疾病治疗后,身高增长可恢复正常,如精神心理性矮小症、先天性甲状腺功能减退症、部分慢性系统性疾病等。但仍有部分病因所致的矮小症尚无有效治疗方法。

2. rhGH 治疗 为规范 rhGH 的应用,中华医学会儿科学分会内分泌遗传代谢学组于1998 年发表《对基因重组人生长激素在临床应用的建议》,2013 年再次提出《基因重组人生长激素儿科临床规范应用的建议》。推荐以最新建议为参照进行治疗。

(1) 适应证:GHD、慢性肾衰竭、特纳综合征、PWS、SGA 和 ISS。

(2) 禁忌证:恶性肿瘤或有潜在肿瘤恶变者及严重糖尿病患儿禁用;对颅内肿瘤术后导致的继发性 GHD 患儿慎用。

(3) 剂型:目前国内的 rhGH 制剂包括冻干粉针剂和水剂,水剂有短效及长效两种剂型。

(4) 剂量:短效 rhGH 每周注射 6~7 日,于睡前 30 分钟给药,GHD 儿童剂量为0.075~0.150U/(kg·d);对青春期 GHD、特纳综合征、PWS、SGA、ISS 患儿的应用剂量为0.1~0.2U/(kg·d);长效 rhGH 每周注射 1 次,剂量为 0.2mg/(kg·周)。

（5）疗程：通常不宜短于1年,可持续治疗至骨骺闭合为止。

（6）不良反应：总体发生率低于3%。目前报道的不良反应有良性颅内高压、甲状腺功能减退、糖代谢异常、股骨头滑脱、脊柱侧弯、手脚变大、色素痣等,注射局部红肿及皮疹并不常见,胰腺炎、男性乳房发育等也有个别报道。目前的临床资料未显示rhGH治疗增加肿瘤发生、复发的危险性或导致糖尿病的发生。

（7）疗效评价：开始治疗的年龄与疗效呈负相关;rhGH剂量、治疗时身高、疗程、父母平均身高、骨龄、rhGH治疗第1年的反应与疗效呈正相关;其中遗传预测身高和第1年身高增长是影响rhGH疗效的最主要因素。rhGH治疗第1年有效反应的指标：①身高标准差评分(SDS)增加0.3~0.5,甚至更多;②生长速度较治疗前增加>3cm/年;③生长速度SDS>1。

（8）剂量调整：在治疗过程中rhGH剂量调整的策略如下。①根据体重调节剂量;②根据治疗反应调节剂量;③根据性发育状态调节剂量;④根据生长预测模型调节剂量;⑤根据血清IGF_1水平调节剂量。其中,血清IGF_1可作为rhGH疗效和安全性评估的指标,在依从性较好的情况下,若生长情况不理想,且IGF_1水平较低,可在批准剂量范围内增加rhGH剂量,但若血清IGF_1持续高于正常范围,特别是>$\overline{X}$+2.5S,应考虑减少rhGH用量。

3. 其他垂体激素替代治疗　MPHD若伴有TSH缺乏致甲状腺功能减退者,应予以L-甲状腺素替代治疗,待甲状腺功能正常后才开始rhGH治疗;若伴有ACTH的分泌不足,在无明显肾上腺皮质功能不全症状时,可不用糖皮质激素治疗,如果必须使用,则应给予小剂量,以尽量减轻糖皮质激素拮抗GH的作用;同时伴有性腺轴功能障碍者,骨龄达12岁时可开始用性激素治疗,男性可用睾酮,女性可用雌激素,由小剂量开始,根据病情进行剂量调整。

（二）社区随访

对于单纯的GHD和ISS患儿,可在基层医院随访,随访内容：①每3个月监测身高、体重、性发育状态、生长速率等生长发育指标,以及IGF_1、$IGFBP_3$、空腹血糖等代谢指标,询问是否出现不良反应的症状;②每6~12个月监测肝功能、肾功能;③每年监测骨龄,青春期可半年复查1次;④根据病情可复查空腹胰岛素、糖化血红蛋白、甲状腺功能、肾上腺皮质功能等。

（三）转诊时机

对于除单纯的GHD外的所有矮小症患儿或存在治疗难度的GHD患儿,均应及时向有条件的上级医院转诊,其转诊指征如下。

1. 病理因素所致矮小症　矮小症患儿病因复杂,考虑为全身性疾病、骨发育异常或综合征等病理因素所致,或不能正确判断时。

2. 治疗效果不佳者　矮小症患儿治疗效果不理想时,除外依从性差、药物储存或操作不当。

3. 不能准确把握药物使用时机　对于用药和停药指征或药物剂量调整时机不能准确把握时。

七、疾病预防、筛查和管理

（一）预防

1. 营养与锻炼　加强饮食营养及体育锻炼,保证睡眠质量,慎用滋补类药物或食物。

2. 加强护理　避免反复感染,生病时及时就医诊治,积极且正规治疗慢性病。

3. 定期测量　定期测量身高,描绘生长曲线,发现生长障碍及时就诊。

4. 产前诊断和咨询　已明确病因的家庭再次生育时,可进行产前咨询和产前诊断,避免重大缺陷疾病患儿的出生。

(二)筛查

对于生长速度减慢或有矮小症阳性家族史的儿童,应予以重视,加强随访,必要时完善检查进一步评估。

(三)管理

1. 健康教育　强调营养、运动、睡眠及治疗随访依从性的重要性。

2. 建立档案　准确记录患儿的用药剂量、不良反应及随访时检测的各项指标,并绘制患儿的生长曲线图,以便准确了解生长速度的变化,及时评估治疗效果,把握转诊时机。

3. 成年期管理　在 GHD 患儿达到成年身高后,需再行 GH 分泌状况评估,如仍存在 GH 缺乏(即成人 GHD),应转至成人科继续随访。

(黄倬)

第二节　儿童糖尿病

一、概述

糖尿病(diabetes mellitus)是由于胰岛素分泌绝对或相对缺陷和 / 或胰岛素生物利用障碍(即胰岛素抵抗,insulin resistance,IR),导致的一组碳水化合物、脂肪和蛋白质代谢异常和以慢性高血糖为特征的复杂的代谢性疾病。

目前糖尿病分型包括 1 型糖尿病、2 型糖尿病、特殊类型糖尿病(单基因糖尿病)和妊娠糖尿病。

在儿童及青少年糖尿病中,1 型糖尿病约占 90%。不同性别发病率稍有不同,男孩为每年 0.52/10 万,女孩为每年 0.66/10 万,女孩发病率稍高于男孩。

二、病因

所有形式的糖尿病共有的潜在特征是在遗传易感基因基础上,由于外界环境因素作用引起自身免疫反应,导致胰岛 B 细胞的功能障碍或破坏。遗传、免疫、环境等因素在 1 型糖尿病发病过程中起着重要作用。

三、临床特征

(一)代谢紊乱表现

1. 特异性症状　糖尿病可能会出现特征性症状,如口渴、多尿、视力模糊和体重减轻。典型症状是"三多一少",即多饮、多尿、多食伴体重下降。

2. 非特异性症状　如腹痛、恶心等表现也可能出现。因高血糖导致机体处于易感染状态,部分患儿可能出现反复呼吸道感染、鹅口疮、全身乏力、精神萎靡等。

(二)急慢性并发症表现

最严重的并发症是酮症酸中毒,会出现深大呼吸,呼吸有烂苹果气味,面色潮红,可能导致脱水、昏迷,在未进行有效治疗的情况下可导致死亡。在酮症酸中毒早期,可能出现不明原因的腹痛、呕吐等消化道症状。

长期控制不佳的糖尿病,可发生生长落后、智力发育迟缓、肝大、蛋白尿、高血压等糖尿病肾病表现,最后致肾衰竭,还可出现白内障、视力障碍、视网膜病变,甚至失明。

四、辅助检查

(一) 初治糖尿病

1. 尿常规 尿糖阳性,多为强阳性,即(+++)~(++++)。

2. 血糖(静脉血浆葡萄糖值) 空腹血糖≥7.0mmol/L,或随机血糖≥11.1mmol/L,或餐后2小时血糖≥11.1mmol/L。

3. 空腹胰岛素、C肽测定 1型糖尿病患儿的胰岛素及C肽水平明显降低;2型糖尿病患儿可正常或升高。

4. 糖化血红蛋白 ≥6.5%。

5. 其他检查 如血气分析(判断有无酮症酸中毒等急性并发症),糖尿病相关抗体(协助糖尿病分型诊断),甲状腺功能测定及甲状腺相关抗体(代谢状态评估,同时了解有无合并自身免疫性疾病),腹部(胰腺)超声(了解胰腺有无外分泌功能障碍,如酮症酸中毒起病,还需检测血淀粉酶)。

6. 血糖稳定后检查 需行2小时葡萄糖负荷试验+胰岛素、C肽释放试验。

7. 其他 如眼底检查。

(二) 复诊糖尿病

对于已规律治疗的糖尿病患儿,需定期复诊,以了解血糖控制情况,有无并发症及进展情况。

1. 尿常规 血糖控制良好的糖尿病患儿,尿糖为阴性。

2. 糖化血红蛋白 控制目标应小于7.5%,但不能以频繁低血糖为代价。

3. 尿微量蛋白 判断有无早期糖尿病肾病发生,如尿白蛋白排泄率>300mg/24h,即为微量白蛋白尿。

4. 血糖 监测记录,了解血糖变化。

5. 眼底筛查 判断有无视网膜病变发生。

五、疾病识别要点

(一) 诊断标准

诊断标准有4条:①空腹血糖值≥7.0mmol/L(126mg/L);②2小时后负荷血糖≥11.1mmol/L(200mg/L);③在有临床表现的情况下,随机血糖≥11.1mmol/L(200mg/L);④糖化血红蛋白≥6.5%。符合以上一条,考虑诊断糖尿病。如果在无症状人群中检测到升高的血糖值,建议次日尽快重复检测,以确认诊断。

若空腹血糖为6.1~7.0mmol/L,2小时负荷血糖<7.8mmol/L,则诊断为空腹血糖受损;若空腹血糖≤6.1mmol/L,2小时负荷血糖7.8~11.1mmol/L,则诊断糖耐量降低。

(二) 诊断思路

①不明原因的多饮、多尿、消瘦患儿,需要警惕该病,常规行血糖检测;②不明原因的意

识障碍、昏迷、休克,应常规筛查血糖,以排除糖尿病酮症酸中毒;③不明原因的酸中毒、乏力等都应该想到有糖尿病的可能。

（三）根据临床表现进行初步识别

1. 典型1型糖尿病　通常起病急骤,多以急性并发症起病。当患儿出现面色潮红、多尿、夜尿增多、体重明显下降、呼吸有异味(烂苹果气味)时,诊断并不困难,进行随机血糖测定或小便常规检测,往往能够很快识别。

2. 2型糖尿病　对于体型肥胖的儿童,也应常规进行血糖测定,以筛查出2型糖尿病。

（四）疾病演变过程

1型糖尿病患儿存在遗传易感性,在环境因素诱导下,启动自身免疫反应,出现血清胰岛自身抗体,逐渐破坏胰岛功能,胰岛素分泌逐渐出现障碍,血糖开始上升。当胰岛功能被严重破坏,难以代偿,血糖进一步上升,即达到临床糖尿病的水平。通常在病程5年左右出现视网膜病变,出现尿微量白蛋白;病程10年左右出现血管内皮功能异常;超过10年则100%出现微血管病变,出现持续进展的肾脏损害,有约75%的患儿在20年内发展为终末期肾病。

（五）鉴别诊断

1. 1型糖尿病与2型糖尿病的鉴别　鉴别要点见表3-11-5。

表3-11-5　1型糖尿病与2型糖尿病的鉴别要点

鉴别要点	1型糖尿病	2型糖尿病
发病年龄	6月龄后,多在学龄前期	多在青春期后
儿童中发病率	>90%	<10%
家族史(父母患糖尿病)	2%~4%	80%
临床表现	起病急骤,多以急性并发症起病,典型"三多一少"表现	起病多隐匿,无明显三多一少表现
肥胖或超重	少有	多见
自身免疫异常	有,多见自身抗体	无
酮体	常有	少有
C肽及胰岛素水平	水平低下	高峰延迟,胰岛素抵抗

2. 应激性高血糖　多有外伤、手术等应激因素,既往无糖尿病症状及病史,应激因素消除后,血糖可逐渐自行恢复正常。糖化血红蛋白和2小时葡萄糖负荷试验正常。

六、治疗原则、社区随访及转诊时机

（一）治疗原则

儿童糖尿病治疗目标:减少高血糖和低血糖引起的临床症状,减少或延缓慢性并发症发生,预防家长/孩子不良心理,达到和维持正常的生长发育。为达到这一目标,需要将血糖控制在合理范围,即在最少发生低血糖风险的情况下使患儿的血糖尽可能接近正常水平。血糖控制目标依据不同年龄段而有所不同,目前使用的控制目标是2012年美国ADA标准,如图(表3-11-6)。

表 3-11-6　不同年龄阶段血浆葡萄糖控制目标

年龄	餐前	睡前/夜间	HbA1c	理论依据
幼儿及学龄前儿童（0~6岁）	100~180mg/dl（5.6~10.0mmol/L）	110~200mg/dl（6.1~11.1mmol/L）	<8.5%	易发生低血糖 对胰岛素敏感 饮食和运动不可预知 如果不能增加低血糖发生，可采用更低目标（<8.0%）
学龄儿童（6~12岁）	90~180mg/dl（5.0~10.0mmol/L）	100~180mg/dl（5.6~10.0mmol/L）	<8.0%	已发生低血糖 如果不能增加低血糖发生，可采用更低目标（<7.5%）
青少年（13~19岁）	90~130mg/dl（5.0~7.2mmol/L）	90~150mg/dl（5.0~8.3mmol/L）	<7.5%	如果不能增加低血糖发生，可采用更低目标（<7.5%）

注：设定血糖目标的主要考虑点。①血糖目标需个体化，在利益风险评估基础上采用较低的目标是合理的；②频繁发生低血糖或无意识低血糖患儿，血糖目标应当调整；③当餐后血糖与糖化血红蛋白水平不一致时，应测量餐后血糖以帮助评价基础/餐时治疗方案的血糖水平。

2018年国际儿童青少年糖尿病协会建议，不分年龄段，糖化血红蛋白控制标准为 <7.5%。

目前针对糖尿病患儿的治疗，仍坚持综合治疗手段，包括饮食管理、运动管理、药物治疗、血糖监测、疾病教育、心理干预。

1. 饮食管理　推荐碳水化合物占全日能量的 55%~60%，蛋白质占 15%~20%，脂肪应少于 20%~25%。糖尿病患儿要严格限制蜂蜜、蔗糖、麦芽糖、果糖等纯糖制品，如一定要吃甜食，可用甜叶菊、木糖醇、阿斯巴糖等甜味剂代替蔗糖。

2. 运动管理　运动适用于所有人群。适当运动可以增加胰岛素敏感性，但是运动量只能依据年龄及个体化的经验来进行。

3. 药物治疗　根据患儿个体治疗的需要和治疗目标，选用不同种类的胰岛素。儿童青少年的糖尿病胰岛素方案建议强化治疗方案，即 1 日多次皮下胰岛素注射或持续胰岛素皮下注射。胰岛素种类及药代动力学特点见表 3-11-7。

表 3-11-7　胰岛素种类及药代动力学特点

胰岛素种类	起效时间	高峰时间	作用持续时间
速效	10~15min	30~90min	4~5h
短效	30min~1h	2~4h	6~10h
中效	1~4h	4~12h	16~24h
长效	2~4h	无峰	24~30h

4. 血糖监测　监测即时和每日血糖控制水平，有助于：①决定即时和每日胰岛素需要量；②指导胰岛素调整以降低血糖波动水平；③发现低血糖并帮助低血糖治疗；④安全地治疗高血糖。

5. 疾病教育　不仅对患儿，对患儿家长也需要进行疾病相关知识教育，如果家庭成员高度重视并支持糖尿病保健，患儿的治疗效果会更好。

6. 心理干预　通过心理医师干预，及时发现并纠正患儿的不良心理情绪，对维持规范治疗,以及保持良好的生活态度极为重要。

(二) 社区随访

建立健康档案,加强糖尿病科普知识教育,指导进行完整详细的血糖监测记录,强化对低血糖的识别和应急处理;定期进行饮食营养指导;定期监测血压;定期复查尿常规,了解有无尿糖、尿酮及尿蛋白;定期监测血糖。每 3 个月监测糖化血红蛋白,定期复查血脂并进行眼底检测。

(三) 转诊时机

若患儿出现病情变化或加重,须及时向上级医院转诊,转诊指征:①剧烈的血糖波动;②频繁发生的低血糖;③疑诊酮症酸中毒或其他急性并发症;④合并严重感染;⑤出现视网膜或肾脏等慢性并发症;⑥血糖控制下生长发育落后;⑦合并其他疾病需综合治疗或需进行手术治疗等。

七、疾病预防、筛查和管理

(一) 预防

1 型糖尿病实施三级预防,这是依据 1 型糖尿病的自然病程制订的。一级预防针对一般人群或 1 型糖尿病的一级亲属,目的是防止自身免疫反应启动;二级预防针对已有免疫学指标异常但尚未发病的人群,目的是阻止自身免疫介导的胰岛 B 细胞损害并防止临床发病;三级预防针对已发病 1 型糖尿病人群,目的是保护残存的胰岛 B 细胞,加强血糖控制并阻止并发症的发生。

(二) 筛查

在对糖尿病患儿治疗随访过程中,并发症的筛查是一项很重要的内容:①≥9 岁、病程≥5 年的患儿,应每年筛查 1 次各项并发症;②≥11 岁、病程≥2 年的患儿,应每年筛查 1 次各项并发症;③≥12 岁、病程 >2 年的患儿,除每年各项并发症检查外,还应检查微量白蛋白;④青春期前的患儿,每年筛查 1 次视网膜病变;⑤青春期后的患儿,病程≥5 年开始筛查,之后每年复查 1 次。年龄达到 12 岁的患儿应进行血脂测定。

(三) 管理

儿童糖尿病,尤其是 1 型糖尿病,属于终身性疾病,应纳入慢病范畴进行管理。应建立相应的疾病档案,定期随访,监测血糖,定期进行眼底筛查、尿微量蛋白检测,进行相关知识培训教育,以避免早期出现并发症。平时应加强手卫生及呼吸道护理,减少感染概率。同时,社区应对此疾病患儿定期进行儿童保健,监测身高、体重情况,避免因糖尿病导致生长发育落后。

(刘颖)

第三节　性　早　熟

一、概述

性早熟(precocious puberty)指青春期发育开始的年龄比人群标准年龄提前 2.0~2.5 个标准差。我国标准为女孩 8 岁前、男孩 9 岁前出现第二性征。按发病机制和临床表现分为中枢性[促性腺激素释放激素(gonadotropin-releasing hormone,GnRH)依赖性]性早熟(central precocious puberty,CPP)、外周性(非 GnRH 依赖性)性早熟(peripheral precocious puberty,

PPP)和不完全性性早熟。

二、病因

(一)中枢性性早熟

1. 特发性 PCP 指未能发现器质性病变的 CPP,最为常见。女孩有 80%~90% 为特发性,男孩仅有 25%~60%。

2. 遗传因素 CPP 具有遗传倾向性,Kisspeptin1(*KISS1*)基因及其 G 蛋白偶联受体基因 *KISS1R* 功能性突变,位于 Prader-Willi 综合征关键区域(15q11-q13)的印记基因 *MKRN3* 缺陷及 *DLK1*(δ 样蛋白 1 同源物)的功能丧失性突变可导致家族性 CPP。

3. 中枢神经系统疾病 器质性病变,如下丘脑、垂体肿瘤或占位性病变;感染性疾病;脑创伤、手术、中枢神经系统放疗或化疗和先天性发育异常等。

4. 外周性性早熟转化而来 如纤维性骨营养不良综合征、控制较差的先天性肾上腺皮质增生症,病程较长的重度原发性甲状腺功能减退症,以及家族性男性限性性早熟等可能并发 CPP。

(二)外周性性早熟

PPP 缘于各种原因引起的体内性甾体激素升高至青春期水平,包括性腺或肾上腺分泌性激素过多,或生殖细胞肿瘤产生促性腺激素或其他外源性因素。

(三)不完全性性早熟

不完全性性早熟又称为良性青春期变异,包括单纯性乳房早发育、单纯性阴毛早发育、肾上腺功能早现、良性青春期前阴道出血。

三、临床特征

(一)中枢性性早熟

1. 第二性征提前出现 即女孩 8 岁前、男孩 9 岁前出现第二性征,并按照正常青春期发育程序进展。

2. 有性腺发育证据

(1)女孩盆腔超声:子宫长度 3.4~4.0cm,卵巢容积 1~3ml[卵巢容积(ml)= 长(cm)× 宽(cm)× 厚(cm)× 0.523 3],并可见多个直径 >4mm 的卵泡,提示青春期发育。子宫内膜回声提示雌激素明显升高,但敏感性低。

(2)男孩睾丸:睾丸容积 ≥4ml[睾丸容积(ml)= 长(cm)× 宽(cm)× 厚(cm)× 0.71]或睾丸长径 >2.5cm,提示青春期发育。

女童乳房发育评价采用 Tanner 分期法,男童采用 Prader 睾丸体积测量仪评价睾丸容积。

3. 线性生长加速 一般女孩 9~10 岁,男孩 11~12 岁出现身高增长突增,年生长速率高于正常儿童,但具有个体及种族差异,且与性发育分期相关。

4. 促性腺激素 黄体生成素(luteinizing hormone,LH)及 FSH 升高至青春期水平。

5. 骨龄提前 性早熟患儿生长板过早的性激素暴露(尤其是雌激素),使其增殖(成熟)加速。骨龄超过实际年龄 1 岁视为提前,2 岁以上视为明显提前。

6. 按照性发育进程分类

(1)慢进展型性早熟:在界定年龄前(7~8 岁)出现性发育征象,但性发育过程及骨龄进展缓慢,GnRH 激发试验 LH/FSH 比值小,青春发育进展慢,骨骼成熟提前进展缓慢,线性生长速率正常,骨龄、身高在正常范围内,对最终成年身高不良影响相对较轻。

(2) 快进展型性早熟:在界定年龄前(7~8 岁)出现性发育征象,但性发育进程迅速,从一个发育分期进展到下一分期的时间较短(<6 个月)。GnRH 激发试验 LH/FSH 比值大,提示青春发育进展快;生长速率增加、骨骼成熟迅速,短期内出现骨龄明显超过实际年龄,由于骨骺早期闭合而影响成年最终身高。

(3) 快进展型青春期:虽然在界定年龄后才开始出现性发育,但性发育进程迅速,从一个发育分期进展到下一分期的时间较短(<6 个月)。GnRH 激发试验同"快进展型性早熟"。

(二) 外周性性早熟

1. 第二性征提前出现　即女孩 8 岁前、男孩 9 岁前出现第二性征。

2. 性征发育特点和规律异于 CPP　不按正常发育程序进展。表现为性征发育进展迅速;乳房刚发育或未发育就有月经;男孩阴茎增大程度与睾丸大小不平行;单侧睾丸增大(包块),男孩睾丸容积 4ml 就已变声,以及出现痤疮、胡须。

3. 性别不一定匹配表型　由于外源性性激素种类不同,其性征可能与儿童的性别匹配,也可能不匹配。提前出现的第二性征与患儿原性别相同时称为同性性早熟,如女性雌激素增多或男性雄激素增多表现为同性性早熟。与原性别相反时称为异性性早熟,如女性雄激素增多即为女孩男性化,表现为多毛、嗓音低沉、严重痤疮、阴蒂肥大等雄性化表现(异性性早熟);如男性雌激素增多即为男孩女性化(异性性早熟),表现为男性乳房发育、着色,阴茎增大等。

4. 性腺大小　可能在青春前期水平,性腺肿瘤患儿伴有单侧或双侧性腺增大。

5. 促性腺激素　FSH 和 LH 在青春前期水平,GnRH 刺激下不会大幅增加。分泌性激素的性腺或肾上腺增生或肿瘤可检测到雌二醇或睾酮等增高,生殖细胞瘤可检测到 HCG 或 AFP 水平增高。

(三) 不完全性性早熟

患儿有第二性征提前出现,但该病性征发育呈非进行性自限性病程,属于正常青春期变异,不需要干预。需密切随访,部分患儿可能会进展为中枢性性早熟。

单纯性乳房早发育是最常见类型,多于 2 岁前出现,单侧或双侧乳房发育,通常不超过Tanner 3 期,乳头发育不明显,乳晕无着色,无其他第二性征表现,年龄别身高增长速度及骨龄正常或接近正常。GnRH 激发后 FSH 明显升高,但 LH 升高不明显(多数 <5IU/L),且 FSH/LH 比值 >1。乳房多在数月后自然消退。14%~20% 可持续存在;10%~20% 会转化为 CPP,需定期随访,尤其是对乳房反复增大持续不退者,必要时重复激发试验。不完全性性早熟原因不明,可能是下丘脑 - 性腺轴处于生理性短暂激活状态,又称为"小青春期"。

四、辅助检查

(一) 基础性激素测定

性激素基础水平不宜作为 CPP 诊断标准。雌激素水平升高 >100pg/ml(367pmol/L)或睾酮水平升高并伴有促性腺激素抑制,通常提示 PPP,如卵巢肿瘤或囊肿所致。

(二) 促性腺激素释放激素激发试验

1. 方法　将 GnRH 2.5~3.0μg/kg(最大剂量 100μg)皮下或静脉注射,注射后 0、30、60、90 分钟测定血清 LH 和 FSH 水平。

2. 适应证　适用于怀疑性腺轴功能已启动而 LH 基础值不升高者;如果第二性征已达青春中期程度时,血清 LH 基础值≥3.0IU/L,即可确定性腺轴已发动,不必再进行 GnRH 激发试验;已经月经初潮的患儿不需要进行 GnRH 激发试验,LH 基础值 >0.3IU/L 时,结合临床性征发育及生长情况、超声、骨龄可考虑 CPP。

3. 判断　检测方法不同,诊断 CPP 临界值不同。有条件的各临床中心及实验室宜建立自己的激发试验方法及临床诊断临界值。如用化学发光法测定,激发峰值 LH≥5.0IU/L 是判断真性发育界点,同时 LH/FSH 比值 >0.6 时可诊断为 CPP。

(三) 骨龄

评估骨骼的成熟程度预测成年身高,有助于判断性早熟是否需要治疗,提示预后以及判断疗效的重要依据。

(四) 磁共振成像

推荐对所有 CPP 男孩、6 岁前 CPP 女孩,以及性成熟过程迅速或有其他中枢症状者,行头颅 MRI 平扫 + 增强扫描,重点观察下丘脑区。但对于 6~8 岁 CPP 女孩是否需要常规行该检查,目前仍有争议。

五、疾病识别要点

根据病史、体格检查、青春期发育情况、骨骼成熟度及生长速度等综合考虑。

(一) 诊断标准

1. CPP 诊断标准

(1) 第二性征提前出现:女孩 8 岁前,男孩 9 岁前。

(2) 血清促性腺激素水平升高达青春期水平。

(3) 性腺(睾丸、卵巢)增大。

(4) 线性(身高)生长加速。

(5) 骨龄超越年龄 1 年或 1 年以上。

(6) 血清性激素水平升高至青春期水平。

2. PPP 诊断标准

(1) 男孩在 9 岁前,女孩在 8 岁前出现第二性征。

(2) 性别不一定匹配表型,性征发育不按正常发育程序进展。

(3) 性腺大小在青春期前水平。

(4) 促性腺激素在青春期前水平。

(5) 可伴有性激素增高。

3. 不完全性性早熟诊断标准

(1) 男孩在 9 岁前,女孩在 8 岁前出现第二性征。

(2) 性征发育呈非进行性自限性病程。

(3) 不伴有线性(身高)生长加速及骨龄提前。

(4) 性腺大小在青春期前水平。

(5) 促性腺激素及性激素在青春期前水平。

(二) 诊断思路

凡是女孩 8 岁前,男孩 9 岁前出现第二性征表现,考虑性早熟诊断;再结合性发育顺序、进程及 GnRH 激发试验、超声检查等区别 CPP、PPP 还是不完全性性早熟，接下来进一步确定病因而分型。

（三）根据临床表现进行初步识别

性早熟识别并不困难，如果早期家长重视，密切监测，女孩 8 岁前、男孩 9 岁前出现第二性征表现，可以初步识别性早熟。

（四）疾病演变过程

性早熟患儿青春期提前，生长板过早地性激素暴露（尤其是雌激素），生长板增殖成熟加速，使骨生长/成熟呈负平衡，骨龄超越年龄，生长潜能减损，往往导致成年终身高达不到遗传靶身高。除此以外，与年龄不相符的青春期提前还可能引起多种心理或行为问题，给孩子和家庭带来影响。

（五）鉴别诊断

特发性 CPP 应注意排除继发性 CPP 可能，CPP 需要与 PPP 及不完全性性早熟相鉴别。单纯性乳房早发育需警惕女孩 CPP 早期可能。单纯性阴毛早发育可能是肾上腺功能早现，也可能是遗传性肾上腺类固醇代谢疾病初始特征，应特别注意排除先天性肾上腺皮质增生症及男性化肿瘤。

六、治疗原则、社区随访及转诊时机

（一）治疗原则

抑制过早或过快的性发育进程，控制和减缓第二性征的成熟度和发育速度，预防过早月经初潮或暂时中止月经，改善因骨龄增长过快而减损的成年终身高，防止或缓解患儿或家长因性早熟所致的相关社会或心理问题，恢复其年龄应有的心理行为。

1. CPP 治疗　青春发育是一个动态的过程，对于暂不需立即治疗者，应定期复查性征发育、身高和骨龄等变化，及时重新评估调整治疗方案。继发于中枢神经系统病变的 CPP 应针对原发基础疾病治疗。对于错构瘤及蛛网膜下腔囊肿，需手术治疗者仅限于伴有严重的全身活动性癫痫或颅内压增高或其他中枢神经系统表现者。

（1）促性腺激素释放激素类似物（gonadotrophin releasing hormone analog，GnRHa）治疗指征：不是所有特发性 CPP 均需要使用 GnRHa，取决于患儿年龄、性发育进展（性成熟）速度、身高增长速度，以及通过骨龄预测成年身高。

1）快进展型 CPP 及快进展型青春期：性发育进程及骨骼成熟迅速，影响成年最终身高者。

2）预测成年身高明显受损，同时还有剩余生长潜能者：预测成年身高小于 P_3 或预测成年身高小于遗传靶身高；以骨龄判断的身高小于平均身高的 2 个标准差（$\bar{X}-2SD$）（按正常同年龄人群参照值或遗传靶身高判断），且骨龄 > 2 岁或以上，女孩骨龄 ≤11.5 岁，男孩骨龄 ≤12.5 岁者。

3）出现与性早熟直接相关的心理行为问题。

（2）不需立即治疗的指征

1）性成熟进程缓慢（骨龄进展不超越年龄进展）而对成年身高影响不明显者。

2）骨龄虽提前，但身高生长速度亦快，预测成年身高不受损者。

（3）GnRHa 剂量：关于 GnRHa 用药剂量及用药方案，目前国内外缺乏统一标准。国内推荐缓释剂首剂 3.75mg，此后剂量为 80~100μg/（kg·4 周）或采用通常剂量 3.75mg，每 4

周注射 1 次。不同药物制剂选择剂量不同。根据性腺轴功能抑制情况进行适当调整。

(4) 疗程:具体疗程需个体化,取决于患儿年龄、骨龄和身高对应的年龄、预测身高及与同龄性发育一致的社交需求。一般宜持续 2 年以上,骨龄 12~13 岁(女孩 12 岁,男孩 13 岁)停药。

(5) 评估治疗有效指标:生长速率正常或下降;乳腺组织或睾丸容积回缩或未继续增大;骨龄进展延缓;下丘脑 - 垂体 - 卵巢轴处于受抑制状态。

(6) GnRHa 治疗中部分患儿生长减速明显。小样本资料显示联合应用重组人生长激素(rhGH)可改善生长速率或成年身高,但目前仍缺乏大样本及随机对照研究资料,故不推荐常规联合应用 rhGH。

2. PPP 治疗　针对不同病因处理。PPP 一旦转为 CPP,性发育及骨骼成熟进程迅速,影响成人终身高者需应用 GnRHa 治疗。

3. 不完全性性早熟治疗　不需药物治疗,但需密切定期随访。

(二) 社区随访

不完全性性早熟、暂时不需要治疗 CPP,以及 GnRHa 治疗期间患儿可在基层医院随访。随访内容主要包括:①每 3 个月监测身高和体重变化、第二性征发育、性腺超声影像学变化;②每半年复查骨龄 1 次,结合身高增长,预测成年身高改善情况;③GnRHa 治疗期首剂 3~6 个月末复查 GnRH 激发试验,女孩需定期复查基础血清雌二醇和子宫、卵巢超声,男孩需复查基础血清睾酮浓度以判断性腺轴功能抑制状况。

(三) 转诊时机

诊断不明、疗效不好或病情进展时,应及时向有条件的上级医院转诊,转诊指征如下。

1. 诊断不明　临床怀疑 PPP 及继发性 CPP 需进一步明确病因,进一步治疗者。

2. 出现并发症　CPP 患儿出现颅内高压或癫痫等神经系统表现。

3. 疗效不佳　在 GnRHa 治疗过程中出现生长加速、骨龄加速或性发育进展、阴道出血等。

4. 病情进展　不完全性性早熟、暂时未治疗 CPP 出现性发育和 / 或骨龄进展迅速。

七、疾病预防、筛查和管理

(一) 预防

1. 良好生活习惯　规律起居、避免熬夜、坚持运动、控制体重。

2. 营养及慎用药物　摄入营养均衡,慎用滋补类药物或食物,避免接触或服用可能含有性激素的药物、食物或化妆品。

3. 避免接触不当传媒及文字　避免接触与儿童青少年年龄不适宜的视频或图片文字。

4. 及时就诊　有症状应及时医院检查。

(二) 筛查

对于提前出现性征发育或生长过速患儿,社区应行生长发育及相关影像学检查。

(三) 建立档案

以社区为单位,结合本社区实际情况,为患儿建立档案,坚持定期随访儿童性征发育、性腺功能及身高、体重情况。以社区内儿童年龄特征为依据,制订相应的宣传计划,图文结合,以科学的方式向社区内居民及家庭普及儿童性早熟的相关概念及危害。

(吴瑾)

第四节　先天性甲状腺功能减退症

一、概述

先天性甲状腺功能减退症（congenital hypothyroidism）简称"先天性甲低"，是儿科最常见的内分泌疾病之一，也是可预防、可治疗的疾病。先天性甲低是因先天性或遗传因素引起甲状腺激素产生不足或其受体缺陷，导致患儿智力发育及体格发育落后。由于先天性甲低患儿在新生儿期可无特异性临床症状或症状轻微，故对新生儿进行群体筛查是早期发现先天性甲低的重要手段。我国自 20 世纪 60 年代起开展新生儿先天性甲低的筛查，目前全国筛查覆盖率已经超过 60%，发病率为 0.02%~0.05%。随着新生儿疾病筛查的推广和碘盐食用的普及，先天性甲低的发病率相较于过去已经大大降低。

二、病因

先天性甲低的分类按病变部位可分为原发性甲低和继发性甲低。原发性甲低即甲状腺本身的疾病所致，甲状腺先天性发育异常是最常见病因，其特点为血 TSH 升高和 FT_4 降低。继发性甲低病变部位在下丘脑和 / 或垂体，使 TSH 分泌不足，又称中枢性甲低，较为少见。另外还存在一种外周性甲低，是因甲状腺激素受体功能缺陷所致，较罕见。先天性甲低按疾病转归还可分为持续性甲低及暂时性甲低。先天性甲低的分类和病因如下。

1. 原发性甲低

（1）甲状腺发育异常，如甲状腺缺如、甲状腺异位、甲状腺发育不良、单叶甲状腺等，绝大部分为散发，部分发现与基因突变有关。

（2）甲状腺激素合成障碍，如碘钠泵、甲状腺过氧化物酶、甲状腺球蛋白、碘化酪氨酸脱碘酶、过氧化氢合成酶等基因突变。

2. 继发性甲低（中枢性甲低）　①TSH 缺乏：β 亚单位突变；②垂体前叶发育相关的转录因子缺陷：*PROPI*、*PIT-1*、*LHX4*、*HESX1* 等；③促甲状腺激素释放激素（thyrotropin-releasing hormone，TRH）分泌缺陷：垂体柄中断综合征、下丘脑病变；④TRH 抵抗：TRH 受体突变。

3. 外周性甲低　①甲状腺激素抵抗：甲状腺受体 β 突变或信号传递通路缺陷；②甲状腺激素转运缺陷：*MCT8* 基因突变。

4. 暂时性甲低　母亲抗甲状腺药物治疗、母源性 TSH 受体阻断抗体、母亲或新生儿的缺碘或碘过量等。

三、临床特征

（一）新生儿期

多数先天性甲低患儿出生时无特异性临床症状或症状轻微，但仔细询问病史及体格检查常可发现可疑线索，如母亲怀孕时常感到胎动少；过期产、巨大儿；出生后可出现胎粪排出延迟；黄疸较重或黄疸消退延迟；嗜睡、吸吮力差、哭声低且少；体温低、四肢末梢凉、循环差；面容臃肿；前、后囟较大等。如果中枢性甲低合并其他垂体激素缺乏，可表现为低血糖、小阴茎、隐睾，以及面中线发育异常，如唇裂、腭裂、视神经发育不良等。

（二）婴幼儿及儿童期

多数患儿在出生后数月或 1~2 岁就诊，此时甲状腺激素缺乏严重，症状典型。临床主要表现为体格发育落后及智力落后。

（1）患儿常有严重的身材矮小，躯干长而四肢短小，上部量 / 下步量 >1.5。

（2）患儿智力发育低下，表情呆板、淡漠；运动发育障碍，如翻身、坐、站、走等均落后于同龄儿；可有特殊面容（眼距宽、塌鼻梁、唇厚舌大、面色苍黄、头大、颈短、毛发稀疏无光泽）、皮肤粗糙、黏液性水肿、反应迟钝；还可合并心血管功能低下及消化功能紊乱等表现。

四、辅助检查

（一）新生儿筛查

我国 1995 年 6 月开始施行的《中华人民共和国母婴保健法》已将本病列入新生儿筛查的疾病之一。规定新生儿先天性甲低筛查方法为足月新生儿出生 72 小时后，7 日之内，并充分哺乳，足跟采血，滴于专用滤纸片上，测定其 TSH。该方法只能检出原发性甲低和高 TSH 血症，无法检出中枢性甲低、TSH 延迟升高等。低或极低出生体重儿由于下丘脑 - 垂体 - 甲状腺轴反馈建立延迟，可能出现 TSH 延迟升高。为防止新生儿筛查假阴性，可在出生后 2~4 周或体重超过 2 500g 时重新采血复查测定 TSH、FT_4。

（二）甲状腺功能检查

测定血清 TSH、游离三碘甲状腺原氨酸（free triiodothyronine，FT_3）和 FT_4 浓度能较好地反映甲状腺功能。

1. 原发性甲低　血 TSH 增高，FT_3、FT_4 降低。

2. 中枢性甲低　血 TSH 正常或降低，FT_4、FT_3 降低。

（三）TRH 刺激试验

若血清 FT_4、TSH 均降低，怀疑 TRH、TSH 分泌不足，可行 TRH 刺激试验。

（四）甲状腺超声

可了解甲状腺位置及大小，或可见甲状腺组织移位。

（五）影像学检查

患儿的骨龄常明显落后于实际年龄，且呈点状骨骺。蝶鞍大且呈圆形，垂体可增大。

（六）其他辅助检查

包括甲状腺球蛋白（thyroglobulin，Tg）测定、抗甲状腺抗体测定、甲状腺放射性核素摄取和显像、心电图及基因学检查等。

五、疾病识别要点

（一）诊断标准

1. 新生儿甲低筛查　本病在新生儿期症状不明显，故对新生儿进行群体筛查是早期诊断本病的重要手段。采用干血滤纸片法采取足跟血测定 TSH，临界值为 10~20mU/L（须根据所筛查实验室阳性切割值决定）。凡 TSH>20mU/L，均需再取静脉血测定 FT_4、FT_3 和 TSH，以排除暂时性的高 TSH 血症。

2. 年幼儿童甲低诊断　根据典型的临床症状，以及甲状腺功能检查提示甲状腺功能降低，可以确诊。TRH 刺激试验、甲状腺超声和骨龄测定均有助于诊断。

（二）诊断思路

1. 新生儿筛查 多数先天性甲低患儿出生时无特异性临床症状或症状轻微，故新生儿筛查是早期诊断本病的重要手段。

2. 综合分析 多数患儿就诊时出现典型的体格发育落后及智力落后，结合实验室检查，尤其是甲状腺功能的检测结果，比较容易诊断。

（三）根据临床表现进行初步识别

新生儿症状不典型，需借助新生儿筛查进行诊断。出生后数月或 1~2 岁时，甲状腺激素缺乏严重，出现特殊面容、身材矮小及智力落后等典型症状，诊断并不困难。

（四）疾病演变过程

先天性甲低如果未能及早诊断治疗，虽然给予甲状腺素可以改善生长状况，但是智力发育仍会受到严重损害。患儿在替代治疗后生长发育可正常，大部分患儿智力发育正常。

（五）鉴别诊断

1. 先天性巨结肠 发病早，出身后即开始出现腹胀、顽固性便秘，并常有脐疝、营养不良；患儿智力发育正常，肛门指检直肠有空虚感，腹部立位片多见低位肠梗阻，钡灌肠可见典型肠管痉挛段与扩张段。血 FT_3、FT_4 和 TSH 检查均正常。

2. 唐氏综合征 也称先天愚型。本病为常染色体异常导致，患儿智力及动作发育落后、有特殊面容（眼距宽、外眦上斜、鼻梁低、舌伸出口外）、皮肤细嫩、关节松弛、手指细长、通贯手、无黏液性水肿，且常伴有其他先天畸形。甲状腺功能正常。

3. 黏多糖病 本病属于遗传代谢性疾病，因缺乏黏多糖降解过程所需要的酶，造成过多的黏多糖集聚在组织、器官中而致病。出生时大多正常，不久便可出现临床症状，如头大、鼻梁低平、丑陋面容、毛发浓密；智力、语言发育迟缓；肝脾肿大等。X 线显示肋骨飘带样，椎体呈楔形，长骨骨骺增宽，掌骨和指骨较短，尿黏多糖试验阳性。甲状腺功能正常。

4. 先天性软骨发育不良 患儿头大、体型不匀称，主要表现为四肢短、上步量大于下步量、囟门大、额前突、常呈鸡胸和肋骨外翻；X 线检查示长骨骨干变短、增粗、密度增高、干骺端变宽。甲状腺功能正常可资鉴别。

六、治疗原则、社区随访及转诊时机

（一）治疗原则

先天性甲低的治疗原则是早期治疗，终身用药。定期复查甲状腺功能，并维持正常甲状腺功能，保证患儿的生长发育，尤其是智力发育正常进行。饮食中应富含蛋白质、维生素及矿物质。

对于新生儿筛查初次结果显示干血滤纸片 TSH 超过 40mU/L，且甲状腺超声显示甲状腺缺如或发育不良者，或伴有先天性甲低临床症状与体征者，可不必等待静脉血检查结果，应立即开始左甲状腺素钠治疗。不满足上述条件的筛查阳性新生儿，应等待静脉血检查结果，再决定是否给予治疗。

甲状腺激素是治疗先天性甲低最有效的药物。目前主要剂型为左甲状腺素钠，治疗剂量见表 3-11-8。对于伴有严重先天性心脏病患儿，初始治疗剂量应减少。患儿替代治疗后生长发育可正常，骨龄在 1~2 岁时达正常水平，大部分患儿智力发育正常。

表 3-11-8　先天性甲低的甲状腺素替代治疗剂量表

年龄	μg/d	μg/(kg·d)	年龄	μg/d	μg/(kg·d)
0~6 月龄	25~50	8~10	6~12 岁	100~150	4~5
6~12 月龄	50~100	5~8	12 岁~成人	100~200	2~3
1~5 岁	75~100	5~6			

(二) 社区随访

社区随访需观察患儿生长曲线、智力、骨龄,以及血清 FT_4、TSH 变化等。甲状腺激素维持剂量需个体化。治疗中定期随访开始于治疗后的第 1 个 6 个月,每月复查 1 次,之后可每 2~3 个月复查 1 次。3 岁以上的患儿,当临床症状完全改善,生长发育正常,血 TSH 和 FT_4 水平正常后,可每 6~12 个月复查 1 次。调整剂量后应在 1 个月后复查。在进行体格发育评估的同时,在 1 岁、3 岁、6 岁时进行智力发育评估。药量不足时,患儿身高及骨骼发育落后,药物过量患儿可出现烦躁、激惹、多汗、消瘦、腹痛、腹泻、心动过速、睡眠不安等,长期可有颅缝早闭、骨质疏松,甚至骨龄超前,必须引起注意,及时调整。

(三) 转诊时机

若患儿疗效不好或病情发生变化,应及时向有条件的上级医院转诊,转诊指征如下。

1. 疗效不佳　按时服用甲状腺素药物治疗,随访中患儿临床症状仍未完全改善,生长曲线、智力、骨龄仍明显异常。

2. 调整剂量　随访中调整甲状腺素剂量时,容易出现药物不足或药物过量的临床表现。

3. 疑似合并症　怀疑合并其他内分泌系统疾病。

4. 出现并发症　出现其他严重临床表现,如甲状腺危象等情况。

七、疾病预防、筛查和管理

(一) 预防

本病的预防主要是加强孕产妇的检查和监测,尤其对于既往有甲状腺功能异常的孕产妇,应定期进行甲状腺功能的监测。

(二) 筛查

新生儿筛查的目的是尽早确诊先天性甲低,一旦确诊,应立即进行治疗。

(三) 管理

1. 早期治疗　应尽可能在新生儿期开始治疗,使之避免智力受损。

2. 定期监测　在进行药物治疗的同时,要定期监测患儿生长曲线、智力、骨龄,以及血清 FT_4、TSH 变化等。如出现治疗效果不佳,患儿临床表现仍明显或有加重趋势,需及时转诊至上级医院进一步治疗。

(吕娟娟)

第十二章

遗传性疾病：唐氏综合征

一、概述

唐氏综合征（Down syndrome），又称21三体综合征（trisomy 21 syndrome）、先天愚型，是活产婴儿中最常见的染色体异常，发病率随孕母年龄增高而增加。临床主要特征为智力障碍、特殊面容和体格发育落后，并可伴有多发畸形。

二、病因

细胞遗传学特征是21号染色体呈三体征，其发生主要是由于亲代之一的生殖细胞在减数分裂形成配子时，或受精卵在有丝分裂时，21号染色体发生不分离，胚胎体细胞内存在一条额外的21号染色体。发病机制多数与孕妇高龄导致卵细胞老化有关，母源性占95%，父源性占5%，仅有极少数为家族遗传。

三、临床特征

本病主要临床特点为智力低下、生长发育迟缓、具有特殊的面容，以及皮肤纹理特征，并可伴有多种畸形。

（一）智力落后

这是本病最突出、最严重的临床表现。绝大部分患儿都有不同程度的智力发育障碍，大多数患儿为轻度（智商：50~70）或中度（智商：35~50）智力障碍，有些患儿认知损害程度严重，智商仅为20~35。

（二）生长发育迟缓

出生后体格发育、动作发育均迟缓，身材矮小，出牙迟且顺序异常；四肢短、韧带松弛、关节可过度弯曲；肌张力低下、腹膨隆、可伴有脐疝。

（三）特殊面容

出生时即有明显的特殊面容。表情呆滞、眼裂小、眼距宽、双眼外眦上斜；可有内眦赘皮、鼻梁低平;外耳褶曲或发育不良、低位小耳;硬腭窄小、常张口伸舌、流涎多;头小而圆、前囟大且关闭延迟、颈短而宽;常呈现嗜睡和喂养困难。

（四）四肢特征性外观

手短而宽,第五指向内弯曲伴中间指骨发育不良(图3-12-1,见文末彩色插图);通贯掌;第一趾和第二趾间距增宽(人字拖间隙)(图3-12-2,见文末彩色插图)。

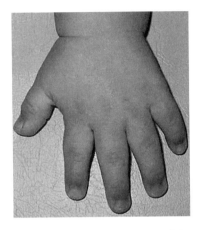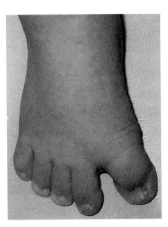

图 3-12-1　唐氏综合征患儿手指短
粗,小指尤短

图 3-12-2　唐氏综合征患儿第
一趾和第二趾间距增宽

（五）伴发畸形

约50%患儿伴有先天性心脏病,常见室间隔缺损、房间隔缺损、动脉导管未闭等;其次是消化道畸形,表现为肠闭锁、膈闭锁、脐疝等;常有眼科疾病及听力受损;唐氏综合征患儿先天性甲状腺功能减退症和急性淋巴细胞性白血病的发病率明显高于正常人群,且其免疫功能低下,易患感染性疾病。部分男性患儿可有隐睾,成年后大多无生育能力;女孩大多无月经,仅少数有生育能力。

四、辅助检查

（一）细胞遗传学检查

对外周血细胞染色体进行核型分析,根据核型分析可分为三型。

1. 标准型　约占患儿总数的95%,患儿体细胞染色体为47条,有一条额外的21号染色体,核型为47,XX(或XY),+21(图3-12-3)。父母核型大都正常,仅极少数为家族遗传(母亲是21三体患者)。

2. 易位型　占2.5%~5.0%,多为罗伯逊易位(Robertsonian translocation)。染色体总数46条,其中一条是易位染色体,常见是21号和14号易位,核型为46,XX(或XY)-14,+t(14q21q)。

3. 嵌合体型　占2%~4%,由于受精卵在早期分裂过程中发生了21号染色体不分离,患儿体内存在两种细胞系,一部分为正常细胞,一部分为21三体细胞,形成嵌合体,其核型为46,XX(或XY)/47,XX(或XY),+21。此型患儿临床表现的严重程度与正常细胞所占百分比有关。

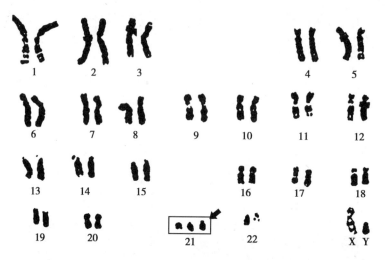

图 3-12-3　唐氏综合征患儿核型(标准型)47,XY,+21

（二）荧光原位杂交

用荧光素标记的 21 号染色体的相应部位序列作为探针,与外周血中的淋巴细胞或羊水细胞进行杂交(即 FISH 技术),在本病患儿的细胞中呈现三个 21 号染色体的荧光信号。

（三）产前筛查和产前诊断

1. 血清标志物筛查　在妊娠早期或中期,通过测定孕妇血清绒毛膜促性腺激素、甲胎蛋白和游离雌三醇,进行唐氏综合征筛查,简称"唐筛"。根据 3 项指标及孕妇年龄、体重来计算本病的发病风险,以决定是否进行产前诊断。

2. 超声测量胎儿颈后透明层厚度(nuchal translucency,NT)　这也是本病的一个重要筛查指标,通常在孕 11~14 周进行,数值越高则风险越大,根据结果判断是否需要进行确诊检查。

3. 羊水细胞染色体检查　唐氏综合征产前诊断的确诊方法。目前最常用的技术是羊膜腔穿刺技术,在超声引导下抽取羊水,对胎儿细胞进行染色体核型分析,该法适用于孕 16~20 周的孕妇。

五、疾病识别要点

（一）诊断标准

根据特殊面容(上斜式睑裂、内眦赘皮和颈短而宽是唐氏综合征普遍的面容特征)、智力低下、生长发育落后、皮纹特点等表现,结合染色体核型分析可以确诊。细胞遗传学检查是目前唐氏综合征最主要的检查确诊方法。

（二）诊断思路

患儿因智力落后、特殊面容就诊时,应询问患儿母亲的妊娠史,患儿的出生史、患儿的生长发育情况及家族史等,根据患儿独特的表型特征作出初步诊断,通过遗传学相关检查进行确诊。

（三）根据临床表现进行初步识别

对表现为智力落后、特殊面容和生长发育迟缓的患儿,不难作出初步识别,通过染色体核型分析以确诊。

（四）疾病演变过程

婴幼儿时期常反复患呼吸道感染,伴有先天性心脏病者常因此早期死亡。肌张力随年龄增长逐渐改善,生长发育进度与正常儿童差距逐渐加大。身材矮,智商一般在25~50,嵌合型者可达50以上。婴儿时期表现为"乖孩子",儿童时期情绪多表现愉快,但情感调控能力差,有时相当固执和调皮。80%左右的唐氏综合征患儿可以活到10岁左右,50%以上的患者可以活过50岁,几乎所有的患者超过40岁后会有阿尔茨海默病。

（五）鉴别诊断

本病应与先天性甲状腺功能减退症相鉴别。后者的临床表现有出生后嗜睡、声音嘶哑、喂养困难、腹胀、便秘、舌大而厚、颜面黏液性水肿、头发干燥等症状,但无唐氏综合征面容,可通过检测甲状腺功能及染色体核型分析进行鉴别。

六、治疗原则、社区随访及转诊时机

（一）治疗原则

目前尚无有效的治疗方法。

1. 对症治疗　注意预防感染、矫治畸形。如伴有先天性心脏病、胃肠道或其他畸形,可考虑手术矫治。

2. 综合措施　包括医疗和社会服务,对患儿进行长期耐心教育和培训,改善其生活质量,使其掌握一定的工作技能。大多数患儿经过耐心教育和训练可以基本生活自理。

（二）社区随访

1. 监测生长发育　每年监测身长、体重,评估生长发育及营养状况。

2. 监测生化等指标　每年检测血常规、生化、血糖及甲状腺功能。

（三）转诊时机

如出现以下表现,需要转诊:①发现智力低下、特殊面容,疑似唐氏综合征的患儿,建议转诊至上级医院进行染色体核型分析;②发现患儿有眼部疾病、听力损害、心脏杂音等,可向上级医院转诊,进一步完善相关检查;③患儿出现严重感染或其他并发症,如怀疑并发血液系统疾病、血糖升高、甲状腺功能减退症等,应及时向有条件的上级医院转诊。

七、疾病预防、筛查和管理

（一）预防

唐氏综合征重在产前预防。孕母应在规定期内进行产前唐氏筛查,有疑问的应进一步行确诊试验。

（二）筛查

唐氏综合征的发现主要依赖于产前遗传咨询和遗传学检查;对表现为智力落后、特殊面容和生长发育迟缓的患儿,应行染色体核型分析。

（三）管理

以社区为单位,结合本社区实际情况,为患儿建立档案,坚持定期随访患儿生长发育及性发育情况,监测血常规、血糖及甲状腺功能等。

以科学的方式向社区居民普及唐氏综合征的相关概念及危害。

（孙小妹）

第十三章

儿 童 急 救

第一节 儿童心肺复苏

一、概述

心搏、呼吸骤停是临床最危急、最严重的疾病状态。心搏骤停与呼吸骤停可先后发生，互为因果，如不及时处理可导致迅速死亡。心肺复苏（cardiopulmonary resuscitation）是指在心搏、呼吸骤停情况下所采取的一系列急救措施，包括胸外按压形成暂时性人工循环、人工呼吸纠正缺氧、电击除颤转复心脏颤动等，其目的是使心脏、肺脏恢复正常功能，以挽救生命。

二、心搏、呼吸骤停的病因及高危因素

（一）病因

病因包括新生儿窒息、婴儿猝死综合征、喉痉挛、喉梗阻、气管异物、胃食管反流、严重肺炎及呼吸衰竭、药物、严重心律失常、中毒、代谢性疾病、心肌炎、心肌病、心力衰竭、心血管介入治疗操作过程、各种意外损伤等。

（二）高危因素

1. 心血管系统不稳定　如大量失血、难治性心力衰竭、低血压、反复心律失常等。

2. 急速进展的肺部疾病　如严重哮喘、喉炎、重症肺炎、急性呼吸窘迫综合征等。

3. 外科手术后早期　如应用全身麻醉及大量镇静剂使患儿对各种刺激的反射能力改变。

4. 气道异常　有人工气道的患儿气管插管被堵塞或脱管。

5. 神经系统疾病急剧恶化　如昏迷患儿无足够的呼吸驱动以保证正常的通气。

6. 对于高危患儿的一些临床操作　可能加重或触发心搏、呼吸骤停，包括气道吸引、不恰当的胸部物理治疗、呼吸支持的撤离、镇静剂的应用、气管插管等有创操作。

7. 高危婴儿喂养　吞咽 - 呼吸的不协调，可引起心搏、呼吸骤停。

三、心搏、呼吸骤停的临床特征

患儿突然昏迷,刺激或呼叫后无反应,多有相应的前驱病史或有意外损伤病史,如有呼吸困难、面色苍白、发绀或神志改变、抽搐等,或创伤、电击、溺水、窒息、中毒等。完全心搏、呼吸骤停时,患儿昏迷、触诊大动脉搏动或心前区搏动消失、呼吸停止(无胸或腹的起伏运动)、瞳孔散大及皮肤、黏膜苍白或发绀、听诊心音消失。

四、心搏、呼吸骤停的辅助检查

心电图表现为心室颤动或各种类型的心动过缓或完全停止呈直线。心电机械分离是指心肌完全停止收缩,而心电图仍显示心电活动,表现为不同程度的传导阻滞、室性逸搏等,甚至有正常的心电活动,但并不排血,也测不出脉搏和血压,预后不良。

五、疾病识别要点

(一) 诊断标准

临床表现为突然昏迷,部分有一过性抽搐、呼吸停止、面色发绀、瞳孔散大和对光反射消失、大动脉搏动消失、听诊心音消失,如进行心电图检查可见等电位线、电机械分离或心室颤动等。

(二) 诊断思路

根据病史、症状及体征,患儿突然昏迷及大动脉搏动消失即可作出诊断。但在上述紧急情况下,触诊不确定有无大血管搏动也可拟诊,而不必反复触摸脉搏或听心音,以免延误抢救时机。

(三) 根据临床表现进行初步识别

患儿突然出现昏迷、大动脉搏动消失、呼吸停止或仅有喘息(临终呼吸),即可作出心搏、呼吸骤停的初步识别。

(四) 心搏、呼吸骤停的演变过程

①心搏、呼吸骤停后 8~12 秒,突然昏迷;②心搏、呼吸骤停 >15 秒,可发生抽搐;③心搏、呼吸骤停后 30~40 秒,呼吸停止,瞳孔散大;④心搏、呼吸骤停后 4~6 分钟,发生不可逆的脑损害;⑤心搏、呼吸骤停大于 10 分钟,几乎无存活希望。

因此,关键的抢救时机是最初的 4 分钟之内,应及早实施心肺复苏。

(五) 鉴别诊断

心搏、呼吸骤停需与晕厥鉴别,晕厥是突然发生的、短暂的意识障碍,是由于大脑一时性广泛性供血不足所致。而心搏、呼吸骤停是突然出现的昏迷,伴有大动脉搏动消失,呼吸停止或仅有喘息,可与之鉴别。

六、心搏、呼吸骤停的治疗原则、社区随访及转诊时机

(一) 基础生命支持

基础生命支持(basic life support,BLS)即心搏、呼吸骤停后的现场急救,包括快速判断和尽早实施心肺复苏,具体主要指胸外按压(chest compression/circulation,C)、开放气道(airway,A)和人工呼吸(breathing,B),以及迅速启动应急反应系统。强调"黄金 4 分钟",即在 4 分钟

内进行 BLS。受过训练的医务人员或非医务人员都可以实施 BLS,这是自主循环恢复、挽救心搏、呼吸骤停患儿生命的基础。

1. 检查反应及呼吸 迅速评估环境对抢救者和患儿是否安全。评估患儿的反应性,轻拍患儿双肩,并大声呼唤;对于婴儿,轻拍足底。如患儿无反应,应快速检查是否有呼吸,观察患儿胸廓起伏 5~10 秒。当发现患儿没有自主呼吸或只有无效的喘息样呼吸时,立即大声呼救,并启动紧急反应系统,获得自动体外除颤器(automated external defibrillator,AED)或手动除颤器,并准备开始进行 CPR。

2. 启动紧急反应系统 院内复苏或多人在场时,应立即派人启动紧急反应系统并获取 AED 或手动除颤器。院外单人复苏应首先进行 5 个循环的 CPR 后,迅速启动紧急反应系统和获取 AED 或手动除颤器,并尽快恢复 CPR,直至急救医务人员抵达或患儿自主循环恢复。

3. 评估脉搏 医疗人员可最多用 10 秒触摸脉搏(婴儿:肱动脉;儿童:颈动脉或股动脉)。如 10 秒内无法确认触摸到脉搏,或脉搏明显缓慢(<60 次 /min),需立即开始胸外按压。非医疗人员可不评估脉搏。

4. 胸外按压(C)

(1) 婴儿胸部按压:有两种方法,即双指按压法和双手环抱拇指按压法。非专业急救和单人急救时,对婴儿应采用双手指按压法进行胸部按压,按压部位为两乳头连线中点正下方(图 3-13-1)。双人急救时推荐专业急救者使用双手环抱拇指按压法。急救者将双手拇指环绕放在胸部中央,乳线正下方,其余 4 指分开并环绕胸廓,拇指用力按压胸骨的同时,其余 4 指给予反向压力以按压胸廓(图 3-13-2)。

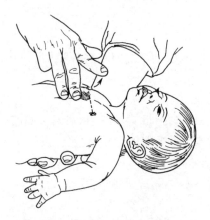 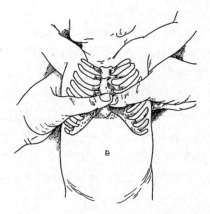

图 3-13-1 双指按压法(用于新生儿和小婴儿)　　图 3-13-2 双指环抱拇指按压法(用于新生儿和小婴儿)

(2) 学龄前与学龄儿童胸部按压:与成人类似,采用单掌或双掌法。单手胸外按压时,急救者用一只手固定患儿头部,以便通气;另一只手的手掌根部置于胸骨下半部,手掌根的长轴与胸骨的长轴一致(图 3-13-3)。双手胸外按压时,急救者将一手掌根部重叠放在另一手背上,十指相扣,使下面的手掌抬起,将手掌根部置于胸骨下半部处按压,肘关节呈伸直位,借助体重及肩臂的力量垂直向脊柱方向按压,按压幅度均应达到胸廓厚度的 1/3~1/2,下压与放松时间大致相等,按压频率为 100 次 /min(图 3-13-4)。

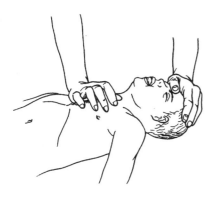
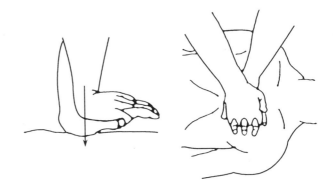

图 3-13-3　单手按压法(适用于儿童)　　　图 3-13-4　双手按压法(适用于儿童和成人)

(3) 自主循环恢复依赖于有效的胸外按压。有效胸外按压非常重要,具体包括以下几点:①用力按压,按压幅度为 1/3~1/2 胸廓厚度。②快速按压,按压频率为至少 100 次 /min。③每次按压后手轻微抬离胸壁,使胸廓完全回复至原来的位置。④胸外按压过程中应尽量减少按压中断,除非建立人工气道或除颤时短暂的停顿,按压中断时间不得 >10 秒。急救人员应轮流进行胸外按压(每人按压约 2 分钟),以防因疲劳而导致胸外按压的质量及频率下降;轮换时尽可能快速(<5 秒),以尽量缩短胸外按压中断时间。

5. 开放气道(A)　儿童,尤其是低龄儿童主要为窒息性心搏骤停,因此开放气道(A)和实施有效的人工通气是儿童心肺复苏成功的关键措施之一。对于无头部或颈部损伤的患儿,采用仰头抬颏法开放气道(图 3-13-5)。怀疑可能存在头部或颈部外伤的患儿,采用推举下颌法开放气道(图 3-13-6)。推举下颌法不能有效开放气道时,仍可使用仰头抬颏法开放气道。还需清除鼻腔、口咽部分泌物、呕吐物及可见的异物、血块等,可用吸痰管吸引,或用手指或器械取出可见的异物,不推荐盲目地用手指探寻异物,因其有可能将异物推到深部。

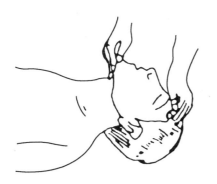
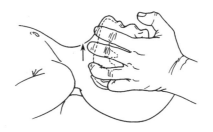

图 3-13-5　仰头抬颏法开放气道　　　图 3-13-6　推举下颌法开放气道

6. 人工呼吸(B)

(1) 口对口人工呼吸:适于现场急救,患儿平卧,肩背稍垫高,头后仰使气道平直(口、咽、气管轴接近一条直线),急救者位于患儿一侧,用手将下颌向上托起(若为婴儿,急救者将手置于颈后,使头略向后仰伸即可),另一手的拇指、示指捏紧患儿鼻孔,深吸气后口与患儿口紧贴,吹入适量气体,至患儿上胸部抬起时停止吹气,随之立即放开鼻孔,呼气靠弹性回缩使肺内气体排出,重复进行上述操作。儿童 15~20 次 /min,婴儿 30~40 次 /min,吹气应均匀,不可用力过猛。于数次吹气后应缓慢挤压上腹部 1 次,排出胃内气体。若患儿牙关紧闭,可采用口鼻吹气法,对婴幼儿急救者也可使口完全覆盖患儿口鼻吹气。

（2）球囊 - 面罩通气（bag-mask ventilation）：如果只需要短期通气,球囊 - 面罩通气与气管插管一样有效,且相对更安全,是医务人员必须掌握的基本技能。操作者一手固定面罩（大小为从鼻梁到下颌,恰好覆盖口、鼻而不压迫眼,下方不超过下颌）使之与患儿面部紧密接触,并托起下颌,另一手则有节律地挤压、放松气囊（图 3-13-7）。挤压次数及力量视患儿年龄而异。通过观察胸廓起伏及听诊呼吸音强弱,可判断通气量适当与否。带有储气装置的气囊可以提供浓度为 60%~95% 的氧气。气囊常配

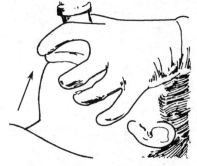

图 3-13-7　"EC 法"球囊 - 面罩通气

有压力限制活瓣,使压力不超过 35~40cmH_2O,可以避免气压伤的发生。

（3）气管插管（气管切开）人工呼吸：气管插管或气管切开后使用复苏器进行人工通气,是一种最为有效的通气方式,适于口对口或复苏器人工呼吸效果不佳,或需机械通气,或由于外伤、出血及喉头水肿等而不适用于口对口或复苏器人工呼吸的情况。

7. 按压与通气的协调

（1）未建立高级气道（气管插管）时,单人复苏按压通气比 30 : 2,双人复苏按压通气比 15 : 2。一般要求每 2 分钟两名施救者应交换职责,每次交换 5 秒内完成。

（2）建立高级气道后,负责胸外按压的医疗人员以 100 次 /min 的频率进行不间断按压,负责通气者以每 6~8 秒给予 1 次人工呼吸的速度（8~10 次 /min）进行通气。两名施救者不再进行按压与呼吸的配合。

（3）当患儿无自主呼吸或呼吸衰竭,但存在大动脉搏动,且脉搏 >60 次 /min 时,不需要给予胸外按压,可仅给予呼吸支持,每 3~5 秒进行 1 次人工呼吸通气（12~20 次 /min）,每次呼吸时间持续 1 秒,并观察胸廓是否随每次呼吸而抬举。

8. 监护仪或除颤器评估心律

（1）如患儿为不可电击心律（心搏骤停或无脉电活动）,应尽快建立静脉或骨内通路,给予肾上腺素,剂量为 0.01mg/kg（0.1ml/kg,1 : 10 000）静脉注射或骨内注射;或 0.1mg/kg（0.1ml/kg,1 : 1 000）,气管内给药,3~5 分钟后可重复,每 2 分钟评估心律。

（2）如为可电击心律（心室颤动或无脉室性心动过速）,应尽快除颤,首剂 2J/kg;2 分钟后再评估心律,无效可加倍除颤剂量,最大不超过 10J/kg。但需注意无论除颤是否成功,都应进行 5 个循环的 CPR,要尽量减少除颤对 CPR 的干扰。目前已证实了小婴儿使用除颤器的安全性,最好首先使用手动除颤器,无手动时可选择衰减型自动除颤器或 AED。

9. 心肺复苏有效的标志

（1）按压的同时可触及颈动脉、股动脉搏动。

（2）扩大的瞳孔缩小,对光反应恢复。

（3）口唇、甲床、面色好转。

（4）肌张力增强或出现不自主运动。

（5）自主呼吸出现。

（二）进一步治疗或加强生命支持

进一步治疗或加强生命支持（advanced life support）是在上述基础生命支持的基础上，应用药物等加强生命支持手段，恢复自主心搏和自主呼吸并使生命体征稳定的过程。这一过程应于基础生命支持开始后迅速进行，甚至同步进行；但部分患儿在进行有效的基础生命支持后可以恢复自主呼吸和心搏，而不必使用药物。加强生命支持如下。

1. 高级气道通气　包括放置口咽或鼻咽通气道、喉面罩通气道、气管插管、食管-气管联合导气管等。

2. 维持和改善循环　①继续高质量的胸外按压，只要自主循环未恢复就应持续胸外按压。②复苏药物及抗心律失常药物治疗，常用药物包括肾上腺素、阿托品、碳酸氢钠、胺碘酮、利多卡因等。

（三）复苏后治疗

复苏后治疗（prolonged life support，PLS）旨在维持保护各脏器功能，尤其是保护脑功能，最终使脑功能恢复，并进行病因治疗。

（四）转诊时机

心肺复苏初期成功，自主循环一旦恢复，应立即转往上级医院，以挽救患儿生命，降低后遗症发生率。

（五）社区随访

心肺复苏后，患儿可能遗留后遗症，出院后应在社区随访，并在上级医院与社区的指导与支持下完成康复治疗。如果心搏骤停的危险因素仍然存在，需加强社区宣教，减少及消除可能增加风险的因素。必须加强对看护者的教育与培训，并加强陪护。对于危险因素已经消除的患儿，在社区随访及健康教育时应注重随访恢复，已有慢性病的二级预防，以及不良生活习惯的改变。

七、疾病预防、筛查和管理

与成人导致心搏、呼吸骤停的病因不同，突然的、原发的心跳停止在年幼儿童中很少发生。小儿心搏、呼吸骤停常见的病因是各种意外损伤或严重原发疾病导致严重的心肺功能衰竭，进而机体代偿能力耗竭，出现心搏、呼吸骤停。心搏、呼吸骤停虽然难以预料，但触发的高危因素必须引起足够的重视，以便在心搏、呼吸骤停发生前进行必要的干预以避免其发生。必须加强对高危患儿家属的培训与教育，能及时识别患儿的危重状态、能完成心肺复苏，及时就诊。早期识别、处理重症（如纠正呼吸衰竭、休克等）更为重要，可以防止病情进行性恶化，发展为心搏、呼吸骤停。

（李德渊）

第二节　儿童急性中毒

一、概述

某些有毒物质以各种形式和剂量作用于人体，产生对人体有害的生物学反应和病理变化,导致机体功能损害,甚至危及生命,这一过程称为中毒。儿童急性中毒(acute poisoning)多发于 1~5 岁,是儿科急诊和儿科重症监护室(PICU)的常见危急重症,是儿童意外死亡的主要原因之一。由于年幼儿童有一定的活动能力,但缺乏认知能力和生活经验,对毒物的危害认识不足,因此年幼儿童的中毒发生率较高,但其摄入的中毒物质一般种类单一、剂量较低,其病死率低于青少年患儿。青少年患儿有部分是在精神抑郁或心理障碍情况下的自杀性服毒,其服毒剂量通常较大,病死率相对较高。

二、病因

毒物种类很多,按其来源可分为下列几种。

1. 工业性毒物　如油漆、重金属、汽油、苯类、氯气、氰化物、甲醇、硫化氢等。

2. 农业性毒物　如有机磷农药、除草剂、灭鼠药、杀虫剂等。

3. 药物性中毒　如镇静催眠药、解热镇痛药、抗癫痫药、抗精神病药、麻醉药、抗肿瘤药、降压药等。

4. 动物性毒物　如毒蛇、蜈蚣、蜂类、蝎、蜘蛛、河豚等的毒素。

5. 食物性毒物　如变质食物、有毒食品添加剂等。

6. 植物性毒物　如野蕈类、曼陀罗、雷公藤、蓖麻子、乌头、白果等。

7. 其他　如强酸、强碱、一氧化碳、洗涤剂、防腐剂等。

三、临床特征

急性中毒患儿的临床症状一般不具特征性,首发症状多为呕吐、腹痛、腹泻、惊厥或昏迷,严重者可出现多脏器功能衰竭。

(一)消化系统表现

食物性中毒时,胃肠道症状往往最为显著。毒物进入消化道后,对胃肠道直接刺激,可引起腹痛、恶心、呕吐和腹泻等症状。毒物对肝脏会造成不同程度的损害,可出现黄疸、厌油腻食物等肝炎症状。

(二)循环系统表现

中毒患儿往往会出现心动过速、周围循环灌注不良等循环系统症状,甚至部分患儿出现致死性心律失常、心力衰竭和休克。

1. 心动过速　婴儿心率 >140 次 /min,1~6 岁心率 >120 次 /min,6 岁以上心率 >100 次 /min,则提示心动过速。

2. 周围循环灌注不良　往往表现为手足发凉发绀、呼吸心率增快、尿量减少,严重者甚至可出现意识改变。

3. 心脏症状　部分毒物可直接作用于心肌,引起心肌功能障碍,导致严重心律失常和心力衰竭。

(三)呼吸系统表现

气体性毒物通常会损害呼吸系统功能,引起发绀、刺激性呛咳、呼吸窘迫(呼吸增快、鼻翼扇动、吸气性三凹征阳性)和肺水肿等表现,严重者导致呼吸肌麻痹、呼吸衰竭。有机磷中毒者的呼出气体中可闻到特异性的"蒜臭味"。

（四）血液系统表现

部分毒物会导致患儿凝血功能障碍,出现鼻出血、皮肤瘀点瘀斑、消化道出血、颅内出血等。有些毒物能抑制骨髓造血功能,引起贫血、溶血等。

（五）泌尿系统表现

肾脏是毒物和毒物代谢产物排泄的主要器官,中毒患儿可表现出少尿、水肿、血尿、蛋白尿等,甚至导致急性肾衰竭。

（六）神经系统表现

当神经系统受到毒素侵害后,可产生烦躁、抽搐、昏睡、昏迷、去大脑强直、中枢性呼吸衰竭及神经源性休克。瞳孔大小是判断脑功能的重要体征,并可鉴别某些毒物种类。例如:吗啡、酒精、有机磷等中毒时,瞳孔缩小;而曼陀罗类、镇静剂中毒时,瞳孔扩大。

（七）其他

腐蚀性毒物可引起皮肤、五官、消化道及呼吸道黏膜损伤。

四、辅助检查

中毒通常无特异性诊断试验,但以下辅助检查有助于中毒的诊断、判断病程和并发症。

1. 心电图　心电图异常可能提供诊断性和预后信息,如心电图出现 QT 间期改变常提示抗心律失常药物中毒。

2. 放射影像学　在一些情况下影像学检查对毒物判定可能有帮助。如百草枯中毒患儿的胸部 X 线检查可见毛玻璃样改变,也可表现肺水肿、急性呼吸窘迫综合征。腹部 X 线检查可用于发现含铁制剂、重金属、碘化物、四氯化碳和高锰酸钾等中毒。

3. 血生化学检查　某些实验室检查异常是特定药物中毒的特征。如尿液分析、血清电解质、血尿素氮、肌酐等检查有助于对肾脏有损害的中毒的诊断,而肝功能检查有助于对肝脏有损害的中毒的诊断。

4. 毒理学筛查　毒物分析是急性中毒诊断的"金标准"。可以从剩余毒物、可疑食物及中毒者的呕吐物、胃内容物、洗胃液、血、尿、粪便中检测毒物或其代谢分解产物。

5. 其他　对于病情较严重的患儿,还应检查血清渗透压、酮类、肌酸激酶、脂肪酶、电解质等的变化。

五、疾病识别要点

（一）诊断标准

由于毒物种类繁多,临床表现各异,因此没有统一的诊断标准。临床医师可根据可疑或比较确切的毒物接触史,中毒患儿的面容、皮肤、呼气气味、呕吐物、排泄物的性状等症状、体征并结合病史,综合分析,得出初步诊断,必要时可对残余物和可能含毒的标本进行毒物检测分析。此外,还可根据所在地区流行病学发病率较高的中毒毒物进行筛选和鉴别。

（二）诊断思路

1. 病史采集　对于儿童急性中毒的诊断至关重要。应详细询问发病经过、病前饮食、生活情况、家中有无常备药物、同伴儿童是否同时发病等。

2. 体格检查 要注意有诊断意义的中毒特征,如呼气气味、出汗情况、皮肤色泽、呼吸状态、瞳孔,以及心率快慢、强度、节律等。同时还需注意检查手、口腔、皮肤、衣服及口袋中是否残留有毒物,以提供诊断线索。

3. 常规实验室检查和毒物检测分析 也能帮助诊断中毒物质。

(三) 根据临床表现进行初步识别

急性中毒患儿的初步识别主要从以下几个方面判定。

(1) 可疑或比较确切的毒物接触史。

(2) 临床症状一般不具特征性,首发症状往往比较突然,且无相关诱因。

(3) 患儿所症状与接触毒物有一定关联性。

(四) 疾病演变过程

儿童急性中毒往往病情进展迅速,接受治疗的时间越早越好。多数轻、中度中毒儿童在得到及时、合理救治后能完全康复,部分重度中毒患儿可遗留不同程度的神经后遗症或其他脏器功能残障,少数中毒患儿发生死亡。

(五) 鉴别诊断

1. 对脏器损害明显患儿 应与相应脏器损害常见疾病进行鉴别:①呼吸困难明显者需与呼吸道感染鉴别;②肾脏损害明显患儿需与肾炎、肾病综合征鉴别;③出血为主患儿需注意患儿有无血液系统疾病等。

2. 对诊断不明确且伴昏迷者 应与下列疾病进行鉴别:①低血糖;②酮症酸中毒;③颅内出血;④中枢感染;⑤肝性脑病;⑥尿毒症;⑦电解质紊乱。

六、治疗原则、社区随访及转诊时机

(一) 治疗原则

中毒一旦明确,需要尽快评判患儿生命体征。生命体征平稳患儿可常规采取各种措施减少毒物的吸收,促进毒物的排泄,诊断明确后应尽快应用特效解毒药。生命体征不平稳患儿应争取时间积极抢救,维持呼吸、脉搏等生命体征,迅速转入上级医院抢救。

1. 清除毒物 根据中毒的途径、毒物种类及中毒时间,采取相应的毒物清除方式。

(1) 排除尚未吸收的毒物:毒物可经消化道、呼吸道及皮肤等途径吸收。一般来说,液体性毒物在误服后 30 分钟内被基本吸收,而固体毒物在误服后 1~2 小时内被基本吸收,因此迅速采取措施减少毒物吸收可使中毒程度显著减轻。

1) 催吐:对于年龄较大、神志清醒且合作的患儿,催吐仍可考虑作为清除毒物方法之一。可用手指、筷子、压舌板刺激咽部引起反射性呕吐。催吐应慎重进行,需注意严格把握禁忌证,包括:①昏迷(有吸入气管的危险);②惊厥(有加重病情的危险);③食入腐蚀性毒物(有消化道穿孔、出血的危险);④休克、严重心脏病、肺水肿、主动脉瘤;⑤最近有上消化道出血或食管静脉曲张;⑥6 个月以下婴儿。

2) 洗胃:对于催吐方法不成功或有催吐禁忌证的患儿,可进行洗胃。洗胃方法是经鼻或经口插入胃管后,用 50ml 注射器抽吸洗胃液,直至洗出液清澈为止。常用的洗胃液有温水、鞣酸、高锰酸钾(1∶10 000)、碳酸氢钠(2%~5%)、生理盐水或 0.45% 氯化钠溶液。洗胃的时间原则为越早越好,建议在服用有毒物质后 1 小时内进行,但对某些毒物或存在胃排空障碍的中毒患儿也可延长至 4~6 小时;对无特效解毒治疗的急性重度中毒,患儿就诊时即使已超过 6 小时,也可酌情考虑洗胃。另外,2% 碳酸氢钠液常用于有机磷农药等中毒,但应注意不宜用作敌百虫、水杨酸盐和强酸类中毒;1∶5 000 高锰酸钾溶液多用于生物碱、毒蕈碱类中毒,但禁用于硫、磷的中毒。故洗胃液的选择应根据不同的毒物考虑,唯有使用清水最广泛。如为强腐蚀性毒物洗胃会造成一定损害,插管时有可能引起穿孔,一般不宜进行洗胃。

3) 导泻:不推荐单独使用导泻药物清除急性中毒患儿的肠道,可在活性炭应用后进行,使活性炭 - 毒物复合物排出速度加快,常用的泻药有硫酸镁、硫酸钠。对于低龄儿童,应注意脱水和电解质紊乱。对于存在小肠梗阻或穿孔、近期肠道手术、低血容量性低血压、腐蚀性物质中毒等患儿,禁用导泻。

4) 全肠灌洗:在口服重金属中毒、缓释药物或肠溶药物中毒时,全肠灌洗是一种比较适合的毒物清除方法。常用大量液体经口或胃管连续灌洗(儿童用 1 500~3 000ml),直至洗出液变清为止。洗肠液常用 1% 温盐水、清水或聚乙二醇溶液,也可加入活性炭。应注意保持患儿水、电解质平衡。

5) 皮肤、黏膜的毒物清除:应立即脱去被污染的衣服,用大量清水冲洗毒物接触部位。

6) 吸入性毒物的清除:应将患儿尽快移离现场,安置于通风良好的环境,保持呼吸道通畅,必要时吸氧。

7) 止血带应用:对于注射或有毒动物咬伤所致的中毒,在肢体近心端加止血带,阻止毒物经静脉或淋巴管弥散,止血带应每 10~30 分钟放松 1 次。

(2) 促进已吸收毒物的排除

1) 强化利尿:大多数毒物进入机体后经由肾脏排泄,因此强化利尿是加速毒物排出的重要措施。根据血浆电解质和渗透压情况选用不同液体进行快速大量补液,补液的同时给予呋塞米(1~2mg/kg)静脉注射。患儿症状较轻或没有静脉滴注条件时,可让其大量饮水。利尿期间应监测患儿尿排出量、液体入量及血清血电解质等,大量利尿时应注意适当补充钾盐。

2) 改变尿液酸碱度:碱化尿液后可使弱酸性化合物,如水杨酸和苯巴比妥清除率增加,常采用碳酸氢钠溶液(1~2mmol/kg)静脉滴注。酸化尿液可使弱碱性毒物,如苯丙胺、士的宁、苯环己哌啶清除率增加,常采用维生素 C(1~2g)加于 500ml 溶液中静脉滴注。

3) 血液净化方法:血液净化是通过把患儿血液引出体外并通过一种净化装置,达到清除某些毒物的目的,常用方法有血液透析、血液灌流、换血疗法、血浆置换。临床医师应结合毒物分子量大小、溶解度、半衰期、分布容积、蛋白结合率、内源性清除率、药代动力学及临床经验,以及中毒严重程度、并发症和治疗费用等因素,决定是否进行血液净化治疗及其模式选择。一般来说,锂、铊、水杨酸、丙戊酸、茶碱、二甲双胍、巴比妥类(长效)、甲醇等中毒适合血液净化。

2. 特异性解毒剂的应用   见表 3-13-1。

表 3-13-1 常见特效解毒剂及用法

中毒种类	有效解毒剂	用法	注意事项
砷、汞、金、锑、铋、铜、铬、镍、钨、锌	二巯基丙醇	每次 3~5mg/kg,深部肌内注射,1 次 /4h,5~10 日为一疗程	有血压升高、心悸、恶心、呕吐、流涎、腹痛、视物模糊、手麻等副作用,对肝功能、肾功能有损害
	二巯基丙磺酸钠	每次 5% 溶液 0.1ml/kg,皮下或肌内注射。第 1 日:3~4 次;第 2 日:2~3 次;第 3 日及以后 1~2 次 /d,共用 3~7 日,总剂量 30~50ml	可有恶心、心动过速、头晕等,很快消失,个别有过敏反应
	二巯基丁酸	每次 10mg/kg,口服,1 次 /8h,共 5 日,再以 1 次 /12h,共 14 日	—
	硫代硫酸钠	每次 10~20mg/kg,配成 5%~10% 溶液,静脉或肌内注射,1 次 /d,3~5 日。或 10~20ml 口服,2 次 /d	口服只能作用于胃肠道内未被吸收的毒物
铅、锰、铀、镭、钒、钴、铁、硒、镉、铜、铬、汞	依地酸二钠钙	1~1.5g/(m²·24h),分为 1 次 /12h,肌内注射,共 5 日	短暂头晕、恶心、关节酸痛及乏力反应,大剂量有肾小管损害,个别有过敏反应
	喷替酸钙钠(促排灵)	每次 15~30mg/kg,配成 10%~25% 溶液肌内注射;或以生理盐水稀释成 0.2%~0.5% 溶液静脉滴注,2 次 /d,3 日为 1 个疗程,间隔 3 日再进行第 2 个疗程	—
	去铁敏(去铁胺)	15mg/(kg·h),每日总量不超过 6g	注射局部有疼痛,并可有腹泻、视物模糊、腹部不适、腿肌震颤等
	青霉胺	可治疗慢性铅、汞中毒,100mg/(kg·d),分 4 次口服,5~7 日为一疗程	可有恶心、呕吐、腹痛、腹泻等副作用,个别有发热、皮疹、血细胞减少等副作用,长期服用有视神经炎及肾病综合征,用前需进行青霉素过敏试验
高铁血红蛋白血症(亚硝酸盐、苯胺、非那西丁、硝基苯、安替比林、氯酸盐类、磺胺类等)	亚甲蓝	每次 1~2mg/kg,配成 1% 溶液,静脉注射;或每次 2~3mg/kg,口服。若症状不消失或重现,0.5~1.0 小时后可再重复	静脉注射过量时可引起恶心、腹痛、眩晕、头痛及神志不清等反应
	维生素 C	每日 500~1 000mg 加在 5%~10% 葡萄糖溶液静脉滴注,或口服 1~2g/d	作用比亚甲蓝慢

中毒种类	有效解毒剂	用法	注意事项
氢氰酸及氰酸化合物(桃仁、杏仁、李仁、樱桃仁、枇杷仁、亚麻仁、木薯)	亚硝酸异戊酯	吸入剂用时压碎,每1~2分钟吸入15~30秒,反复吸入至亚硝酸钠注射为止	—
	亚硝酸钠	6~10mg/kg,配成1%溶液静脉注射,3~5分钟注入	若静脉注射过快,可引起血压骤降。每次注射前要准备好肾上腺素,当血压急剧下降时应给注射肾上腺素
	硫代硫酸钠	25%溶液0.25~0.50g/(kg·次),静脉缓慢注射,10~15分钟内注完	若静脉注射过快,可引起血压骤降
	亚甲蓝	1%溶液,每次10mg/kg,静脉缓慢注射,注射时观察口唇,至口唇变暗紫色即停止注射	最好先注射亚硝酸钠,继之注射硫代硫酸钠,或先注射亚甲蓝,继之注射硫代硫酸钠,重复时剂量减半,注意血压下降时应注射肾上腺素
有机磷化合物类(1605、1059、3911、敌百虫、敌敌畏、乐果、其他有机磷农药)	解磷定、氯解磷定	15~30mg/(kg·次)(成人0.5~1g/kg),配成2.5%溶液静脉缓慢注射或静脉滴注,严重患儿2小时后可重复注射,并与阿托品同时应用,至肌肉颤动停止意识恢复。氯解磷定可进行肌内注射	若注射过速,可有眩晕、视物模糊、恶心、呕吐、心动过缓,严重者有阵挛性抽搐及呼吸抑制,有时有咽痛及腮腺肿大
	双复磷	成人0.25~0.75g/次,皮下、肌内或静脉注射均可。小儿酌情减量	若注射过快会出现全身发热
	阿托品	严重中毒:首次剂量0.05~0.10mg/kg,静脉注射,之后0.05mg/(kg·次),5~10分钟1次,至瞳孔开始散大、肺水肿消退,改为0.02~0.03mg/(kg·次),皮下注射,15~30分钟1次,意识恢复后改为0.01~0.02mg/(kg·次),30~60分钟1次 中度中毒:0.03~0.05mg/(kg·次),15~30分钟1次,皮下注射,剂量指征同上。 轻度中毒:0.02~0.03mg/(kg·次),口服或皮下注射,必要时重复。 以上治疗均为瞳孔散大后停药,严密观察24~48小时,必要时应再给药	同时合并应用碘解磷定比单用阿托品效果好,阿托品的剂量也可以减小。与胆碱酯酶活化药合用,有协同效果
烟碱、毛果芸香碱、新斯的明、毒扁豆碱、槟榔碱、毒蕈	碘解磷定、氯解磷定或双复磷	对烟碱、新斯的明、毒扁豆碱中毒有效,剂量同上	—
	阿托品	0.03~0.05mg/(kg·次),皮下注射,必要时15~30分钟1次	—

续表

中毒种类	有效解毒剂	用法	注意事项
氟乙酰胺	乙酰胺（解氟灵）	0.1~0.3g/(kg·d)，分 2~4 次肌内注射，可连续注射 5~7 日，危重病例第 1 次可注射 0.2g/kg，与解痉药和半胱氨酸合用，效果更好	局部注射有疼痛，本药与解痉药及半胱氨酸合用，疗效更好
阿托品、莨菪碱类、曼陀罗颠茄	毛果芸香碱	0.1mg/(kg·次)，静脉或肌内注射，15 分钟 1 次	本药只能对抗阿托品类引起的副交感神经作用，对中枢神经中毒症状无效，故应加用短作用的巴比妥类药物，如戊巴比妥钠或异戊巴比妥等
	水杨酸毒扁豆碱	重症患儿用 0.5~2.0mg 缓慢静脉注射，至少 2~3 分钟；如无效，2~5 分钟后再重复 1 次，一旦见效则停药。复发者缓慢减至最小用量，每 30~60 分钟 1 次。能逆转阿托品类中毒引起的中枢神经系统及周围神经系统症状	—
四氯化碳、草酸盐	葡萄糖酸钙	10% 溶液 10~20ml 加等量的 5%~25% 葡萄糖溶液缓慢静脉注射	—
氟化物	氯化钙	3% 溶液 10~20ml 加等量的 5%~25% 葡萄糖溶液缓慢静脉注射	—
麻醉剂和镇静剂（阿片、吗啡、可待因、海洛因、哌替啶、美沙酮、水合氯醛、苯巴比妥、巴比妥、巴比妥钠、异戊巴比妥、司可巴比妥、硫喷妥钠）	纳洛酮	每次 0.01mg/kg，静脉注射，如无效则增加至 0.1mg/kg，可重复应用。可静脉滴注维持	—
	烯丙吗啡	每次 0.1mg/kg，静脉、皮下或肌内注射，需要时隔 10~15 分钟再使用 1 次	—
氯丙嗪、奋乃静	苯海拉明	每次 1~2mg/kg，口服或肌内注射，只对抗肌肉震颤	
苯丙胺（安非他明）	氯丙嗪	每次 0.5~1.0mg/kg，1 次 /6h	
异烟肼中毒	维生素 B_6	剂量等于异烟肼用量	
鼠药（敌鼠）	维生素 K_1	10mg/kg，肌内注射，每日 2~3 次	
β 受体拮抗剂或钙通道阻滞剂中毒	胰高血糖素	首剂 0.15mg/kg 静脉注射，之后以 0.05~0.10mg/(kg·h) 静脉滴注维持	—

续表

中毒种类	有效解毒剂	用法	注意事项
阿司匹林	乙酰唑胺	5mg/(kg·次),口服或肌内注射,必要时24小时内可重复2~3次	—
	碳酸氢钠	纠正脱水后若仍有严重酸中毒,可用5%碳酸氢钠溶液以每次6ml/kg,适当稀释后静脉滴注,必要时可重复1次,治疗开始后每0.5小时查尿pH,使尿保持为碱性,若变为酸性时,应静脉滴注1.4%碳酸氢钠溶液10ml/kg(1.87%的乳酸钠溶液代替上述1.4%碳酸氢钠溶液亦可,但效果不如碳酸氢钠)	—
	维生素K₁	20~50mg肌内注射	预防出血
一氧化碳(煤气)	氧气	100%氧气吸入,高压氧舱	—
肉毒中毒	多价抗肉毒血清	10 000~50 000U肌内注射	—
河豚中毒	半胱氨酸	成人剂量为0.1~0.2g肌内注射,2次/d,儿童酌情减量	—

3. 其他对症治疗　在中毒原因不明或无特效治疗时,对症治疗尤为重要。应适当镇静,控制惊厥,高热者给予物理及药物退热,预防继发感染,维持水、电解质及酸碱平衡,积极防治脏器功能衰竭等。

(二) 社区随访

患儿在急性中毒治疗后期阶段,可在基层医院随访,根据病情定期到上级医院复查。随访的内容:①问诊患儿或其家属了解患儿有无体温异常、呼吸道及消化道症状、出血倾向等;②通过体格检查观察患儿意识、呼吸、心率、皮肤、精神运动等情况;③必要时可进行一些简单的实验室检查,帮助判断有无中毒后遗症发生。

(三) 转诊时机

若造成患儿中毒的毒物毒性大,或剂量大,或不能确定,或年龄小,或需要使用特效解毒剂,从而可能继之出现明显脏器损害,甚至生命体征不平稳、危及生命,应在尽量清除未吸收毒物、减少毒物进一步吸收,以及对症治疗等初始处理后,及时向有条件的上级医院转诊。

如果拟转院时,患儿已经存在中毒性脑病、中毒性肺损伤、中毒性肝损伤、中毒性肾损伤、中毒性心肌损伤、严重心律失常、呼吸衰竭、休克等,应密切监护、建立静脉双通道,必要时完成气管插管,在保证生命体征基本平稳的前提下予以转院,或请求上级医院能实施加强生命该支持的转运团队协助转运,以保证患儿安全。如果有条件,转运时应携带患儿的呕吐物、洗胃液、可疑毒物或其包装,为送毒物检测作好准备。

七、疾病预防、筛查和管理

(一) 预防

1. 对家长的教育 为主要预防手段,包括提高家长日常生活中的安全意识,包括药品、有毒物品的妥善保管,切勿擅自给儿童用药,不要将外用药物装入内服药瓶。

2. 儿科医务人员 开处方时,应认真计算不同年龄儿童用药量,切勿过量;药剂人员应细心核对药量和剂型。

3. 农村 常用的灭虫、灭鼠等各种农药要妥善放置,避免儿童接触,按照规定办法使用。教育儿童勿采集食用有毒植物。

4. 身心问题 重视青少年的身心健康问题,预防青少年自杀性服毒。

(二) 筛查

由于毒物种类繁多,临床表现各异,中毒患儿的筛查主要通过发病前毒物接触史询问,以及相应的症状、体征和常规脏器功能检验完成;对高度怀疑或危害性特别大的毒物,可以送专门机构进行相关毒物检测,帮助诊断。

(三) 管理

社区医师应为中毒患儿建立档案,定期随访。加强对社区人群的预防中毒相关健康教育,对有中毒后遗症的患儿积极治疗、促进康复。

(刘忠强 乔莉娜)

第四篇

基层儿科常用辅助检查

第一章

血常规解读

　　血常规检查为临床"三大"常规检测项目之一,是临床应用最多、适用范围最广的血液检查,可为疾病诊断、鉴别判断和随访观察治疗反应提供重要信息。

　　血常规检查包括全血细胞计数(complete blood count,CBC)和血液涂片检查(blood smear)两个部分。全自动血细胞分析仪可自动辨识和计算外周血液细胞成分,血液涂片检查通过人工镜检进行白细胞分类、异常血细胞形态识别,如血小板聚集、红细胞碎片或寄生虫等检测,为CBC的必要补充。因此,血常规检查不等同于CBC,综合分析两种检查结果可有效避免错漏。

一、血常规检查的血液学基础和影响因素

　　无论全自动血细胞分析仪原理如何,都可大体分为红细胞系、白细胞系和血小板系三大类检验项目,主要内容包括血细胞数量、比例、体积等自动检测结果,以及细胞形态异常的提示,可结合人工镜检证实或排除。

　　(一)红细胞系检验项目和特点

　　1. 红细胞系检验项目　是贫血和红细胞增多症诊断和分类依据,主要包括红细胞(red blood cell,RBC)计数、血红蛋白(Hb)浓度、血细胞比容(HCT)、平均红细胞体积(mean corpuscular volume,MCV)、平均红细胞血红蛋白(mean corpuscular hemoglobin,MCH)、平均血红蛋白浓度(mean corpuscular hemoglobin concentration,MCHC)、红细胞分布宽度(red cell distribution width,RDW)、网织红细胞计数、有核红细胞等。其中,HCT、MCH和MCHC为自动计算得到的衍生指标。

　　部分全自动血细胞分析仪还包括多种新型检验项目和衍生指标,如小红细胞百分比(%Micro)、低色素性红细胞百分比(%Hypo)、网织红细胞血红蛋白含量(reticulocyte Hb content,CHr)等。本节仅讨论常用RBC系检测指标。

　　2. 红细胞系检验项目的特点　RBC为人体数量最多的细胞类型。据估算,成人每日生成约2 000亿个RBC,相当于每秒生成200万个RBC,同时也有相当数量的衰老RBC被破坏,

保持RBC数量处于稳态。外周血成熟RBC占人体RBC总数的绝大部分,寿命为100~120日。因此,RBC系统检验指标最稳定、生理波动小、干扰因素少。如RBC系统指标异常,主要应考虑为疾病因素所致。此外,RBC计数和Hb浓度的检测原理不同,同时出现检验差错的可能性小。

3. 红细胞系检验指标的影响因素

(1) 生理性变化:胎儿宫内处于相对缺氧环境,出生时RBC计数可超过7.0×10^{12}/L,Hb含量可超过220g/L;出生后6~12小时因进食少和不显性失水,RBC计数和Hb进一步升高;出生后2~3个月达最低点,即所谓生理性贫血;此后逐渐升高。网织红细胞计数变化不大,出生后5个月左右达成人水平。

(2) 血浆容量的影响:RBC计数和Hb含量受血浆容量影响。无论诊断贫血或红细胞增多症,首先应鉴别血浆容量增多所致的假性贫血和血浆容量减少所致的相对性RBC增多症。

(3) 其他影响因素:包括海拔高度、人种、遗传性贫血和检验误差等。例如:海拔高度每升高1 000m,Hb含量约增加4%。黑种人较白种人Hb含量平均低5g/L。疟疾、轻型地中海贫血流行地区儿童的Hb正常值也偏低。末梢血采集标本可因末梢循环血液瘀滞,引起RBC计数和Hb含量的假性增高。

(二) 白细胞系检验项目和特点

1. 白细胞系检验项目 外周血白细胞包括中性粒细胞、淋巴细胞、单核细胞、嗜酸性粒细胞和嗜碱性粒细胞。检验项目包括白细胞计数、各类白细胞的比例和绝对计数,以及形态异常的白细胞等。

2. 白细胞系检验指标的特点 中性粒细胞分化发育成熟需7~13日。分布于骨髓中的粒系祖细胞、前体粒细胞和成熟中性粒细胞占粒细胞总数的95%,外周血中性粒细胞仅占3%~5%,存留时间仅4~10小时,然后进入组织再存活1~2日。外周血中性粒细胞分布于循环池和血管壁边缘池,两者处于动态平衡之中。血常规报告的中性粒细胞计数仅反映循环池中性粒细胞水平。因此,白细胞计数及分类计数检验结果可短时间内出现较大波动,甚至与疾病的预期结果不一致。

3. 白细胞系检验指标的影响因素

(1) 生理性变化:成人以中性粒细胞为主,但儿童生长发育过程中白细胞计数和分类计数具有不同于成人的显著特点。

婴儿出生时白细胞水平较高,出生后6~12小时甚至可达30×10^{9}/L,然后迅速下降,出生后1周降至10×10^{9}/L左右,并维持至婴儿期之后,6~8岁逐渐接近成人水平。儿童分别于出生后4~6日和4~6岁,中性粒细胞和淋巴细胞比例发生两次交叉。出生时中性粒细胞约占65%,淋巴细胞约占30%,出生后4~6日两者比例接近(第1次交叉);此后以淋巴细胞为主,比例≥60%,4~6岁时两者比例再次接近(第2次交叉),6岁后以中性粒细胞为主,逐渐接近成人水平。

(2) 影响白细胞计数的因素:外周血中性粒细胞和淋巴细胞数量最多。由于中性粒细胞的增殖动力学特点,中性粒细胞生成、外周血分布和组织内数量均可显著影响中性粒细胞计数,进而引起白细胞计数短时间内的较大波动。

(三) 血小板系检查项目和特点

1. 血小板系检查项目 主要包括血小板计数和血小板形态检查。血小板体积和平均直径在遗传性血小板减少症诊断和鉴别方面具有特殊价值。

2. 血小板系的检测特点　穿刺采血破坏血管壁完整性,可引起血小板黏附和聚集,进而影响血小板计数的检查结果。此外,全自动血细胞分析仪是依据体积划分血小板和 RBC,如存在巨大血小板、血小板聚集、小球形 RBC、RBC 碎片或细菌等,都可影响血小板计数。如血小板计数与临床表现不匹配,应首先排除末梢血标本及抗凝药物(乙二胺四乙酸)等因素所致的检验误差。

3. 血小板计数的影响因素

(1) 生理性变化:儿童和成人血小板计数正常值无显著差异,范围在 $(150\sim400)\times10^9/L$,但存在一定人种差异。欧美国家一般将血小板计数 $<150\times10^9/L$ 作为白种人血小板减少的诊断截断值,但国际上已统一将血小板计数 $<100\times10^9/L$ 作为血小板减少的诊断标准,便于国际研究结果的比较。

(2) 影响血小板计数的因素:每日血小板生成和清除量约为 1 000 亿个,外周血中血小板寿命为 5~9 日,约 2/3 的血小板位于外周循环中,1/3 驻留于脾内。因此,脾切除术后血小板计数可显著升高。缺氧、手术或创伤、失血、缺铁等可刺激骨髓生成血小板,引起血小板数量增加。

二、血常规结果解读流程

(一) 单系血细胞系统血常规检查结果异常

1. 孤立性单系红细胞系指标异常结果的解读和分析

(1) 贫血:关于贫血诊断和严重程度的分级标准、分类和诊断流程,可参考本书第二篇第五章。

一旦确定存在贫血及其程度,推荐首先依据平均红细胞体积(MCV)等 RBC 参数进行形态学分类,可缩小鉴别诊断范围。强调必须结合血涂片检查结果,避免错漏。

1) 小细胞贫血:Hb 含量占 RBC 干重的 97%,为 RBC 体积的决定因素,任何影响 Hb 合成的病因均可引起小细胞贫血,包括缺铁和铁利用障碍、珠蛋白数量和质量异常、血红素合成障碍。红细胞分布宽度(RDW)是反映 RBC 体积离散程度的指标,缺铁性贫血时,RBC 体积不均,RDW 增大。因此,MCV 降低而 RDW 升高时,缺铁性贫血可能性大;如 MCV 降低但 RDW 正常,轻型地中海贫血可能性大。

2) 正细胞正色素性贫血:主要包括急性失血性贫血、大部分急性溶血性贫血、早期慢性病贫血和再生障碍性贫血等。依据骨髓造血增生情况,可分为增生性贫血和低增生性贫血。

网织红细胞计数是反映红系造血和骨髓代偿增生能力的简易指标。网织红细胞计数在增生性贫血时升高,而低增生性贫血时降低。因此,推荐首先依据网织红细胞计数初步划分正细胞贫血。但严重贫血情况下,骨髓网织红细胞会提前释放入血且在外周血中的存留时间延长,会影响网织红细胞计数,此时应依据血细胞比容计算网织红细胞生成指数,鉴别低增生性贫血和增生性贫血(图 4-1-1)。

3) 大细胞贫血:分为巨幼细胞贫血和非巨幼细胞贫血两大类,两者的鉴别对指导治疗极为重要。一般而言,巨幼细胞贫血 MCV 升高更显著,一般 >110fl,外周血以大卵圆形红细胞为主,可见中性粒细胞核分叶增多。临床也推荐依据网织红细胞计数鉴别大细胞贫血(图 4-1-2)。

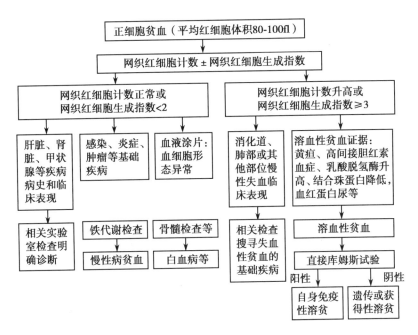

图 4-1-1　正细胞贫血的诊断流程

（2）红细胞增多症：儿童红细胞增多症绝大部分为相对性继发性红细胞增多症，包括各种原因所致的血液浓缩，如禁食、严重腹泻导致的脱水、大面积烧伤等。高脂血症也可引起 Hb 假性增高。儿童绝对性红细胞增多症多为继发性，如新生儿和高原地区儿童，以及发绀型先天性心脏病、慢性肺部疾病等。真性红细胞增多症为一种骨髓增殖性肿瘤，儿童发病率低。

2. 孤立性单系白细胞系指标异常结果的解读和分析

（1）中性粒细胞增多：中性粒细胞增多如不伴淋巴细胞降低，将引起白细胞总数升高，应考虑以下因素。

1）应激：剧烈呕吐、哭吵、疼痛和创伤等。

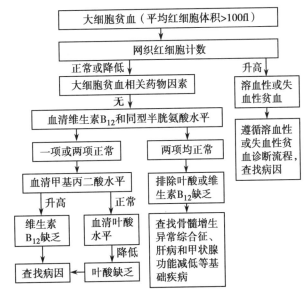

图 4-1-2　大细胞贫血的诊断流程

2）药物：主要包括糖皮质激素、肾上腺素、粒细胞集落刺激因子等。儿童由于剧烈呕吐、疼痛、过敏性紫癜等服用糖皮质后，白细胞计数显著升高而被误判为"感染"的情况并不少见，甚至会出现不恰当地给予抗菌药物治疗。

3）应激性造血：急性失血和急性溶血时，骨髓造血代偿性增生，白细胞计数显著升高。此外，外周血有核 RBC 增多，可被全自动血细胞分析仪错误地辨识为白细胞，从而表现为白细胞总数假性升高,此时应人工镜检计数白细胞来校正。

4) 细菌感染:为中性粒细胞比例和绝对计数升高最常见的原因。除外发热等临床表现,还可见核左移现象、中性粒细胞内中毒颗粒和空泡等,结合 CRP 和 PCT 等炎症指标,有助于鉴别。

5) 类白血病反应:严重感染、炎症、过敏反应等情况下,白细胞计数可 $\geqslant 50 \times 10^9/L$,称为类白血病反应。一般具有明确诱因或基础疾病,通常无严重贫血和血小板减少,可见典型核左移现象,而无急性白血病的所谓白细胞裂孔现象,必要时行骨髓检查。

6) 白血病:绝大部分急性白血病患儿白细胞计数显著升高,可同时存在不同程度的贫血、血小板减少、数量不等的幼稚细胞。但部分急性白血病可表现为白细胞减少,甚至全血细胞减少。因此,血常规是白血病最重要的基线检查,而血涂片镜检为辨识和鉴别幼稚细胞不可缺少的检验项目。

(2) 中性粒细胞减少:应考虑以下因素。

1) 感染:主要是病毒感染,以及伤寒等特殊病原微生物感染等。幼儿急疹患儿继发性中性粒细胞减少或缺乏在临床上并不少见。

2) 药物:主要包括非甾体抗炎药、抗菌药物、抗惊厥药、抗抑郁药、抗风湿和化疗药物等;反复发热且多次服用退热药的患儿,中性粒细胞减少比较常见。

3) 免疫性中性粒细胞减少:如新生儿出现同种免疫性中性粒细胞减少、自身免疫性中性粒细胞减少,以及结缔组织疾病相关的继发性免疫性中性粒细胞减少等,应综合临床表现和相关检查明确诊断。

4) 先天性中性粒细胞减少症:发病率低,易反复感染,往往需要基因检查明确诊断。

5) 骨髓衰竭综合征、低增生性急性白血病:往往存在贫血和 / 或血小板减少。

(3) 淋巴细胞增多:病毒感染是儿童淋巴细胞增多的主要原因;部分情况下,淋巴细胞数量极大升高,且持续时间长,也应警惕急性淋巴细胞白血病和淋巴增殖性疾病;应注意有无淋巴结、肝脾肿大等临床表现,必要时骨髓检查。

(4) 淋巴细胞减少:淋巴细胞减少常伴有中性粒细胞减少,如感染或使用特殊药物等情况下。若有持续性孤立性淋巴细胞减少,应警惕免疫缺陷症。

(5) 单核细胞增多:一般定义为单核细胞绝对计数 $>1.0 \times 10^9/L$。临床上孤立性单核细胞减少极为少见,而单纯性单核细胞增多主要见于结核病等慢性感染、炎性肠病等。急性粒 - 单核细胞白血病、急性单核细胞白血病,以及幼年型粒 - 单核细胞白血病等可出现单核细胞数量增多,但多伴有其他血常规异常。

(6) 嗜酸细胞增多:其定义为嗜酸细胞绝对计数 $>0.5 \times 10^9/L$,常见原因包括过敏性疾病、药疹、寄生虫和其他病原微生物感染。有学者将其归纳为 "3-W",即哮喘和其他过敏性疾病(Wind)、寄生虫、药物非特异性反应或药物超敏反应(Wonder Drugs)。其他原因包括自身免疫性疾病、肉芽肿疾病、肿瘤性疾病、免疫缺陷症、器官移植及中毒等,但临床上均比较少见。孤立性嗜酸细胞减少无临床意义。

(7) 嗜碱细胞增多:嗜碱细胞增多时,应警惕慢性髓细胞白血病,但往往同时存在中性粒细胞显著增多。孤立性嗜碱细胞减少无临床意义。

3. 孤立性单系血小板系检测指标异常结果的解读和分析

(1) 血小板减少:除外血小板聚集等所致的假性血小板减少,儿童最常见的为免疫性血小板减少,尤其是原发性免疫性血小板减少;女性年长儿应排除系统性红斑狼疮等结缔组织疾病所致的继发性免疫性血小板减少。遗传性血小板减少的致病基因突变类型和遗传方式多样,血小板体积异常为重要诊断线索,应为儿童血小板减少的重要鉴别诊断指标。少数再生障碍性贫血和急性白血病发病早期可表现为孤立性血小板减少,容易漏诊和误诊。

(2) 血小板增多:定义为血小板计数 $>500 \times 10^9/L$。可分为:轻度,$(500 \sim 700) \times 10^9/L$;中度,$(700 \sim 900) \times 10^9/L$;重度,$>900 \times 10^9/L$;极重度,$>1\,000 \times 10^9/L$。

依据病因分为原发性 / 克隆性,以及继发性 / 反应性两大类,儿童绝大部分为继发性血小板增多。常见原因如下。

1) 细菌、病毒和支原体感染:为最常见原因。病毒感染相关血小板减少恢复期往往存在暂时性反弹性血小板增多。

2) 缺铁性贫血:1/3~1/2 缺铁性贫血患儿存在血小板增多,多为轻中度,机制可能在于缺铁性贫血刺激促红细胞生成素表达,后者“模拟”促血小板生成素的作用,刺激血小板生成。国内外诊断流程均推荐发现血小板增多后应首先排除缺铁和缺铁性贫血。

3) 急性失血性贫血和溶血性贫血。

4) 慢性炎症性疾病:结缔组织疾病和炎性肠病等。

5) 药物。

6) 肿瘤性疾病:原发性血小板增多症和其他骨髓增殖性肿瘤,副癌性血小板增多症,后者见于多种恶性实体肿瘤。肿瘤相关性血小板增多在儿童少见。

上述对单系血细胞异常结果的解读和分析基于血细胞生理学,便于基层儿科医师理解和掌握。但应注意,这一相对简单化的解读和分析有时存在“陷阱”。例如:部分急性淋巴细胞白血病早期以淋巴细胞比例和绝对计数升高为唯一的血液学异常,甚至可不伴白细胞计数升高,容易误诊为“病毒感染”。应充分结合临床表现,了解有无发热,肝、脾、淋巴结肿大,肢体疼痛,以及 CRP 水平等,尤其应动态观察淋巴细胞增多程度和持续时间,充分结合血涂片检查。如难以用“病毒感染”解释,应警惕急性白血病,必要时行骨髓检查。同样,部分急性白血病和再生障碍性贫血早期也表现为孤立性血小板减少。因此,临床医师应遵循紧密结合临床、动态监测的基本原则。

(二) 两系或三系血细胞系血常规检查结果异常

涉及两系或三系血细胞的数量和 / 或形态异常,包括细胞数量同时升高、降低或一系细胞升高伴另外细胞系降低等。本节仅讨论几种临床较常见的情况。

1. 贫血和血小板减少

(1) 原发性免疫性血小板减少:是前驱性病毒感染为最常见诱因,无论血小板减少程度如何,若不合并缺铁或其他原因则多无贫血。如存在严重鼻出血或其他部位出血,则可引起较重的失血性贫血。因此,应评估出血程度与贫血程度是否吻合。

(2) 伊文思综合征(Evans's syndrome):应选择库姆斯试验明确诊断,但伊文思综合征并非一种独立疾病,应积极搜寻病因和基础疾病。

(3) 微血管病性溶血性贫血:包括血栓性血小板减少性紫癜、溶血性尿毒综合征等,应重点了解网织红细胞计数、外周血有无碎片 RBC。结合临床表现,合理选择肝功能、肾功能、出凝血试验和特殊检查。

(4) 急性白血病、再生障碍性贫血、骨髓增生异常综合征、自身免疫性淋巴增殖性疾病和免疫缺陷相关血细胞减少等。

（5）各种原因所致的脾功能亢进。

（6）药物不良反应。

2. 全血细胞减少　　如明确存在全血细胞减少，应遵循全血细胞减少的诊断思路，可显著缩小鉴别诊断范围。全血细胞减少的机制分为血细胞生成减少和破坏或利用增多。

（1）遗传性骨髓衰竭综合征和获得性再生障碍性贫血：是儿童全血细胞减少的常见病因，患儿网织红细胞计数降低或显著降低，无肝、脾、淋巴结肿大。如为急性重型再生障碍性贫血，三系血细胞均呈进行性降低，临床贫血、出血和感染表现严重。部分遗传性骨髓衰竭综合征患儿具有先天畸形。

（2）急性白血病：如外周血存在幼稚细胞，则诊断指向性比较明确。如无幼稚细胞，应重点检查有无肝脾肿大。

（3）嗜血性淋巴组织细胞增生症：两系或三系血细胞减少为重要临床诊断标准之一，患儿往往具有发热、脾大等表现，无幼稚细胞。必须与急性白血病、恶性淋巴瘤等相鉴别。即使符合诊断标准，也应排除恶性肿瘤和结缔组织疾病相关的噬血性淋巴组织细胞增生症。

（4）脓毒症：具有原发感染病灶，全身感染中毒症状重，外周血中性粒细胞核左移、细胞质中毒颗粒等，CRP 显著增高。

（5）恶性肿瘤骨髓转移：婴幼儿神经母细胞瘤易于早期骨髓转移，但多具有原发肿瘤病灶，外周血也可存在肿瘤细胞，但形态和体积与白血病细胞不同，骨髓涂片检查可见团簇状分布的癌巢。

（6）其他原因：骨髓增生异常综合征、骨髓纤维化、急性造血功能停滞、急性溶血再生障碍危象、石骨症、自身免疫性疾病和药物不良反应等，儿科临床相当少见。

三、血常规结果解读要点

临床医师应合理解读血常规检查结果，最大限度获取和综合分析相关检验信息，避免片面，甚至错误解读。本书依据临床工作经验和体会，总结血常规解读的基本原则和流程，结合临床实例呈现临床思维过程，希望对基层儿科医师有所裨益。血常规检查结果解读的基本原则如下。

1. 了解血常规结果的血液学基础和影响因素　　"去伪存真"，获取真实可靠的检验结果。

2. 紧密结合临床表现，综合分析血常规检查结果　　血常规检查的最终目的是为疾病诊治提供线索和依据，与临床脱节的结果解读，无异于"无源之水"。

3. 总体把握三系血细胞的异常结果　　将血常规检查结果大体划分为单系、两系或三系血细胞异常，"既见树木也见森林"，有助于缩小诊断和鉴别诊断范围。

4. 整合血细胞数量和细胞形态检查结果　　"细微之处见真章"，梳理归纳出符合临床思维的诊断思路。

5. 观察与验证　　观察病情变化和治疗反应，动态检测，回归临床，验证检查结果。

（张鸽　高举）

第二章

尿常规解读

完整的尿常规报告由肉眼评估、试纸尿干化学检测分析(或称试纸条分析)和尿沉渣镜检等三部分组成。尿常规主要用于:①协助泌尿系统疾病的诊断、病情和疗效观察;②协助其他系统疾病的诊断;③用药的监护;④健康人群的筛查。但是,尿液检测结果易受饮食影响,尿液易被污染,尿液的各种成分变化和波动范围较大,与其他成分相互干扰。因此,尿常规报告必须结合病史、体格检查和已获得的实验室检查数据进行解读。

一、尿常规结果解读流程

尿常规解读流程见图 4-2-1。

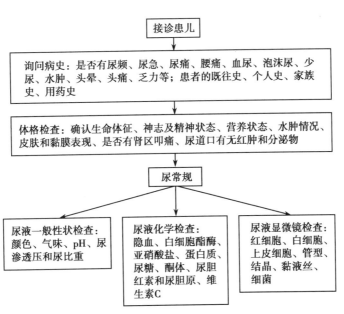

图 4-2-1 尿常规解读流程

二、尿常规结果解读要点

应结合患儿病史、体格检查,合理解读尿常规检查结果,最大限度获取和综合分析相关检测信息,避免片面,甚至错误解读。

(一)正确获取和保存尿液标本

晨尿是清晨起床后第 1 次排尿时采集尿液,较为浓缩,偏酸性,有形成分较多且较完整,不受运动和饮食因素干扰。因此,最好留取晨尿来进行尿常规检查。在门诊和急诊,也可以留取任意时间的随机尿。

留取尿标本应使用清洁干燥的容器。应要求患儿留尿前清洁外生殖器并且留取中段尿样本来分析;还应避免月经、阴道分泌物、包皮垢和粪便等的影响,不能从便池内采集。对于留置导尿管的患儿,应直接从导尿管中取样,而不是从引流袋中获取。对于不能配合的婴幼儿,先用 1:1 000 苯扎溴铵溶液(新洁尔灭)清洗外阴,使用塑料采集袋黏附于尿道外口收集尿样,要密切观察,勿使尿液外溢或混入粪便。如果服用的药物会影响尿液分析,应在停药后留取尿标本。

(二)尿液一般性状检查

1. 尿液颜色   正常尿液为清澈透明的淡黄色液体。尿液颜色取决于尿中的色素和其pH。食物、药物和疾病都可影响尿液颜色。例如:服用小檗碱后尿色发黄,口服利福平后尿色发红,均不属病理性改变。正常尿液的浑浊常和尿液中结晶有关,如草酸盐、磷酸盐结晶析出;而病理性浑浊与尿液中细胞、细菌等含量有关。出生后 2~3 日尿色深,稍浑浊,放置后有红褐色沉淀,此为尿酸盐结晶。因此,尿液颜色应结合病情和服用药物来进行分析(表 4-2-1)。

表 4-2-1   尿液颜色及临床意义

尿液颜色	临床意义
红色尿	肉眼血尿、血红蛋白尿、肌红蛋白尿、急性间歇性卟啉病、使用特殊药物(如利福平、去铁胺、呋喃妥因、大黄、番泻叶)、进食含色素的食物(如甜菜、草莓、火龙果)、月经污染
白色尿	脓尿、有磷酸盐结晶、乳糜尿、脂肪尿、使用丙泊酚
粉色尿	有尿酸结晶、使用丙泊酚
绿色尿	铜绿假单胞菌感染、使用特殊药物药物(如吲哚美辛、亚甲蓝、阿米替林)
黑色尿	血红蛋白尿、肌红蛋白尿、褐黄病(尿中排泄尿黑酸)

2. 气味   正常新鲜尿含有挥发性芳香族酸而具有一定的气味。尿液放置过久可因尿素分解而有强烈的氨味。新鲜尿液出现氨臭味提示泌尿道感染并发尿潴留。有机磷中毒者的尿液可出现蒜臭味。糖尿病酮症酸中毒者的尿液有烂苹果味。苯丙酮尿症患儿尿液有鼠尿味。胱氨酸分解有硫黄味。尿道肠瘘患儿尿液有粪便味。某些食物、药物可使尿液有特殊气味。

3. pH   正常值:4.5~8.0。出生后前几日,尿内含尿酸多而呈强酸性,之后接近中性或弱酸性。尿 pH 反映尿液的酸化程度,受食物、药物和疾病的影响。在治疗泌尿道感染时,尿液应保持酸性。在治疗尿酸盐结石时,尿液应保持碱性。

(1)酸性尿多见于进食高蛋白和某些种类的水果、代谢性和呼吸性酸中毒、高热、脱水、低钾血症、饥饿、服用氯化铵或维生素 C 等酸性药物。

（2）碱性尿多见于素食、泌尿道感染、碱中毒、肾小管性酸中毒、尿液放置过久、使用噻嗪类利尿剂，以及服用碱性药物，如碳酸氢钠。

4. 尿渗透压和尿比重　尿比重间接反映肾脏浓缩或稀释功能。尿比重因尿渗透压而异。尿渗透压每升高 $35\sim40$ mOsmol/$(kg\cdot H_2O)$，尿比重上升约 0.001。因此，尿渗透压 280mOsmol/$(kg\cdot H_2O)$（与正常血浆等渗）时，尿比重通常为 1.008 或 1.009。

新生儿尿渗透压平均为 240mOsmol/$(kg\cdot H_2O)$，尿比重 $1.006\sim1.008$。随着年龄增长逐渐增高。婴儿尿渗透压 $50\sim600$ mOsmol/$(kg\cdot H_2O)$，1 岁接近成人水平。儿童尿渗透压为 $500\sim800$ mOsmol/$(kg\cdot H_2O)$，尿比重 $1.011\sim1.025$。成人尿比重 $1.003\sim1.030$，晨尿最高。

尿比重升高见于高热、大量出汗、脱水、糖尿、蔗糖尿，以及使用抗菌药物、去污剂后等。蛋白尿（每 4g/L 蛋白增加比重 0.001），以及使用造影剂、甘露醇和右旋糖酐可产生假阳性。

尿比重降低见于大量饮水、尿崩症、精神性烦渴、肾功能损害、醛固酮血症、利尿治疗。

（三）尿液化学检查

尿液化学检查是尿液检查的重要内容和诊断疾病的重要指标，对泌尿系统疾病、肝脏疾病、代谢性疾病的诊断和疗效观察有重要价值。

1. 隐血　正常尿液中无游离血红蛋白。当尿中 RBC 为 $5\sim10$ 个 /μl，血红蛋白 150μg/L 时，隐血呈阳性，主要提示血尿、血红蛋白尿或两者同时存在。

隐血仅为过筛试验，常用于筛查 RBC、肌红蛋白尿，具有较高的灵敏度。基层医师尤其需要注意的是，确诊血尿应以尿沉渣镜检为准，而不是尿隐血。健康儿童尿液分析可有隐血阳性，且尿隐血与镜检往往不平行。尽管尿隐血具有半定量测定血尿的功能，但并非"+"的多少总与镜检 RBC 数平行。

2. 白细胞酯酶　尿液中的白细胞包括中性粒细胞、淋巴细胞、单核细胞和嗜酸性粒细胞。尿沉渣中白细胞数超过参考区间上限（>5 个 /HP），称为镜下白细胞尿或脓尿。若尿中含大量白细胞，使尿呈乳白色，甚至有脓丝或凝块，称为肉眼脓尿。

干化学法检测尿液中白细胞是通过检测中性粒细胞细胞质中的酯酶水解吲哚酚酯和有机酸并进一步与重氮盐生成重氮色素的原理，而间接推算出每微升尿中白细胞的数量。正常人尿的白细胞酯酶为阴性。半定量结果分别报告为（+）（$10\sim25$ 个 /μl）、（++）（>$25\sim75$ 个 /μl）、（+++）（>$75\sim500$ 个 /μl）。如果白细胞酯酶为阳性，高度提示泌尿道感染，须进一步行显微镜镜检，以确认有无白细胞。某些肾脏病，如狼疮性肾炎、急性间质性肾炎、肾移植排斥反应，尿中白细胞也可升高。

3. 亚硝酸盐　该测定是泌尿道感染的筛选试验。阳性提示为泌尿道感染，尿中有显著细菌载量，主要见于大肠埃希菌、变形杆菌等具有硝酸盐还原酶的革兰氏阴性杆菌引起的泌尿道感染。

亚硝酸盐实验的影响因素：①病原菌必须能够利用硝酸盐，含硝酸盐还原酶；②尿液在膀胱停留 4 小时或以上；③饮食中含有充分的硝酸盐，体内有适量硝酸盐存在。污染、试纸条过度暴露在空气会导致假阳性。尿中硝酸盐低、尿液放置时间长、尿频、膀胱停留时间短（<4 小时）、高比重尿、尿中有维生素 C，以及经过抗菌药物治疗和球菌、真菌、支原体等细菌感染可呈假阴性。

4. 蛋白质　尿蛋白主要来自血浆蛋白，2/3 为白蛋白，1/3 为 T-H 蛋白和球蛋白。正常儿童尿蛋白排泄量通常 $\leqslant$100mg/$(m^2\cdot24h)$，定性为阴性；随机尿的尿蛋白（mg/dl）/ 肌酐

（mg/dl）≤0.2。若尿蛋白 >150mg/d 或 >4mg/（m^2·h）或 >100mg/L,定性为阳性蛋白尿。

干化学法测定蛋白尿的半定量结果分别报告为微量（<0.1g/L）、（+）（0.1~0.5g/L）、（++）（0.5~2.0g/L）、（+++）（2.0~5.0g/L）、（++++）（>5.0g/L）。对于干化学法检测尿蛋白持续阳性者,应检测白蛋白/肌酐或 24 小时尿蛋白定量评估蛋白尿的程度。

尿蛋白假阳性见于浓缩尿、碱性尿、肉眼血尿、菌尿、脓尿、防腐剂污染、试纸检测时间过久和尿中有药物（如盐酸非那吡啶）。尿蛋白假阴性见于稀释尿、酸性尿、低分子量蛋白或非白蛋白和试纸过期。

（1）生理性蛋白尿:泌尿系统无器质性病变,主要见于剧烈运动、劳累、受寒、高热、精神紧张、交感神经兴奋等导致的暂时性蛋白尿,定性一般不 >(+),与肾血管痉挛或充血所致肾小球毛细血管通透性增加有关。

（2）体位性蛋白尿:由于长时间直立或脊柱前突体位时,左肾静脉受压而使静脉压升高所致,经卧床休息后蛋白尿可消失。尿蛋白定性有时高达（++）,多见于瘦高的青少年。需要注意排除无临床表现的局灶性肾小球肾炎或一些早期肾脏疾病。

（3）病理性蛋白尿

1）肾小球性蛋白尿:各种原因所致血浆蛋白,特别是白蛋白滤出大于近端肾小管的重吸收能力所致,常见于肾小球疾病。

2）肾小管性蛋白尿:近端小管病变对原尿中蛋白质重吸收受损所致,常见于肾盂肾炎、间质性肾炎、肾小管性酸中毒、重金属中毒、庆大霉素和多黏菌素 B 等药物损害,以及肾移植排斥反应等。

3）混合性蛋白尿:肾脏病变同时累及肾小球和肾小管时所引起的蛋白尿,见于慢性肾小球肾炎、慢性肾盂肾炎等。

4）溢出性蛋白尿:尿中出现低分子蛋白质,如本周蛋白和肌红蛋白;见于溶血性贫血、挤压综合征、多发性骨髓瘤、浆细胞病和轻链病。

5）组织性蛋白尿:T-H 蛋白,见于肾小管受炎症或药物刺激后。

6）假性蛋白尿:主要是血液、脓液、黏液等。见于肾脏以下的泌尿道感染,如膀胱炎、尿道炎、尿道出血及尿液内混入阴道分泌物。一般为轻度蛋白尿。

5. 尿糖　正常定性为阴性。临床为半定量,用（+）~（++++）表示,仅与血糖大致相关。尿中含有的某些还原性物质,如维生素 C、尿酸、葡糖醛酸及一些随尿排出的药物,如异烟肼、链霉素、水杨酸、阿司匹林等,可使尿糖定性检查出现假阳性。尿糖阳性的临床意义如下。

（1）暂时性糖尿:过度紧张、进食大量碳水化合物类食品或饮料、静脉输注大量葡萄糖、颅脑外伤、脑血管意外、急性心肌梗死等,可出现暂时性血糖升高而致糖尿。

（2）血糖增高性糖尿:最常见于糖尿病。应激性糖尿多见于颅脑外伤、脑血管意外、大面积烧伤等所致延髓血糖中枢受刺激,肾上腺素或胰高血糖素分泌增加出现应激性高血糖和糖尿。库欣综合征、巨人症、嗜铬细胞瘤、甲状腺功能亢进、半乳糖血症、果糖不耐受症、乳糖不耐受症等也可出现糖尿。

（3）血糖正常性糖尿:血糖浓度正常,但肾糖阈下降而出现的糖尿,也称肾性糖尿。常见于家族性肾性糖尿病、慢性肾炎、间质性肾炎、胱氨酸尿症、范科尼（Fanconi）综合征、眼脑肾综合征、肝豆状核变性及糖原贮积症Ⅰ型。

（4）其他糖尿:进食乳糖、半乳糖、果糖、甘露糖及一些戊糖等过多或体内代谢失调使血糖浓度增高时,可出现相应的糖尿。

6. 酮体　酮体是脂肪代谢的中间产物,包括丙酮、乙酰乙酸和β羟丁酸,均属酸性物质。正常人尿酮体呈阴性。干化学法测定尿酮体的半定量结果分别报告为阴性、(+)、(++)、(+++)、(++++)。尿酮体阳性的临床意义如下。

(1) 糖尿病酮症酸中毒:若糖尿病酮症酸中毒合并肾衰竭,而肾糖阈增高时,尿酮也可减少,甚至完全消失。在糖尿病未控制的早期,尿中酮体以β羟丁酸为主,可能出现假阴性结果(干化学法不能检测β羟丁酸)。在服用双胍类降糖药(如苯乙双胍)的糖尿病患儿,由于药物抑制细胞呼吸,也可出现酮尿。

(2) 非糖尿病性酮尿:常见于感染性疾病(如肺炎、伤寒、败血症、结核等)、饥饿、严重呕吐、腹泻、剧烈运动、全身麻醉、肾小管功能不全,因糖代谢相对不足而产生暂时性酮尿。

(3) 中毒:如氯仿、乙醚麻醉后和有机磷中毒等。

7. 尿胆红素与尿胆原　胆红素分为与葡糖醛酸结合的直接胆红素和间接胆红素两种。直接胆红素相对分子质量小,溶解度高,可通过肾小球滤过膜由尿排出,但含量极少,故定性试验为阴性。干化学法测定尿胆红素的半定量结果分别报告为阴性、(+)、(++)、(+++)、(++++)。当肝脏疾病、胆道阻塞时,血中直接胆红素浓度增高,会出现胆红素尿。

直接胆红素排入肠腔转化为尿胆原,从粪便排出即为粪胆原。大部分尿胆原被肠黏膜重吸收经肝转化为直接胆红素再排入肠道,小部分尿胆原从肾小球滤过和肾小管排出后,即为尿中尿胆原。正常人的尿胆原呈阴性或弱阳性。干化学法测定尿胆原的半定量结果分别报告为阴性、(+)、(++)、(+++)、(++++)。溶血性疾病、肝脏疾病等可见尿胆原排泄增多。

尿胆红素与尿胆原检测主要用于黄疸的鉴别诊断。

(1) 溶血性黄疸:尿胆原呈强阳性、尿胆红素呈阴性。

(2) 肝细胞性黄疸(肝炎、肝硬化):尿胆原呈阳性、尿胆红素呈阳性。

(3) 梗阻性黄疸(结石、肿瘤、先天性胆道闭锁):尿胆原呈阴性、尿胆红素呈阳性。

8. 维生素C　维生素C浓度主要反映患儿近期饮食中维生素C的摄入情况。正常人尿中维生素C过低常见于维生素C缺乏。维生素C长期增高可能与肾结石形成有关。

(四) 尿液显微镜检查

取新鲜清洁中段尿(以清晨为好)10ml,以1 500转/min离心5分钟,去掉上层清液;留0.2ml沉渣,混匀,涂片,在高倍显微镜下观察尿中有形成分。尿液有形成分是指尿液中能在显微镜下观察到的成分,如来自肾脏或泌尿道脱落、渗出的细胞,肾脏发生病理改变而形成的各种管型、结晶,以及感染的微生物、寄生虫等。

1. RBC　离心尿沉渣的RBC>3个/HP为镜下血尿。低渗尿中的RBC胀大,甚至Hb溢出,形成大小不等的空环,称为红细胞淡影。尿RBC半定量为(+)(5~10个/HP)、(++)(>10~15个/HP)、(+++)(>15~30个/HP)、(++++)(>30个/HP)。

尿中RBC的形态与血尿发生的解剖部位有关。临床上常用相差显微镜或普通显微镜观察RBC的形态特点。根据尿RBC的形态,将尿RBC分为3种形态。

(1) 均一性RBC:80%以上的RBC形态正常,为双凹状圆盘,称为非肾小球源性血尿;提示肾小球以外部位的出血,如泌尿道结石、损伤、出血性膀胱炎、血友病和剧烈活动等。

(2) 非均一性血尿:80%以上的RBC形态异常,其特点是RBC体积减小,形态各异,如(面包圈)样、出芽样、"头盔"样;皱缩RBC、RBC影、裂片样RBC等,提示为肾小球源性血尿,主要见于肾小球肾炎、肾盂肾炎、肾结核、肾病综合征,多伴有蛋白尿和管型。一般认为是 RBC 通过受损的肾小球基底膜受到血管内挤压,以及通过肾小管时又受到不同渗透压和 pH 的作用,导致缩小、变形。

(3) 混合性血尿:尿中形态异常与正常的 RBC 各占 50% 左右;判断血尿来源应结合其他检查综合分析。

2. 白细胞　干化学法检验白细胞酯酶阳性,应进一步行尿沉渣镜检。虽然尿中可见所有种类的白细胞,但中性粒细胞和嗜酸性粒细胞是进行显微镜镜检的临床医师最关注的细胞类型。

尿中中性粒细胞是炎症反应的主要细胞。在炎症过程中,中性粒细胞出现退化变性,导致细胞形态不规则、结构不清,单个或成堆出现,常称为脓细胞。中性粒细胞增多(脓尿)主要见于各种类型的细菌感染,如急性、慢性泌尿道感染。如果相应的尿液培养阴性(即无菌性脓尿),应考虑间质性肾炎、肾结核和肾结石。

淋巴细胞和单核细胞增多见于急性间质性肾炎、肾小球肾炎、肾移植后排斥反应、系统性红斑狼疮等。嗜酸性粒细胞增多可见于药物变态反应、急性间质性肾炎等。

3. 上皮细胞　尿沉渣中所见的上皮细胞由泌尿系统各部位脱落而来。上皮细胞对泌尿系统疾病有定位诊断价值。肾小管上皮细胞增多提示肾小管病变,见于急性肾小管坏死、间质性肾炎、慢性肾小球肾炎、肾盂肾炎和肾移植排斥反应。移行上皮细胞增多伴白细胞增多提示有膀胱炎、肾盂肾炎、尿道炎。鳞状上皮细胞增多伴白细胞增多主要见于尿道炎,常伴有白细胞或脓细胞增多。

4. 管型　是尿沉渣中最具有诊断价值的成分。管型的主要成分有肾小管分泌的 T-H 蛋白、血浆蛋白、各种细胞及其变性的产物。形成管型需要 4 个条件:①尿中白蛋白和肾小管上皮细胞产生的 T-H 蛋白构成管型的基质;②肾小管有浓缩酸化功能,使蛋白质、无机盐类浓缩和酸化而析出;③尿流缓慢,有局部性尿淤积,有足够的停留时间使各种成分凝聚;④具有交替使用的肾单位,利于管型的形成和排泄。

当肾脏疾病发展到后期,可交替使用的肾单位减少,肾小管和集合管浓缩稀释功能完全丧失,尿沉渣少,则不能形成管型。需要结合临床治疗分析管型的消失是病情好转还是恶化。由于管型的成分不同,尿中可见形态各异的不同管型(表 4-2-2)。

表 4-2-2　常见管型的组成成分及临床意义

管型	组成成分	临床意义
透明管型	主要是 T-H 蛋白	健康人偶见,增多见于肾脏实质病变
红细胞管型	管型基质 + 红细胞	病理性,提示肾小球肾炎、肾小球出血
白细胞管型	管型基质 + 白细胞	肾脏感染性病变、小管间质性肾炎
上皮细胞管型	管型基质 + 肾小管上皮细胞	急性肾小管坏死、急性间质性肾炎
颗粒管型	管型基质 + 变性细胞分解产物	肾实质性病变伴肾单位淤滞
蜡样管型	从细颗粒管型衍化而来	慢性肾炎晚期、尿毒症
肾衰竭管型	颗粒管型、蜡样管型演变而来	急性肾衰竭多尿期、慢性肾衰竭,提示预后不良
脂肪管型	管型基质 + 脂肪滴	肾小管损伤、肾小管上皮细胞脂肪变性,多见于肾病综合征

5. 结晶　尿液中析出各种无机盐类或代谢物、药物结晶等,称为结晶尿。尿液中结晶的析出与否取决于该物质在尿液中的饱和度,而饱和度又受尿液中 pH、温度和黏液蛋白等的影响。

(1) 生理性结晶:多来自食物及正常的代谢,如草酸钙结晶、磷酸盐结晶、尿酸结晶,以及非结晶型尿酸盐,一般无临床意义。

(2) 病理性结晶:可由疾病或药物代谢异常所致,如胆红素结晶、胱氨酸结晶、亮氨酸结晶、酪氨酸结晶、胆固醇结晶和药物结晶。在已知或疑似肾结石患儿的尿中观察到结晶是有用的。尿中观察到结晶是复发性草酸钙结石或胱氨酸结石的危险因素。尿中出现大量尿酸结晶同时合并急性肾损伤,提示肿瘤溶解综合征。

6. 黏液丝　正常尿中可见黏液丝,尤其是女性。大量黏液丝提示尿道受到刺激或炎症,有可能是念珠菌感染。

7. 细菌　由于尿液收集并非无菌,如发现细菌,多为污染所致。但若同时出现大量白细胞,则要考虑泌尿道感染。在女性,即使见到细菌或白细胞,也不能排除生殖系统污染。

(五) 尿常规检查参考区间

尿常规检查参考区间见表 4-2-3。

表 4-2-3　尿常规检查参考区间

项目	检测方法	参考区间
颜色	目测法	浅黄
透明度	目测法	清晰
蛋白定性	干化学法	阴性
胆红素	干化学法	阴性
尿胆原	干化学法	阴性或(±)
酮体	干化学法	阴性
比重	干化学法	儿童 1.011~1.025;新生儿 1.006~1.008
酸碱度(pH)	干化学法	4.5~8.0
亚硝酸盐	干化学法	阴性
隐血	干化学法	阴性
白细胞酯酶	干化学法	阴性
沉渣检查	尿离心后显微镜检查	—
白细胞	玻片法	0~5 个 /HP,定量 0~10 个 /μl 尿
红细胞	玻片法	0~3 个 /HP,定量 0~5 个 /μl 尿
管型	玻片法	无或偶见

(陶于洪　张辉)

第三章

粪便常规解读

　　粪便是最容易取得的临床检验标本,是临床三大常规检查之一。粪便常规简便易行,对于多种消化系统疾病的初筛及诊断具有重要意义。一般而言,住院患儿需常规进行粪便常规检查,门诊患儿则根据病情需要安排检查。通过粪便检查,可以发现消化道是否存在炎症、出血,以及细菌或寄生虫感染等病变。

　　送检粪便标本时,可用干净的竹签等工具采集蚕豆大小的新鲜粪便,装入专门送检粪便的杯具,标记好患儿基本信息后立即送检,于采集后 1 小时内及时检查。若放置时间过长,会使其色泽加深,并破坏其中的有形成分,影响检查结果。如粪便有黏液脓血,则应留取黏液脓血部分送检。检查寄生虫时要在粪便的多个部位取样送检。留取的标本不能混入尿液、泻药等。

一、粪便常规结果解读流程

　　粪便常规检查结果的解读采用不同的角度可有不同的解读过程。本章从粪便细胞成分的角度对粪便常规检查结果进行解读。在临床诊断的过程中,需同时结合患儿的病史、体格检查及其既往史、个人史、家族史、用药史等临床资料综合分析(图 4-3-1)。

二、粪便常规检查解读要点

(一) 粪便颜色

1. 正常粪便颜色　婴儿粪便为黄色或金黄色,年长儿粪便颜色同成人,可为黄色或棕黄色。

2. 柏油样便　见于上消化道出血等。

3. 红色粪便　见于肠套叠、梅克尔憩室、痔,以及肠道肿瘤等。

4. 白陶土样便　便见于各种原因引起的梗阻性黄疸等。

5. 绿色便　见于婴儿消化不良等。

6. 黄绿色水样便　可见于伪膜性肠炎等。

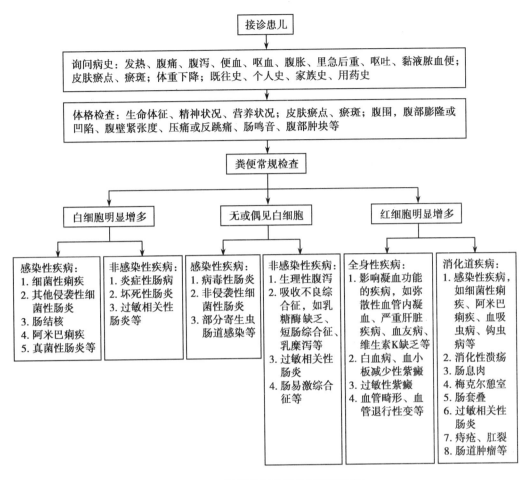

图 4-3-1 粪便常规检查结果解读流程

(二) 粪便形态

1. 正常形态　成形软便。

2. 粥样或水样稀便　见于急性胃肠炎,尤其是病毒感染性腹泻、食物中毒、伪膜性肠炎等。

3. 黏液或脓血便　见于细菌性痢疾、溃疡性结肠炎、大肠炎、小肠炎、肠道肿瘤等。

4. 凝乳块样便　多见于婴儿消化不良等。

5. 细条样便　见于结肠癌等所致结直肠狭窄。

6. 米汤样便　见于霍乱、副霍乱等。

(三) 粪便细胞成分

显微镜检查粪便中细胞成分。正常情况高倍镜视野下粪便中无RBC,无或偶见白细胞,无脓细胞或吞噬细胞。

1. RBC增多　见于细菌性痢疾、肠炎、梅克尔憩室、肠套叠、痔疮出血、牛奶蛋白过敏、消化道肿瘤等。

2. 白细胞增多　见于细菌性痢疾、过敏性肠炎、溃疡性结肠炎、肠变态反应性疾病、阿米巴痢疾等。白细胞的多少与炎症的程度和部位有关。

3. 脓细胞和吞噬细胞增多　见于细菌性痢疾、溃疡性结肠炎和直肠炎。急性出血性肠炎有时可见多核巨细胞。

（四）粪便隐血

粪便隐血试验主要用于消化道出血的筛查和鉴别。健康者粪便隐血阴性。

需要注意的是,粪便隐血试验结果受很多因素的影响。粪便标本久置后将使其中的血红蛋白被肠道细菌分解而出现假阴性结果,另外接受大量维生素 C 口服治疗也可造成假阴性结果。以下物质可造成粪便隐血假阳性:新鲜动物食品,尤其是动物血、含叶绿素的蔬菜水果(如萝卜、大量绿叶菜等);某些药物,如铁剂、阿司匹林及糖皮质激素等。齿龈出血及鼻出血量较大时亦可引起假阳性。故受检者在检查前 3 日内应禁食动物血、肝脏、大量绿叶蔬菜、铁剂及中药等,以免影响检查结果。

粪便隐血阳性者主要见于各种原因引起的消化道出血,如药物致胃黏膜损伤、胃及十二指肠溃疡、溃疡性结肠炎、结肠息肉、肠结核、伤寒、钩虫病、肠过敏性疾病、胃癌、结肠癌等。

（五）微生物和寄生虫或虫卵

病理情况下,粪便可出现菌群失调,发生假膜性肠炎,主要见于长期使用广谱抗菌药物、免疫抑制剂,以及患有各种慢性消耗性疾病者。检出真菌主要见于长期使用广谱抗菌药物、免疫抑制剂、激素和化疗后者。

当考虑患儿存在肠道感染性疾病时,需同时行粪便细菌培养,在有培养阳性结果时行药物敏感试验以指导选择抗菌药物治疗。

肠道寄生虫感染可从粪便中排出蛔虫、蛲虫、钩虫或绦虫等虫体或节片。虫卵检查常见的有蛔虫卵、血吸虫卵、钩虫卵、蛲虫卵等。阿米巴原虫滋养体见于急性阿米巴痢疾的脓血便中。

（六）粪胆原和粪胆素

粪胆原是结合胆红素由肠道细菌代谢后经粪便排出的胆素原。溶血性黄疸时,大量胆红素排入肠道被肠道细菌还原成粪胆原而导致粪便粪胆原明显增加。胆汁淤积性黄疸时,由于排入肠道的胆红素减少而引起粪胆原明显减少。肝细胞性黄疸时,因肝内梗阻情况不一致而使粪便粪胆原可增加也可不增加。所以粪胆原检查对黄疸性疾病类型的鉴别有一定意义。

粪胆原在肠道中可被进一步氧化成粪胆素,为黄色或棕黄色,故患儿粪便常呈黄色或棕黄色。当先天性胆道异常、结石、代谢性疾病或肿瘤等疾病引起胆汁淤积性黄疸时,粪便中因无胆色素而呈白陶土样。

值得强调的是,任何辅助检查结果在用于临床诊断实践时都需要结合患儿的病史、临床症状和体征来进行解读。粪便常规的解读亦是如此。

（肖国光）

第四章

常规心电图解读

心电图（electrocardiogram）是临床最常见的辅助检查之一，是心血管疾病的必检项目。小儿心电图随心血管的发育而变化，不仅与成人心电图有差异，即使在小儿阶段，各年龄组也存在不同。

一、心电图解读流程

心电图解读的流程见图 4-4-1。

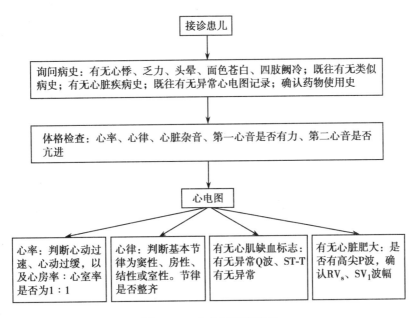

图 4-4-1　心电图解读流程

二、心电图解读要点

(一) 心电图步骤

1. 心电图各导联　有无伪差、定准电压大小、导联线是否接错;如左、右上肢导联线接错,会出现 I 导联的 P-QRS-T 波变为倒置,aVR 的波形直立,心前区导联波形不变。

2. 计算心率　当心房率和心室率不一致时,应分别计算。

3. P 波和 QRS 波　根据 P 波的形态、方向、时间、振幅确定 P 波的来源,是窦性、房性还是交界性。观察 P 波和 QRS 波二者之间有无关系,若有关系,测量 PR 间期。

4. 观察 QRS、ST、T、U 波　包括形态、方向、时间、振幅,测量 ST 段偏移的程度,注意各波之间的关系。

(二) 小儿正常心电图

不同年龄小儿心率范围见表 4-4-1。

表 4-4-1　不同年龄小儿心率正常值范围　　　　　　　　单位:次 /min

年龄	正常心率平均值	正常心率范围
12 月龄	130	100~150
4 岁	110	80~130
9 岁	90	70~110
14 岁	80	60~100

(1) P 波:正常窦性 P 波形态呈圆弧形,升支平缓,降支陡峭,I、V_6 导联直立,aVR 导联倒置,II、III、aVF 导联绝大多数直立。振幅 <0.2mV,时间 <0.1 秒。

(2) QRS 波:其反映心室除极电势,是一种综合向量波,通常左胸前导联(如 V_5、V_6)起始部分为 q 波,而右胸前导联不应出现 q 波。正常 q 波振幅不应超过同一导联 R 波的 1/4,时限应小于 0.03 秒。小儿 R 波和 S 波的振幅较成人高,在成人 R_{aVL} 不应超过 1.2mV,R_{aVF} 不超过 2.0mV,在小儿 R_{aVL} 不应超过 2.0mV,R_{aVF} 不超过 2.5mV,否则提示有左心室肥厚的可能。小儿胸前导联的 QRS 波幅有年龄特征性,婴儿表现以右心室占优势,5 岁以内 V_1 导联多以正向波为主。QRS 时间随年龄增长而逐渐增加,其最大值 10 岁以内儿童为 0.08 秒,10 岁以上 0.09 秒,成人为 0.10 秒。

(3) PR 间期:随年龄和心率变化,与年龄成正比,与心率成反比。最短 0.08 秒,最长 0.18 秒,1~6 岁时,年龄、心率与 PR 间期相关性非常显著,成人 PR 间期 0.12~0.20 秒。

(4) ST 段和 T 波:ST 段有无偏移以 TP 基线为准,任何导联,其抬高不应超过 0.1mV,压低不应超过 0.05mV。上下肢 T 波并不对称,上行支较缓,方向应与主波方向一致。

(5) QT 间期:是观察心室复极过程的重要指标,QT 间期(QTc)延长可能引起严重心律失常,甚至死亡。QTc 主要受心率影响,故需校正,公式:QTc(毫秒)=QT(毫秒)$/\sqrt{R-R(毫秒)}$,QTc 如超过 0.44 秒为不正常。

(三) 正常心电图及常见心律失常

1. 正常心电图特点　P 波、QRS 波、T 波序贯出现(图 4-4-2,见文末彩色插图)。

2. 常见心律失常

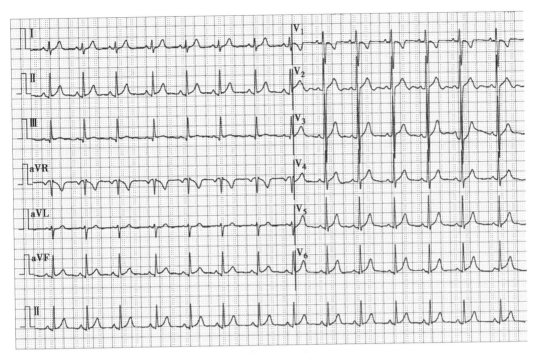

图 4-4-2　正常心电图

P 波,QRS 波,T 波序贯出现。

(1) 房性期前收缩:P 波提前出现,随后为窄 QRS 波,代偿间歇不完全(图 4-4-3,见文末彩色插图)。

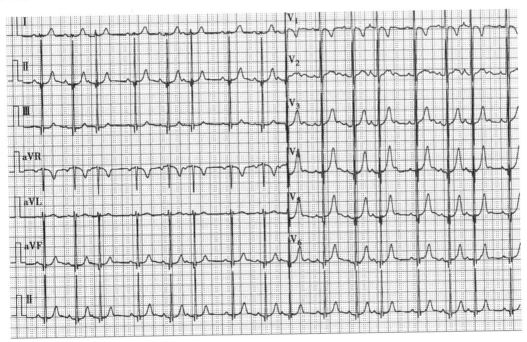

图 4-4-3　房性期前收缩

P 波提前出现,随后为窄 QRS 波,代偿间歇不完全。

（2）室性期前收缩：宽大畸形 QRS 波提前出现，其前无 P 波，代偿间歇完全（图 4-4-4，见文末彩色插图）。

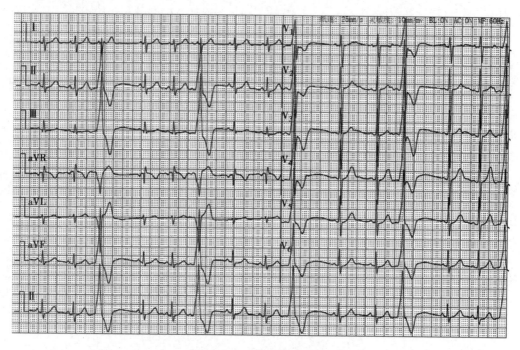

图 4-4-4　室性期前收缩
宽大畸形 QRS 波提前出现，其前无 P 波，代偿间歇完全。

（3）室上性心动过速：心室率 190 次 /min，窄 QRS 波，其前无 P 波（图 4-4-5，见文末彩色插图）。

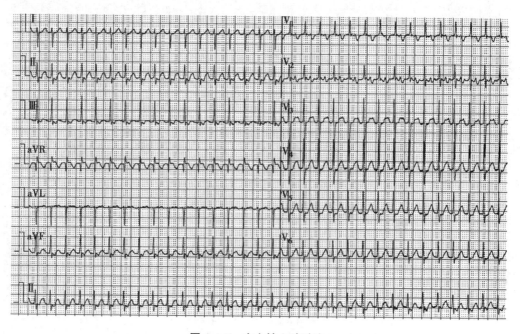

图 4-4-5　室上性心动过速

（4）室性心动过速：QRS 波宽大畸形，可见房室分离，P 波与 QRS 波不相关（图 4-4-6，见文末彩色插图）。

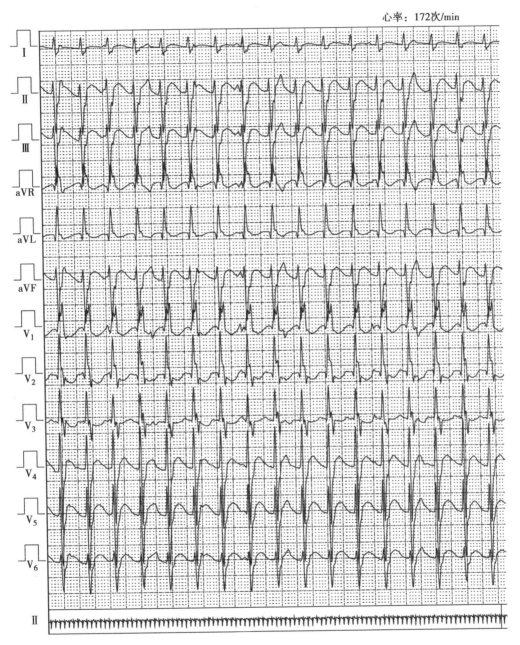

图 4-4-6 室性心动过速

QRS 波宽大畸形，可见房室分离（P 波与 QRS 波不相关）。

（王一斌）

第五章

胸部 X 线片解读

胸部 X 线检查是临床常用的检查项目,可以为胸部各器官系统疾病的诊断、鉴别诊断与随访观察提供重要信息。一般正位胸部 X 线片即可满足诊断需要,全面观察病变的部位和形态应摄正侧位胸部 X 线片。本文仅对正位胸部 X 线片的解读方法进行阐述。正确的 X 线诊断需要综合 X 线的各种病理表现,并结合临床资料分析才能得出,因此,临床医师需要熟悉胸部 X 线检查的正常表现和常见的病变表现,并按照合理的顺序阅读,才能全面、准确地评估病变,避免错漏。X 线片有 4 种密度:①高密度,为骨组织和钙化灶等,在 X 线片上呈白色;②中等密度,为软骨、肌肉、神经、实质器官、结缔组织,以及体液等,呈灰白色;③较低密度,为脂肪组织,呈灰黑色;④低密度,为气体,呈黑色。

一、胸部 X 线片解读流程

胸部 X 线片解读流程见图 4-5-1。

二、胸部 X 线片解读要点

1. 判断 X 线片的技术条件　良好的胸部 X 线片需要达到以下标准:位置正确、黑白对比鲜明、细微结构清晰、照片清洁不带伪影、标记鲜明无误(包括个人信息、左右方向、片号等)。高质量的胸部 X 线片是正确读片的前提。

2. 按顺序阅读胸部 X 线片　阅读胸部 X 线片应遵循一定的顺序,以避免遗漏重要的 X 线征象。通常,可由外向内读片,患儿身体以外的物体→胸壁软组织→骨骼→胸廓入口处和膈肌→胸膜腔→双肺(外、中、内带)→双肺门→纵隔→心血管;由内向外观察时,顺序相反。

在分析肺部表现时,可以从肺尖到肺底,再从肺门到肺周一次进行。也可采用字母系统读片法,按“ABCDE”顺序阅读胸部 X 线片:A 即 airway,代表气道;B 即 bone,代表骨骼;C 即 cardiac,代表心脏;D 即 diaphragm,代表膈肌;E 即 effusion,代表渗出等病变。

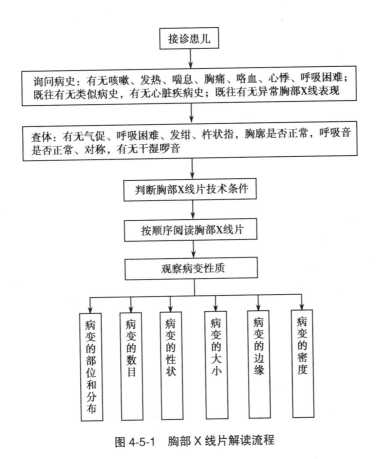

图 4-5-1　胸部 X 线片解读流程

3. 观察病变性质

（1）病变的部位和分布：某些病变好发于特定部位，其分布可表现出一定规律。如中纵隔的肿瘤多为淋巴瘤，后纵隔肿瘤多为神经源性肿瘤。

（2）病变的数目：病变的数目常与其性质有关。如金黄色葡萄球菌肺炎可以表现为多发病灶，而原发性周围性肺癌多为单发病灶。

（3）病变的形状：肺内斑片影多为炎性渗出，球形影多为肿瘤或结核球等。

（4）病变的大小：在肺弥漫性病变中，急性粟粒型肺结核的结节状病变直径为 1~2mm，硅沉着病（硅肺）结节直径一般为 2~4mm，肺转移瘤的病灶往往大小不一。

（5）病变的边缘：肺内炎症多为渗出性改变，边缘往往模糊不清，肺内良性肿瘤边缘常光滑且锐利，恶性肿瘤边缘常呈分叶状、可见细小毛刺。

（6）病变的密度：病变的密度可以较周围组织增高或减低。大叶性肺炎病变部位密度均匀增高，其内可见充气支气管征。支气管异物发生局部阻塞性气肿时，气肿部位密度降低。

三、正常胸部 X 线表现

正常胸部 X 线影像是胸腔各种组织、器官相互重叠的综合投影。

（一）胸廓

1. 胸壁软组织　主要有胸锁乳突肌及锁骨上皮肤皱褶、胸大肌和乳房、乳头。胸锁乳突肌与颈根部软组织在两肺尖内侧形成外缘锐利、均匀致密的阴影。胸大肌可在两侧肺野中外带形成扇形致密影。

2. 骨性胸廓　由肋骨、胸骨、胸椎、肩胛骨和锁骨组成。

（1）肋骨：起于胸椎两侧，后段呈水平向外走行，前端自外上向内下方倾斜走行形成肋弓。一般第6肋骨前端相当于第10肋骨后段的高度。因软骨不显影，故X线片上肋骨前端似游离。

（2）锁骨：两侧胸锁关节到中线的距离应相等，否则为投照位置不正。

3. 胸膜　胸膜菲薄，只有在胸膜反折处X线与胸膜走行方向平行时，X线片上可显示为薄层状或线状致密影。

（二）肺

肺的各个解剖结构投影在X线片上表现为肺野、肺门及肺纹理等。

1. 肺野　肺野是含有空气的肺在胸片上显示的透明区域。通常将一侧肺野纵向分为内、中、外带3部分，又分别以第2、4肋骨前端下缘水平线将肺野分为上、中、下野。

2. 肺门　正常肺门阴影主要由肺动脉、肺叶动脉、肺段动脉、伴行支气管，以及与肺动脉重叠的肺静脉阴影构成。后前位X线片上，肺门位于两肺中野内带第2~5前肋间处，左侧比右侧高1~2cm。肺门扩大见于肺门血管的扩张、肺门淋巴结增大、支气管腔内或腔外的肿瘤等。肺门缩小见于肺门血管变细。肺门移位多见于肺叶不张。

3. 肺纹理　是自肺门向肺叶放射状分布的树枝状影，由肺动脉、肺静脉及支气管形成，主要是肺动脉及其分支。肺纹理随着血管的逐级分支逐渐变细。观察肺纹理时应注意其数量、粗细、分布及有无扭曲、变形和移位等。

4. 气管和支气管　气管和肺门区的主支气管、叶支气管可以显示，肺段以下支气管因为与周围含气肺组织缺乏对比而不能显示。

5. 肺叶、肺段、次级肺小叶和腺泡

（1）肺叶：胸部X线片各肺叶的界限不能显示，除非叶间胸膜显影。结合正侧位胸部X线片可推断各肺叶的大致位置，借以确定病变所在部位。

（2）肺段：正常情况下X线片不能显示肺段的界限，只有在单独肺段病变时才能看到肺段的轮廓。

（3）次级肺小叶和腺泡：次级肺小叶，即肺小叶，是具有纤维间隔的最小肺组织，每个肺小叶包括3~5个腺泡。正常胸部X线片不能显示肺小叶及腺泡的轮廓。单个肺小叶实变可表现为直径1~2cm的片状阴影。腺泡范围内发生实变时，称为腺泡结节样病变，是X线片上能识别的最小肺实质单位。

6. 肺实质和肺间质　肺实质是肺部具有气体交换功能的含气间隙及结构。肺间质是肺的支架，分布于支气管、血管周围、肺泡间隔及脏胸膜下。正常情况下肺间质不能显示，当间质内有液体积聚、肿瘤浸润或纤维增生时可见。

（三）纵隔

因为缺乏对比，胸部X线片上只能观察纵隔与肺相接的轮廓和气管、主支气管。

（四）横膈

正位胸部X线片上，两侧横膈呈圆顶状。膈肌在外侧，其前、后方与胸壁相交形成肋膈角，在内侧与心脏形成心膈角。右膈顶较左侧高1~2cm，一般位于第9、10后肋水平，相当于第 6 前肋间隙水平。局限性膈膨升多发生于右侧,为正常变异。胸腔压力减低(如肺不张、肺纤维化等)、腹腔压力升高(如妊娠、腹水等)均可使膈肌升高;而胸腔压力升高(如肺气肿、气胸、胸腔积液等)可使膈肌降低。

四、胸部病变 X 线表现

(一) 肺野透光度增加

X 线片上表现为单侧或双侧透光度增大,主要病理基础是肺泡过度通气和肺血流减少。肺过度充气在儿童见于局限性阻塞性、代偿性过度充气,以及弥漫性阻塞性肺气肿(图 4-5-2)。肺血流减少可见于先天性一侧肺动脉不发育或狭窄、肺血减少的先天性心脏病,以及肺动脉大分支栓塞。

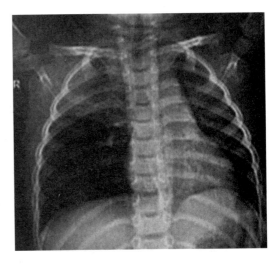

图 4-5-2 右主支气管异物

右中叶和下叶阻塞性气肿,右上叶炎症实变。纵隔左移,气管居中;右侧肋间隙稍增宽;右肺上野密度增高,散在斑片影,右肺中下野透光度增加。

(二) 肺密度增高

可表现为灶性、肺段性和大叶性改变,常见于肺不张和肺实变。

1. **肺不张** 一侧性肺不张时,患侧肺野均匀致密、肋间隙变窄,患侧膈肌升高,纵隔向患侧移位,健侧代偿性过度充气。肺叶不张时,肺叶缩小,密度均匀增高,叶间裂向心性移位,纵隔及肺门可向患侧移位,邻近肺叶可代偿性过度充气(图 4-5-3、图 4-5-4)。

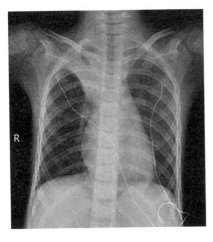

图 4-5-3 肺不张(右上叶)

右侧胸廓稍塌陷,纵隔、气管居中;右肺上野见片状致密影,未见确切支气管气相,下缘边界清楚,以水平裂为界,水平裂向内上方移位,右中下肺野透光度增加。

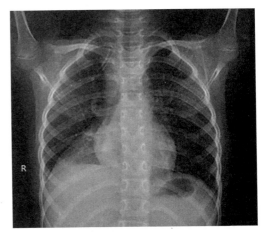

图 4-5-4 肺不张(右下叶)

右中下肺野内、中带三角形致密影,外上缘清晰,右侧膈面中外侧不清,右侧心缘清晰,余肺内少许斑片状影。

2. **肺实变** 是指肺泡内的气体被渗出的液体、蛋白及细胞代替,多见于急性炎症、肺出血和肺水肿。X 线片可表现为单一的片状致密影,也可形成多个灶性影像,边界模糊,如支气管肺炎(图4-5-5)。如为肺段或肺叶实变,则形成肺段或大叶性影像。实变中心密度较高、边缘区较淡。实变区常可见到含气的支气管分支影,即支气管气象或充气支气管征(图4-5-6)。

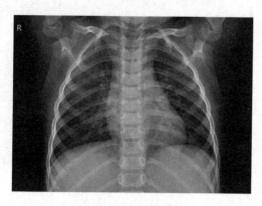

图4-5-5　支气管肺炎
双肺纹理增多、模糊,可见斑片状渗出影,境界不清,多沿支气管分布。

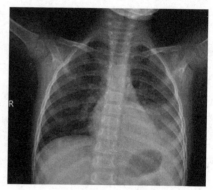

图4-5-6　大叶性肺炎
左肺中下野可见大片实变影,密度不均。

3. 结节状影像　包括腺泡结节状影和粟粒状结节影。腺泡结节直径 <1cm(多为4~7mm),边缘较清楚,呈"梅花瓣状",相当于腺泡范围的实变。为分布弥散的腺泡结节影,可见于细菌性及真菌性肺炎、支原体肺炎、肺泡蛋白沉着症、肺出血及肺水肿等。粟粒状结节影是指直径 <4mm 的小点状结节影,多弥漫分布。常见于粟粒型肺结核、结节病、急性细支气管炎等(图4-5-7)。

4. 肿块阴影　是指直径 >3cm 的圆形或类圆形及分叶状的实质性肿块影。单发者常见于结核球、肺囊肿、肺癌、炎性假瘤、错构瘤等;多发者多见于肺转移瘤、血源性金黄色葡萄球菌肺炎、坏死性肉芽肿、多发性肺囊肿等(图4-5-8)。

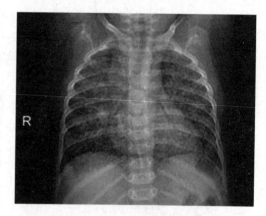

图4-5-7　粟粒型肺结核
双肺透光度减低,双肺弥漫粟粒状结节影;肺门不大,结构清晰。

5. 空洞与空腔　空洞为肺内病变组织坏死、液化后经引流支气管排出而形成。形成空洞的常见疾病有肺结核、肺脓肿、肺真菌病等。空腔为肺部原有腔隙病理性扩大而形成的含气囊腔。肺大疱、肺气囊和含气的肺囊肿、囊状支气管扩张可为空腔,其壁较薄壁空洞更薄,周围无实变(图4-5-9)。

6. 网状、线状、条索状影像　肺部网状、线状、条索状影像是肺间质病变的反映。大的支气管和血管周围间质间隙病变,表现为肺纹理增粗、模糊、支气管壁增厚;小的支气管、血管周围间质间隙病变,表现为条索状、网状及蜂窝状影像(图4-5-10)。多种疾病都可以表现为弥漫性网状、线状及条状影像,如特发性肺含铁血黄素沉着症、支气管肺发育不良、系统性

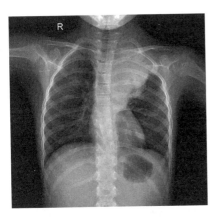

图 4-5-8　胸腔团块影

胸廓欠对称,上纵隔偏左(脊柱左旁)见团块状高密度影,范围约 7.8cm×5.0cm,形态不规则,气管受压稍向右偏。左肺上叶与上述团块影重叠,部分显示不清,余左肺少许条索及小斑片影。左肺门影增浓,结构欠清。

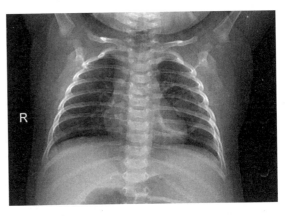

图 4-5-9　左肺囊肿

左肺下叶见空洞影,直径约 4cm,壁厚薄较均匀,空洞内未见气液平,空洞周围较清晰。

红斑狼疮、弥漫性肺间质疾病等。

7. 气胸　空气进入胸腔后,肺被不同程度压缩。X 线片上可见压缩的肺与胸壁间透明的含气区,其中无肺纹理存在,被压缩的肺边缘呈线状影。大量气胸可将肺完全压缩在肺门区,表现为均匀的软组织影,纵隔向健侧移位,患侧膈肌下降、肋间隙增宽(图 4-5-11)。

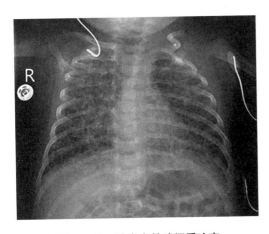

图 4-5-10　肺炎合并肺间质改变

双肺透光度不均匀减低,双肺纹理增多、模糊,双肺野呈广泛片状、斑片状模糊影,并有网结样肺间质改变;双侧肺门显示不清;双侧心缘模糊,双侧膈面模糊,双侧肋膈角稍模糊。

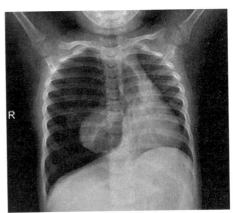

图 4-5-11　右侧气胸

右肺及纵隔右侧可见大片无肺纹理透亮影,纵隔、气管向左移位,右侧胸廓呈桶状;左肺少许模糊斑片状影;右肺门显示不清;心影向左推挤,右心缘显示不清,左心缘、双侧膈面清晰,肋膈角锐利。

8. 胸腔积液   少量胸腔积液可表现为外侧肋膈角变钝,中量积液表现为下肺野均匀致密影、肋膈角完全消失,影像的上缘呈外高内低的斜行弧线,大量积液时,患侧呈均匀致密影,肋间隙增宽,纵隔常向健侧移位(图 4-5-12~ 图 4-5-14)。

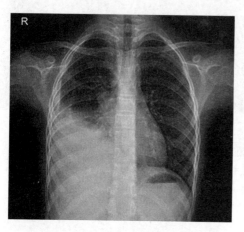

图 4-5-12 肺炎合并右侧中量胸腔积液
右肺散在斑片及点结影,右下胸腔大片状致密度影,右肺受压,右肺中下野显示不清;右肺门结构模糊;右心缘及右侧膈面显示不清;左心缘及左侧膈面清晰。

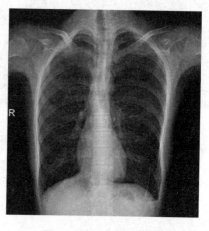

图 4-5-13 左侧液气胸
右肺上野可见小结节影和少许条索影,左肺外带无肺纹理区,可见线样致密影,左肺体积压缩 40%~50%,左侧肋膈角变钝,可见小气液平,上纵隔偏左透光度增加。

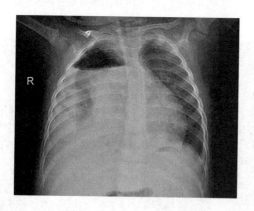

图 4-5-14 肺炎合并右侧大量液气胸
右侧上胸腔见团片状透光度增高影,右侧胸腔大片状密度增高影,并可见液平,右肺隐约可见,且明显受压,压缩程度在 70%~80%,右肺内透光度明显减低,见片状阴影,支气管影模糊不清,右肺门模糊,左肺散在模糊小斑片影及磨玻璃影;纵隔区见片条状透光度增高影。右心缘、右侧膈面及右侧肋膈角显示不清。

(钟琳)

第六章

肝功能检查解读

　　肝脏是人体最大的实质性器官,担负着很多重要的生理功能。当肝脏发生病变时,可能影响肝脏的代谢、合成,以及免疫功能等,从而导致血液中与肝脏有关的代谢产物种类和含量发生改变。肝功能检查是诊断肝胆疾病的一种重要辅助手段,有助于确定肝脏有无疾病、肝脏损害程度、肝病的病因,以及判断肝病预后和鉴别黄疸的原因等。

　　肝脏的生理功能比较复杂,因此肝功能检查方法很多。与肝功能有关的蛋白质检查有血清总蛋白、白蛋白与球蛋白之比、血清浊度和絮状试验,以及甲胎蛋白检查等;与肝病有关的血清酶类有丙氨酸转氨酶(ALT)、天冬氨酸转氨酶(AST)、碱性磷酸酶及乳酸脱氢酶等;与生物转化及排泄有关的试验有磺溴酞钠试验等;与胆色素代谢有关的试验包括胆红素定量试验及尿三胆试验等。需要指出的是,肝功能检查的项目很多,并不是每一个检查项目都需要进行,临床上常结合患儿病史和症状选择一组或其中几项指标进行检测。

一、肝功能检查结果解读流程

　　肝功能检查结果的解读流程见图 4-6-1。

二、肝功能检查解读要点

　　临床医师应合理解读肝功能检查结果,以最大限度获取和综合分析相关检测信息,避免片面,甚至错误解读。笔者依据临床工作经验和体会,总结肝功能检查解读的基本原则和流程,结合临床实例呈现临床思维过程,希望对基层儿科医师有所裨益。

　　(一)肝功能检查结果解读的基本原则

　　通过详尽询问病史和全面体格检查,有助于临床医师综合评价患儿的肝功能检查结果。

　　1. 肝功能正常也不能排除肝脏病变　由于肝脏代偿能力很强,目前尚无特异性强、灵敏度高、包含范围广的肝功能检测方法。因此,即使肝功能正常也不能排除肝脏病变。

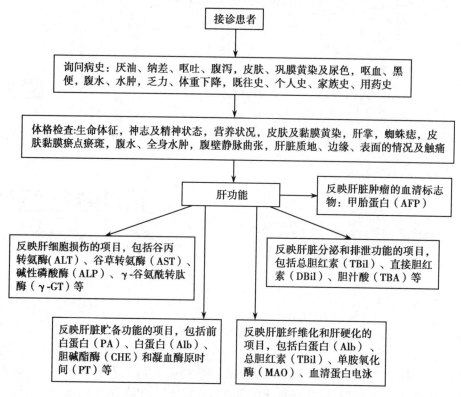

图 4-6-1　肝功能检查结果的解读流程

2. 肝功能试验有局限性　现有的肝功能试验,包括酶学和其他生化检查,并非都能够准确反映肝脏功能,有些试验的特异性也不强。

(1) ALT 和 AST 并不是肝组织独特的酶,还存在于心肌、骨骼肌等组织器官中,这些组织的损害同样可以引起转氨酶升高。

(2) ALP 是反映胆管上皮细胞增生、胆道阻塞,以及胆道炎症很有价值的指标,然而成骨细胞、成纤维细胞也可以分泌 ALP,儿童骨骼发育生长过程中也经常出现 ALP 轻度上升。

3. 综合评价　临床医师不能仅通过肝功能检查结果来判断肝功能受损程度,还需要结合临床表现来综合评价,避免陷入片面性和主观性的陷阱。

4. 如何明确病因　详细地询问病史,进行全面的体格检查和必要的影像学检查等,有助于明确肝病的病因。

(二) 肝功能检查前准备和肝功能检查项目

1. 肝功能检查前的注意事项

(1) 肝功能检查当日必须要空腹,空腹时间一般为 8~12 小时,小年龄组儿童的禁食时间标准尚缺乏相关研究数据。

(2) 肝功能检查前 1 日晚最好不要吃太油腻、太辛辣的食物。

(3) 尽量避免在静脉输液期间或在用药 4 小时内行肝功能检查。

(4) 检查当日早上尽量不要进行体育锻炼或剧烈运动,若有运动,则应到医院后安静休息 20 分钟后再抽血化验。

做好肝功能检查前的准备工作,可以有效减少食物、药物、运动等因素对肝功能检查结果的影响。

2. 临床上常规的肝功能检查项目

(1) 反映肝细胞损伤的项目。

(2) 反映肝脏分泌和排泄功能的项目。

(3) 反映肝脏贮备功能的项目。

(4) 反映肝脏纤维化和肝硬化的项目。

(5) 反映肝脏肿瘤的血清标志物。

(三) 肝功能检查结果的解读思路

1. 判断是否存在肝功能损害　肝脏受到损害必然会导致肝功能异常,但是现有的肝功能检查项目,包括酶学和其他生化检查,并不能准确反映肝功能,有些试验的特异性不强,一般难以作出准确的评估。

2. 判断肝功能损害的程度　白蛋白、胆红素和凝血酶原时间等项目的明显异常与肝脏受损害程度成正比。而转氨酶的水平与肝脏受损害程度未必完全成正比。此外,临床医师不能仅依靠肝功能检查结果来判断肝功能受损程度,还需要结合病史和临床表现来综合评价。

(四) 反映肝脏肿瘤的血清标志物检验项目和特点

甲胎蛋白(AFP)可用于肝癌的早期诊断,它在肝癌患儿出现症状之前 8 个月就已经升高,此时大多数肝癌患儿仍无明显症状,这些患儿经过手术治疗后,预后可得到明显改善。目前,AFP 还广泛用于肝癌手术疗效的监测、术后的随访,以及高危人群的随访。但是,正常妊娠的妇女、少数肝炎和肝硬化、生殖腺恶性肿瘤等情况下,AFP 也会升高,但升高的幅度不如原发性肝癌高。此外,有些肝癌患儿 AFP 可以正常,故应同时进行影像学检查,如超声、CT、MRI 和肝血管造影等,从而增加诊断的可靠性。

(五) 反映肝细胞损伤的检验项目和特点

1. ALT 和 AST 增高

(1) 肝胆疾病:急性和慢性病毒性肝炎、肝硬化活动期、肝癌、脂肪肝、胆囊炎和胆管炎。慢性肝炎的轻型和急性肝炎,以 ALT 升高为主,AST/ALT<1;急性重型肝炎及慢性肝炎的中型和重型,ALT 和 AST 均升高,AST/ALT≥1;肝硬化和肝癌,AST 升高明显,AST/ALT>1,甚至 >2;急性重型肝炎肝衰竭,转氨酶生成、释放少,而血清胆红素显著升高,出现"胆 - 酶分离"的现象,提示病情凶险。

(2) 心肌损伤:急性心肌梗死和心肌炎。

(3) 骨骼肌损伤:多发性肌炎。

(4) 药物及中毒性肝脏损害:药物性肝炎和酒精性肝炎(后者 AST 升高更明显)。

2. γ-GT 增高

(1) 胆道阻塞性疾病,肝内、外胆管阻塞性疾病,如原发性胆汁性肝硬化。

(2) 急、慢性病毒性肝炎、肝硬化。γ-GT 持续升高,提示转为慢性肝炎;慢性肝病,尤其肝硬化时,γ-GT 持续低值提示预后不良。

(3) 药物及中毒性肝脏损害:药物性肝炎和酒精性肝炎。

3. 碱性磷酸酶病理性升高

（1）肝胆疾病：主要为肝内、外胆管阻塞性疾病。90% 肝病患儿 ALP 升高，但不会超过正常上限的 2.5 倍；阻塞性黄疸，特别是完全性阻塞时，ALP 上升至正常上限的 2.5 倍以上；肝衰竭患儿，如 ALP 下降，提示肝细胞广泛坏死。

（2）骨骼疾病：碱性磷酸酶生理性升高见于生长期儿童和妊娠中晚期。

（六）反映肝脏分泌和排泄功能的检验项目和特点

包括总胆红素（TBil）、直接胆红素（DBil）、胆汁酸（TBA）等。同时测定 TBil 和 DBil，可以鉴别诊断溶血性、肝细胞性和梗阻性黄疸。

1. 溶血性黄疸　通常 TBil<85μmol/L，DBil / TBil <20%。

2. 肝细胞性黄疸　通常 TBil<200μmol/L，DBil / TBil >35%。

3. 阻塞性黄疸　通常 TBil>340μmol/L，DBil / TBil >50%。

（七）反映肝脏贮备功能的检验项目和特点

包括前白蛋白、白蛋白（albumin）、胆碱酯酶（choline esterase）和凝血酶原时间（PT）等。

1. 血清总蛋白、白蛋白和球蛋白

（1）血清总蛋白和白蛋白升高：见于血清水分减少，总蛋白和白蛋白浓度升高。

（2）血清总蛋白和白蛋白减低：①肝细胞损害，合成减少，其降低程度与肝脏损伤的严重程度是平行的；②营养不良；③丢失过多，如肾病综合征；④消耗增加，如重症结核、甲状腺功能亢进症及晚期肿瘤等。

急性轻型肝炎患儿血清白蛋白正常或轻度减少，重型肝炎时可明显降低，且与疾病严重程度成正比。若血清白蛋白 <30g/L，提示预后差。失代偿期时，白蛋白明显减少。

（3）血清总蛋白和球蛋白升高：主要见于免疫球蛋白 M（M 蛋白）血症。当体内存在病毒等抗原时，球蛋白产生也会增加。慢性肝病时，由于炎症反复刺激，使球蛋白合成增加，肝硬化时升高较明显。急性肝炎时，可一过性升高，恢复期即降至正常，如持续升高则提示疾病慢性化。

（4）血清球蛋白减低：①生理性，如小于 3 岁的幼儿；②免疫功能抑制；③先天性低丙种球蛋白血症。

（5）白蛋白 / 球蛋白比值（A/G）：慢性肝炎时，白蛋白虽正常，但球蛋白升高，故比值下降；肝硬化及重型肝炎时，由于白蛋白合成减少而球蛋白合成增加，比值明显下降，甚至倒置（A/G<1）。

2. 胆碱酯酶

（1）胆碱酯酶增高：见于糖尿病、神经系统疾病、支气管哮喘、高血压、肾衰竭等。

（2）胆碱酯酶降低：见于肝炎、肝硬化、慢性肾炎、恶性贫血、急性感染、营养不良、肌肉损伤、皮炎等疾病，以及摄入氨茶碱、雌激素、可可碱、吗啡、巴比妥等药物的情况。

3. PT　延长提示各种凝血因子的合成能力降低。肝功能检查项目一般不包括该指标。但是，当排除维生素 K 缺乏或吸收不良时，PT 即成为一个非常重要的慢性肝病预后指标。PT 也是暴发性肝衰竭的早期预后指标，具有重要意义。

（八）反映肝脏纤维化和肝硬化的检验项目和特点

反映肝脏纤维化和肝硬化的检验项目包括白蛋白、TBil、单胺氧化酶、血清蛋白电泳等。

当患儿患有肝脏纤维化或肝硬化时,会出现血清白蛋白和TBil降低,同时伴有单胺氧化酶升高。在血清蛋白电泳中,丙种球蛋白增高的程度可评价慢性肝病的演变和预后,提示肝巨噬细胞功能减退,不能清除血循环中的内源性或肠源性抗原物质。

(舒敏)

第五篇

基层儿科常用药物注意事项

第一章

儿童药动学特点及其对用药的影响

儿童的组织器官结构、功能,以及机体生理、生化水平在不断发育,处于动态变化过程中,有别于成人,这种情况会影响药物在体内的吸收、分布、代谢和排泄。

一、吸收

吸收是指药物从用药部位转运至血液的过程,药物吸收的速度和程度受给药途径等多种因素的影响。

(一)口服给药

口服药物在胃肠道的吸收程度受胃内酸度、胃排空时间、药物性质、剂型及个体差异等因素的影响。

(1)新生儿及婴幼儿胃酸过低或缺乏(3岁左右时接近成人水平),胃液 pH 较高,碱性药物(如生物碱类)在胃液中解离减少,导致吸收增加;而酸性药物,如水杨酸类、巴比妥类在胃液中的解离会增加,从而导致吸收减少。

(2)新生儿及婴幼儿胃蠕动差,胃排空时间长达 6~8 小时(6~8 月龄时接近成人水平),新生儿口服药物吸收的总量难以预料,在出生最初的几周内,胃排空延迟对吸收的影响大,故大多数患儿采用肠胃道外给药。

(3)随年龄增长,儿童胃肠道对药物的吸收逐渐接近成人,但首过消除能力强,对于首过效应较强的药物(如普萘洛尔等)生物利用度低,个体差异大。

(二)静脉注射

药物吸收速度快,药效可靠,是危重患儿可靠的给药途径。但对于非危重症治疗,应强调"能口服不注射"的用药原则。

(三)肌内注射

学龄前儿童臀部肌肉不发达,肌肉纤维软而弱,脂溶性药物难吸收,易造成局部非化脓性炎症。另外,因局部血流量及肌肉容量少,可能导致肌内注射后药物吸收不佳。

（四）皮下注射

学龄前儿童皮下脂肪少,注射容量有限,且易发生感染,除某些小剂量药液,如胰岛素、肾上腺素和生物制剂(如疫苗)外,不推荐进行皮下注射。

（五）透皮给药

新生儿、婴幼儿体表面积与体重比值较成人更大,且其皮肤嫩、角化层薄、皮下毛细血管丰富,某些药物可通过口腔、直肠、鼻、眼等黏膜和皮肤吸收。该方法吸收速率快,作用强,尤其皮肤有炎症或破损时,吸收得更多,可引起一些药物(如硼酸、水杨酸、糖皮质激素等)发生不良反应,甚至中毒。烧伤、疼痛及有敷料的部位,药物的吸收可能会进一步增强。

（六）肺内给药

小儿肺血管丰富,间质发育旺盛,肺含血量多,肺内给药(气雾吸入)吸收面积大、速度快,主要用于麻醉与哮喘治疗。

（七）直肠给药

直肠给药适用于呕吐的婴儿和不愿意接受口服给药的幼儿,但并非所有药物都适合。药物从直肠下部吸收后,不经过肝脏代谢直接进入体循环,从而可保证肝脏代谢药物的有效性,但因直肠静脉回流个体差异性大,导致药物吸收程度存在差异,可引起治疗剂量不足或超过中毒剂量。脂溶性药物在直肠易于吸收,如地西泮直肠给药可用于治疗癫痫发作。

二、分布

药物的分布是指从药物吸收入血后随血液循环到全身的过程,受液体组分、药物与血浆蛋白结合率、血脑屏障等多种因素影响。

（一）体液组分

从出生到成年,人的全身水分和脂肪成分会发生明显改变。新生儿水分含量约占体重的80%,1岁婴儿约70%,儿童约65%,成年男性约60%。因此,水溶性药物在新生儿与婴儿中若要达到与成人相当的血药浓度,需给予较大的初始药物剂量,且首剂量之后的给药时间需延长,但剂量调整还需考虑患儿的肝功能、肾功能等其他因素。

儿童脂肪含量占体重比例随年龄而异,早产儿脂肪含量占体重1%~3%,足月新生儿占12%~15%,1岁婴儿约占30%,成人约占18%。脂肪含量的高低,可影响脂溶性药物的分布。由于新生儿、婴幼儿脂肪含量低,脂溶性药物不能与其充分结合,分布容积小,使血浆中游离药物浓度升高,导致新生儿容易出现药物中毒。

（二）药物与血浆蛋白结合率

药物与血浆蛋白结合率是影响药物分布重要的因素。新生儿血浆蛋白(特别是白蛋白)浓度较低,白蛋白结合能力弱,部分药物未与血浆蛋白结合,导致血浆中游离药物浓度高。另外,新生儿血中的胆红素或游离脂肪酸等内源性物质可与药物竞争血浆蛋白位点,使血浆中游离药物浓度增高而致不良反应,故蛋白结合率高的药物(如苯妥英钠、水杨酸盐和地西泮等)应慎用于高胆红素血症患儿。

（三）血脑屏障

血脑屏障是血液循环与脑脊液间的渗透性屏障,新生儿、婴幼儿血脑屏障发育不完全,通透性高,脂溶性药物易分布入脑,使中枢神经系统易受药物影响。这是新生儿、婴幼儿较易出现中枢神经系统反应的重要机制之一。药物的脂溶性是决定其通过血脑屏障难易和快慢程度的重要因素之一,如镇静催眠药、全身麻醉药等脂溶性药物容易通过血脑屏障,药效较成人更强。新生儿和婴幼儿在某些病理状态,如酸中毒、缺氧、低血糖、脑膜炎时,血脑屏障功能会受影响,使药物容易进入脑组织,如某些抗菌药物正常情况下难以透过血脑屏障,但在脑膜炎时药物透过大大增加,使脑脊液中可达到足够的药物浓度。

三、代谢

药物在体内的代谢一般分为两个时相:Ⅰ相代谢中,药物在酶的催化下进行氧化、还原或水解反应;Ⅱ相代谢主要为结合反应。体内代谢的器官主要是肝脏,其次是小肠、肾、肺等。多数药物经过代谢,其药理作用可被减弱或丧失。也有少数前体药物只有经过体内代谢转化为活性药物才能发挥有效作用,如泼尼松需在肝内代谢后才有药理活性。

新生儿肝微粒体酶系统发育不全,肝内药物代谢酶活性低,药物清除率低,易造成药物在体内蓄积而引起严重不良反应,但一般约 6 月龄时可达成人水平,随后代谢能力继续增加而超过成人水平,在 2~3 岁时又降到成人水平,但此时肝脏比重较成人大,其药物代谢及每千克体重用量可高于成人水平。因儿童肝微粒体酶活性旺盛,对地西泮、苯妥英钠等代谢速度均超过成人,故用药剂量相对较成人大。

新生儿葡糖醛酸结合酶不足,且活性极低,其活性单位按体重计算只有成人的 1%~2%,大部分需要和葡糖醛酸结合而失活的药物,如水杨酸盐、吲哚美辛、萘啶酸等在新生儿体内代谢减慢,半衰期延长、效应增强。成人服用氯霉素后代谢为氯霉素葡糖醛酸酯,24 小时内约 90% 由尿排出,但新生儿结合与排出量不到 50%,易蓄积性中毒致“灰婴综合征”(也与肾功能不全排泄较慢有关),故新生儿禁用此药。新生儿期生理性溶血会产生大量胆红素,其葡糖醛酸结合能力不足,胆红素不能迅速排出体外,间接胆红素可通过血脑屏障而致胆红素脑病。

四、排泄

肾脏是药物排泄的主要器官。肾脏的药物排泄速率受肾小球滤过率、肾小管分泌和重吸收的影响。

新生儿肾小球滤过率和肾小管分泌功能发育不全,按体表面积计算分别为成人的 30%~40% 和 20%~30%。3~6 月龄时,婴儿的肾小球滤过率为成人的 1/2;6~12 月龄时,婴儿的肾小球滤过率为成人的 3/4。新生儿的药物消除能力较差,因此主要由肾小球滤过的药物(如庆大霉素、地高辛等),以及由肾小管分泌的药物(如青霉素等)消除明显延长。另外,尿液 pH 较低,也使弱酸性药物(如青霉素等)经肾消除排泄减慢,半衰期明显延长。

(张伶俐　林芸竹　黄亮　陈敏　费皓天　郭远超　韩璐)

第二章

儿童用药剂量计算法

由于儿童的年龄、体重逐年增长,体质又各不相同,药物的适宜剂量也就有较大差别。儿童药物剂量计算公式较多,总体来说,与年龄、体重、体表面积都息息相关。

一、体重的计算

按体重计算用药剂量是最常用、最基本的方法。儿童应使用实测体重,若条件特殊不能实测体重,可按下列公式估算。

(1) 年龄≤6个月:体重(kg)=3+月龄×0.6。

(2) 7个月≤年龄≤12个月:体重(kg)=3+月龄×0.5。

(3) 年龄>1岁:体重(kg)=8+年龄×2。

若儿童营养状态不良,应适当减少:①Ⅰ度营养不良减少15%~25%,②Ⅱ度营养不良减少25%~40%,③Ⅲ度营养不良减少40%以上。

二、按年龄计算

适用于剂量幅度大、不需十分精确的药物(如营养类药物等),可按年龄计算,比较简单易行。

三、体表面积的计算

较按年龄、体重计算更为准确,因其与基础代谢、肾小球滤过率等生理活动的关系更为密切。例如:白血病常用的化疗药物,多是以体表面积计算。

$$体表面积(m^2)=0.035(m^2/kg)×体重(kg)+0.1(m^2)$$

此公式一般限于体重在30kg以下儿童。对30kg以上者,则按体重每增加5kg,体表面积增加$0.1m^2$;可参照下列标准进行药量计算:35kg为$1.2m^2$,40kg为$1.3m^2$,45kg为$1.4m^2$,50kg为$1.5m^2$。

四、用法用量的计算

1. 已知每千克体重用量或每平方米体表面积用量,按儿童体重或体表面积计算

$$剂量 = 体重(kg) \times 药量/(kg \cdot 次)或(kg \cdot d)$$
$$= 体表面积(m^2) \times 药量/(m^2 \cdot 次)或(m^2 \cdot d)$$

因人体生理过程与体表面积的关系比与体重、年龄的关系更密切,因此按体表面积计算药量的方法科学性强。

2. 不知每千克体重用量,但知成人剂量的计算　儿童用法用量应参考药品说明书、相关诊疗指南及其他权威文献。在缺乏文献支持儿童用法用量时,不建议临床常规采用这种推算方法。

(1) 根据年龄:婴儿剂量 = 婴儿月龄(月)/150 × 成人剂量;儿童剂量 = 儿童年龄(岁)/20 × 成人剂量。

(2) 根据体重:儿童剂量 = 儿童体重(kg)/成人体重(按60kg)× 成人剂量。

(3) 根据体表面积:儿童剂量 = 儿童体表面积(m²)/1.7 × 成人剂量。

五、特殊疾病状态

计算肝功能和肾功能不全患儿的药物剂量时,应充分需考虑药物代谢途径的影响;重症患儿用药剂量宜比轻症患儿大,须通过血脑屏障发挥作用的药物,也应相应增大;用药目的不同,剂量也不同。

六、其他

未提供儿童剂量的药物,可按照成人剂量折算,小儿剂量 = 成人剂量 × 小儿体重(kg)/50,但此法所得剂量一般都偏小,故不常用。

(张伶俐　林芸竹　黄亮　陈敏　费皓天　郭远超　韩璐)

第三章

儿童应慎用的治疗药物

一、抗菌药物

对于儿童而言,抗菌药物合理使用要点主要包括:合理的经验性治疗方案的选择;及时对方案进行调整;及时从静脉给予抗菌药物转为口服给予抗菌药物;使用最短且有效的治疗疗程;如果条件允许,应进行治疗药物监测。不合理使用抗菌药物可造成:①抗菌药物耐药;②肝功能、肾功能的损害;③条件致病菌感染等危害。

常见抗菌药物的注意事项如下。

(一) β- 内酰胺类

1. 过敏反应 新生儿发生速发型全身药物过敏反应的概率较低,多数首次药物过敏反应多发于儿童时期,且较为严重,所以青霉素类药物使用前应进行皮肤过敏试验。

2. 皮肤反应 青霉素可能会引起皮疹,儿童中麻疹样皮疹最为常见,其中最为严重的一种被称为中毒性表皮坏死松解症,可能会危及生命。

3. 神经系统毒性 在所有 β- 内酰胺类药物中,青霉素是最常引发神经系统不良反应的抗菌药物,青霉素神经毒性通常发生于使用大剂量青霉素(>20 000 000U/d)时,尤其是患儿本身有肾功能损害时。

4. 腹泻 腹泻是抗菌药物治疗常见的非特异性不良反应,在口服抗菌药物(如克林霉素)中,这种不良反应的发生率更高。

5. 过敏性肝炎 大剂量使用苯唑西林等半合成青霉素类药物时,可能会引起过敏性肝炎。

6. 肾脏 β- 内酰胺类药物多由肾脏代谢,使用时需根据患儿肾功能调整药物剂量。

(二) 氟喹诺酮类

注意关节和软骨,儿童应尽量避免使用全身性氟喹诺酮类药物,因为氟喹诺酮与肌腱病相关,也与承重关节的侵蚀性关节病(表现包括软骨侵蚀和非炎性积液)相关,同时存在疗程和剂量依赖性关联。

(三) 氨基糖苷类

1. **肾毒性**　急性肾小管坏死导致的急性肾损伤是氨基糖苷类药物使用过程中一种比较常见的不良反应。临床使用中可以采用包括选择肾毒性相对较小的氨基糖苷类药物、使用前纠正低钾血症和低镁血症、限制疗程在 7~10 日等措施降低肾毒性。

2. **耳毒性**　氨基糖苷类药物诱导的耳毒性可能导致前庭或耳蜗损伤。前庭毒性的表现包括眩晕、不平衡、头晕、恶心、呕吐和共济失调;而耳蜗毒性的常见症状是耳鸣和听力下降。虽然耳毒性在某些情况下可能是短暂的,但也可能是不可逆的。我国抗菌药物临床应用指导原则不推荐儿童常规使用氨基糖苷类药物。

(四) 四环素类

1. **牙齿**　长期使用四环素类药物与 8 岁以下儿童牙齿永久性变色相关。

2. **骨骼**　四环素类药物可沉积于骨骼中,原因可能是药物与钙形成螯合物,这也是避免将此类药物用于新骨形成阶段儿童的原因。

(五) 磺胺类

新生儿因乙酰转移酶系统未发育完善,用药后游离磺胺血药浓度升高,且可与胆红素竞争血浆蛋白的结合位点,进而使游离胆红素增加,致药源性高胆红素血症,甚至发生胆红素脑病,故 2 月龄以下婴儿禁用。

(六) 林可酰胺类(克林霉素)

1. **腹泻(包括艰难梭菌性结肠炎)**　有使用克林霉素引起艰难梭菌相关性腹泻(clostridium difficile associated diarrhea,CDAD)的报道;若出现腹泻,需考虑 CDAD 的可能。鉴于可能引起严重,甚至致命的结肠炎,故该药仅用于其他毒性较低的抗菌药物不适用的严重感染。

2. **过敏反应**　过敏反应是克林霉素最常见的不良反应之一。

3. **肾毒性**　虽然较为罕见,但克林霉素可能导致急性肾衰竭。

4. **肝毒性**　克林霉素主要经肝脏代谢,而新生儿肝功能尚不健全,因为静脉用克林霉素制剂中含有苯甲醇,所以克林霉素应避免用于新生儿。对于接受克林霉素静脉给药的婴儿,应密切监测其器官系统功能。

二、抗癫痫药物

常用抗癫痫药物中,儿童相关的注意事项如下。

1. **卡马西平**　常见全身不良反应包括恶心、呕吐、腹泻、低钠血症、皮疹、瘙痒和液体滞留;常见的神经系统不良反应包括嗜睡、头晕、头痛、视物模糊或复视。卡马西平可引起重症致死性药疹,如 Stevens-Johnson 综合征、中毒性表皮坏死松解症等严重不良反应,这种不良反应在亚洲人群中更为常见,可与遗传因素相关。除此之外,卡马西平在儿童中导致白细胞减少的概率大于成人,通常发生于开始治疗的 3 个月内。

2. **苯妥英**　经肝脏代谢,具有非线性药物动力学特征,并且很多药物会影响苯妥英的血清浓度,所以临床易发生苯妥英药物过量中毒,建议使用过程中进行血药浓度监测。该药主要的全身性不良反应包括齿龈增生、体毛增多、皮疹、叶酸缺乏、骨密度降低等。儿童在使用苯妥英时应补充叶酸,可降低齿龈增生的发生率;也建议长期使用苯妥英时补充维生素 D 和钙,并监测骨密度。

3. 丙戊酸　长期使用可引起体重增加、肥胖、胰岛素抵抗及代谢综合征,也与多囊卵巢综合征相关,青春期可影响卵巢功能。丙戊酸可能出现较严重的肝毒性,导致丙戊酸相关的高血氨性脑病、急性肝细胞损伤伴黄疸等药物相关性疾病,儿童长期使用时建议定期复查肝功能。

三、糖皮质激素

各种天然或合成类糖皮质激素用于多种疾病,大部分情况用于各种需要抑制炎症的疾病,少数情况会用于激素替代治疗。目前临床常用的糖皮质激素主要分为吸入用糖皮质激素与全身性糖皮质激素两类。儿童注意事项如下。

1. 全身性糖皮质激素(口服和胃肠外给药)　全身性糖皮质激素可能导致多种器官系统(如皮肤、眼部、心血管、胃肠道、骨骼和肌肉、神经、代谢和内分泌、免疫、血液)的不良反应。一部分严重程度较轻但会很大程度影响患儿的生活质量,如库欣综合征;另一部分可能会危及生命,如严重感染。对于儿童,最常见的不良反应为生长障碍,尤其是每日规律使用糖皮质激素的患儿。除此之外,糖皮质激素导致的白内障更多见于儿童,部分不良反应,如早发白内障在出现严重表现(需要手术摘除)前可能没有症状,所以在长期或大剂量[按泼尼松计 >1mg/(kg·d)]使用糖皮质激素过程中,应特别注意监测相关不良反应。

2. 吸入用糖皮质激素　吸入用糖皮质激素,如布地奈德等,不良反应一般是因其局部沉积的影响所致,包括发音障碍、局部真菌感染等,通过用药后漱口可以有效预防相关不良反应。

四、铁剂

对于确诊缺铁性贫血的患儿,可考虑采用口服补铁剂进行治疗,标准推荐剂量为元素铁,3~6mg/(kg·d)。建议口服铁剂时与水或果汁同时服用,吸收率较高;但不应该与乳制品或含钙制剂同时使用,因为可能降低吸收率。口服铁剂的常见副作用包括腹痛、便秘、腹泻等。婴儿对铁剂的耐受极限远远低于成人,原因是铁盐可引起肠道黏膜损伤,甚至导致出血。

五、镇痛药和解热镇痛药

(一) 阿片类药物

阿片类药物通常用于中度以上疼痛或有非阿片类药物无法控制的疼痛的儿童。阿片类药物种类较多,通常根据疼痛的强度和持续时间、给药方式、不良反应等来选择。对于未使用过阿片类药物的患儿,通常建议选择短效阿片类药物。中度疼痛可考虑口服阿片类药物,重度或急性疼痛可考虑静脉使用阿片类药物。

12 岁以下儿童建议避免使用曲马多与可待因,因为这些药物具有个体代谢差异,会改变儿童药物暴露水平,有药物过量的风险。

(二) 非阿片类解热镇痛药

儿童常用的非阿片类解热镇痛药物多为非甾体抗炎药,其中对乙酰氨基酚与布洛芬最为常用。

1. 对乙酰氨基酚　对乙酰氨基酚是一种广泛应用的解热镇痛药,可以根据年龄或体重使用。对乙酰氨基酚通常口服给药,也可经直肠给药。无论口服还是经直肠,儿童对乙酰氨基酚的每日累计剂量不应该超过 100mg/kg,婴儿不应该超过 75mg/kg。在用法、用量适宜时,对乙酰氨基酚不良反应较为罕见,但过量可能导致急性肝损伤,需要使用乙酰半胱氨酸进行治疗。一般不推荐对 3 月龄以下婴儿的发热使用对乙酰氨基酚,原因是可能掩盖病情(如严重感染,对于 3 月龄以下的婴儿,有时发热往往是其唯一症状)。

特别要注意的是,G6PD 缺乏(蚕豆病)患儿不推荐使用对乙酰氨基酚,因为可能有促进溶血的风险。除此之外,部分治疗感冒与咳嗽的复方制剂中也含有对乙酰氨基酚,在使用时应注意是否有对乙酰氨基酚过量的风险。

2. 布洛芬　布洛芬的抗炎作用强于对乙酰氨基酚,在同时需要解热与抗炎时(如幼年特发性关节炎的患儿),建议优先使用布洛芬,其推荐剂量为 4~10mg/(kg·次),每日最大剂量不超过 40mg/kg。布洛芬常见不良反应包括消化道出血和肾毒性,所以布洛芬应避免用于 6 月龄以下的婴儿,因为其肾功能发育尚不完全,会使肾毒性风险增加。

六、营养补充剂

目前全球范围内,严重的蛋白质 - 能量营养不良是导致 5 岁以下儿童死亡的主要原因,通常表现为身高、体重不足,精神发育迟滞等。治疗措施包括恢复营养、补充微量元素、平衡电解质,以及预防感染。但儿童若长期自行过量服用微量元素,也会产生相应的毒副作用。

1. 铜　过量摄入铜可能导致急性铜中毒,常见胃肠道反应症状,严重时可能导致器官功能衰竭、肝坏死、脑病等。

2. 碘　过量摄入碘可能导致甲状腺功能亢进,对于桥本甲状腺炎患儿,补充碘可能诱发甲状腺功能减退症。

3. 硒　过量摄入硒可导致硒中毒,临床表现常见恶心、脱发、精神状态改变等。

4. 维生素 A　维生素 A 中毒可见皮肤潮红、心跳加快、结膜充血。

5. 维生素 D　过量使用维生素 D 制剂可能导致维生素 D 中毒。急性中毒多由高钙血症引起,多见意识模糊、多尿、呕吐、肌无力等症状。慢性中毒可能引起肾钙沉着症、骨质脱钙和疼痛。

(张伶俐　林芸竹　黄亮　陈敏　费皓天　郭远超　韩璐)

第四章

儿科超说明书用药注意事项

超说明书用药又称"药品说明书外用法""药品未注册用法",是指药品使用的适应证、剂量、疗程、途径或人群等未在药品监督管理部门批准的药品说明书记载范围之内的用药行为。临床药物治疗中,超说明书用药普遍存在,儿科用药中可占 50%~90%。超说明书用药涉及药品安全性、有效性、医疗责任和伦理学等一系列问题,务求规范。

超说明书用药的原则:①首要考虑患儿安全;②有合理的医学实践证据支持;③用药目的不是试验研究;④权衡患儿获得的利益大于可能出现的危险,保证该用药方案是当前最佳。

目前我国新版《中华人民共和国医师法》已明确超说明书用药具备有限制的合法性,在尚无有效或者更好治疗手段等特殊情况下,医师取得患者明确知情同意后,可以采用要说明书中未明确但具有循证医学证据的药品用法实施治疗。要求医疗机构应当建立管理制度,对医师处方、用药遗嘱的适宜性进行审核,严格规范医师用药行为。业内专家共识推荐,超说明书用药须经所在医疗机构药事管理与药物治疗学委员会和伦理委员会批准并备案后方可实施。实施已备案的超说明书在用药前,应向患儿或其家属、监护人告知用药理由、治疗方案、预期效果,以及可能出现的风险,征得同意。可根据风险程度、偏离标准操作的程度和用药目的等因素决定是否签署知情同意书。

(张伶俐　林芸竹　黄亮　陈敏　费皓天　郭远超　韩璐)

第五章

儿科常用基本药物及其注意事项

根据前述儿科常见疾病,本章包括常用治疗药物中的基本药物,其用法用量和主要的药学监护点(注意事项)如下。

一、神经系统用药

(一)镇静催眠药

| 地 西 泮 |

【用法用量】

(1) 静脉注射:①新生儿~12岁儿童,0.3~0.4mg/(kg·次),单剂最大量不超过10mg;②12~18岁儿童,10~20mg/次。必要时10分钟后重复1次。

(2) 直肠给药(直肠制剂):①新生儿,1.25~2.50mg/次;②1月龄~2岁,5mg/次;③2~12岁,5~10mg/次;④12~18岁,10~20mg/次。必要时10分钟后重复1次。

(3) 口服:<1岁儿童,1.0~2.5mg/d;幼儿不超过5mg/d;5~10岁小儿,不超过10mg/d。

【注意事项】

(1) 对苯二氮䓬类药物过敏者,对其他同类药也可能过敏。

(2) 有肝功能、肾功能损害,以及药物滥用或依赖史、急性酒精中毒、昏迷或休克时,注射地西泮可延长半衰期。

(3) 可使伴有呼吸困难的重症肌无力患儿的病情加重。

(4) 地西泮及其代谢产物可分泌入乳汁,由于新生儿代谢较成人慢,乳母服用可使婴儿体内本品及其代谢产物积聚。

(5) 静脉注射过快可导致呼吸暂停、低血压、心动过缓或心搏骤停。

(6) 静脉注射易发生静脉血栓或静脉炎。

(7) 长期用药者,停药前应逐渐减量,不要突然停药。

| 咪 达 唑 仑 |

【用法用量】

(1) 镇静。①口服:1个月~18岁儿童,操作前30~60分钟使用,剂量0.5mg/kg(最大剂量20mg);②直肠:6个月~12岁儿童,操作前15~30分钟使用,剂量0.3~0.5mg/kg;③静脉注射:静脉给药时用0.9%氯化钠注射液、5%或10%葡萄糖注射液、果糖注射液、复方氯化钠注射液稀释。操作前5~10分钟使用,注射时间2~3分钟以上。1个月~6岁初始剂量0.025~0.05mg/kg,如果需要则小剂量追加(最大总剂量为6mg);6~12岁初始剂量0.025~0.05mg/kg,如果需要则小剂量追加(最大总剂量为10mg);12~18岁初始剂量0.025~0.05mg/kg,如果需要则小剂量追加(最大总剂量为7.5mg)。

(2) 静脉注射用于癫痫持续状态。新生儿及1月龄~18岁:首剂150~200μg/kg,继以持续静脉滴注,每小时60μg/kg;如果发作不能控制,可每15分钟增加60μg/(kg·h),直至惊厥控制或达到最大剂量300μg/(kg·h)。

【注意事项】

(1) 新生儿,以及患有心脏疾病、呼吸系统疾病、重症肌无力,或药物/酒精滥用者应慎用。在低血容量、低体温及循环功能障碍者,应用此药有出现严重低血压的危险。应避免持续使用过长时间及突然撤药。

(2) 禁忌证:严重神经肌肉病导致的无力,包括重症肌无力严重呼吸衰竭和急性肺功能障碍。肝功能障碍者慎用,可能促发昏迷;严重肾功能障碍者应从小剂量开始。

(二) 抗癫痫药与抗惊厥药

| 苯 妥 英 钠 |

【用法用量】

(1) 口服:开始5mg/(kg·d),分2~3次服用,按需调整,维持量为4~8mg/(kg·d)或按体表面积250mg/(m²·d),分2~3次服用。不超过250mg/d。如发作频繁,首日剂量可增大至12~15mg/kg,分2~3次服用,第2日开始给予1.5~2.0mg/(kg·次),3次/d,直到调整至恰当剂量。

(2) 静脉注射:用于癫痫持续状态,宜缓慢静脉注射或静脉滴注(监测血压和心电),儿童负荷量为18mg/kg(速度为每分钟1~3mg/kg)。此后应给予维持量,新生儿~12岁儿童剂量为2.5~5.0mg/(kg·次),2次/d;12~18岁儿童最大可至100mg,3~4次/d。不推荐肌内注射。

【注意事项】

(1) 嗜酒、贫血、心血管病、糖尿病、甲状腺功能异常,以及肝功能、肾功能损害者慎用。

(2) 本药治疗浓度和中毒浓度十分相近,儿童,尤其是小婴儿中毒症状隐匿,故更要谨慎,应经常检测血药浓度,以协助调整药量。

(3) 用药期间须监测血常规、肝功能、血钙、脑电图和甲状腺功能等,静脉使用本药时,应进行持续的心电图、血压监测。

| 卡 马 西 平 |

【用法用量】

口服:5~10mg/(kg·d)起量,每3~5日增加5~10mg/(kg·d),一般维持量为10~30mg/(kg·d)。1岁以下儿童,100~200mg/d;1~5岁儿童,200~400mg/d;6~10岁儿童,400~600mg/d;11~15岁儿童,600~1 000mg,分2~3次服用。有条件者可监测血药浓度,将维持量调整到血药浓度为4~12μg/ml。

【注意事项】

（1）酒精中毒、冠心病、肝脏疾病、肾脏疾病，或尿潴留、糖尿病、青光眼、使用其他药物有血液系统不良反应史者（本药诱发骨髓移植的危险性增加），以及抗利尿激素分泌异常或有其他内分泌紊乱者慎用。

（2）用药前及用药期间，应监测全血细胞计数（血小板、网织红细胞）及进行血清铁检查。定期检查尿常规、血尿素氮、肝功能、血药浓度，以及眼科检查（包括裂隙灯、检眼镜盒眼压检查）。有条件者应检查人类白细胞抗原等基因（*HLA-B 1502*），阳性者尽量避免应用本药，因发生 Stevens-Johnson 综合征的风险明显增加。

｜ 苯 巴 比 妥 ｜

【用法用量】

（1）口服：1 月龄 ~12 岁儿童起始量 1.0~1.5mg/（kg·次），2 次 /d，根据病情调整剂量，通常维持量为 2.5~4.0mg/（kg·次），1~2 次 /d。1~18 岁儿童维持量为 60~180mg，1 次 /d。

（2）肌内注射：治疗惊厥持续状态，新生儿 ~12 岁儿童，初始量 15~20mg/（kg·次），之后 2.5~5.0mg/（kg·次），1~2 次 /d；12 岁以上儿童，100~200mg/ 次。最大量 500mg/d。

（3）静脉注射：治疗惊厥持续状态，可缓慢静脉注射，每分钟不超过 1mg/kg，新生儿 ~12 岁，初始量 15~20mg/（kg·次），以后 2.5~5.0mg/（kg·次），1~2 次 /d；12 岁以上儿童，首剂 20mg/kg［一般最大量 500mg，英国国家儿童处方集（2010—2011）推荐最大量 1 000mg］，之后 250mg/次，2 次 /d。使用前需注射用水稀释至 20mg/ml。

【注意事项】

（1）新生儿服用本药可发生低凝血酶原血症及出血，可给予维生素 K 防治。

（2）神经衰弱、甲状腺功能亢进、糖尿病、严重贫血、发热、注意缺陷、低血压、高血压、肾上腺功能减退、高空作业、精细和危险作业者慎用。

（3）长期服用者不可突然停药。

（4）过敏者可出现荨麻疹、血管神经性水肿、皮疹及哮喘等，甚至可发生剥脱性皮炎。

（5）长期用药可能影响儿童认知功能及出现行为障碍。

｜ 丙 戊 酸 钠 ｜

【用法用量】

（1）口服：开始 15mg/（kg·d），2~3 次 /d，按需每隔 1 周增加 5~10mg/（kg·d），到有效或不能耐受为止，一般加到 20~30mg/（kg·d），最大量不超过 60mg/（kg·d），或总量不超过 2 000mg/d。应对患儿密切观察，必要时监测血药浓度。

（2）静脉滴注：用于临时替代（如手术麻醉不能口服）时，末次口服给药后 4~6 小时静脉给药。本药静脉注射需溶于 0.9% 氯化钠注射液，或持续静脉滴注超过 24 小时，或在最大剂量范围内［通常平均剂量为 20~30mg/（kg·d）］于 1 日分 4 次静脉滴注，每次时间需超过 1 小时。需要快速达到有效血药浓度且维持时以 15mg/kg 剂量缓慢静脉注射，时间要超过 5 分钟；然后以每小时 1mg/kg 的速度静脉滴注，使血浆丙戊酸钠浓度达到 75mg/L，并根据临床情况调整静脉滴注速度。一旦停止静脉滴注，需要立即口服给药，以补充有效成分，口服剂量可以用以前的剂量或调整后的剂量。

【注意事项】

（1）3 岁以下儿童使用本药发生肝功能损害的风险较大，且本药可蓄积在正在发育的骨髓,需引起注意。

(2) 用药期间应监测全血细胞计数、出凝血时间,以及肝功能、肾功能,肝功能在最初半年内宜每1~2个月复查1次,半年后复查间隔酌情延长;必要时监测血浆丙戊酸钠浓度和血氨。

(3) 服用本药的患儿出现腹痛、恶心、呕吐时,应及时检查血清淀粉酶。

(4) 用药期间禁止饮酒。

(5) 停药时应逐渐减量。

| 氯硝西泮 |

【用法用量】

口服:①12岁以上儿童应从小剂量开始,不超过0.5mg/次,2~3次/d,根据病情需要和耐受情况逐渐增加剂量,一般最大剂量不超过10mg/d;②10岁以下或体重<30kg的儿童,开始0.01~0.03mg/(kg·d),分2~3次服用,之后每日增加0.025~0.050mg/(kg·d),直至达到0.1~0.2mg/(kg·d),疗程3~6个月。

【注意事项】

(1) 对其他苯二氮䓬类药物过敏者,可能对本药过敏。

(2) 幼儿中枢神经系统对本药异常敏感。

(3) 肝功能、肾功能损害者会延长本药清除半衰期。

(4) 癫痫患儿突然停药可引起癫痫持续状态。

(5) 严重的精神抑郁可使病情加重,甚至产生自杀倾向,应采取预防措施。

(6) 避免长期大量使用而成瘾,如长期使用应逐渐减量,不宜突然停药。

(7) 对本类药耐受量小的患儿初用量宜小。

(8) 以下情况慎用:①严重的急性乙醇中毒,可加重中枢神经系统抑制作用;②重度重症肌无力,病情可能被加重;③急性闭角型青光眼可因本药的抗胆碱能效应而使病情加重;④低蛋白血症时,可导致嗜睡难醒;⑤多动症者可有反常反应;⑥严重慢性阻塞性肺疾病,可加重呼吸衰竭;⑦外科或长期卧床患儿,咳嗽反射可受到抑制。

| 奥卡西平 |

【用法用量】

口服:起始剂量为8~10mg/(kg·d)(不超过600mg/d),2次/d;根据药物治疗反应,每周增加10mg/(kg·d),直至发作得到控制或达最大剂量[43~60mg/(kg·d)],2次/d。

【注意事项】

(1) 本药与卡马西平可能存在交叉过敏。

(2) 肝功能损害者慎用。

(3) 使用本药治疗时应逐渐减少剂量,以避免诱发发作加重或癫痫持续状态。

(4) 出现低钠血症时,可减少本药用量或停药、限制液体的摄入量。在停药几日后,血清钠浓度多可恢复正常,一般不需要其他治疗。

| 拉莫三嗪 |

【用法用量】

(1) 单药治疗:口服。

1) 2~12岁儿童,第1~2周,300μg/(kg·d),分1~2次口服;第3~4周剂量增至600μg/(kg·d),分1~2次口服;第5周后每1~2周增加剂量[最大增加600μg/(kg·d)],至最佳疗效或最大耐受剂量,一般维持量为 1~10mg/(kg·d),分 1~2 次口服,最大剂量可至 15mg/(kg·d)。

2) 12~18 岁儿童,第 1~2 周,25mg/ 次,1 次 /d,每 1~2 周增加剂量,逐渐增至最佳疗效或最大耐受剂量。一般维持量为 100~200mg/d,1~2 次 /d,最大剂量 500mg/d。

（2）与丙戊酸钠联合:口服。

1) 2~12 岁儿童,第 1~2 周,150μg/(kg·次),1 次 /d,体重低于 13kg 者可隔日 1 次者,300μg/(kg·次);第 3~4 周剂量增至 300μg/(kg·次),1 次 /d,口服,之后每 1~2 周增加剂量［最大增加 300μg/(kg·d)］,至最佳疗效或最大耐受剂量,一般维持量为 1~5mg/(kg·d),分 1~2 次口服,最大单次剂量 100mg。

2) 12~18 岁儿童,第 1~2 周,25mg/d,隔日 1 次,第 3~4 周剂量增至 25mg/d,1 次 /d,之后每 1~2 周增加剂量(1 次最大增加 50mg/d),一般维持量增至 100~200mg/d,1~2 次 /d,口服。

（3）与酶诱导药联合:口服。

1) 2~12 岁儿童,第 1~2 周,300μg/(kg·d),2 次 /d,口服;第 3~4 周,剂量增至 600μg/(kg·次),2 次 /d,口服;之后每 1~2 周增加剂量［1 次最大增加 1.2mg/(kg·d)］,至最佳疗效或最大耐受剂量,一般维持量为 2.5~7.5mg/(kg·次),2 次 /d,口服(最大 200mg/d)。

2) 12~18 岁儿童,第 1~2 周,50mg/ 次,1 次 /d,口服;第 3~4 周,剂量增至 50mg/ 次,2 次 /d,口服;之后每 1~2 周增加剂量(最大增加 100mg),一般维持量增至 100~200mg/ 次,2 次 /d(最大 700mg/d)。

（4）与其他药物联合治疗(无丙戊酸钠及酶诱导药):同单药治疗。

【注意事项】

（1）若出现皮疹等过敏反应,应立即停药。

（2）心功能不全者、严重肝功能不全者,以及肾衰竭者慎用。

（3）不宜突然停药,以避免引起癫痫发作反弹。

（4）癫痫伴抑郁及双相情感障碍的患儿存在自杀风险,因此服用本药的第 1 个月应严密观察,防止出现自杀行为。

二、心血管系统用药

（一）强心药

｜　盐酸多巴酚丁胺　｜

【用法用量】

静脉滴注:每分钟 2~20μg/kg。配制方法同多巴胺,根据病情调节至所需的速度,一般从小剂量开始,视病情调整剂量。

【注意事项】

（1）与其他拟交感药有交叉过敏。

（2）高血压、严重的机械梗阻(如重度主动脉瓣狭窄)、室性心律失常者慎用。

（3）用药期间应定期或连续监测心电图、血压、心排血量,必要或可能时,监测肺毛细血管楔压。

（4）用药前,应先补充血容量,给药浓度随用量和患儿所需液体量而定。

（5）治疗时间和给药速度按患儿的治疗效应调整,可依据心律、血压、尿量,以及是否出现异位搏动等情况;如果有条件,应监测中心静脉压、肺毛细血管楔压和心排血量。

（二）血管活性药

| 肾 上 腺 素 |

【用法用量】

静脉注射或骨内注射：0.01mg/kg(0.1ml/kg，1：10 000)；0.1mg/kg(0.1ml/kg，1：1 000)经气管通路给药。最大量：1mg 静脉注射或骨内注射；2.5mg 经气管通路给药。3~5 分钟后可重复给药。

【注意事项】

(1) 注意肾上腺素的稀释度，应避免浓度和剂量选择上出错。

(2) 最好经中心静脉给药，药物组织渗透可导致局部缺血、组织损伤和溃疡。

(3) 不可与碳酸氢钠混合，碱性溶液可使其失去活性。

(4) 用药期间应密切监护患儿，及时发现和处理肾上腺素引起的复苏后高血压和快速性心律失常。

| 盐 酸 多 巴 胺 |

【用法用量】

静脉滴注：每分钟 2~20μg/kg。

【注意事项】

(1) 与其他拟交感药物有交叉过敏反应。

(2) 雷诺病、肢端循环不良、频繁的室性心律失常者慎用。

(3) 滴注本药时须监测血压、心电图及尿量。

(4) 应用多巴胺治疗前必须先纠正低血容量；选用粗大的静脉来进行静脉注射或静脉滴注，以防药液外溢及产生组织坏死。

(5) 静脉滴注时应控制滴速，滴注的速度和时间需根据血压、心率、尿量、外周血管灌流情况、异位搏动出现与否等而定。

(6) 遇有血管过度收缩引起舒张压不成比例升高和脉压减小、尿量减少、心率增快或出现心律失常，滴速必须减慢或暂停滴注。

(7) 如在滴注多巴胺时血压继续下降或经调整剂量仍持续低血压，应停用多巴胺，改用更强的血管收缩药。

(8) 突然停药可产生严重低血压，故停用时剂量应逐渐递减。

（三）抗高血压药

| 氨 氯 地 平 |

【用法用量】

英国国家儿童处方集(2010—2011)推荐口服。

(1) 1 月龄 ~12 岁儿童：初始剂量 0.1~0.2mg/(kg·次)，1 次 /d；如有必要可间隔 1~2 周逐渐增加剂量，可增至 0.4mg/(kg·次)，最高剂量 10mg/ 次，1 次 /d。

(2) 12 岁以上儿童：初始剂量 5mg/ 次，1 次 /d；如有必要可间隔 1~2 周逐渐增加剂量，最高剂量 10mg/ 次，1 次 /d。

【注意事项】

(1) 与二氢吡啶类药物有交叉过敏反应。

(2) 肝功能不全时半衰期延长，慎用。

（3）肾功能损害可采用正常剂量。

（4）心力衰竭者慎用。

（5）宜从小剂量开始,逐渐增量。

三、呼吸系统用药

（一）祛痰药

| 盐酸氨溴索 |

【用法用量】

（1）口服:①1~2 岁儿童,2.5ml/ 次,2 次 /d;②2~6 岁儿童,2.5ml/ 次,3 次 /d;③6~12 岁儿童,5ml/ 次,2~3 次 /d;④12 岁以上儿童,1 次 10ml,2 次 /d,进餐时口服。

（2）静脉注射:①2 岁以下儿童,7.5mg/ 次,2 次 /d;②2~6 岁儿童,7.5mg/ 次,3 次 /d;③6~12 岁儿童,15mg/ 次,2~3 次 /d;④12 岁以上儿童,15mg/ 次,2~3 次 /d,严重病例可以增至 30mg/ 次。以上注射均应缓慢。呼吸窘迫综合征婴儿,7.5mg/(kg·次),4 次 /d 给药,应使用注射泵给药,静脉注射时间至少 5 分钟。

【注意事项】

（1）过敏体质者慎用。

（2）应避免与中枢性镇咳药(如右美沙芬等)同时使用,以免稀释的痰液堵塞气道。

（3）本药为黏液调节剂,仅对咳嗽症状有一定作用,在使用时应注意咳嗽及其原因,如该药使用 7 日后未见好转,应及时就医。

| 乙酰半胱氨酸 |

【用法用量】

（1）口服:①2~5 岁儿童,0.1g/ 次,2~3 次 /d;②6~4 岁儿童,0.1g/ 次,3~4 次 /d;③14 岁以上儿童,0.2g/ 次,2~3 次 /d。

（2）雾化:不必区分成人和儿童,剂量为 1 次 1 支(3ml:0.3g),1~2 次 /d,持续 5~10 日,婴儿雾化后需及时吸痰。

【注意事项】

肝功能不全者本药血液浓度增高,应适当减量。

（二）平喘药

| 茶　碱 |

【用法用量】

（1）片剂口服:3 岁以上儿童可以按 0.1g 开始治疗,最大剂量不应超过 10mg/(kg·d)。

（2）茶碱缓释片口服:不可压碎或咀嚼,12 岁以上儿童,起始剂量为 0.1~0.2g,2 次 /d,早、晚用温开水送服。剂量视病情和疗效调整。

（3）茶碱控释胶囊口服:①1~9 岁儿童,0.1g/ 次;②9~16 岁儿童,0.2g/ 次,整个吞服,或将胶囊中的小丸倒在半食匙温水或流体食物中吞服。

【注意事项】

（1）肝功能、肾功能不全的患儿,应酌情调整用药剂量或延长给药间隔。

（2）消化道溃疡、任何原因引起的心力衰竭、持续高热、低氧血症、高血压、新生儿慎用。

（3）本药的缓释制剂不可咀嚼服用;本药不适用于哮喘持续状态或急性支气管痉挛发作

的患儿。

(4) 本药可能导致心律失常或使原有的心律失常恶化,应注意监测。

(5) 应定期监测血清茶碱浓度,以保证最大疗效而不发生血药浓度过高的危险。

(6) 吸烟者茶碱的肝代谢加强,需增加用药剂量。

盐酸沙丁胺醇

【用法用量】

(1) 吸入

1) 气雾剂:儿童缓解症状或运动及接触过敏原之前 10~15 分钟给药,100~200μg/ 次;在急性发作时,第 1 小时内可每 20 分钟给药 1 次,共连续 3 次,此后按需每 2~4 小时给药。

2) 溶液:主要用来缓解急性发作症状。12 岁以下儿童的最小起始剂量为 2.5mg/ 次,用氯化钠注射液 1.5~2.0ml 稀释后,由驱动式喷雾器吸入。在急性发作时,第一小时内可每 20 分钟给药 1 次,共连续 3 次。此后按需每 2~4 小时给药。

(2) 口服:英国国家儿童处方集(2010—2011)推荐用药。①1 月龄 ~2 岁儿童,0.1mg/ (kg·次),3~4 次 /d,最大剂量不超过 2mg/ 次;②2~6 岁儿童,1~2mg/ 次,3~4 次 /d;③6~12 岁儿童,2mg/ 次,3~4 次 /d;④12~18 岁儿童,2~4mg/ 次,3~4 次 /d。

【注意事项】

(1) 肝功能、肾功能不全的患儿需减量。

(2) 高血压、冠状动脉供血不足、心功能不全、糖尿病、甲状腺功能亢进症等慎用。

(3) 本药仅有支气管扩张作用,作用持续时间约 4 小时,不能过量使用,哮喘症状持续不能缓解者要及时就医。

(4) 本药可能引起严重低钾血症,进而可能使洋地黄化者出现心律失常。

(5) 长期使用本药易产生耐受性,使药效降低。此时患儿对肾上腺素等扩张支气管作用的药物也同样会产生耐受性,使支气管痉挛不易缓解,哮喘加重。

(6) 少数患儿同时接受雾化沙丁胺醇及异丙托溴铵治疗时,可能发生闭角型青光眼,故合用时不要让药液或雾化液进入眼中。

四、消化系统用药

(一) 抑酸药

雷尼替丁

【用法用量】

(1) 口服

1) 英国国家儿童处方集(2010—2011)推荐:胃食管反流病、消化性溃疡及其他酸相关性疾病的用药方式如下。①新生儿:2mg/(kg·次),3 次 /d,最大量 3mg/(kg·次)。②1~6 月龄儿童:1mg/(kg·次),3 次 /d,最大量 3mg/(kg·次)。③6 月龄 ~3 岁儿童:2~4mg/(kg·次),2 次 /d。④3~12 岁儿童:2~4mg/(kg·次),2 次 /d(最大量 150mg/ 次),在严重的胃食管反流病,可加至 5mg/(kg·次)(最大值 300mg),2 次 /d。⑤12~18 岁儿童:150mg/ 次,2 次 /d,或 300mg,晚上顿服;在中重度胃食管反流病可增加至 300mg/ 次,2 次 /d,或 150mg/ 次,4 次 /d,持续 12 周;佐林格 - 埃利森综合征:150mg/ 次,3 次 /d。

2) 我国方案:①胃食管反流病,4~6mg/kg(单日最大剂量 300mg),每 12 小时 1 次或睡前 1 次服用,疗程4~8周;②消化性溃疡,3~5mg/(kg·d),每12小时1次或睡前1次服用,疗程4~8周。

(2) 缓慢静脉注射:英国国家儿童处方集(2010—2011)推荐用药。①新生儿:0.5~1.0mg/(kg·次),每6~8小时1次;②6月龄~18岁儿童,1mg/(kg·次)(最大50mg),2次/d或6~8小时1次。将本药注射液用氯化钠注射液或5%葡萄糖稀释至2.5mg/ml,缓慢静脉注射(超过3分钟),或间歇静脉滴注,速度25mg/h。

【注意事项】

(1) 肝功能、肾功能不全者慎用或剂量减少。

(2) 使用前须排除恶性溃疡。

(3) 静脉给药不能超过推荐的速度。

(4) 本药可影响某些检验值,如肝功能。

(5) 长期使用本药需定期检查肝功能、肾功能及血常规。

法 莫 替 丁

【用法用量】

(1) 口服:①胃食管反流病,0.6~0.8mg/(kg·d)(单日最大剂量40mg),每12小时1次或睡前1次服用,疗程4~8周;②消化性溃疡,0.9mg/(kg·d)(1日最大剂量40mg),睡前1次服用,疗程2~4周。

(2) 静脉滴注:不能超过20ng/次,应把本药溶解于5%葡萄糖溶液250ml中,滴注时间不少于30分钟。每12小时1次。

【注意事项】

(1) 肝功能、肾功能不全者及心脏病患儿、婴幼儿慎用。对于肾功能不全者应酌情减量或延长用药间隔时间。

(2) 胃溃疡患儿应先排除胃癌后才使用。

(3) 用药期间可能出现中性粒细胞和血小板计数减少。

(4) 长期使用应定期监测肝功能、肾功能及血常规。

(5) 静脉注射的剂量不超过20mg/次。

奥 美 拉 唑

【用法用量】

(1) 口服:1次/d,清晨顿服。

1) 按年龄计算:①新生儿0.7mg/(kg·次),7~14日之后必要时增加至1.4mg/(kg·次),有些新生儿可能要求达到2.8mg/(kg·次);②1月龄~2岁儿童0.7mg/(kg·次),必要时增加至3mg/(kg·次),单次最大剂量20mg。

2) 按体重计算:①体重10~20kg儿童,10mg/次,必要时增加至20mg/次(伴有严重的溃疡性反流食管炎,大剂量最长可应用12周);②体重20kg以上,20mg/次,必要时增加至40mg/次(伴有严重的溃疡性反流食管炎,大剂量最长可应用12周)。

3) 根除幽门螺杆菌(需协同抗菌药物同时应用):①1~12岁儿童,1~2mg/(kg·次)(最大40mg);②12~18岁者,40mg/次。

4) 胃食管反流病:①开始时1mg/(kg·d)(最大剂量40mg/d),1次/d,早餐前半小时顿服;②确认有效后减量至0.5mg/(kg·d)(最大剂量40mg/d),1次/d,早餐前半小时顿服,维持4~8周。

5) 消化性溃疡:0.6~0.8mg/(kg·d)(最大剂量40mg/d),1次/d,清晨顿服,疗程2~4周。

（2）静脉注射：①1~12 岁儿童，最初 0.5mg/（kg·次）（最大 20mg），必要时可增加至 2mg/（kg·次）（最大 40mg），1 次 /d；②12~18 岁儿童，40mg/ 次，1 次 /d。静脉注射时先把 10ml 专用溶剂完全抽出，然后打进有冻干药物的小瓶内，待药物溶解后即组成静脉注射液，应在 4 小时内使用，注射速度不宜过快（每 40mg 不可少于 2.5 分钟）。

（3）静脉滴注：剂量与静脉注射相同，滴注时将专用溶剂注入冻干粉小瓶内，待药物溶解后加入氯化钠注射液或 5% 葡萄糖注射液 100ml 中，40mg 奥美拉唑稀释后滴注时间在 20~30 分钟，或更长。

（4）肝功能不全者酌情减量。

【注意事项】

（1）首先要排除癌症的可能后，才能使用本药。

（2）不宜再服用其他抗酸药或抑酸药。

（3）肝功能不全者慎用。

（4）本药可对诊断产生影响，使血中促胃液素水平升高，导致 ^{13}C- 尿素呼气试验假阴性。

（5）用药前后及用药时，应当检查或监测的项目：内镜检查了解溃疡是否愈合；^{13}C- 尿素呼气试验了解幽门螺杆菌是否已被根除；基础胃酸分泌检查了解治疗佐林格 - 埃利森综合征的效果；肝功能检查；长期服用本药者定期检查胃黏膜有无肿瘤样增生，用药超过 3 年者监测血清维生素 B_{12} 水平。

（二）促动力药

| 多 潘 立 酮 |

【用法用量】

口服：①新生儿，0.1~0.3mg/（kg·次），4~6 次 /d，喂奶前半小时服用；②1 月龄 ~12 岁儿童，0.2~0.4mg/（kg·次）（最大量 20mg），3~4 次 /d，餐前半小时服用；③12~17 岁儿童，10~20mg/ 次，3~4 次 /d，餐前半小时服用。治疗胃食管反流病，疗程 4 周。

【注意事项】

（1）1 岁以下小儿，以及肝功能损害、严重肾功能不全者慎用。

（2）本药可导致血清催乳素水平升高。

（3）心脏病患儿（心律失常）、低钾血症，以及接受化疗的肿瘤患儿使用本药时，有可能加重心律失常。

（三）泻药和止泻药

| 乳 果 糖 |

【用法用量】口服

（1）临床需要保持软便和治疗便秘时使用（15ml:10g）：①婴儿，起始剂量 1 次 2.5ml。②1~5 岁儿童，起始剂量 1 次 5ml；5~10 岁儿童，起始剂量 1 次 10ml。③10~18 岁儿童，起始剂量 1 次 15ml。以上用药频率均为 2 次 /d，根据效果调节药物剂量。

（2）肝性脑病及其前期：12~18 岁儿童，起始剂量 30~45ml/d，3 次 /d。每日 2~3 次软便后，调节剂量。

【注意事项】

（1）乳果糖不耐受者、糖尿病患儿慎用。

（2）本药疗效有个体差异，需根据实际情况调节剂量。

| 硫 酸 镁 |

【用法用量】

(1) 治疗低镁血症:①轻度镁缺乏,25% 硫酸镁注射液 1g,深部肌内注射,或溶于 5% 葡萄糖注射液 500ml 中静脉滴注,每日总量为 2g;②重度镁缺乏,60mg/kg,肌内注射,或将 2.5g 硫酸镁溶于 5% 葡萄糖注射液或氯化钠注射液 500ml 中缓慢静脉滴注 3 小时,并严密观察呼吸等生命体征。

(2) 预防镁缺乏:①0~12 月龄婴儿,50mg/(kg·d);②1~12 岁儿童,25mg/(kg·d);③12 岁以上儿童,600~1 200mg/d,口服或静脉滴注。

(3) 抗惊厥:20~40mg/kg,配成 20% 注射液,深部肌内注射;或按 30mg/kg,计算 25% 的溶液用量,用 5%~10% 葡萄糖注射液将硫酸镁稀释成 1% 或 5% 浓度后静脉滴注。

(4) 导泻:1 次 0.15~0.25g/kg,1 次 /d,用水 100~400ml 溶解后顿服。

(5) 利胆:口服 33% 的溶液,5~10ml/ 次,3 次 /d。

【注意事项】

(1) 应用硫酸镁注射液前须查肾功能,肾功能不全者应慎用。

(2) 有心肌损害、心脏传导阻滞者,应慎用或不用。

(3) 每次用药前和用药过程中,需定时进行膝腱反射检查,测定呼吸次数、观察排尿量、血镁浓度。当临床出现膝腱反射明显减弱或消失,或呼吸频率在 14~16 次 /min,甚至更低,或呈少尿状态时,应及时停药。

(4) 用药过程中若突然出现胸闷、胸痛、呼吸急促,应及时听诊,必要时进行胸部 X 线检查,以便及早发现肺水肿。

(5) 如出现急性镁中毒现象,可用钙剂静脉注射应急处理,常用量为 10% 葡萄糖酸钙注射液 10ml,缓慢注射。

(6) 本药不作为小儿抗惊厥的首选药物。

| 聚乙二醇 4000 |

【用法用量】

8 岁以上儿童,10g/ 次,1~2 次 /d;或 20g/ 次。将本药溶解在一杯水中顿服。

【注意事项】

出现水、电解质紊乱者应及时停药。儿童使用本药应为短期治疗,疗程最好不超过 3 个月,可配合其他通便措施。

| 开 塞 露 |

【用法用量】

儿童 10ml/ 次。肛门注入:慢慢插入肛门,将药液挤入直肠,保留 5 分钟。

【注意事项】

本药含甘油,占比为 52.8%~58.3%。

| 蒙 脱 石 散 |

【用法用量】

(1) 口服:将 3g 蒙脱石散倒入 50ml 温水中,摇均匀服用;胃炎、结肠炎患儿餐前服用,腹泻患儿两餐间服用,食管炎患儿餐后服用。①新生儿,0.75g/ 次,3 次 /d;②1 岁以下婴儿,3g/d,分 2~3 次服用;③1~2 岁幼儿,3g/ 次,1~2 次 /d;④2 岁以上幼儿,3g/ 次,2~3 次 /d。若为急性腹泻,首次剂量加倍。

(2) 保留灌肠:3~6g/ 次,加入 50~100ml 水中使用,3 次 /d。

【注意事项】

(1) 本药可能影响其他药物的吸收,必须合用时,在服用本药前 1 小时服用其他药物。

(2) 治疗急性腹泻的同时应注意纠正脱水。

(四) 肠道微生态药

| 乳 酶 生 |

【用法用量】

口服:①1 岁以下儿童,0.1g/ 次;②5 岁以下儿童,0.2~0.3g/ 次;③5 岁以上儿童,0.3~0.6g/ 次。最大量 1g/ 次,均为 3 次 /d,餐前服用。

【注意事项】

本药应在冷、暗处保存,宜在餐前服用,不宜与抗菌药物合用。

(五) 肝胆疾病用药

| 熊去氧胆酸 |

【用法用量】

口服:①新生儿~2 岁儿童,5mg/(kg·次),3 次 /d;②2~18 岁儿童,5~10mg/(kg·次),3 次 /d。通常最大量均为 10mg/(kg·次),3 次 /d。硬化性胆管炎患儿,最大量可至 15mg/kg,3 次 /d[英国国家儿童处方集(2010—2011)]。

【注意事项】

长期使用本药可增加外周血小板的数量。

五、泌尿系统用药

| 氢 氯 噻 嗪 |

【用法用量】

口服:按体重,1~2mg/(kg·d) 或按体表面积 1 日 30~60mg/m^2,分 1~2 次口服,并按疗效调整剂量;1 日最大量一般为 100mg。

【注意事项】

(1) 与磺胺类药物、呋塞米、布美他尼、碳酸酐酶抑制药有交叉过敏反应。

(2) 无尿或严重肾功能减退者,大剂量应用本药可致药物蓄积。

(3) 长期使用本药可导致水、电解质紊乱,对于严重肝功能损害者,可诱发肝性脑病,故应慎用。

(4) 糖尿病、高尿酸血症或痛风、高钙血症、低钠血症、红斑狼疮、胰腺炎、交感神经切除,以及婴儿黄疸者慎用。

(5) 在用药期间,应定期检查血电解质、血糖、血尿酸、血肌酐、尿素氮和血压。

(6) 应从最小有效剂量开始用药,以减少不良反应的发生,减少反射性肾素和醛固酮分泌。

(7) 有低钾血症倾向的患儿,应酌情给予补钾或将本药与补钾利尿药合用。

| 呋 塞 米 |

【用法用量】

(1) 口服:①新生儿,0.5~2.0mg/(kg·次),1~2 次 /d(31 周以下早产儿 1 次 /d);②1 月龄 ~

12 岁儿童,0.5~2.0mg/(kg·次),2~3 次 /d,总量不超过 80mg/d;③12~18 岁儿童,20~40mg/d,总量不超过 120mg/d。

(2) 静脉注射:①新生儿,0.5~1.0mg/(kg·次),1~2 次 /d(31 周以下早产儿 1 次 /d);②1 月龄 ~12 岁儿童,0.5~1.0mg/(kg·次),最大量 4mg/(kg·次),必要时每 8 小时重复 1 次;③12~18 岁儿童,20~40mg/ 次,必要时每 8 小时重复 1 次。

【注意事项】

(1) 与磺胺类药物和噻嗪类利尿药有交叉过敏反应。

(2) 无尿或严重肾功能损害者慎用,后者因需加大剂量,故用药间隔时间应延长,以免出现耳毒性等不良反应。

(3) 糖尿病、高尿酸血症或痛风、胰腺炎或有此病史者、有低钾血症倾向者(尤其是应用洋地黄类药物或有室性心律失常者)、红斑狼疮者慎用。

(4) 本药在新生儿的半衰期明显延长,故新生儿用药间隔应延长。

(5) 在用药期间,应定期检查血电解质、血压、肾功能、血糖、血尿酸、酸碱平衡情况、听力。

(6) 用药剂量应从小剂量开始,然后根据利尿反应调整剂量,以减少水、电解质紊乱等不良反应的发生。

(7) 存在低钾血症或低钾血症倾向时,应注意补充钾盐。

(8) 肠道外用药宜静脉给药,不主张肌内注射。常规剂量静脉注射时间应大于 2 分钟,大剂量静脉注射时,每分钟不超过 4mg,静脉用药剂量为口服的 1/2 时即可达到同样疗效。

(9) 注射液为加碱制成的钠盐注射液,碱性较高,故静脉注射时宜用氯化钠注射液稀释,而不宜用葡萄糖注射液稀释。

(10) 与降压药合用时,后者剂量应酌情调整。

(11) 少尿或无尿患儿应用最大剂量后 24 小时仍无效时应停药。

┃ 螺 内 酯 ┃

【用法用量】

口服:①新生儿,1~2mg/(kg·d),分 1~2 次,最大剂量为 7mg/(kg·d);②1 月龄 ~12 岁儿童,1~3mg/(kg·d),分 1~2 次,最大剂量为 9mg/(kg·d);③12~18 岁儿童,50~100mg/d,分 1~2 次,最大剂量为 9mg/(kg·d) 或 400mg/d。

【注意事项】

(1) 可导致水、电解质紊乱,对于严重肝功能损害者,可诱发肝性脑病,故应慎用。

(2) 肾功能不全者慎用。

(3) 无尿、低钠血症、酸中毒、乳房增大或月经失调者慎用。

(4) 给药应个体化,从最小有效剂量开始使用,以减少电解质紊乱等不良反应的发生。若 1 日服药 1 次,应于早晨服药,以免夜间排尿次数增多。

(5) 用药前应了解患儿血钾浓度,但在某些情况血钾浓度并不能代表机体内钾含量,如酸中毒时,钾从细胞内转移至细胞外而易出现高钾血症,酸中毒纠正后血钾即可下降。

(6) 起作用较慢,而维持时间较长,故首日剂量可增加至常规记录的 2~3 倍,之后酌情调整剂量。与其他利尿药合用时,可先于其他利尿药 2~3 日服用。在已应用其他利尿药而加用本药时,其他利尿药剂量在最初 2~3 日可减量 50%,之后酌情调整剂量。在停药时,本药应先于其他利尿药 2~3 日停药。

(7) 用药期间如出现高钾血症,应立即停药。

(8) 应于进食时或餐后服药,以减少胃肠道反应,并能提高本药的生物利用度。

| 甘 露 醇 |

【用法用量】

(1) 肠道清洗:口服,儿童 4~5ml/(kg·次),同时速饮糖盐水 15ml/kg。

(2) 降低颅内压:静脉缓慢注射或快速滴注,时间控制在 30~60 分钟。根据病情,每 4~12 小时 1 次。0.5~2.0g/(kg·次)或按体表面积 30~60g/(m^2·次)。患儿衰弱时,剂量减至 0.5g/(kg·次)或更小。

【注意事项】

(1) 心功能不全、低血容量者、高钾血症或低钠血症者慎用。

(2) 应严格掌握适应证,一般降眼压治疗并不推荐全身用药,眼压非显著性增高时,一般考虑局部滴眼治疗。对肾功能损害或有潜在疾病者,应避免或减量使用。

(3) 过敏体质者尽量不用,如必须使用,可先给予地塞米松静脉注射,并严密观察。

(4) 使用本药的时间不宜过长,剂量不宜过大。

(5) 使用本药过程中,应注意水、电解质平衡,密切观察肾功能。

(6) 儿童慎用。

(7) 明显肾功能损害者、高钾血症或低钠血症、低血容量患儿慎用。

六、血液系统用药

(一) 抗贫血药

| 维 生 素 B$_{12}$ |

【用法用量】

(1) 巨幼细胞贫血不伴有精神症状者:肌内注射,1 月龄 ~12 岁儿童,使用其衍生物羟钴胺(hydroxocobalamin)0.25~1.00mg,每周 3 次,连续 2 周,直到血细胞计数正常,然后根据需要,每 3 个月 1 次,1mg/ 次。

(2) 巨幼细胞贫血伴有精神症状:肌内注射,1 月龄 ~12 岁儿童,隔日 1 次,1mg/ 次,直至症状消失,然后每 2 个月 1 次,1mg/ 次。

(3) 单纯由于营养缺乏导致的巨幼细胞贫血:建议给予维生素 B$_{12}$ 500~1 000μg,一次性肌内注射。

(4) 其他少见的维生素 B$_{12}$ 吸收障碍性贫血需终身应用维生素 B$_{12}$。

【注意事项】

(1) 本药可致过敏反应,甚至过敏性休克。

(2) 维生素 B$_{12}$ 治疗巨幼细胞贫血时,在起始 48 小时,宜查血钾,以便及时发现可能出现的严重低钾血症。

(3) 抗菌药物可影响血清和红细胞内维生素 B$_{12}$ 测定值,产生假性低值。

(4) 心脏病患儿注射维生素 B$_{12}$ 有可能增加血容量,导致肺水肿或充血性心力衰竭。

(5) 痛风患儿如使用本药,因核酸降解加速,血尿酸升高,可诱发痛风。

(6) 与维生素 B$_{12}$ 代谢无关的各种贫血、营养不良、病毒性肝炎、多发性硬化症、三叉神经痛、皮肤或精神疾病等,应用维生素 B_{12} 治疗均无效。

(7) 维生素 B_{12} 缺乏可同时伴有叶酸缺乏,宜同时补充叶酸。

(8) 莱伯病(Leber disease)、遗传学视神经病变或神经萎缩症患儿血清维生素 B_{12} 水平异常升高。

| 叶　　酸 |

【用法用量】

(1) 叶酸缺乏症:①新生儿~1 岁儿童,500μg/(kg·次)(最大 5mg/ 次),1 次 /d,疗程 4 个月;吸收不良最大可用 10mg/d。②1 岁以上儿童,5mg/ 次,1 次 /d,疗程 4 个月;吸收不良状态最大可用 15mg/d。

(2) 溶血性贫血:1 月龄 ~12 岁儿童,2.5~5.0mg/ 次,1 次 /d。

【注意事项】

(1) 诊断明确后再用药。若为试验性治疗,应口服生理剂量,0.5mg/d。

(2) 恶性贫血及只有维生素 B_{12} 缺乏者不能单独用叶酸治疗。

(3) 一般不能维持治疗,除非为吸收不良的患儿。

(4) 非叶酸缺乏的贫血或诊断不明的贫血,对叶酸及其代谢物过敏者禁用。

| 硫 酸 亚 铁 |

【用法用量】

(1) 硫酸亚铁片:①12 岁以上儿童,预防量 0.3g/ 次,1 次 /d,餐后服用;治疗量 0.3g/ 次,3 次 /d。②12 岁以下儿童,预防量 5mg/(kg·d);治疗量 1 岁以下儿童为 60mg/ 次,3 次 /d,1~5 岁儿童为 120mg/ 次,3 次 /d,6~12 岁儿童为 300mg/ 次,2 次 /d。

(2) 2.5% 硫酸亚铁糖浆:儿童 0.6~1.2ml/(kg·d),3 次 /d,口服。

(3) 硫酸亚铁缓释片:6 岁以上儿童,0.45g/ 次,1 次 /d;6 岁以下儿童,0.25g/ 次,1 次 /d。

【注意事项】

(1) 应用铁剂治疗期间,粪便颜色发黑。粪便隐血试验阳性,应注意与上消化道出血相鉴别。

(2) 治疗剂量不得长期使用,应在医师确诊为缺铁性贫血后使用,且治疗期间应定期检查血常规和血清铁水平。

(3) 酒精中毒、肝炎、急性上呼吸道感染,肠道炎症、溃疡性肠炎患儿禁用。

(4) 不应与浓茶同服,宜在餐时或餐后服用,以减轻胃部刺激。

(5) 非缺铁性贫血,如珠蛋白生成障碍性贫血不伴缺铁时可使用。

(6) 肝功能、肾功能严重损害者禁用,尤其是有未经治疗的泌尿道感染者。

(7) 铁负荷过高、血色病或含铁血黄素沉着症者禁用。

| 琥 珀 酸 亚 铁 |

【用法用量】

口服:①12 岁以上儿童,预防量 0.1~0.2g/ 次,1 次 /d;治疗量 0.1~0.2g/ 次,3 次 /d,餐后服用;②12 岁以下儿童,6~18mg/(kg·d),3 次 /d。

【注意事项】

(1) 应用铁剂治疗期间,粪便颜色发黑。粪便隐血试验阳性,应注意与上消化道出血鉴别。

(2) 治疗剂量不得长期使用,应在医师确诊为缺铁性贫血后使用,且治疗期间应定期检查血常规和血清铁水平。

(3) 酒精中毒、肝炎、急性上呼吸道感染、肠道炎症、溃疡性肠炎患儿禁用。

(4) 不应与浓茶同服,宜在餐时或餐后服用,以减轻胃部刺激。

(5) 非缺铁性贫血,如珠蛋白生成障碍性贫血不伴缺铁时使用。

(6) 肝功能、肾功能严重损害者禁用,尤其是未经治疗的泌尿道感染者。

(7) 铁负荷过高、血色病或含铁血黄素沉着症者禁用。

右旋糖酐铁

【用法用量】

(1) 治疗:元素铁 3~6mg/(kg·d),分 1~2 次。

(2) 预防:元素铁 1~2mg/(kg·d),一次性给药。

【注意事项】

(1) 肝功能、肾功能严重损害,尤其是有未经治疗的泌尿道感染者禁用。

(2) 铁负荷过高、血色病或含铁血黄素沉着症患儿禁用。

(3) 非缺铁性贫血(如地中海贫血)患儿禁用。

(4) 不得长期使用,应在医师确诊为缺铁性贫血后使用,且治疗期间应定期检查血常规和血清铁水平。

(5) 酒精中毒、肝炎、急性感染、肠道炎症、胰腺炎、胃与十二指肠溃疡、溃疡性肠炎者慎用。

(6) 不应与浓茶同服。

(7) 宜在餐后或餐时服用,以减轻胃部刺激。

肝　素

【用法用量】

(1) 静脉注射:按体重 1 次给予 50U/kg,之后每小时 20U/kg 持续静脉滴注。根据部分凝血酶原时间调整滴注速度。

(2) 皮下注射:250U/(kg·次),2 次 /d。根据部分凝血酶原时间调整剂量。

【注意事项】

(1) 以下情况慎用:有过敏性疾病及哮喘病史、要进行易致出血的操作(如口腔手术等)、已口服足量的抗凝药物、月经量过多、肝功能和肾功能不全、出血性器质性病变、视网膜血管疾病。

(2) 不可肌内注射给药。

(3) 用药期间定期检测凝血时间,避免肌内注射其他药物。

(4) 有自发出血倾向、血液凝固迟缓(如血友病、紫癜、血小板减少)、外伤或术后渗血、感染性心内膜炎、海绵窦细菌性血栓形成、严重肝功能和肾功能不全、重症高血压、胆囊疾病及黄疸,以及胃、十二指肠溃疡禁用。

(二) 抗血小板药

阿 司 匹 林

【用法用量】

口服:对川崎病,国内一般多采用中等剂量,30~50mg/(kg·d),3~4 次 /d;退热 48~72 小时后,开始给予小剂量阿司匹林治疗,3~5mg/(kg·d)(最大量75mg/d,1次/d),如无证据表明有冠状动脉病变,要维持小剂量阿司匹林至起病后6~8周。如果患儿存在冠状动脉病变,则要持续应用小剂量阿司匹林。

【注意事项】

(1) 仅能缓解症状,不能祛除疼痛和发热的原因,故需同时针对病因进行治疗。

(2) 慎用于以下情况:①有哮喘及其他过敏性反应时;②葡萄糖-6-磷酸脱氢酶缺陷者;③肝功能减退时可加重肝脏毒性反应,加重出血倾向,肝功能不全和肝硬化患儿易出现肾脏不良反应;④心功能不全或高血压,大量用药时可能引起心力衰竭或肺水肿;⑤肾功能不全时有加重肾脏毒性的危险;⑥体弱或体温>40℃,解热时应用小量,以免大量出汗而出现虚脱;⑦长期大服用或误服大量,可引起急性中毒,其症状为头痛、眩晕、耳鸣、视力减退、呕吐、大量出汗、谵妄,甚至高热、脱水、虚脱、昏迷而危及生命;⑧10岁左右儿童,患流感或水痘后忌用本药,否则可能诱发脑病合并内脏脂肪变性综合征(Reye syndrome),严重者可致死;⑨血小板减少者慎用;⑩长期大量用药时,应定期检查肝功能、血细胞比容及血清水杨酸含量。

(3) 应与食物同服或用水冲服,以减少对胃肠的刺激。

(4) 扁桃体摘除后、口腔术后7日内应整片吞服,以免嚼碎后接触伤口,引起损伤。

(5) 外科手术患儿,应在术前5日停用本药,以免引起出血。

(6) 本药服用较大剂量时可干扰尿糖试验、尿酮体试验、血尿酸试验、尿5-羟吲哚醋酸试验、尿香草基杏仁酸的测定、肝功能试验,以及血清甲状腺素和三碘甲状腺素试验。

(三) 其他

| 维　A　酸 |

【用法用量】

(1) 急性早幼粒细胞白血病:儿童剂量0.5~1mg/(kg·d),1~3次/d,口服,6~8周为一疗程。更详细用量、用法应根据具体治疗方案决定。

(2) 外用:涂于患处,每晚1次。不应超过20g/d(乳膏或软膏剂)。

【注意事项】

(1) 口服本药出现不良反应时,应控制剂量或给予谷维素、维生素B_1、维生素B_6等共同服用,可使头痛等症状减轻或消失。

(2) 对本药及阿维酸A酯、异维A酸和其他维生素A衍生物过敏者,以及严重肝功能、肾功能损害者禁用。

(3) 晒伤、酒渣鼻患儿不宜使用。不宜用于皮肤皱褶部位。用药期间避免同时使用含磨砂剂、易引起粉刺或有收敛作用的化妆品。避免同时采用局部光疗照射。避免用于大面积严重痤疮,避免接触眼、鼻、口腔黏膜。

(4) 对本药任何成分过敏者禁用。

(5) 眼部禁用。

(6) 急性或亚急性皮炎湿疹类皮肤病患儿禁用。

| 重组人生长激素 |

【用法用量】

(1) 用于促进儿童生长的剂量因病种不同而不同。对于生长激素缺乏症,推荐剂量为

0.10~0.15U/(kg·d),1次/d,睡前皮下注射。特纳综合征、SGA、ISS及青春期患儿,推荐剂量为0.15~0.20U/(kg·d),1次/d,睡前皮下注射。

(2) 用于重度烧伤治疗推荐剂量为0.2~0.4U/(kg·d),1次/d,皮下注射。疗程一般为2周左右。

【注意事项】

(1) 伴糖尿病患儿可能需要调整抗糖尿病药物的剂量。

(2) 对有脑瘤而造成生长激素缺乏的患儿或有颅内伤病史的患儿必须严密监测其潜在疾病的进展或复发的可能性。

(3) 同时使用皮质激素会抑制生长激素的促生长作用,因此ACTH缺乏的患儿应适当调整其皮质激素的用量,以避免其对生长激素产生的抑制作用。

(4) 少数患儿在生长激素治疗过程中可能发生甲状腺功能减退,应及时纠正,以避免影响生长激素的疗效,因此患儿应定期进行甲状腺功能检查,必要时补充甲状腺素。

(5) 内分泌疾病(包括生长激素缺乏症)的患儿可能发生股骨头骺板滑脱,在生长激素的治疗期若出现跛行现象,应注意评估。

(6) 有时生长激素可导致胰岛素抵抗,因此必须注意患儿是否有葡萄糖耐量降低的现象。治疗期间若血糖高于10mmol/L,则须胰岛素治理。如1日使用150U以上胰岛素仍不能有效控制血糖,则不得使用本药。

(7) 应常变动注射部位以防脂肪萎缩。

(8) 骨骺完全闭合者禁用促生长治疗;严重全身性感染等危重患儿,在机体急性休克期内、肿瘤的活动期、肾移植后,以及出现重度肥胖所致的呼吸窘迫综合征时禁用。

| 胰 岛 素 |

【用法用量】

(1) 皮下注射方案

1) 2次/d注射,常用于最初用胰岛素的患儿。可短、中效混合使用,预混胰岛素或单独用中效胰岛素,必要时增加短效胰岛素。

2) 3次/d注射,早餐前短、中效混合,晚餐前短效,睡前中效。

3) 1日多次注射,三餐前短效或速效,睡前长效(甘精胰岛素或地特岛素),或类似的变通方案。

4) 持续皮下胰岛素输注方案(胰岛素泵),选择用基础胰岛素控制夜间和空腹血糖,而进餐前则予以餐前注射胰岛素(短效或速效)来模拟胰岛B细胞的快速胰岛素分泌模式,即整日胰岛素总量的30%~50%为基础胰岛素,餐时胰岛素总量为50%~70%。早餐前的胰岛素剂量往往要大于午餐及晚餐前的胰岛素剂量。对于大多数青春期前的儿童,胰岛素的最初剂量为0.5~1.0U/(kg·d)。其后用量根据血糖调节,感染、应激或外伤时,胰岛素需要量增加。对于青春期儿童可能加量至1.5~2.0U/(kg·d)。对于运动量过大,以及有肝肾损伤或一些内分泌疾病,如艾迪生病、垂体功能低下的患儿,胰岛素剂量应减少。

(2) 糖尿病的静脉给药:①新生儿,每小时0.01~0.10U/kg;②1月龄~18岁儿童,每小时0.025~0.100U/kg初始治疗,其后根据血糖水平调整胰岛素,使血糖维持在5~12mmol/L为宜。

【注意事项】

(1) 各类胰岛素皮下吸收峰与人正常胰岛素生理分泌差别各异,使用时间与剂量都与患儿当时的血糖状况有关。

（2）注射部位可有皮肤发红、皮下结节和皮下脂肪萎缩等局部反应，故须经常更换注射部位。

（3）只有可溶性短效胰岛素才可以静脉给药。

（4）低血糖患儿禁用。

（5）胰岛素储藏条件的差异：未开瓶使用的胰岛素注射液应在 2~10℃冷藏保存；已开瓶使用的胰岛素注射液可在室温（最高 25℃）保存 4~6 周；使用中的胰岛素笔芯注射液不要放在冰箱里，室温下最长保存 4 周；冷冻后的胰岛素不可使用。

（6）为防止血糖突然下降，患儿来不及呼救而失去知觉，应给每位患儿随身带上记有病情及胰岛素使用情况的卡片，以便旁人有机会及时抢救处理。

（7）发生低血糖时可进食，严重低血糖时可静脉注射 50% 葡萄糖注射液，必要时再静脉滴注 5% 或 10% 葡萄糖注射液。

| 甘精胰岛素 |

【用法用量】

模拟生理性基础胰岛素分泌，一般为每日睡前注射 1 次，满足糖尿病患儿的基础胰岛素需要量。一般以一日总量的 30%~50% 为起始剂量，根据血糖酌情调整。皮下注射起效时间为 1.5 小时，较中效胰岛素慢，有效作用时间 22 小时左右，几乎没有峰值出现，作用平稳。本药不能用于胰岛素泵，也不能静脉注射。

【注意事项】

（1）各类胰岛素皮下吸收峰与人正常胰岛素生理分泌差别各异，使用时间和剂量都与患儿当时的血糖状况有关，需要一定的经验和技巧才能掌握。

（2）注射部位可有皮肤发红、皮下结节和皮下脂肪萎缩等局部反应，故须经常更换注射部位。

（3）只有可溶性短效胰岛素才可以静脉给药。

（4）低血糖患儿禁用。

（5）胰岛素储藏条件的差异：未开瓶使用的胰岛素注射液应在 2~10℃冷藏保存；已开瓶使用的胰岛素注射液可在室温（最高 25℃）保存 4~6 周。

（6）使用中的胰岛素笔芯注射液不要放在冰箱，室温最长保存 4 周；冷冻后的胰岛素不可使用。

（7）为了防止血糖突然下降，患儿来不及呼救而失去知觉，应给每位患儿随身带上记有病情及胰岛素使用情况的卡片，以便旁人有机会及时抢救处理。发生低血糖时可进食，严重低血糖时可静脉注射 50% 葡萄糖注射液，必要时再静脉滴注 5% 或 10% 葡萄糖注射液。对儿童、肝损害，以及中、重度肾损害者的安全性、有效性尚待评估。

| 格列本脲 |

【用法用量】

（1）一般患儿，起始用量 2.5mg/ 次，早餐时服用；或 1 日分 2 次服用，早餐及晚餐时各 1 次，每次 1.25mg。

（2）轻症患儿，1.25mg/ 次，3 次 /d，口服。用药 7 日后剂量递增（1 周增加的剂量不超过 2.5mg/d）。多数患儿用量为 5~10mg/d，最大用量不超过 15mg/d。12~18 岁患儿，2.5mg/d，餐时服用,酌情调量,最大量 15mg/d。

【注意事项】

(1) 体质虚弱或营养不良、高热、恶心和呕吐、甲状腺功能亢进症者,以及有肾上腺皮质功能或腺垂体功能减退者(尤其是未经激素替代治疗者)、肝功能和肾功能不全者慎用。

(2) 用药期间应定期测血糖、尿糖、尿酮体、尿蛋白和肝功能、肾功能,并进行眼科检查等。

(3) 本药作用时间长,易引起低血糖,故在儿童中慎用。

(4) 乙醇本身具有致低血糖作用,可延缓本药的代谢。与乙醇合用,可引起腹痛、恶心、头痛、呕吐、面部潮红,且更易发生低血糖反应,用药期间应禁酒。

(5) 禁忌证:①1 型糖尿病,糖尿病低血糖昏迷、酮症酸中毒;②严重的肾或肝功能不全;③对本药及其他磺酰脲类、磺胺类或赋形剂过敏;④白细胞减少;⑤严重甲状腺疾病。

| 二甲双胍 |

【用法用量】

口服:8~10 岁儿童,初始可 200mg/ 次,1 次 /d,按治疗反应至少 1 周后再调整剂量。10~16 岁者,初始可 500mg/ 次,1 次 /d,也可在 1 周后调整剂量,但最高剂量为 2g/d,分 2~3 次给予。

缓释片:开始通常为 0.5g/ 次,1 次 /d,晚餐时服用(或餐后服),根据血糖和尿糖调整用量,最大量不超过 2g/d,如果采用"2g/ 次,1 次 /d"不能达到满意疗效,可改为"1g/ 次,2 次 /d"。

【注意事项】

(1) 对于肾损害患儿,二甲双胍容易引起乳酸酸中毒,故即使轻度肾损害,也不宜用。

(2) 二甲双胍很少引起低血糖和体重增加,胃肠道症状较常见,宜从小量开始逐步增加耐受性。

(3) 接受外科手术和碘剂 X 线摄影检查前患儿需暂停口服本药。

(4) 肝功能不良、既往有乳酸酸中毒史者应慎用。

(5) 发热、昏迷、感染等应激状态和外科手术时,应暂停使用本药并改用胰岛素,待应激状态缓解后再恢复使用。

(6) 1 型糖尿病患儿不宜单独使用本药,而应与胰岛素合用。

(7) 因本药可减少维生素 B_{12} 吸收,故应定期监测血常规及血清维生素 B_{12} 水平。

(8) 营养不良患儿、肾上腺或垂体功能减退及酒精中毒患儿更易发生低血糖。发生低血糖时应停药。

(9) 正常情况下单独用药不会产生低血糖,但与磺酰脲类和胰岛素等其他降糖药合用或饮酒时须注意出现低血糖。

(10) 禁忌证:①肝功能、肾功能不全者或肌酐清除率异常;②心力衰竭、休克、急性心肌梗死及其他严重心肺疾病;③又严重感染或外伤、外科大手术后、低血压、缺氧等;④代谢性酸中毒、糖尿病酮症酸中毒;⑤并发严重糖尿病肾病或糖尿病眼底病变;⑥酗酒者、维生素 B_{12} 及叶酸缺乏未纠正;⑦对本药过敏。

| 氢化可的松 |

【用法用量】

(1) 口服:①用于抗炎和免疫抑制,2.5~10.0mg/(kg·d),分 3~4 次给药,每 6~8 小时给药 1 次;②用于替代治疗慢性原发性肾上腺皮质功能不全及先天性肾上腺皮质增生症治疗,见糖皮质激素替代治疗。

（2）静脉滴注：用于各种危重病例的抢救，100~200mg/（m²·d），每 6~8 小时给予 1 次，待病情改善后，逐渐减量，连续应用不宜超过 3~5 日。

（3）鞘内注射：25~50mg/ 次，摇匀后关节腔内或鞘内注射。

（4）肌内注射或静脉注射：用于严重急性哮喘、血管性水肿及超敏反应。①1 月龄 ~1 岁儿童，初始剂量 25mg/ 次，3 次 /d，酌情调整；②1~6 岁儿童，初始剂量 50mg/ 次，3 次 /d，酌情调整；③6~12 岁儿童，初始剂量 100mg/ 次，3 次 /d，酌情调整；④12~18 岁者，初始剂量 100~500mg/ 次，3 次 /d，酌情调整。

【注意事项】

（1）儿童尽量应用小剂量。

（2）未控制的结核性、化脓性、细菌性和病毒性感染者忌用。

（3）心脏病、急性心力衰竭、高脂蛋白血症、高血压、甲状腺功能减退症、重症肌无力、肾功能损伤、肾结石患儿慎用。

（4）频繁应用本药可引起局部组织萎缩，易引起继发感染（真菌），用糖皮质激素治疗的患儿在发生感染后因炎症反应轻微、症状不明显而易漏诊；而某些感染时应用本药可减轻组织破坏、减少渗出、减轻感染症状，但须同时用有效抗菌药物治疗，并密切观察病情的变化。

（5）氢化可的松注射液中含有乙醇，必须稀释至 0.2mg/ml 后静脉滴注；对中枢神经系统受抑制、肝功能受损者，宜选择氢化可的松琥珀酸钠注射液。

（6）长期应用本药可发生低钾、低钙血症，以及负氮平衡和垂体 - 肾皮质功能抑制，应补充钾、钙、蛋白饮食，必要时配合蛋白同化激素等，并限制糖摄入，采用保护肾上腺皮质功能的措施。

（7）有肾上腺皮质激素过敏、严重精神病史、癫痫、活动性消化性溃疡、新近胃肠吻合术、肾上腺皮质功能亢进、严重骨质疏松、青光眼、严重糖尿病者禁用。

泼 尼 松

【用法用量】

（1）口服：1~2mg/（kg·d），2~3 次 /d，最大量 60mg。①用于系统性红斑狼疮、溃疡性结肠炎、肾病综合征、自身免疫性贫血等，1~2mg/（kg·d），最大量 60mg/d，病情稳定后逐渐减量；②用于药物性皮炎、支气管哮喘、荨麻疹等过敏性疾病，20~40mg/d，症状减轻后逐渐减量，每隔 1 日减少 5mg/d；③用于急性淋巴性白血病及恶性淋巴瘤，1~2mg/（kg·d），最大量 60mg/d，待症状缓解后减量。

（2）外用：用于过敏性皮炎、湿疹，用量依病变大小和用药部位而定，通常为 1~2 次 /d。

（3）滴眼：1~2 滴 / 次，2~4 次 /d。

【注意事项】

（1）高血压、糖尿病、消化性溃疡、精神病、青光眼者慎用。

（2）对长期应用本药者，在手术时及术后 3~4 日，常需酌情增加用量，以防肾上腺皮质功能不全。一般外科患儿应尽量不用，以免影响伤口愈合。

（3）与抗菌药物同时使用治疗细菌感染性疾病时，应先使用抗菌药物，并在停用抗菌药物之前停药，以免掩盖症状，延误治疗。

(4) 禁忌证:①对糖皮质激素过敏;②活动性肺结核者;③严重精神疾病、癫痫、活动性消化性溃疡、糖尿病、新近胃肠吻合手术、骨折、创伤修复期、角膜溃疡、未能控制的感染、较重的骨质疏松;④未进行抗感染治疗的急性化脓性眼部感染;⑤泼尼松滴眼液禁止用于急性化脓性眼部感染、急性单纯疱疹病毒性角膜炎、牛痘、水痘及其他大多数角膜病毒感染。

| 甲 泼 尼 龙 |

【用法用量】

(1) 口服:初始 4~24mg/ 次,1~2 次 /d,维持量 4~8mg/ 次,2 次 /d。

(2) 静脉注射、静脉滴注或肌内注射

1) 用于危重疾病的急救用药,推荐剂量 30mg/(kg·次),静脉给药时间不得少于 30 分钟;此剂量可在 48 小时内,每 4~6 小时重复给药 1 次。

2) 用于风湿性疾病、系统性红斑狼疮、多发性硬化症,1 月龄 ~18 岁儿童,10~30mg/(kg·d)(最大量 1g/d)静脉给药 3 日。

3) 用于肾盂肾炎、肾炎性狼疮等,30mg/kg,隔日静脉给药 1 次,连续 4 日。

4) 用于防止癌症化疗引起的恶心和呕吐,对轻中度呕吐,化疗前 1 小时、化疗初始及患儿出院时,各以 5 分钟以上时间,静脉给予 250mg。

5) 对严重性呕吐,于化疗前 1 小时,给予 250mg 本药及适当剂量的甲氧氯普胺,然后于化疗期间及出院时,再各静脉注射 250mg。

6) 用于脏器移植,40~80mg/d,1 日给予 1 次或数次;肾移植者可在 24~48 小时给药 0.5~2.0g 并继续治疗,直至病情稳定,一般不超过 72 小时。

7) 用于其他适应证,剂量为 10~500mg,具体依病情决定;病情危重时,可在短期间内用较大剂量,婴儿及儿童剂量可酌情减量,24 小时的用量不低于 0.5mg/kg。

【注意事项】

(1) 甲泼尼龙醋酸酯分解缓慢,作用较持久,可用于肌内注射达到持久的全身效果,也可关节腔内注射;甲泼尼龙琥珀酸钠水溶性强,可供肌内注射、静脉滴注。

(2) 由于本药水钠潴留作用较弱,一般不用作肾上腺皮质功能减退的替代治疗。

(3) 大剂量(>0.5g)而又快速注射或静脉滴注本药有可能引起心律失常,甚至循环衰竭。

(4) 同其他肾上腺皮质激素类一样,用于败血症休克的疗效不确切,而且可能增加患儿病死率。长期治疗后需停药时,建议逐渐减量,不可突然停药。

(5) 治疗期间不应接种天花疫苗,以免引起神经系统并发症。

(6) 需注意用药时可能掩盖感染症状或并发新感染。

(7) 注射液在紫外线及荧光下易被分解破坏,故应避免。

(8) 肾上腺皮质激素过敏、有严重精神病史、癫痫、活动性消化性溃疡、新近胃肠吻合术者、肾上腺皮质功能亢进、严重骨质疏松、青光眼、严重糖尿病者禁用。

| 地 塞 米 松 |

【用法用量】

(1) 静脉滴注

1) 各种危重病例的抢救,2~20mg/ 次,每 2~6 小时重复给药,直至病情稳定。

2) 感染和过敏性疾病:根据英国国家儿童处方集(2010—2011)推荐,1 月龄 ~12 岁儿童,100~400μg/(kg·d),1~2 次 /d,最大剂量 24mg/d;12~18 岁儿童,初始剂量 0.25~24.00mg/d。

3）用于治疗恶性肿瘤所致的脑水肿，儿童给予负荷量 1.5mg/kg，随后以 1.5mg/（kg·d）维持，连续 5 日。

4）细菌性脑膜炎，根据英国国家儿童处方集（2010—2011）推荐，缓慢输注，2 月龄 ~18 岁者，0.15mg/（kg·次），每 6 小时 1 次，连用 4 日，于抗菌治疗前或同时开始给予。

5）用于急性非淋巴细胞白血病，2mg/（m²·次），每隔 8 小时重复给药 1 次，连续 12 次。

（2）肌内注射：①用于恶性疟疾所致的脑水肿，3~10mg/ 次，每隔 8 小时重复给予 1 次；②用于过敏性休克或过敏性疾病，2~6mg/ 次，严重者每 2~6 小时重复给药。

（3）关节腔内注射：0.8~4.0mg/ 次，剂量可视关节腔大小酌情而定。

（4）口服：初始 0.75~3.00mg/ 次，2~3 次 /d，维持量 0.75mg/d。①小儿感染和过敏性疾病，1 月龄 ~18 岁儿童，10~100μg/（kg·d），1~2 次 /d，必要时可 300μg/（kg·d），根据情况酌情调整；②替代治疗，1 月龄 ~18 岁儿童，250~500μg/（m²·次），每 12 小时给予 1 次，根据情况酌情调整。

（5）地塞米松抑制试验：①库欣综合征筛查，1mg/d（晚 24 时口服）；②库欣综合征定性诊断，2mg/d（口服 0.5mg/ 次，每 6 小时 1 次，共 2 日）；③库欣综合征分型诊断，鉴别垂体 ACTH 瘤、异位 ACTH 综合征、肾上腺肿瘤，8mg/d（口服 2mg/ 次，每 6 小时 1 次，共 2 日）。

（6）地塞米松 - 醛固酮抑制试验：口服 0.5mg/ 次，每 6 小时 1 次，共 21 日，可鉴别是否为糖皮质激素可治疗性醛固酮增多症。

【注意事项】

（1）用药过程中应监测患儿的血红蛋白、血糖、血清钾、血压的变化，并注意是否有隐性出血。

（2）对眼部感染性炎症治疗，应与有效的抗菌药物联合应用，病情好转后逐渐减少用药次数，不可突然停药，以减少复发。

（3）因本药盐皮质激素活性很弱，不适用于原发性肾上腺皮质功能减退症的替代治疗。

（4）地塞米松不能作为新生儿慢性肺病的预防和常规治疗，因为其可能导致神经系统方面的不良反应。

（5）其余参见氢化可的松。

七、抗感染药

（一）青霉素类

｜ 青 霉 素 ｜

【用法用量】

（1）用法：肌内注射或静脉滴注给药。新生儿、婴儿及重症感染者推荐静脉给药。肌内注射以灭菌注射用水溶解，不应以氯化钠注射液为溶剂。静脉注射时溶于 5% 葡萄糖注射液或氯化钠注射液，滴注时间在 15~30 分钟或以上。应避免静脉快速大剂量给药，以免产生神经毒性反应。

（2）用量

1）敏感菌所致轻中度感染（包括咽炎、中耳炎、肺炎、蜂窝织炎等）：早产儿和 7 日龄以内新生儿，5 万 U/（kg·次），每 12 小时 1 次。7~28 日新生儿，5 万 U/（kg·次），每 8 小时 1 次。1 月龄 ~12 岁儿童，肌内注射：2.5 万 U/（kg·次），每 12 小时 1 次；静脉滴注：5 万 ~20 万 U/（kg·d），

2~3 次 /d;重症感染者剂量加倍。

2) 脑膜炎奈瑟球菌感染:静脉滴注。早产儿和 7 日龄以内新生儿,10 万 U/(kg·次),每 12 小时 1 次;7~28 日新生儿,10 万 U/(kg·次),每 8 小时 1 次;1 月龄 ~12 岁儿童,8 万 ~10 万 U/(kg·次)(最大剂量每 4 小时 400 万 U),每 4~6 小时 1 次。

3) 先天性梅毒:静脉或肌内给药。2 岁以下婴幼儿:出生后 7 日内,5 万 U/(kg·次),每 12 小时 1 次;7 日以后,5 万 U/(kg·次),每 8 小时 1 次,总疗程 10~14 日。2 岁及以上儿童,5 万 U/(kg·次),每 4~6 小时 1 次,最大剂量 240 万 U/d,疗程 10~14 日。

4) 肾功能减退:轻、中度肾功能损害,使用常规剂量不需减量;严重肾功能损害,应延长给药间期或调整剂量。肌酐清除率 10~50ml/(min·1.73m²),给药间期延长至 8~12 小时或给药间期不变而剂量减少 25%。肌酐清除率 <10ml/(min·1.73m²),给药间期延长至 12~18 小时或 1 次剂量减至正常剂量的 25%~50% 而给药间期不变,严重肾功能损害时,1 日最大剂量不超过 1 000 万 U。

【注意事项】

(1) 用药前必须先进行青霉素皮试,皮试阴性者方可使用。

(2) 肾衰竭和心功能衰竭者慎用,使用时应定期检测电解质,肾功能不全患儿大剂量应用可致神经毒性。

(3) 新生儿和婴儿首选静脉给药,当剂量超过 1.2g(200 万 U)时必须静脉给药。

(4) 青霉素 G 与许多药物(包括氨基糖苷类药物)物理性质不同,应单独静脉输注。

(5) 母乳中含量极微,对婴儿无害,但是需警惕婴儿发生过敏反应。

(6) 禁止鞘内注射。

│ 苯 唑 西 林 │

【用法用量】

(1) 用法:肌内注射或静脉滴注。

1) 肌内注射:每 500mg 溶于灭菌注射用水 2.8ml。

2) 静脉滴注:每 1g 溶于灭菌注射用水或氯化钠注射液 10ml。静脉滴注苯唑西林浓度一般为 20~40mg/ml,快速滴注。

(2) 用量

1) 早产儿、新生儿体重 <2kg:1~14 日龄者,25mg/(kg·次),每 12 小时 1 次;15~30 日龄者,25mg/(kg·次),每 8 小时 1 次;新生儿体重 >2kg:1~14 日龄者,25mg/(kg·次),每 8 小时 1 次;15~30 日龄者,25mg/(kg·次),每 6 小时 1 次。

2) 儿童体重 <40kg 者:12.5~25.0mg/(kg·次),每 6 小时 1 次;体重 ≥40kg 者:可按成人剂量。肌内注射:4~6g/d,3 次 /d;静脉滴注:4~8g/d,2~4 次 /d,严重感染可增加至 12g/d。

【注意事项】

(1) 有过敏性疾病、肝功能损害者,以及新生儿,尤其早产儿应慎用。

(2) 对轻、中度肾功能减退患儿,剂量可不进行调整,但对严重肾功能减退者,应避免应用过大剂量,以免发生中枢神经系统毒性反应。

(3) 母乳中含量极微,对婴儿无害,但是需警惕婴儿发生过敏反应。

(4) 有青霉素类药物过敏史者或青霉素皮试阳性患儿禁用。

| 氨 苄 西 林 |

【用法用量】

口服:至少餐前 30 分钟口服给药。

静脉滴注或肌内注射;静脉注射浓度 50~100mg/ml,溶于 5% 或 10% 葡萄糖,或 0.45% 或 0.90% 氯化钠溶液,当剂量超过 50mg/kg 时,静脉滴注时间应在 30 分钟以上,以避免神经毒性反应(如惊厥)。

(1) 治疗敏感菌所致的感染包括泌尿道感染、中耳炎、鼻窦炎、口腔感染、流感嗜血杆菌感染等。

1) 口服:<7 日龄新生儿,30mg/(kg·次)(最大剂量 62.5mg/ 次),2 次 /d;7~21 日龄新生儿,30mg/(kg·次)(最大剂量 62.5mg/ 次),3 次 /d;21~28 日龄新生儿,30mg/(kg·次)(最大剂量 62.5mg/ 次),3 次 /d;1 月龄 ~1 岁儿童,62.5mg/ 次,3 次 /d;1~5 岁儿童,125mg/ 次,3 次 /d;5~12 岁儿童,250mg/ 次,3 次 /d;12~18 岁儿童,500mg/ 次,3 次 /d;重症感染者剂量加倍。

2) 肌内注射:1 月龄 ~18 岁儿童,12.5~25.0mg/(kg·次)(最大剂量 500mg/ 次),每 6 小时 1 次。

3) 静脉滴注:<7 日龄新生儿,12.5~25.0mg/(kg·次),每 12 小时 1 次;7~21 日龄新生儿,12.5~25.0mg/(kg·次),每 8 小时 1 次;21~28 日龄新生儿,12.5~25.0mg/(kg·次),每 6 小时 1 次;1 月龄 ~18 岁儿童,25mg/(kg·次)(最大剂量 1g/ 次),每 6 小时 1 次;严重感染者剂量加倍。

(2) 治疗无并发症的社区获得性肺炎。

1) 口服:1 月龄 ~1 岁儿童,125mg/ 次,3 次 /d;1~5 岁儿童,250mg/ 次,3 次 /d;5~18 岁儿童,500mg/ 次,3 次 /d。

2) 静脉滴注:<7 日龄新生儿,50mg/(kg·次),每 12 小时 1 次;7~21 日龄新生儿,50mg/(kg·次),每 8 小时 1 次;21~28 日龄新生儿,50mg/(kg·次),每 6 小时 1 次;1 月龄 ~18 岁儿童,50mg/(kg·次)(最大剂量 1g/ 次),每 6 小时 1 次。

(3) 李斯特菌脑膜炎、B 组链球菌感染、肠球菌心内膜炎(联合其他抗菌药物),静脉滴注。<7 日龄新生儿,50mg/(kg·次),每 12 小时 1 次;7~12 日龄新生儿,50mg/(kg·次),每 8 小时 1 次;21~28 日龄新生儿,50mg/(kg·次),每 6 小时 1 次;1 月龄 ~18 岁儿童,50mg/(kg·次),每 4~6 小时 1 次(最大剂量 2g/ 次,每 4 小时 1 次);脑膜炎者剂量加倍。

【注意事项】

(1) 应用本药前需详细询问药物过敏史并进行青霉素皮试。

(2) 传染性单核细胞增多症、巨细胞病毒感染、淋巴细胞白血病、淋巴瘤患儿伴细菌感染者应用本药时易发生皮疹,应避免使用。

(3) 如果肾功能严重损害,肌酐清除率 <10ml/(min·1.73m^2),需减少剂量或给药次数。

(4) 禁止鞘内注射。

(5) 有青霉素类药物过敏史或青霉素皮试阳性的患儿禁用。

(二) 头孢菌素类

| 头 孢 曲 松 钠 |

【用法用量】

(1) 用法:肌内注射、静脉注射或静脉滴注。

1) 肌内注射:0.25g 或 0.50g 溶于 0.2% 盐酸利多卡因注射液 2ml 中,用于肌内注射。

2) 静脉注射:0.25g 或 0.50g 溶于 5ml 注射用水中,或 1g 溶于 10ml 中用于静脉注射,注射时间不能少于 3 分钟。

3）静脉滴注:2g 溶于 40ml 无钙静脉注射液中,如 0.9% 氯化钠、5% 葡萄糖、10% 葡萄糖溶液等;静脉滴注时间至少 30 分钟,新生儿至少 60 分钟。

（2）用量

1）敏感菌所致的感染:新生儿,20~50mg/(kg·次),1 次 /d;1 月龄 ~12 岁或体重 <50kg 儿童,50mg/(kg·次),1 次 /d,重症感染或脑膜炎者,剂量可增至 80mg/(kg·次);12~18 岁或体重 ≥50kg 者,1g/ 次,1 次 /d(每 24 小时),重症感染或脑膜炎者,剂量可增至 2~4g/ 次,1 次 /d。

2）治疗先天性淋病奈瑟球菌结膜炎,新生儿单剂 25~50mg/kg(最大剂量 125mg)。

3）治疗无并发症的淋病和盆腔炎症:12 岁以下和体重 <45kg 儿童,深部肌内注射单剂 125mg;12 岁以上和体重 ≥45kg 儿童,深部肌内注射单剂 250mg。

4）早期梅毒:12~18 岁儿童,500mg/ 次,深部肌内注射,连续 10 日。

5）预防外科手术感染:12~18 岁者在麻醉诱导期 1g/ 次,大肠肛门手术 2g/ 次,肌内注射、静脉注射或静脉滴注均可。

6）预防脑膜炎奈瑟球菌脑膜炎:1 月龄 ~12 岁儿童,单剂 125mg,肌内注射;12~18 岁儿童,单剂 250mg,肌内注射。

7）肾衰竭患儿[肌酐清除率 <10ml/(min·1.73m^2)],最大剂量 50mg/kg,用量不能超过 2g/d。严重肾功能伴肝功能障碍者,应减少剂量。

【注意事项】

（1）交叉过敏反应:对青素类抗菌药物过敏者、对一种头孢菌素或青霉素过敏者,也可能对其他头孢菌素交叉过敏。

（2）有胃肠道疾病史者,特别是溃疡性结肠炎、局限性肠炎或抗菌药物相关性结肠炎(头孢菌素类很少产生抗菌药物相关性肠炎)者应慎用。

（3）有严重肝肾损害或肝硬化者应调整剂量。

（4）血液透析对本药清除的量不多,透析后不需要增补剂量。

（5）对诊断的干扰:应用本药者抗球蛋白(Coombs)试验可出现阳性;以硫酸铜法测尿糖时可获得假阳性反应;血球素氮和血清肌酐可有暂时性升高;血清胆红素、碱性磷酸酶、ALT 及 AST 均可升高。

（6）头孢曲松不能与含钙溶液同时使用,>28 日龄的儿童,头孢曲松与含钙溶液应间隔静脉滴注,不可使用同一静脉输液管。

（7）出生体重 <2kg 新生儿的用药安全标准尚未确定。有黄疸或黄疸严重倾向的新生儿应慎用或避免使用本药。

（8）禁忌证:①禁用于对本药及其他头孢菌素抗菌药物过敏的患儿;有青霉素过敏性休克史的患儿避免应用本药。②头孢曲松不得用于高胆红素血症的新生儿和早产儿的治疗。③≤28 日龄的新生儿如果需要(或预期需要)使用含钙静脉输液营养液治疗,则禁止使用头孢曲松,因为有钙沉淀的危险。

| 头 孢 他 啶 |

【用法用量】

（1）用法:静脉给药或深部肌内注射给药。肌内注射时可用 1.5~3.0ml,加入 0.2% 盐酸利多卡因注射液中配制。

(2) 用量

1) 新生儿,静脉滴注。<7 日龄新生儿,25~50mg/(kg·次),每 24 小时给药 1 次;7~21 日龄新生儿,25~50mg/(kg·次),每 12 小时给药 1 次;21~28 日龄新生儿,25~50mg/(kg·次),每 8 小时给药 1 次。

2) 1 月龄~18 岁儿童:25~50mg/(kg·次),每 8 小时给药 1 次,最大剂量 6g/d,静脉注射或静脉滴注。

3) 患有囊性纤维化并发肺部铜绿假单胞菌感染的 1 月龄~18 岁儿童,50mg/(kg·次),每 8 小时给药 1 次,最大剂量 9g/d,肌内注射、静脉注射或静脉滴注。

4) 肾功能损害者:当肌酐清除率 <50ml/(min·1.73m^2) 时,应减少剂量。

【注意事项】

(1) 交叉过敏反应:对青霉素或 β- 内酰胺类抗菌药物曾有过敏反应的患儿应注意交叉过敏的可能性。

(2) 肾功能:①正在接受肾毒性药物(如氨基糖苷类抗菌药物),或强效的利尿药(如呋塞米)的患儿,同时使用高剂量头孢菌素类抗菌药物时应谨慎,因这些药合用会影响肾功能。②肾功能不全的患儿使用时,剂量需根据肾功能的降低程度而相应减少。

(3) 非敏感菌的过度生长:长期使用本药可能会引起非敏感菌过度生长(如念珠菌属、肠球菌),可能需要终止治疗或采取适当的措施。

(4) 敏感菌耐药:在使用头孢他啶治疗的过程中,一些原对本药敏感的菌属(如大肠埃希菌属和沙雷菌)会产生耐药性。因此在使用本药治疗上述菌的感染的过程中,应定期进行敏感性测试。

(5) 禁用于对本药及其他头孢菌素过敏的患儿。

(三) 氨基糖苷类药物

| 链 霉 素 |

【用法用量】

肌内注射:①其他感染。15~25mg/(kg·d),2 次 /d。②结核病,与其他抗结核药联用,按 20mg/(kg·次),1 次 /d;最大量不超 0.75g/d。

【注意事项】

(1) 交叉过敏反应:对一种氨基糖苷类药物过敏的患儿可能对其他氨基糖苷类也过敏。

(2) 以下情况慎用:①失水,可使血药浓度增高,易产生毒性反应;②第Ⅷ对脑神经损害,本药可导致前庭神经和听神经损害;③重症肌无力,本药可引起神经肌肉阻滞作用,导致骨骼肌软弱;④肾功能损害,本药具有肾毒性。

(3) 疗程中应定期进行尿常规、肾功能,以及听力检查。

(4) 儿童,尤其早产儿及新生儿,因其肾脏组织尚未发育完全,会使本类药物的半衰期延长,药物易在体内积蓄而产生毒性反应,故在新生儿、幼儿中应慎用。必须使用时,最好监测血药浓度,并据此调整剂量。

(5) 禁用于对链霉素或其他氨基糖苷类药物过敏的患儿。

| 庆 大 霉 素 |

【用法用量】

(1) 口服:5~10mg/(kg·d),分 4 次服用,用于肠道感染或术前准备。

(2) 肌内注射或静脉滴注:①1 次 /d 用药(静脉滴注),不适用于心内膜炎或脑膜炎,1 月龄 ~18 岁者,初始剂量为 7mg/kg,之后的治疗剂量依据血药浓度来调整;②1 日多次用药(肌内注射或静脉滴注),1 月龄 ~12 岁儿童,2.5mg/(kg·次),每 8 小时 1 次;12~18 岁儿童,2mg/(kg·次),每 8 小时 1 次。

(3) 鞘内及脑室内给药:小儿(3 月龄以上)、1~2mg/ 次,每 2~3 日 1 次。注射时将药液稀释至不超过 0.2% 的浓度,抽入 5ml 或 10ml 的无菌针筒内,进行腰椎穿刺后先使相当量的脑脊液流入针筒,边抽边推,将全部药液于 3~5 分钟内缓缓注入。

(4) 肾功能减退患儿的用量:肾功能正常者每 8 小时 1 次的剂量为 1.0~1.7mg/(kg·次),肌酐清除率为 10~50ml/(min·1.73m^2) 时,每 12 小时 1 次,给予正常剂量的 30%~70%;肌酐清除率 <10ml/(min·1.73m^2) 时,每 24~48 小时给予正常剂量的 20%~30%。

【注意事项】

(1) 婴幼儿用药必须进行血药浓度监测,否则不宜使用。

(2) 本药具有肾毒性、耳毒性和神经毒性,采用本药时,不可与其他肾毒性或耳毒性药物同时或先后应用(包括全身用药和局部用药)。

(3) 本药注射后在肾组织中的浓度高,应用注射的患儿应摄入充足的水分。在用药前和疗程中应定期监测尿常规和肾功能,如尿常规检查出现蛋白、红细胞、白细胞或管型,或发现肾功能减退时,应减量或停用。

(4) 重症肌无力及帕金森病的患儿应慎用氨基糖苷类药物,因该类药物可加重症状。

(5) 疗程中应监测血药浓度,并据此调整剂量。

(6) 对本药或其他氨基糖苷类药物过敏者禁用。

| 阿 米 卡 星 |

【用法用量】

(1) 严重革兰氏阴性菌感染:缓慢静脉注射,注射时间 3~5 分钟或以上。1 月龄 ~18 岁儿童,7.5mg/(kg·次),每 12 小时 1 次;严重感染者剂量可增加至 7.5mg/(kg·次),每 8 小时 1 次;最大剂量为 500mg/ 次,每 8 小时 1 次,疗程最长为 10 日(最大累计剂量为 15g)。

(2) 1 次 /d 用药(静脉滴注或静脉注射),不适用于心内膜炎或脑膜炎。1 月龄 ~18 岁儿童,初始剂量为 15mg/kg,然后依据血药浓度调整剂量。

【注意事项】

(1) 婴幼儿用药必须进行血药浓度监测,否则不宜使用。

(2) 其他参见前文"庆大霉素"。

(四) 大环内酯类

| 红 霉 素 |

【用法用量】

(1) 口服:20~40mg/(kg·d),3~4 次 /d。

(2) 静脉滴注:20~30mg/(kg·d),2 次 /d,滴注速度宜缓,静脉滴注药液浓度以 1%~5% 为宜。

【注意事项】

(1) 此类药物通常仅适用于敏感细菌所致的轻、中度感染。

(2) 孕妇、有肝病或肝功能不全者慎用该类药物,不宜选用红霉素酯化物。

（3）对红霉素类药物过敏者禁用。

（4）禁止与抗组胺药特非那定合用，以避免引起心脏毒性。

｜ 阿 奇 霉 素 ｜

【用法用量】

口服，适用于6个月以上儿童，餐前1小时或餐后2小时服用。

（1）中耳炎、呼吸道感染、皮肤和软组织感染：10mg/（kg·d）（1日最大量为500mg），1次/d，连用3日。

（2）非复杂性生殖器衣原体感染和非淋病尿道炎，12~18岁的儿童，一剂1g治疗。

【注意事项】

（1）仅少部分药物从肾脏排出，肾功能不全时，不需要进行剂量调整。

（2）肝病患儿的消除半衰期略有延长，但对轻中度肝硬化患儿如仅需短疗程（3~5日）用药，不需要调整剂量。

（3）对阿奇霉素、红霉素或其他任何一种大环内酯类药物过敏者禁用。

（4）其他参见红霉素。

（五）其他抗菌药

｜ 甲 硝 唑 ｜

【用法用量】

（1）厌氧菌感染：①口服用药，首剂15mg/kg，24小时后维持量7.5mg/（kg·次），新生儿每12小时1次；婴儿或儿童，每8小时1次。②静脉滴注，首剂15mg/kg，24小时后给予维持量，7.5mg/（kg·次）（最大剂量500mg/次），新生儿每12小时1次；婴儿或儿童，每8小时1次。

（2）抗菌药物相关性肠炎：口服用药。①5岁以下儿童，5mg/（kg·次），4次/d，疗程7~10日；②5~12岁儿童，62.5mg/次，4次/d，疗程7~10日。

【注意事项】

（1）有活动性中枢神经系统疾病者避免应用，用药后出现神经系统反应时应及时停药。

（2）肝功能异常或肾功能不全者，应注意调整用药剂量，减量或延长给药间期。

（3）本药代谢产物可使尿液呈深红色。

（4）重复一个疗程前，应复查血常规。

（5）对本药和硝基咪唑类药物有过敏史者禁用。

（六）抗结核药

｜ 异 烟 肼 ｜

【用法用量】

（1）口服：①预防，10mg/（kg·d），最高300mg/d，顿服。②治疗，10~15mg/（kg·d），最高300mg/d，顿服。

（2）肌内注射或静脉滴注：极少采用肌内注射；一般在强化期或对于重症及不能口服用药的患儿，可用静脉滴注的方法，用氯化钠注射液或5%葡萄糖注射液稀释后使用，10~15mg/（kg·d），最高300mg/d。

（3）局部用药：①雾化吸入，0.1~0.2g/次，2次/d；②局部注射（胸膜腔、腹腔或椎管内），25~200mg/次。

【注意事项】

(1) 有精神病史者、严重肾功能损害者应慎用本药或酌情减量。

(2) 与乙硫异烟胺、吡嗪酰胺、烟酸或其他化学结构相似药物存在交叉过敏。

(3) 大剂量应用时，可使维生素 B_6 大量随尿排出，抑制脑内谷氨酸脱羧变成 γ- 氨基丁酸而导致惊厥，也可引起周围神经系统的多发性病变。因此，成人应同时口服维生素 B_6，50~100mg/d，有助于防止或减轻周围神经炎和 / 或维生素 B_6 缺乏症状。小儿不必常规合用维生素 B_6，因维生素 B_6 可降低本药浓度，降低其疗效。

(4) 肾功能减退但血肌酐 <6mg/100ml 者，异烟肼的用量不需要减少。如肾功能减退严重或患儿为慢乙酰化者则需减量，以异烟肼服用后 24 小时的血药浓度不超过 1mg/L 为宜。在无尿患儿，异烟肼的剂量可减为正常剂量的 1/2。

(5) 肝功能减退者应酌情减量。

(6) 用药前和疗程中应定期检查肝功能，包括血清胆红素、AST、ALT，疗程中密切注意有无肝炎的前驱症状，一旦出现肝毒性症状及体征，应立即停药，必须待肝炎的症状、体征完全消失后方可重新用药，此时必须从小剂量开始，逐步增加剂量，如有任何肝毒性表现，应立即停药。

(7) 如疗程中出现视神经炎症状，需立即进行眼部检查，并定期复查。

(8) 慢乙酰化者较易产生不良反应，故宜用较低剂量。

(9) 新生儿肝脏乙酰化能力较差，以致消除半衰期延长，故用药时应密切观察不良反应。

(10) 与对乙酰氨基酚合用，因本药可诱导细胞色素 P450，使对乙酰氨基酚形成毒性代谢产物的量增加，可增加肝毒性及肾毒性。

(11) 精神病患儿慎用。

(12) 禁忌证：①对本药及乙硫异烟胺、吡嗪酰胺、烟酸及其他化学结构相关的药物过敏；②肝功能不良；③癫痫；④有由异烟肼引起的肝炎病史。

对氨基水杨酸钠

【用法用量】

(1) 口服：0.15~0.20g/（kg·d），3~4 次 /d。

(2) 静脉滴注：剂量同口服量，临用前加注射用水适量使其溶解后，再用 5% 葡萄糖注射液 500ml 稀释（遮光），2~3 小时滴完。

【注意事项】

(1) 交叉过敏反应：对其他水杨酸类，如水杨酸甲酯（冬青油）或其他含对氨基苯基团（如某些磺胺药和染料）过敏的患儿，对本药也可能过敏。

(2) 对诊断的干扰：使硫酸铜法测定尿糖出现假阳性；使尿液中尿胆原测定呈假阳性；使 ALT 和 AST 的正常值增高。

(3) 充血性心力衰竭、胃溃疡、葡萄糖 -6- 磷酸脱氢酶缺乏症、严重肝或肾功能损害患儿慎用。

(4) 儿童严格按用法、用量服用。

(5) 对本药过敏者禁用。

乙胺丁醇

【用法用量】

口服：13 岁以上儿童，与其他抗结核药合用治疗儿童结核病或非结核分枝杆菌感染，

15~25mg/（kg·d），1 次 /d，顿服。

【注意事项】

（1）痛风、视神经炎肾功能减退者慎用。

（2）治疗期间应检查：①眼部，视野、视力、红绿鉴别力等，在用药前、疗程中应注意监测，尤其是疗程长，剂量超过 15mg/（kg·d）的患儿；②本药可使血清尿酸浓度增高，引起痛风发作，应定期测定。

（3）可与食物同服，1 日剂量宜 1 次顿服。

（4）单用时可迅速使细菌产生耐药性，必须与其他抗结核药联合应用。

（5）肝或肾功能减退的患儿，本药血药浓度可能增高，半衰期延长。有肾功能减退的患儿应用时需减量。

（6）婴幼儿不能描述感受和配合检查视力，最好不用本药。

（7）对本药过敏者、已知视神经炎患儿、乙醇中毒者，以及 13 岁以下儿童应用本药时，应充分权衡利弊后决定。

｜ 利 福 平 ｜

【用法用量】

（1）各种小儿结核病：①口服，抗结核治疗 1 个月以上者 10~20mg/（kg·d）；空腹顿服，最大 600mg/d。②静脉滴注：用 5% 葡萄糖注射液或氯化钠注射液 500ml 稀释后静脉滴注，建议滴注时间在 2~3 小时或以上（仅用于不能口服本药者）。

（2）脑膜炎奈瑟球菌感染密切接触者的预防用药，口服：新生儿，5mg/（kg·次），每 12 小时 1 次，连服 2 日；1 月龄 ~1 岁儿童，5mg/（kg·次），每 12 小时 1 次，连服 2 日；1~12 岁儿童，10mg/（kg·次），每 12 小时 1 次，连服 2 日；12~18 岁儿童，600mg/ 次，每 12 小时 1 次，连服 2 日。

（3）布鲁菌病、军团菌病、严重的葡萄球菌感染，需联合其他抗菌药物：口服或静脉滴注。1 岁以下儿童，5~10mg/（kg·次），2 次 /d；1~18 岁儿童，10mg/（kg·次）（最大量 600mg/ 次），2 次 /d。

【注意事项】

（1）肝功能不全、胆管梗阻者应避免应用利福平。

（2）用药期间应定期复查肝功能及血常规。

（3）应避免大剂量间歇用药。

（4）应于餐前 1 小时或餐后 2 小时服用，最好清晨空腹 1 次服用，因进食会影响吸收。

（5）服药后患儿便、尿、唾液、汗液、痰液、泪液等排泄物均可为橘红色。

（6）有发生间质性肾炎的可能。

（7）5 岁以下小儿慎用。

（8）对利福平或利福霉素类抗菌药物过敏者禁用。

（9）肝功能严重不全、胆道阻塞者禁用。

｜ 吡 嗪 酰 胺 ｜

【用法用量】

推荐：20~30mg/（kg·d），顿服或 2~3 次 /d 口服，儿童最大量不超过 1.5g/d。

【注意事项】

（1）交叉过敏反应：对乙硫异烟胺、异烟肼、烟酸或其他化学结构相似的药物过敏的患儿可能对吡嗪酰胺也过敏。

（2）糖尿病、痛风或严重肝功能减退者慎用。

（3）使血尿酸增高，可引起急性痛风发作，须定期测定。

（4）对诊断的干扰：可与硝基氰化钠作用产生红棕色，影响尿酮测定结果；可使 AST、ALT、血尿酸浓度测定值增高。

（5）本药具有较大的毒性，儿童应慎用，若必须使用，应充分权衡利弊后决定。

（6）对本药过敏者禁用。

（七）抗病毒药

阿 昔 洛 韦

【用法用量】

（1）口服

1）1 月龄 ~2 岁儿童，100mg/ 次，5 次 /d，一般疗程为 5 日（如果在治疗过程中出现新的病变或没有完全康复，可延长疗程）；免疫缺陷者剂量可适量增加。

2）2~18 岁儿童，200mg/ 次，5 次 /d，一般疗程为 5 日（如果在治疗过程出现新的病变，或没有完全康复，可延长疗程）；免疫缺陷者剂量可加倍。

（2）静脉滴注

1）新生儿和 1~3 月龄婴儿，20mg/kg，每 8 小时 1 次，疗程 14 日（如果累及中枢神经系统则疗程延长至 21 日）。

2）3 月龄 ~12 岁儿童，250mg/m^2，每 8 小时 1 次，疗程一般为 5 日，如果累及中枢神经系统（最多不超过 21 日）或免疫受损，剂量加倍。

3）12~18 岁儿童，5mg/（kg·次），每 8 小时给药，疗程一般为 5 日，如果累及中枢神经系统（最多不超过 21 日）或免疫受损，剂量加倍。

（3）眼科用药：①滴眼液，1 次 1 滴，每 2 小时 1 次；②眼膏，对婴幼儿和儿童，涂入结膜囊内，1 次适量，5 次 /d。

【注意事项】

（1）肝功能不全者、脱水者、精神异常者慎用。

（2）注射给药须缓慢滴注（持续 1~2 小时），不可快速推注。不能用于肌内注射和皮下注射。

（3）应用此药时，应摄入充足水分，避免药物沉积于肾小管内。

（4）一旦皮疹症状及体征出现，应尽早用药。

（5）交叉过敏反应：对更昔洛韦过敏者，也可能对本药过敏。

（6）对本药过敏者禁用。

更 昔 洛 韦

【用法用量】

（1）诱导治疗：静脉滴注（1 小时以上），5mg/（kg·次），每 12 小时 1 次，共 14~21 日。

（2）维持治疗：静脉滴注（1 小时以上），5mg/kg，1 次 /d，连续 7 日，总疗程 3~4 周。

（3）对肾功能减退者，按肌酐清除率调整剂量。

1）诱导期，肌酐清除率 50~69ml/（min·1.73m^2）者，每 12 小时静脉滴注 2.5mg/kg；25~49ml/（min·1.73m^2）者，每 24 小时静脉滴注 2.5mg/kg；10~24ml/（min·1.73m^2）者，每 24 小

时静脉滴注 1.25mg/kg;10ml/(min·1.73m^2) 以下者,1 周给药 3 次,1.25mg/(kg·次),于血液透析后给予。

2)维持期,肌酐清除率 50~69ml/(min·1.73m^2) 者,每 24 小时静脉滴注 2.5mg/kg;25~49ml/(min·1.73m^2) 者,每 24 小时静脉滴注 1.25mg/kg;10~24ml/(min·1.73m^2) 者,每 24 小时静脉滴注 0.625mg/kg;10ml/(min·1.73m^2) 以下者,1 周给药 3 次,0.625mg/(kg·次),于血透析后给予。

(4)滴眼液:滴眼,1 次 1 滴,每 2 小时 1 次。

(5)眼膏:涂入结膜囊内,1 次适量(挤出的眼膏长 5~6mm,含更昔洛韦 0.25~0.30mg),4~6 次/d。

(6)眼用凝胶:1 次 1 滴,4 次/d,疗程 3 周。

【注意事项】

(1)交叉过敏反应:对阿昔洛韦过敏者也可能对本药过敏。

(2)本药可引起中性粒细胞减少、血小板减少,并易引起出血感染,用药期间应注意口腔卫生,还应经常检查血细胞数,初始治疗期间应视情况每 1~2 日测定血细胞计数,之后为 1 周测定 1 次。

(3)不可肌内注射,不能快速给药和静脉推注。通常静脉滴注给药,至少滴注 1 小时,患儿需给予充足水分,以免增加肾毒性。

(4)本药配制需充分溶解,浓度不能超过 10mg/ml。

(5)用药期间应每 2 周进行血清肌酐或肌酐清除率的测定。肾功能减退者应酌情减量。

(6)孕妇及 12 岁以下小儿用药应在充分权衡利弊后决定。

(7)眼科制剂慎用于精神病患儿及有神经中毒症状者。

(8)对本药过敏者禁用。

(9)严重中性粒细胞减少(<0.5×10^9/L)或严重血小板减少(<25×10^9/L)者禁用。

｜ 利 巴 韦 林 ｜

【用法用量】

(1)慢性丙型肝炎(与 α 干扰素或聚乙二醇干扰素合用):用于无肝脏损害初治患儿,口服,用于 3 岁以上者。①体重 <47kg 者,15mg/(kg·d),2 次/d;②体重 47~50kg 者,早 200mg,晚 400mg;③体重 50~65kg 者,400mg/次,2 次/d;④体重 65~86kg 者,早 400mg,晚 600mg;⑤体重 86~105kg 者,600mg/次,2 次/d。

(2)免疫抑制患儿的致命性呼吸道合胞病毒、副流感病毒或腺病毒感染,静脉给药时间在 15 分钟以上。1 月龄 ~18 岁儿童,33mg/kg 为 1 剂;然后 16mg/kg,每 6 小时 1 次,连用 4 日;再之后 8mg/kg,每 8 小时 1 次,连用 3 日。

【注意事项】

(1)长期或大剂量服用可对肝功能、血常规有不良影响。有严重贫血,或肝功能、肾功能异常者慎用。

(2)对诊断的干扰:口服后引起血胆红素增高可达 25%。大剂量可引起血红蛋白含量下降。

(3)禁忌证:①对利巴韦林过敏;②治疗前 6 个月内不稳定和未控制的心脏病、血红蛋白异常、重度虚弱、重度肝功能异常或失代偿期肝硬化、自身免疫病(包括自身免疫性肝炎),以及不能控制的严重精神失常及儿童期有严重精神病史;③活动性结核病。

| 奥 司 他 韦 |

【用法用量】

(1) 流行性感冒的治疗(口服):在流行性感冒症状开始的第 1 日或第 2 日(36~48 小时)内开始服用。

1) 13 岁以上青少年推荐口服剂量:75mg/ 次,2 次 /d,共 5 日。

2) 儿童(1 岁以上)推荐按下列体重服用,共服 5 日。体重≤15kg,30mg/ 次,2 次 /d;体重 16~23kg,45mg/ 次,2 次 /d;体重 24~40kg,60mg/ 次,2 次 /d;体重 >40kg,75mg/ 次,2 次 /d。

3) 肾功能不全患儿剂量的调整:对肌酐清除率为 10~30ml/(min·1.73m^2)者,75mg/ 次,1 次 /d,共 5 日。

(2) 预防:在与流行性感冒患儿密切接触后 2 日内开始用药,或在流行性感冒季节时进行预防,75mg/ 次,1 次 /d,至少 7 日。有数据表明连用药物 6 周安全有效。服药期间一直具有预防作用。肾功能不全患儿剂量的调整:对肌酐清除率为 10~30ml/(min·1.73m^2)者,75mg/ 次,隔日 1 次,或 30mg/d。

【注意事项】

(1) 对 13 岁以下儿童预防流行性感冒,以及对健康状况差、免疫抑制、心肺基础疾病的患儿治疗流行性感冒的安全性和有效性尚不明确。

(2) 奥司他韦不能取代流行性感冒疫苗,其使用不应影响每年接种疫苗,只有在可靠的流行病学资料显示社区出现了流行性感冒病毒流行后才考虑用于治疗和预防。

(3) 对肌酐清除率 10~30ml/(min·1.73m^2)的患儿,用于治疗和预防的推荐剂量应进行调整。不推荐用于肌酐清除率 <10ml/(min·1.73m^2)的患儿和严重肾衰竭需定期进行血液透析和持续腹膜透析的患儿;肾衰竭儿童的用量标准资料缺乏。

(4) 肝功能不全患儿:用于肝功能不全患儿治疗和预防流行性感冒时剂量不需要调整。

(5) 使用该药物治疗期间,应对患儿的自我伤害和谵妄事件等异常行为进行密切监测。

(6) 尚无奥司他韦和流行性感冒减毒活疫苗相互作用的评估。但由于两者之间可能存在相互作用,除非临床需要,在使用减毒活流感疫苗 2 周内不应服用奥司他韦,在服用奥司他韦 48 小时内不应接种流行性感冒减毒活疫苗;因为奥司他韦作为抗病毒药物可能会抑制活疫苗病毒的复制。三价灭活疫苗可以在服用奥司他韦前后的任何时间使用。

(7) 对奥司他韦及其制剂中任何成分过敏者禁用。

(八) 抗寄生虫药

| 羟 氯 喹 |

【用法用量】

(1) 用于预防疟疾发作:1 周 1 次,于每周的同一天口服,儿童 5mg/(kg·次),但不得超过 400mg/ 次,一般在进入疫区 2 周前开始服用或当时服用,预防用量需一直持续至离开疫区 8 周后。

(2) 用于治疗疟疾急性发作:儿童首次 10mg/kg,6 小时后第 2 次口服 5mg/kg,间隔 18 小时后第 3 次口服 5mg/kg,间隔 24 小时后第 4 次口服 5mg/kg。

(3) 用于治疗幼年特发性关节炎、系统性红斑狼疮、干燥综合征、幼年皮肌炎等,口服,5~6.5mg/(kg·d),分次服用,最大剂量 400mg/d。

【注意事项】

（1）银屑病患儿及卟啉症患儿使用后均可使病情加重。

（2）接受长期或高剂量治疗的某些患儿,已观察到有不可逆视网膜损伤,且具有剂量相关性。早期诊断"硫酸羟氯喹视网膜病变"的推荐方法,包括:①用检眼镜检查黄斑是否出现细微的色素紊乱或失去中心凹反射;②用小的红色视标检查中心,视野是否有中心周围或中心房的盲点,或确定对于红色的视网膜阈。若任何不能解释的视觉症状,如闪光或划线,也应怀疑是视网膜病变的可能表现。

（3）服用羟氯喹应进行初次(基线)及定期(每3个月1次)眼科检查(包括视敏度、裂隙灯、眼底及视野检查)。

（4）如果视敏度、视野或视网膜黄斑区出现任何异常痕迹(如色素变化,失去中心凹反射)或出现任何视觉症状(如闪光和划线),且不能用调节困难或角膜混浊完全解释时,应立即停药,并密切观察可能的进展。即使在停药后,视网膜改变(及视觉障碍)仍可能进展。

（5）长期治疗的患儿应定期随访和检查,包括检查膝反射和踝反射,如发现肌软弱,应停药。

（6）肝病或醇中毒者,或与已知有肝毒性的药物合用时,应慎用。

（7）对长期接受本药治疗的患儿应定期进行血细胞计数检查,如出现不能归因于所治疾病的任何严重血液改变,应考虑停药。

（8）有葡萄糖-6-磷酸脱氢酶缺乏症的患儿应慎用本药。

（9）服用羟氯喹可出现皮肤反应,因此对接受有产生皮炎明显倾向药物的任何患儿,给予羟氯喹时都应适当注意。

（10）因过量或过敏而出现严重中毒症状时,建议给予氯化铵口服,1周使用3~4日,在停止治疗后使用数月,因为尿液酸化可使4-氨基喹啉化合物的肾排泄增加20%~90%,肾功能损伤及代谢性酸中毒患儿应慎用。

（11）对任何4-氨基喹啉化合物治疗可引起视网膜或视野改变者,或已知对4-氨基喹啉化合物过敏的患儿禁用。

八、抗肿瘤药

（一）细胞毒类药物

| 柔 红 霉 素 |

【用法用量】

静脉注射:1日25~45mg/m²,每周1次,连用4周;或1日30~45mg/m²,连用3日;2岁以下儿童,1mg/(m²·d),儿童累计总剂量以低于360mg/m²为宜。

【注意事项】

（1）柔红霉素口服无效,且需避免肌内注射或鞘内注射。

（2）柔红霉素可迅速溶解肿瘤细胞而致血中尿素和尿酸升高。在治疗的第1周,至少需监测3~4次血浆尿素和尿酸水平。对于病情严重的患儿,应给予充足的液体和别嘌醇,以避免高尿酸血症肾病。

（3）柔红霉素对所有患儿都有骨髓抑制作用,对某些患儿甚至能引起严重的骨髓再生障碍。所以在开始治疗的初始阶段,应时常注意药物的骨髓毒性,从而做好充分的支持疗法准备。

(4) 在治疗开始及治疗期,提倡用一般实验室检验,如测 ALT 及 AST、AKP、胆红素,以及磺溴酞钠试验来评估患儿的肝功能。

(5) 必须特别注意,柔红霉素可引起心脏毒性,超过累计总量限量(20mg/kg)后心脏毒性风险增加。不适用于有心脏病史、严重或有潜在心脏病患儿、严重感染患儿。

(6) 儿童及生长期的患儿用药时注意对性腺的影响。

(7) 注射柔红霉素 1~2 日后,尿液可呈橘红色。如果皮肤或黏膜意外接触到柔红霉素溶液,应立即彻底冲洗。虽然柔红霉素显示有部分抗菌活性,但决不用作抗菌药物。

(二) 激素类药物

｜ 来　曲　唑 ｜

【用法用量】

(1) 用于青春期延迟和生长治疗(男性):可用数据非常有限。14 岁以上青少年,口服,2.5mg/d,与睾丸激素结合治疗 1 次。

(2) 用于性早熟治疗(女性):可用数据非常有限。2~10 岁儿童,口服,初始第 1~7 日,0.5mg/m^2,每 12 小时 1 次;第 8~14 日,1mg/m^2,每 12 小时 1 次;第 15 日及以后,1.5mg/m^2,每 12 小时 1 次。如果性早熟指标(如血清雌二醇水平)增高,2~10 岁儿童,口服,初始第 1~7 日,0.5mg/(m^2·d),每 12 小时 1 次;第 8~14 日,1mg/(m^2·d),每 12 小时 1 次;第 15 日及以后,1.5mg/(m^2·d),每 12 小时 1 次。

【注意事项】

(1) 用于青春期延迟和生长治疗时,33 名青春期男性的双盲安慰剂对照试验给药(治疗组:n=11),在治疗的 12 个月中,骨成熟被延迟。

(2) 用于性早熟治疗时,研究显示长期治疗(长达 36 个月),生长和骨成熟率下降。

(三) 其他抗肿瘤药物及辅助药物

｜ 亚　砷　酸 ｜

【用法用量】

静脉滴注:0.16~0.20mg/(kg·d),不超过 10mg/d,加入 250~500ml 氯化钠注射液或 5% 的葡萄糖注射液中使用,1 次 /d,3~4 小时滴完,一般连续用药 14~28 日为 1 个疗程。复发及难治患儿连续用药 28 日而效果不明显者,可适当增加剂量。

【注意事项】

(1) 在急性早幼粒细胞白血病治疗的过程中部分患儿有白细胞计数增高现象,常在用药 2~3 周时出现,不必停止治疗,1 周后白细胞可自行下降,必要时可口服羟基脲降低白细胞。

(2) 用药过程中部分患儿 AST 及 ALT 可轻度增高,此时可加用保肝药,停药 2 周后可恢复至用药前水平。

(3) 本药在儿童治疗方面尚无大样本疗效报道,若作为首选药,应慎重使用。

(4) 用药期间出现外周血白细胞过高时,可酌情选用白细胞单采分离,或应用羟基脲、高三尖杉酯碱、阿糖胞苷等。

(5) 本药为医疗用毒性药品,若出现未按规定用法、用量用药而发生急性中毒者,可用二巯丙醇等药物治疗。

(6) 禁忌证:长期接触砷或有砷中毒,以及非白血病所致的严重肝功能、肾功能损害。

九、解热、镇痛、抗炎与抗风湿药及抗痛风药

(一)解热、镇痛、抗炎药

| 布 洛 芬 |

【用法用量】

(1)抗风湿治疗:6月龄以上儿童,30mg/(kg·d),3~4次/d,最大剂量不超过2.4g/d。

(2)缓解疼痛及退热治疗:3月龄~12岁儿童,5~10mg/(kg·次),必要时每4~6小时1次,口服,最大剂量不超过40mg/(kg·d);12~18岁儿童,最大剂量不超过成人剂量。

【注意事项】

(1)抗风湿治疗时,适用于6月龄以上儿童,具有相对良好的止痛和退热效果和安全性。

(2)交叉过敏反应:对阿司匹林或其他非甾体抗炎药过敏者对本药也可有交叉过敏反应。

(3)本药可能增加胃肠道出血的风险并导致水钠潴留。

(4)轻度肾功能不全者可使用最小有效剂量并密切监测肾功能和水钠潴留情况。

(5)应避免本药与小剂量阿司匹林同用,以防后者疗效降低。

(6)有消化道溃疡史、支气管哮喘、心功能不全、高血压、血友病或其他出血性疾病、骨髓功能减退病史的患儿慎用。

(7)长期用药时,应定期检查血常规及肝功能、肾功能。

(8)禁忌证:①活动性消化性溃疡;②对阿司匹林或其他非甾体抗炎药过敏;③服用此类药物会诱发哮喘、鼻炎或荨麻疹的情况;④严重肝病及中、重度肾功能不全。

| 对乙酰氨基酚 |

【用法用量】

(1)解热镇痛

1)口服:①1~3月龄,30~60mg/次,每8小时1次;②3~12月龄,60~120mg/次,每4~6小时1次(24小时最多4次);③1~6岁,120~250mg/次,每4~6小时1次(24小时最多4次);④6~12岁,250~500mg/次,每4~6小时1次(24小时最多4次);⑤12~18岁,500mg/次,每4~6小时1次(24小时最多4次)。

2)直肠给药:①1~3月龄,30~60mg/次,每8小时1次;②3~12月龄,60~125mg/次,每4~6小时1次(24小时最多4次);③1~5岁,125~250mg/次,每4~6小时1次(24小时最多4次);④5~12岁,250~500mg/次,每4~6小时1次(24小时最多4次);⑤12~18岁,500mg/次,每4~6小时1次(24小时最多4次)。

(2)严重疼痛和发热

1)口服:①1~3月龄,先给予20~30mg/kg单次剂量,然后15~20mg/(kg·次),每6~8小时1次,最大剂量60mg/(kg·d);②3~12月龄,先给予20~30mg/kg单次剂量,然后15~20mg/(kg·次),每6~8小时1次,最大剂量90mg/(kg·d);③1~6岁,先给予20~30mg/kg单次剂量,然后15~20mg/(kg·次),每6~8小时1次,最大剂量90mg/(kg·d);④6~12岁,先给予20~30mg/kg(最大1g)单次剂量,然后15~20mg/(kg·次),每6~8小时1次,最大剂量4g/d;⑤12~18岁,1g/次,每4~6小时1次(24小时最多4次给药)。

2)直肠给药:①1~3月龄,先给予30mg/kg单次剂量,然后15~20mg/(kg·次),每6~8小

时 1 次,最大剂量 60mg/(kg·d);②3~12 月龄,先给予 30~40mg/kg 单次剂量,然后 15~20mg/(kg·次),每 6~8 小时 1 次,最大剂量 90mg/(kg·d);③1~6 岁,先给予 30~40mg/kg 单次剂量,然后 15~20mg/(kg·次),每 6~8 小时 1 次,最大剂量 90mg/(kg·d);④6~12 岁,先给予 30~40mg/kg(最大 1g)单次剂量,然后 15~20mg/(kg·次),每 6~8 小时 1 次,最大剂量 4g/d;⑤12~18 岁,1g/次,每 4~6 小时 1 次(24 小时最多 4 次给药)。

【注意事项】

(1) 对阿司匹林过敏者,一般对本药不发生过敏反应,但有报道在因阿司匹林过敏发生哮喘的患儿中,少数(<5%)可于服用本药后发生轻度支气管痉挛性反应。

(2) 肝病者尽量避免长期使用。

(3) 肾功能不全者长期大量使用本药有增加肾毒性的危险,故建议减量使用。

(4) 3 岁以下儿童因肝功能、肾功能不全,应慎用。

(5) 严重肝功能、肾功能不全患儿及对本药过敏者禁用。

(二) 抗风湿药

| 雷公藤多苷 |

【用法用量】

1mg/(kg·d),分 3 次餐后口服,最大量 60mg/d,控制症状后减量,疗程 3~6 个月。

【注意事项】

(1) 应警惕本药对性腺的抑制作用,尤其对于正处在青春期的儿童及青少年。

(2) 应用本药必须在医师指导下进行。

(3) 处于青春期的儿童要慎用。

(4) 在使用本药过程中应定期监测血常规和肝功能、肾功能,必要时停药。

(5) 严重心血管病,以及肝、肾、造血系统病变和功能障碍者禁用。

(三) 靶向治疗药物

| 利妥昔单抗 |

【用法用量】

稀释后静脉滴注:无菌条件下,用氯化钠注射液或 5% 的葡萄糖注射液稀释到浓度为 1mg/ml,通过专用输液管给药。用于滤泡性非霍奇金淋巴瘤,单药治疗,儿童 375mg/(m²·次),1 周 1 次,连用 4~8 周;或与化疗合用。用于弥漫大 B 细胞性非霍奇金淋巴瘤,联合 CHOP(环磷酰胺、阿霉素、长春新碱、强的松)方案,375mg/(m²·次),每个化疗周期的第 1 日使用,化疗的其他组分应在本药应用后使用。不推荐本药在治疗期间减量使用,与标准化疗合用时,标准化疗药剂量可以减少。

【注意事项】

(1) 细胞因子释放综合征和肿瘤溶解综合征。出现严重细胞因子综合征的患儿应立即停止滴注,并进行对症治疗,严密监护至症状和体征消失。出现肿瘤溶解综合征的患儿应纠正电解质异常,监测肾功能和体液平衡,同时给予支持治疗(包括透析)。

(2) 可能出现超敏反应。

(3) 约 50% 的患儿会出现输液相关不良反应,约 10% 的患儿较严重,出现低血压、呼吸困难和支气管痉挛。

(4) 滴注期间可能出现一过性低血压,滴注前 12 小时及滴注期间应考虑停用抗高血压药。有心脏病史的患儿在滴注过程中应严密监护。

（5）可能导致严重的皮肤、黏膜反应。

（6）定期检查全血细胞计数,骨髓功能差的患儿慎用。

（7）对本药的任何组分和鼠蛋白过敏者禁用。

十、抗过敏药

| 氯 雷 他 定 |

【用法用量】

（1）12 岁以上儿童:10mg/ 次,1 次 /d,口服。

（2）2~12 岁儿童:①体重 >30kg,10mg/ 次,1 次 /d,口服;②体重≤30kg,5mg/ 次,1 次 /d,口服。

【注意事项】

（1）对肝功能不全者,消除半衰期有所延长,请在医师指导下使用,可按 10mg/ 次,隔日 1 次服用。

（2）肾功能不全者、儿童慎用。

（3）本药对心脏功能无影响,但偶有心律失常报道,有心律失常病史者应慎用。

（4）抗组胺药能清除或减轻皮肤对所有过敏原的阳性反应,因此在进行皮试前约 48 小时内应停止使用氯雷他定。

（5）具有过敏反应或特异体质的患儿禁用。

十一、肠外肠内营养制剂

| 维 生 素 B$_2$ |

【用法用量】

（1）治疗维生素 B$_2$ 缺乏。

1）口服:12 岁及以下儿童,3~10mg/ 次,2~3 次 /d;12 岁以上儿童或青少年,5~10mg/ 次,3 次 /d。

2）肌内注射:2.5~5.0mg/ 次,1 次 /d。

（2）预防维生素 B$_2$ 缺乏:口服,1~2mg/d。

【注意事项】

（1）不宜与甲氧氯普胺合用。

（2）极低体重儿慎用。

（3）对本药过敏者禁用。

| 维 生 素 C |

【用法用量】

（1）治疗维生素 C 缺乏:①口服,100mg~300mg/d,2~3 次 /d;②肌内注射,100~300mg,分次注射,至少 2 周。

（2）预防维生素 C 缺乏:口服,25~75mg/d。

（3）克山病心源性休克:静脉注射,首剂 5~10g,加入 25% 葡萄糖注射液中静脉缓慢注射。

【注意事项】

(1) 以下患儿慎用:溃疡病、半胱氨酸尿症、痛风、高草酸尿症、草酸盐沉积症、尿酸盐性肾结石、糖尿病(维生素 C 可能干扰血糖定量)、葡萄糖 -6- 磷酸脱氢酶缺乏症(可引起溶血性贫血)、铁粒幼细胞性贫血或珠蛋白生成障碍性贫血(地中海贫血,可致铁吸收增加)、镰状细胞贫血(可致溶血危象)。

(2) 大量服用时,粪便隐血可呈假阳性,血清乳酸脱氢酶和血清转氨酶浓度的自动分析结果受干扰,尿糖(硫酸铜法)、血糖(氧化酶法)均可呈假阳性,尿中草酸盐、尿酸盐和半胱氨酸等浓度增高,尿 pH 下降,血清胆红素逐渐下降。

(3) 本药长期大量服用后,宜逐渐减量,不可突然停药。

(4) 对本药过敏者,以及肝性脑病者禁用。

十二、糖类、盐类与酸碱平衡调节药

| 氯 化 钠 |

【用法用量】

(1) 儿童常因各种原因导致脱水、休克,需要及时纠正脱水、进行液体复苏治疗。最常见的是婴儿急性腹泻引起的脱水,首先根据患儿的症状和体征判断患儿脱水的程度和性质,然后制订第一个 24 小时补液计划,给予相应的液体量和浓度以纠正脱水。上述液量仅适用于婴幼儿,大龄儿童补液需要减少 1/4~1/3。

(2) 伴有循环障碍、出现休克时,首先需要扩容,使用 0.9% 氯化钠注射液每次按 20ml/kg 给予,最多可以每 20 分钟给予 1 次。

(3) 高渗性失水:补充速度宜慢,在 24~48 小时内补入,控制补液速度每小时 3~5ml/kg;同时需要根据心、肺、肾功能随时调整补液量和速率,并注意维持血渗透压在 280~320mmol/L。

(4) 等渗性失水:应注意防止高氯血症出现,可以考虑使用 0.9% 氯化钠溶液和 5% 碳酸氢钠溶液按照 2:1 进行补充,但要以血气分析中剩余碱量来决定使用碳酸氢钠的剂量。

(5) 低渗性失水:血钠≤120mmol/L 或出现中枢神经系统症状时,给予 3% 氯化钠溶液 3~5ml/kg 缓慢滴注,在 6 小时内将血钠浓度提高至 120mmol/L 以上,再给予 0.9% 氯化钠溶液继续补充。

(6) 低氯性碱中毒:给予 0.9% 氯化钠溶液或复方氯化钠溶液 1 次,10~20ml/kg,按照每小时 3~5ml/kg 的速度补充。

(7) 营养不良患儿补液总量应减少 1/3,速度宜慢。控制补液速率每小时 3~5ml/kg。

(8) 呕吐引起的脱水,累计损失量以 1:1(葡萄糖:生理盐水)液补充为宜。

(9) 纠正酸中毒、低钙和低镁,以及补钾。

【注意事项】

(1) 下列情况慎用:水肿性疾病、肾病综合征、肝硬化、腹水、充血性心力衰竭、急性左侧心力衰竭、急性肺水肿、脑水肿或特发性水肿、急性肾衰竭少尿期、急性肾小球肾炎、慢性肾衰竭尿量减少而对利尿药反应不佳、高血压、低钾血症。

(2) 根据临床需要,检查血清中钠、钾、氯离子浓度;血液中酸碱平衡指标,肾功能及血压和心肺功能。

(3) 小儿补液量和速度应严格控制。

(4) 无特殊需要,静脉滴注的最高浓度应≤3%,10% 的氯化钠应加入其他液体稀释后使用。

(5) 禁忌证:①心力衰竭;②肺水肿;③脑水肿、颅内压增高;④急性肾衰竭少尿期;⑤高钠血症。

| 硫 酸 镁 |

【用法用量】

(1) 治疗低镁血症:①轻度镁缺乏,25% 硫酸镁注射液 1g,深部肌内注射,或溶于 5% 的葡萄糖注射液 500ml 中静脉滴注,总量为 2g/d。②重度镁缺乏,25% 硫酸镁注射液 60mg/kg,肌内注射,或将 2.5g 硫酸镁溶于 5% 葡萄糖注射液或氯化钠注射液 500ml 中缓慢静脉滴注 3 小时,并严密观察呼吸等生命体征。

(2) 预防镁缺乏:①新生儿 ~12 月龄儿童,50mg/(kg·d);②1~12 岁儿童,25mg/(kg·d);③12 岁以上儿童,600~1 200mg/d,口服或静脉滴注。

(3) 抗惊厥:20~40mg/kg,配成 20% 注射液,深部肌内注射;或按 30mg/kg,计算 25% 的溶液用量,用 5%~10% 葡萄糖注射液稀释成 1% 或 5% 浓度后静脉滴注。

(4) 导泻、肠道清洗:0.15~0.25g/(kg·次),1 次 /d,用水 100~400ml 溶解后顿服。利胆,服用 33% 的溶液剂,5~10ml/ 次,3 次 /d。

(5) 尖端扭转型室性心动过速:较快输注(数分钟内),最大单剂药量 2g。

【注意事项】

(1) 应用硫酸镁注射液前须查肾功能,肾功能不全者应慎用。

(2) 有心肌损害、心脏传导阻滞时,应慎用或不用。

(3) 每次用药前或用药过程中,定时进行膝腱反射检查,测定呼吸次数、观察排尿量、血镁浓度。当临床出现膝腱反射明显减弱或消失,或每分钟呼吸次数 14~16 次或以下,或呈少尿状态时,应及时停药。

(4) 用药过程中突然出现胸闷、胸痛、呼吸急促,应及时听诊,必要时进行胸部 X 线检查,以便及早发现肺水肿。

(5) 如出现急性镁中毒现象,可用钙剂静脉注射治疗,常用量为 10% 葡萄糖酸钙注射液 10ml 缓慢注射。

(6) 本药不作为小儿惊厥的首选药物。

(7) 禁忌证:①肠道出血、急腹症患儿;②心脏传导阻滞、心肌损害患儿;③严重肾功能不全[肌酐清除率 <20ml/(min·1.73m^2)]。

(8) 给药速度过快可引起低血压。

(9) 不推荐常规用于心搏骤停。

| 碳 酸 氢 钠 |

【用法用量】

(1) 用于抑制胃酸:6 岁以下儿童,尚无统一标准剂量;6~12 岁儿童,0.5g/ 次,0.5 小时可重复 1 次;12 岁以上儿童,0.5~1.0g/ 次,3 次 /d,餐前服用。

(2) 碱化尿液:口服,按体重计算,1~10mmol/(kg·d);静脉注射,按体重计算,1.8~3.0mmol/(kg·d)。

(3) 代谢性酸中毒:补碱量(换算为 5% 碳酸氢钠溶液的 ml 数)= 体重(kg)×(−3− 实际

测得的 BE 值)/0.6。一般先给计算剂量的 1/3~1/2,4~8 小时内滴注完毕,之后根据血气分析结果调整剂量。

【注意事项】

(1) 对胃酸分泌试验或血、尿 pH 测定结果有明显影响。

(2) 下列情况慎用:少尿或无尿、钠潴留并有水肿时、原发性高血压。

(3) 下列情况不能静脉内用药:碱中毒、各种原因导致的大量胃液丢失、低钙血症。

(4) 长期或大量应用可致代谢性碱中毒,以及钠负荷过高引起水肿等。

(5) 静脉注射时,为防止渗透压过高,应尽量避免直接静脉注射或滴注,建议稀释至1.4%(最佳)使用,或 2 倍及以上稀释浓度使用。

(6) 不宜与重酒石酸间羟胺、四环素、庆大霉素、肾上腺素、多巴酚丁胺、苯妥英钠、钙盐等同瓶静脉滴注。忌与酸性药物配伍。

(7) 禁用于吞食强酸中毒时的洗胃和限制钠摄入的患儿。

十三、免疫调节药(免疫抑制剂)

| 甲 氨 蝶 呤 |

【用法用量】

(1) 静脉注射:白血病时可达 $1~5g/m^2$,实体瘤 $8~12g/m^2$,每 3 周 1 次,需常规用四氢叶酸钙解救。

(2) 鞘内注射:根据不同年龄可用 8~15mg/ 次。

(3) 口服:用于皮损泛发、其他方法治疗效果不佳、顽固的银屑病患儿。单周单剂给药或分 2~3 次在超过 24 小时的周期给药,通常剂量为每周 0.3~0.5mg/kg,每周最大剂量不超过 20mg,大剂量使用时应给予叶酸 1~5mg/d。儿童风湿性疾病:每周 1 次,10~15mg/(m^2·次)。

(4) 肌内注射:溃疡性肠炎或克罗恩病的重度或顽固性病例。7~18 岁患儿,15~25mg/(m^2·次),每周 1 次。

【注意事项】

(1) 长期应用存在导致继发性肿瘤的风险。

(2) 影响生殖功能。

(3) 全身极度衰竭、恶病质或并发感染及心、肺、肝功能和肾功能不全时禁用本药。

(4) 白细胞计数 $<3.5 \times 10^9/L$ 或血小板计数 $<50 \times 10^9/L$ 时不宜使用。

(5) 有肾病史或肾功能异常时,未准备好解救药亚叶酸钙,且未充分进行液体补充或碱化尿液时,禁用大剂量疗法。采用大剂量疗法须住院并随时监测其血药浓度。

(6) 对本药高度过敏、肾功能已受损害、营养不良,以及肝功能、肾功能不全或伴有血液疾病者禁用。

| 环 磷 酰 胺 |

【用法用量】

(1) 诱导治疗:静脉给药,10~20mg/(kg·次),或 100~300mg/(m^2·d),加氯化钠注射液 100ml 缓慢注射,连用 1~5 日,每 21~28 日重复。

(2) 实体瘤:250~1 800mg/m^2,1 次 /d,连用 1~4 日,每 21~28 日重复。

【注意事项】

(1) 应用本药应鼓励患儿多饮水,大剂量时应水化、利尿,同时给予尿路保护药美司钠。

(2) 当大剂量用药时,除应密切观察骨髓功能外,尤其要注意非血液学毒性如中毒性肝炎及肺纤维化等。

(3) 当肝功能、肾功能损害,以及骨髓转移或既往曾接受多次放、化疗时,环磷酰胺的剂量应减少至治疗量的 1/3~1/2。

(4) 环磷酰胺水溶液仅能稳定 2~3 小时,最好现配现用。

| 硫 唑 嘌 呤 |

【用法用量】

(1) 难治性特发性血小板减少性紫癜维持治疗:期间与泼尼松合用以减少泼尼松用量。餐后以足量水吞服,1~3mg/(kg·次),1 次 /d 或分次口服。

(2) 风湿性疾病:1~3mg/(kg·次),1 次 /d,最大剂量 150mg/d,口服。

(3) 溃疡性肠炎或克罗恩病的重度或顽固性病例:2~18 岁,1.5~3.0mg/(kg·d),1 次 /d,口服。

【注意事项】

(1) 周围全血细胞计数检查已监测骨髓抑制征象,监测频率在最初服用时,需 4 周 1 次。大剂量用药和肝功能、肾功能损伤患儿可增加监测频率,出现出血、感染、肝功能损伤时应立即减量或停药。

(2) 原有肝功能、肾功能不全者降低用药剂量。

(3) 发生非霍奇金淋巴瘤、皮肤癌、肉瘤和原位子宫颈癌的危险性增加。

(4) 对硫唑嘌呤和巯嘌呤过敏者禁用。

| 环 孢 素 |

【用法用量】

(1) 器官移植:三联免疫抑制方案,口服,6~11mg/(kg·d),根据血药浓度调整剂量,每 2 周减量 1 次[减 0.5~1.0mg/(kg·d)];整个治疗过程必须在有免疫抑制治疗经验的医师的指导下进行。

(2) 骨髓移植,预防移植物抗宿主病:移植前先用本药,3mg/(kg·d),分 2 次静脉滴注,待胃肠反应消失后(0.5~1 个月),改口服,起始剂量为 6mg/(kg·d),分 2 次口服,1 个月后缓慢减量,疗程半年左右。治疗移植物抗宿主病:单独或在原本用肾上腺皮质激素的基础上加用本药,5~10mg/(kg·d),分 2 次口服,待稳定后缓慢减量,总疗程半年以上。

(3) 狼疮肾炎、难治性肾病综合征:初始剂量为 4~5mg/(kg·d),分 2~3 次口服,出现明显疗效后缓慢减量至 2~3mg/(kg·d),疗程 3~6 个月或以上。

(4) 再生障碍性贫血:5~6mg/(kg·d),分 2 次口服,维持有效血药浓度谷值(100~200ng/ml),一般给药 7~14 日后可检测血药浓度并根据血药浓度调整剂量,疗程不定,一般至少 2 年。

(5) 溃疡性结肠炎(重度或顽固性病例):①口服,2~18 岁,初始剂量 2mg/(kg·次),2 次 /d,根据血药浓度调剂剂量,最大不超过 5mg/(kg·d),疗程 3 个月。②静脉滴注,3~18 岁,0.5~1.0mg/(kg·次),2 次 /d,疗程 2~4 周。

(6) 幼年皮肌炎:2.5~7.0mg/(kg·d)(美国《儿童风湿病学》2010 年版),2 次 /d;2~3mg/

(kg·d)（国内常用量），2 次 /d；2010 年《儿童风湿病诊断及治疗专家共识》推荐常用剂量为 2~8mg/(kg·d)，改为：用于治疗难治性病例，推荐常用剂量为 2~5mg/(kg·d)。急性期以静脉注射用药为佳，一旦病情控制即改为口服。

(7) 顽固难治、皮损广泛的寻常型银屑病及脓疱病型、关节病型和红皮病型银屑病者：3~5mg/(kg·d)，达到最佳疗效后逐渐减量。

【注意事项】

(1) 用药期间宜监测血常规、肝功能、肾功能及环孢素血液浓度。

(2) 服药期间避免摄入高钾食物、药品及保钾利尿药。

(3) 1 岁以下婴儿及对该类药物过敏者禁用。

| 吗替麦考酚酯 |

【用法用量】

口服：10~30mg/(kg·d)，2 次 /d。

【注意事项】

(1) 有严重肾功能损害者[每分钟肾小球滤过率 <25ml/(min·1.73m^2)]，用量不宜超过 1g/ 次，2 次 /d。

(2) 进食可降低本药的血药浓度峰值近 40%，故应空腹服药。

(3) 用药期间动态监测肝功能、肾功能，以及血常规、尿常规。

(4) 对本药过敏者，伴有明显肝功能、肾功能损害者，有骨髓抑制及严重感染的患儿慎用。

| 他 克 莫 司 |

【用法用量】

(1) 16 岁及以上儿童：2 次 /d，外用 0.1% 软膏剂直到皮损消失，然后减量到 1 次 /d 或改用 0.03% 软膏剂。

(2) 2~15 岁儿童：初始时用 0.03% 软膏剂，2 次 /d，皮损控制后减量到 1 次 /d，直到皮损消失。

【注意事项】

(1) 局部有感染者应先治疗感染。

(2) 涂药处不采用封包，避免过度暴露于日光和紫外线光源。避免饮酒。避免接触眼结膜。不能长期大面积使用。2 岁以下儿童不建议使用。

(3) 对本药及大环内酯类抗菌药物过敏者禁用。

| 来 氟 米 特 |

【用法用量】

口服：体重 <20kg 儿童：隔日 10mg；体重 20~40kg 儿童：10mg/d；体重 >40kg 儿童，20mg/d。

【注意事项】

(1) 本药可抑制骨髓，可出现周围血白细胞计数减少，停药后可恢复。

(2) 本药可导致 ALT 及 AST 升高，停药后可恢复。

(3) 本药可引起胃肠反应，与药物剂量相关。

(4) 应用本药期间不宜使用活疫苗。

(5) 免疫缺陷、未控制感染、活动性胃肠道疾病、肾功能不全、骨髓发育不良者不宜应用本药。

(6) 有高血压者在用药过程中应监测血压。

(7) 用药期间监测肝功能、血常规,1~3 个月 1 次。

(8) 对本药及其代谢产物过敏者及严重肝脏损害患儿禁用。

十四、生物制品:微生态制剂

| 地衣芽孢杆菌制剂 |

【用法用量】

口服:<5 岁儿童,0.25g/ 次,3 次 /d;≥5 岁儿童,0.5g/ 次,3 次 /d,首剂加倍。

【注意事项】

(1) 本药为活菌制剂,切勿将本药置于高温处,溶解时水温不宜高于 40℃。

(2) 服用本药时,应避免与抗菌药物合用。

| 枯草杆菌、肠球菌二联活菌制剂 |

【用法用量】

(1) 颗粒:<2 岁儿童 1g/ 次,1~2 次 /d,口服;≥2 岁儿童 1~2g/ 次,1~2 次 /d,口服。

(2) 胶囊:12 岁以上儿童,1~2 粒 / 次,2~3 次 /d,口服。

【注意事项】

(1) 冲服时水温不得超过 40℃。

(2) 2 岁以下的婴幼儿不宜直接服用,直接服用时,注意避免呛咳。

(3) 过敏体质者慎用。

| 双歧杆菌、嗜酸乳杆菌、肠球菌三联活菌制剂 |

【用法用量】

(1) 胶囊:1 岁以下儿童,105mg/ 次;1~6 岁儿童,210mg/ 次;6~13 岁儿童,210~420mg/ 次;均为 2~3 次 /d,口服。婴幼儿可剥开胶囊倒出药粉溶于温热(约 40℃)的牛奶中服用。

(2) 散剂:1 岁以下儿童,1 次半袋;1~6 岁儿童,1 次 1 袋;6 岁以上儿童,1 次 2 袋;以上均为 2~3 次 /d,口服。

【注意事项】

本药不宜与抗菌药物同时服用;餐后半小时温开水送服。

十五、药物中毒解毒药

| 纳 洛 酮 |

【用法用量】

(1) 儿童

1) 阿片类药物过量时,静脉注射的首次剂量为 0.01mg/kg。若未取得满意效果,则应给予 0.1mg/kg(若不能静脉注射,可以肌内注射)。必要时可用灭菌注射用水将本药稀释。

2) 术后阿片类药物抑制效应,在首次纠正呼吸抑制效应时,每隔 2~3 分钟静脉注射本药 0.005~0.010mg,直至达到理想的逆转程度。

(2) 新生儿:应对阿片类药物引起的抑制,静脉注射、肌内注射或皮下注射的常用初始剂量为 0.01mg/kg。纳洛酮激发试验可用来诊断阿片耐受或急性阿片过量。静脉注射本药

0.2mg,观察 30 秒看是否出现阿片类药物戒断的症状和体征。如果未出现,或未达到逆转的作用,呼吸功能也未得到改善,可间隔 2~3 分钟重复用药,每注射 0.6mg 观察 20 分钟。如果纳洛酮的给药总量达到 10mg 后仍未观察到反应,则阿片类药物诱发的或部分由阿片类药物引起毒性的诊断可能有误。在不能进行静脉注射给药时,可选用肌内注射或皮下注射。

【注意事项】

(1) 伴有肝脏疾病、肾功能不全的患儿应慎用本药。

(2) 已知或可疑的阿片类药物躯体依赖患儿,包括其母亲为阿片类药物依赖者的新生儿,突然或完全逆转阿片类药物作用可能会引起急性戒断综合征。

(3) 由于某些阿片类药物的作用时间长于纳洛酮,因此应该对使用本药效果很好的患儿进行持续监护,必要时应重复给药。

(4) 本药对非阿片类药物引起的呼吸抑制和左丙氧芬引起的急性毒性的控制无效。只能部分逆转部分激动药或混合激动药 / 拮抗药(如丁丙诺啡和喷他佐辛)引起的呼吸抑制。

(5) 在术后突然逆转阿片类药物抑制可能引起恶心、呕吐、出汗、发抖、心悸、血压升高、癫痫发作、室性心动过速和心室颤动、肺水肿及心搏骤停,严重的可导致死亡。

(6) 有心血管疾病史,或接受其他有严重的心血管不良反应(低血压、室性心动过速或心室颤动、肺水肿)的药物治疗的患儿应慎用本药。

(7) 应用纳洛酮拮抗大剂量麻醉镇痛药后,由于痛觉恢复,患儿可产生高度兴奋,表现为血压升高、心律增快、心律失常,甚至肺水肿和心室颤动。

(8) 由于本药作用持续时间短,用药起作用后,一旦其作用消失,可使患儿再度陷入昏睡和呼吸抑制。故需注意维持药效。

(9) 阿片类药物中毒患儿对本药的反应很强,因此需要对其进行至少 24 小时的密切监护,直到本药完全代谢。

(10) 本药不应给予有明显戒断症状和体征的患儿,或尿中含有阿片类药物的患儿。

十六、皮肤科用药

| 炉 甘 石 |

【用法用量】

外用:1 日多次。

【注意事项】

(1) 头发等体毛较长部位一般不用。

(2) 有显著渗出的皮肤损害者不宜应用。

十七、耳鼻喉科用药

| 布 地 奈 德 |

【用法用量】

(1) 吸入

1) 气雾剂:严重哮喘和停用或减量使用口服糖皮质激素的患儿,开始使用布地奈德气雾剂的剂量如下。2~7 岁,200~400μg/d,2~4 次 /d。

2) 粉吸入剂:用于 6 岁及以上儿童治疗哮喘。①原未使用口服糖皮质激素者,

200~400μg/ 次,1 次 /d,或 100~200μg/ 次,2 次 /d;②原使用口服糖皮质激素者,200~400μg/ 次,2 次 /d。当哮喘控制后,应减至最低剂量。儿童治疗哮喘维持剂量的范围在 100~800μg/d。

3)吸入用混悬液:0.25~0.50mg/ 次,2 次 /d。

(2)口服

1)病变以回肠、升结肠为主的克罗恩病:9mg/ 次,1 次 /d,疗程 8 周,每周减量约 3mg/ 次,9mg/ 次,1 次 /d,疗程 8 周。8 周疗程结束后,每周减量约 3mg/ 次,2~4 周减完。

2)溃疡性结肠炎累及直肠和乙状结肠的 12~18 岁儿童,2mg,睡前灌肠,疗程 4 周。

(3)鼻腔喷雾吸入

1)鼻炎:6 岁以上儿童,起始剂量 256μg/d,早晨 1 次喷入(每个鼻孔 128μg),或分早晚两次喷入(每次每侧鼻孔 64μg)。获得预期效果后,减少用量至控制症状所需的最小剂量,如每日早晨每侧鼻孔喷入 64μg。

2)鼻息肉:6 岁以上儿童 128μg/ 次(每侧鼻孔 64μg),2 次 /d。

【注意事项】

(1)2 岁以下儿童慎用。

(2)肺结核、鼻部真菌感染和疱疹患儿慎用。

(3)长期接受吸入治疗的儿童应定期测量身高。

(4)由口服糖皮质激素转为吸入布地奈德或长期高剂量治疗的患儿应特别小心,可能在一段时间内处于肾上腺皮质功能不全的状况中。建议进行血液学和肾上腺皮质功能检测。

(5)不适用于快速缓解支气管痉挛。

(6)应避免合用酮康唑、伊曲康唑或其他强 CYP3A4 抑制药。若必须合用上述药物,则用药间隔时间应尽可能长。

(7)1 次用药后用水漱口。

(8)哮喘加重或严重发作期,或在应激择期手术期间应给予全身性糖皮质激素。

(张伶俐 林芸竹 黄亮 陈敏 费皓天 郭远超 韩璐)

推荐阅读

［1］陈新谦,金有豫,汤光.新编药物学.18版.北京:人民卫生出版社,2019.

［2］戴维·吉尔伯特,亨利·钱伯斯,迈克尔·萨格,等.热病:桑福德抗微生物治疗指南.范洪伟,译.50版.北京:中国协和医科大学出版社,2021.

［3］胡仪吉,金有豫.中国国家处方集儿童版(化学药品与生物制品卷).北京:人民军医出版社,2013.

［4］姜远英,文爱东.临床药物治疗学.4版.北京:人民卫生出版社,2016.

［5］王海燕,赵明辉.肾脏病学.4版.北京:人民卫生出版社,2021.

［6］王天有,申昆玲,沈颖.诸福棠实用儿科学.9版.北京:人民卫生出版社,2022.

［7］王卫平,孙锟,常立文.儿科学.9版.北京:人民卫生出版社,2018.

［8］张伶俐.高风险用药人群循证用药手册.北京:人民卫生出版社,2018.

［9］KIMBERLIN D W, BARNETT E, LYNFIELD R, et al. Red Book: 2021—2024 report of the committee on infectious diseases. 32nd ed. New York: American Academy of Pediatrics, 2021.

［10］KLIEGMAN R M, STANTON B F M D, St. GEME Ⅲ J W, et al. Nelson textbook of pediatrics. 21st ed. New York: Elsevier, 2019.

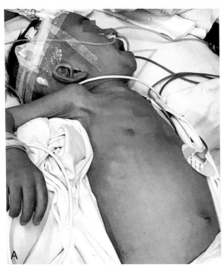
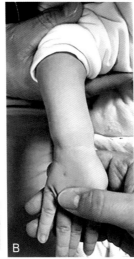
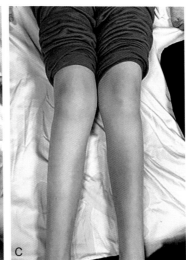

图 3-1-4　佝偻病的临床体征
A. 肋骨"串珠"；B. "手镯"；C. 膝外翻（X 形腿）。

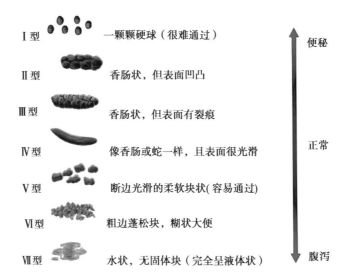

Ⅰ型　一颗颗硬球（很难通过）

Ⅱ型　香肠状，但表面凹凸

Ⅲ型　香肠状，但表面有裂痕

Ⅳ型　像香肠或蛇一样，且表面很光滑

Ⅴ型　断边光滑的柔软块状（容易通过）

Ⅵ型　粗边蓬松块，糊状大便

Ⅶ型　水状，无固体块（完全呈液体状）

便秘

正常

腹泻

图 3-5-5　布里斯托粪便分类法
Ⅰ型、Ⅱ型表示有便秘，Ⅲ型、Ⅳ型是理想的便形，尤其Ⅳ型是最容易排便的形状，Ⅴ～Ⅶ型则提示有腹泻。

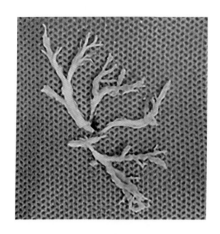

图 3-6-3 塑形痰栓

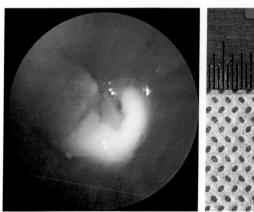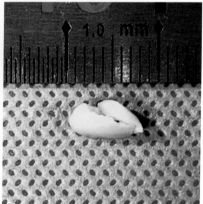

图 3-6-7 右中间支气管异物（松仁），伴肉芽组织形成

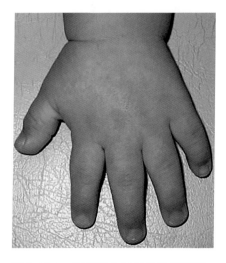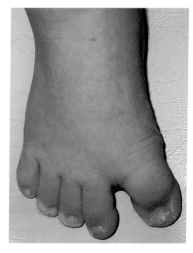

图 3-12-1 唐氏综合征患儿手指短粗，小指尤短

图 3-12-2 唐氏综合征患儿第一趾和第二趾间距增宽

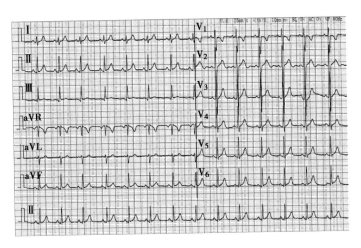

图 4-4-2　正常心电图

P 波,QRS 波,T 波序贯出现。

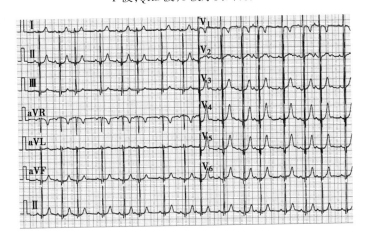

图 4-4-3　房性期前收缩

P 波提前出现,随后为窄 QRS 波,代偿间歇不完全。

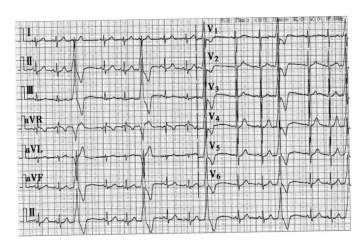

图 4-4-4　室性期前收缩

宽大畸形 QRS 波提前出现,其前无 P 波,代偿间歇完全。

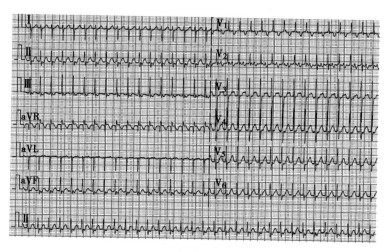

图 4-4-5 室上性心动过速

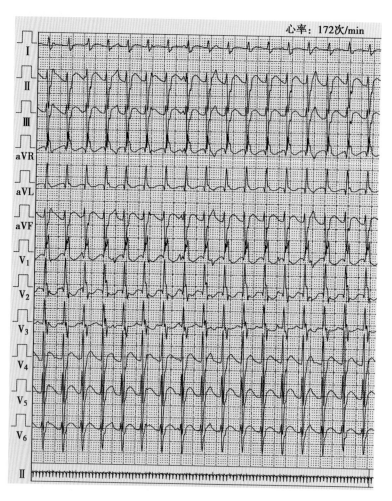

图 4-4-6 室性心动过速
QRS 波宽大畸形,可见房室分离(P 波与 QRS 波不相关)。